普通高等教育中医药类"十三五"规划教材
全国普通高等教育中医药类精编教材

中医外科学

（第 2 版）

（供中医学、中西医临床医学等专业用）

主 编
陈红风

副主编
艾儒棣　张燕生　喻文球

主 审
陆德铭　唐汉钧　李曰庆

上海科学技术出版社

图书在版编目（CIP）数据

中医外科学 / 陈红风主编. -- 2版. -- 上海：上海科学技术出版社，2021.3（2024.7重印）
普通高等教育中医药类"十三五"规划教材　全国普通高等教育中医药类精编教材
ISBN 978-7-5478-5236-1

Ⅰ. ①中… Ⅱ. ①陈… Ⅲ. ①中医外科学－中医学院－教材　Ⅳ. ①R26

中国版本图书馆CIP数据核字（2021）第030303号

中医外科学（第2版）
主编　陈红风

上海世纪出版（集团）有限公司
上海科学技术出版社　出版、发行
（上海市闵行区号景路159弄A座9F-10F）
邮政编码201101　www.sstp.cn
常熟市兴达印刷有限公司印刷
开本787×1092　1/16　印张24.5　插页8
字数 600千字
2007年2月第1版
2021年3月第2版　2024年7月第2次印刷
ISBN 978-7-5478-5236-1/R·2253
定价：68.00元

本书如有缺页、错装或坏损等严重质量问题，请向工厂联系调换

普通高等教育中医药类"十三五"规划教材
全国普通高等教育中医药类精编教材

专家指导委员会名单

(以姓氏笔画为序)

王　平	王　键	王占波	王瑞辉	方剑乔	石　岩
冯卫生	刘　文	刘旭光	严世芸	李灿东	李金田
肖鲁伟	吴勉华	何清湖	谷晓红	宋柏林	陈　勃
周仲瑛	胡鸿毅	高秀梅	高树中	郭宏伟	唐　农
梁沛华	熊　磊	冀来喜

普通高等教育中医药类"十三五"规划教材
全国普通高等教育中医药类精编教材

编审委员会名单

名誉主任委员 洪 净

主 任 委 员 胡鸿毅

委　　　员（以姓氏笔画为序）

王　飞　王庆领　李铁浪　吴启南

何文忠　张文凤　张宁苏　张艳军

徐竹林　唐梅文　梁沛华　蒋希成

编委会名单

主　编
陈红风　（上海中医药大学）

副主编
艾儒棣　（成都中医药大学）　　　　张燕生　（北京中医药大学）
喻文球　（江西中医药大学）

主　审
陆德铭　（上海中医药大学）　　　　唐汉钧　（上海中医药大学）
李曰庆　（北京中医药大学）

编　委　（以姓氏笔画为序）
叶媚娜　（上海中医药大学）　　　　代红雨　（北京中医药大学）
成秀梅　（河北中医学院）　　　　　刘佃温　（河南中医药大学）
杨素清　（黑龙江中医药大学）　　　肖　敏　（成都中医药大学）
周建华　（长春中医药大学）　　　　秦国政　（云南中医药大学）
唐乾利　（右江民族医学院）　　　　程亦勤　（上海中医药大学）
阙华发　（上海中医药大学）　　　　魏跃钢　（南京中医药大学）

普通高等教育中医药类"十三五"规划教材
全国普通高等教育中医药类精编教材

前言

新中国高等中医药教育开创至今历六十年。一甲子朝花夕拾,六十年砥砺前行,实现了长足发展,不仅健全了中医药高等教育体系,创新了中医药高等教育模式,也培养了一大批中医药人才,履行了人才培养、科技创新、社会服务、文化传承的职能和使命。高等中医药院校的教材作为中医药知识传播的重要载体,也伴随着中医药高等教育改革发展的进程,从少到多,从粗到精,一纲多本,形式多样,始终发挥着至关重要的作用。

上海科学技术出版社于1964年受国家卫生部委托出版全国中医院校试用教材迄今,肩负了半个多世纪的中医院校教材建设和出版的重任,产生了一大批学术深厚、内涵丰富、文辞隽永、具有重要影响力的优秀教材。尤其是1985年出版的全国统编高等医学院校中医教材(第五版),至今仍被誉为中医教材之经典而蜚声海内外。

2006年,上海科学技术出版社在全国中医药高等教育学会教学管理研究会的精心指导下,在全国各中医药院校的积极参与下,组织出版了供中医药院校本科生使用的"全国普通高等教育中医药类精编教材"(以下简称"精编教材"),并于2011年进行了修订和完善。这套教材融汇了历版优秀教材之精华,遵循"三基""五性""三特定"的教材编写原则,同时高度契合国家执业医师考核制度改革和国家创新型人才培养战略的要求,在组织策划、编写和出版过程中,反复论证,层层把关,使"精编教材"在内容编写、版式设计和质量控制等方面均达到了预期的要求,凸显了"精炼、创新、适用"的编写初衷,获得了全国中医药院校师生的一致好评。

2016年8月,党中央、国务院召开了新世纪以来第一次全国卫生与健康大会,印发实施《"健康中国2030"规划纲要》,并颁布了《中医药法》和《〈中国的中医药〉白皮书》,把发展中医药事业作为打造健康中国的重要内容。实施创新驱动发展、文化强国、"走出去"战略以及"一带一路"倡议,推动经济转型升级,都需要中医药发挥资源优势和核心作用。面对新时期中医药"创造性转化,创新性发展"的总体要求,中医药高等教育必须牢牢把握经济社会发展的大势,更加主动地服务和融入国家发展战略。为此,精编教材的编写将继续秉持"为院校提供服务、为行业打造精品"的工作要旨,在全国中医院校中广泛征求意见,多方听取要求,全面汲取经验,经过近一年的精心准备工作,在"十三五"开局之年启动了第三版的修订工作。

本次修订和完善将在保持"精编教材"原有特色和优势的基础上,进一步突出"经典、精炼、新颖、实用"的特点,并将贯彻习近平总书记在全国卫生与健康大会、全国高校思想政治工作会议等系列讲话精神,以及《国家中长期教育改革和发展规划纲要(2010—2020)》《中医药发展战略规划纲要(2016—2030年)》和《关于医教协同深化中医药教育改革与发展的指导意见》等文件要求,坚持高等教育立德树人这一根本任务,立足中医药教育改革发展要求,遵循我国中医药事业发展规律和中医药教育规律,深化中医药特色的人文素养和思想情操教育,从而达到以文化人、以文育人的效果。

同时,全国中医药高等教育学会教学管理研究会和上海科学技术出版社将不断深化高等中医药教材研究,在新版精编教材的编写组织中,努力将教材的编写出版工作与中医药发展的现实目标及未来方向紧密联系在一起,促进中医药人才培养与"健康中国"战略紧密结合起来,实现全程育人、全方位育人,不断完善高等中医药教材体系和丰富教材品种,创新、拓展相关课程教材,以更好地适应"十三五"时期及今后高等中医药院校的教学实践要求,从而进一步地提高我国高等中医药人才的培养能力,为建设健康中国贡献力量!

教材的编写出版需要在实践检验中不断完善,诚恳地希望广大中医药院校师生和读者在教学实践或使用中对本套教材提出宝贵意见,以敦促我们不断提高。

全国中医药高等教育学会常务理事、教学管理研究会理事长

胡鸿毅

2016年12月

编写说明

本教材自2007年2月出版至今，在全国许多中医药院校本科生、留学生、西学中班教学中广泛使用，得到广大师生的认可和好评。按照全国普通高等教育中医药类精编教材的总体编写宗旨，在本次修订中进一步突出"经典、精炼、新颖、实用"的特点，既注重体现中医外科学知识的系统性、完整性，又紧密结合临床，体现实用性，重视启发式、研究型教学，突出对学生临床思辨能力、实践技能、研究能力的培养，以便更好地发挥学生的潜能。同时，反映目前中医外科学术和临床水平，以符合21世纪中医外科学教学的需求。

本教材由全国11所高等中医药院校的中医外科学专家组成编写委员会，团结协作，共同认真完成。原总论第六章外科护理和康复治疗的相关内容缩减后合并入第五章；原书中的研究进展内容相对陈旧，故本次就相关内容进行修订，精简后与总论第一章中"中华人民共和国成立以来的发展状况"部分合并。原书中的PBL教案示例，当初是一种探索，目前PBL教学方法已在教学中得以广泛应用，故此次修订予以删除；调整、修订部分彩图和示意图；增补附方。

本教材在编写过程中，得到上海中医药大学教务处和龙华临床医学院各级领导的大力支持，程一凡、赵晓怡、郭彦茹、金岚、代秋颖、褚美玲等医生做了大量细致的整理工作，在此一并表示感谢。

由于作者水平有限，不妥之处在所难免，敬请各位同道不吝赐教。

《中医外科学》编委会
2020年10月

上篇 总 论

第一章　中医外科学发展简史 ··· 3

第二章　中医外科范围、疾病命名及名词术语解释 ················· 11
　　第一节　中医外科范围 / 11
　　第二节　疾病的命名原则 / 12
　　第三节　名词术语解释 / 12

第三章　中医外科疾病的病因病机 ··· 16
　　第一节　致病因素 / 16
　　第二节　发病机制 / 19

第四章　中医外科疾病的辨证 ··· 21
　　第一节　辨病与辨证 / 21
　　第二节　四诊在外科中的应用 / 22
　　第三节　辨阴证、阳证 / 26
　　第四节　辨肿、脓、溃疡、皮疹、出血 / 27
　　第五节　辨痛、痒 / 33
　　第六节　辨部位经络 / 35
　　第七节　辨善恶、顺逆 / 37

第五章　中医外科疾病的治法和调护 ······································ 39
　　第一节　内治法 / 39

第二节 外治法 / 46
第三节 调护原则 / 59

下篇 各 论

第六章 疮疡 ································ 65

第一节 疖 / 68
第二节 疔 / 71
　　附：类丹毒 / 80
第三节 痈 / 81
第四节 发 / 87
第五节 有头疽 / 90
第六节 附骨疽 / 93
第七节 流注 / 96
第八节 发颐 / 98
第九节 丹毒 / 100
第十节 走黄与内陷 / 103
第十一节 瘰疬 / 106
第十二节 流痰 / 109
第十三节 褥疮 / 112
第十四节 窦道 / 114

第七章 乳房疾病 ································ 117

第一节 乳痈 / 120
　　附：乳发 / 122
第二节 粉刺性乳痈 / 123
第三节 乳痨 / 125
第四节 乳漏 / 126
第五节 乳癖 / 128
第六节 乳疬 / 130
第七节 乳核 / 131
第八节 乳衄 / 132
第九节 乳岩 / 134

第八章 瘿 ································ 138

第一节 气瘿 / 140

第二节　肉瘿 / 141
　　第三节　瘿痈 / 143
　　第四节　桥本甲状腺炎 / 144
　　第五节　石瘿 / 146

第九章　瘤、岩 ······ 148

　　第一节　血瘤 / 151
　　第二节　肉瘤 / 153
　　第三节　脂瘤 / 154
　　第四节　筋瘤 / 155
　　第五节　岩 / 157
　　　附：石疽 / 158

第十章　皮肤病和性传播疾病 ······ 160

　　第一节　热疮 / 166
　　　附：生殖器疱疹 / 168
　　第二节　蛇串疮 / 170
　　第三节　疣 / 172
　　　附：尖锐湿疣 / 175
　　第四节　黄水疮 / 178
　　第五节　癣 / 179
　　第六节　虫咬皮炎 / 182
　　第七节　疥疮 / 184
　　第八节　日晒疮 / 185
　　第九节　湿疮 / 187
　　　附：婴儿湿疮 / 191
　　第十节　接触性皮炎 / 192
　　第十一节　药毒 / 194
　　第十二节　瘾疹 / 197
　　第十三节　猫眼疮 / 199
　　第十四节　葡萄疫 / 201
　　第十五节　瓜藤缠 / 203
　　第十六节　风瘙痒 / 204
　　第十七节　牛皮癣 / 206
　　第十八节　白疕 / 208
　　第十九节　风热疮 / 211
　　第二十节　紫癜风 / 213

第二十一节　白驳风 / 215
第二十二节　黄褐斑 / 216
第二十三节　粉刺 / 218
第二十四节　脂溢性皮炎 / 220
第二十五节　酒齄鼻 / 222
第二十六节　油风 / 223
第二十七节　红蝴蝶疮 / 225
第二十八节　淋病 / 229
　　附：非淋菌性尿道炎 / 231
第二十九节　梅毒 / 232
第三十节　艾滋病 / 236

第十一章　肛肠疾病 ……………………………………… 240

第一节　痔 / 249
第二节　肛隐窝炎 / 259
第三节　肛痈 / 260
第四节　肛漏 / 264
第五节　肛裂 / 268
第六节　脱肛 / 271
第七节　息肉痔 / 275
第八节　锁肛痔 / 277
第九节　便秘 / 279

第十二章　泌尿男性生殖系疾病 ………………………… 285

第一节　子痈 / 288
第二节　子痰 / 290
第三节　阴茎痰核 / 292
第四节　水疝 / 293
第五节　尿石症 / 295
第六节　男性不育 / 298
第七节　早泄 / 301
第八节　阳痿 / 303
第九节　精浊 / 306
第十节　精癃 / 309
第十一节　血精 / 311

第十三章 周围血管疾病 ························ 315

第一节 臁疮 / 318
第二节 青蛇毒 / 320
第三节 股肿 / 322
第四节 脱疽 / 324
第五节 淋巴水肿 / 330

第十四章 其他外科疾病 ························ 333

第一节 冻疮 / 333
第二节 烧伤 / 335
  附：特殊类型烧伤 / 340
第三节 毒蛇咬伤 / 341
  附：猫犬咬伤、毒虫螫伤 / 346
第四节 破伤风 / 346
第五节 痛风 / 349
第六节 胆石症 / 351
第七节 肠痈 / 354

附方 ························ 357

彩图

上篇

总论

休 息

第一章 中医外科学发展简史

> **导学**
>
> 中医外科学历史悠久,内容丰富,范围广泛,总结了我国几千年来劳动人民和外科医家防治疾病的丰富经验和成就,是中医学宝库的重要组成部分。了解中医外科学的起源和发展历史,探寻中医外科学的发展规律,掌握中医外科学三大流派的主要学术思想和代表著作,对于继承和发扬中医外科学,促进今天中医外科学的创新和发展,均有重要意义。
>
> **本章的学习要求:**
>
> 掌握:中医外科学三大流派的主要学术思想和代表著作。
>
> 熟悉:历代外科医学的主要学术成就、著述和创造发明,尤其是中华人民共和国成立以来的研究、发展情况。
>
> 了解:中医外科学的起源、形成、发展、逐渐成熟等阶段的特点及其在我国历史上对人民健康事业所作出的伟大贡献。

中医外科学是运用中医药学的理论研究外科疾病的发生、发展和防治规律的一门学科,是中医临床学科的重要组成部分。中医外科学总结了几千年来我国劳动人民防治外科疾病的经验和成就,经历了经验的积累、理论的形成与发展、治法的建立与完善等过程,受到所处时代中医学整体发展的影响,并不断吸收与应用所处时代的科学技术,逐步形成了具有完整理论体系和鲜明治疗特色的学科,为中华民族的繁衍昌盛和世界医学事业的发展作出了巨大贡献。

一、中医外科学的起源

中医外科学的起源可上溯到原始社会。虽无文字可凭,但不难推断,当时人类为了求得生存,在获取食物的劳动和生产中,与自然抗争、与野兽搏斗、部落之间的征战等,必然会发生各种创伤、流血、动物咬伤、烧伤、冻伤等,为了减轻痛苦,可能采用按摩伤处,采用泥土、灰末外敷止血,拔除体内异物,用草木、树叶、树皮包扎伤口、压迫止血等简单措施……经过漫长的反复实践,逐渐形成了经验性的外科治疗方法。进入石器时代,石器成为人类改造征服自然的有力工具,也成为治疗疾病的器械。据《山海经·东山经》载:"高氏之山……其下多箴石。""箴"同"鍼"或"针",故"箴石"又称"针石"或"石针"或"砭石"。它是当时人们用来针刺放血、切开排脓的手术器械。此时还有采用动物的角,进行类似今日的拔罐疗法之"角法"。商代开始有了中医外科病名的记载,据殷墟出土的甲骨文有"疾自(鼻)、疾耳、疾齿、疾舌、疾足、疾止(指)、疥、疕"等,以及按摩、针、灸、砭等外治方法的描述。进入周代,医事分工中有了专职的外科医师——疡医。如《周礼·天官冢宰第一》载:"疡医下士八人。""掌肿疡、溃疡、金疡、折疡之祝药劀杀之齐。"即运用敷药或手术方法,腐蚀剪割,刮去脓血,以治疗外科疾病。同时"凡疗疡,以五毒攻之,以五气养之,以五药疗之,以五味节之……凡有疡者,受其药焉"。说明当时外科治疗既有外治,又有内治;既有药疗,也有食疗。由于具备了原始的手术器械、外科专职医生及治疗方法,我们把这一时期称为外科的起源。

二、中医外科学的形成

春秋战国时期,"诸子蜂起,百家争鸣",既促进了医学的发展,也使中医外科治疗有了很大的进步。1973年湖南长沙马王堆西汉3号墓出土的帛书《五十二病方》,是我国有文字记载的最早的临床医学文献,论述外科疾病达30多种。其对痔病区别用药,对淋病、痔疾进行证候分类,可谓辨证施治之萌芽;创造了世界上最早应用雄黄、汞剂治疗疥疮,用毒堇治疗结石痛的药物止痛法;所记载的外治法有敷药、药浴、熏蒸、按摩、熨、砭、灸、腐蚀及多种手术方法,如"絜以小绳,剖以刀"等结扎加切除治疗痔,运用润滑的"莛"作为检查漏管的探针,对复杂性肛漏采用"杀狗,取其脬,以穿籥(竹管)入胆(直肠)中,吹之,引出,徐以刀割去其巢,冶黄芩而屡傅之"等;首创酒洗伤口,开外科消毒之源。该时期还出现了有记载的第一个外科名医"医竘",据《尸子》记载其曾"为宣王割痤,为惠王割痔,皆愈"。

《黄帝内经》是我国现有医学文献中最早的一部经典著作,也为中医外科学的形成奠定了坚实的理论基础。其中涉及外科疾病近30种,阐述了病名及其病因病机、鉴别诊断等。《素问·生气通天论》记载:"高粱之变,足生大丁。"《灵枢·痈疽》记载:"营卫稽留于经脉之中,则血泣而不行,不行则卫气从之而不通,壅遏而不得行,故热。大热不止,热胜则肉腐,肉腐则为脓。然不能陷,骨髓不为燋枯,五脏不为伤,故命曰痈……热气淳盛,下陷肌肤,筋髓枯,内连五脏,血气竭,当其痈下,筋骨良肉皆无余,故命曰疽。疽者,上之皮夭以坚,上如牛领之皮。痈者,其皮上薄以泽。此其候也。"书中还记载了针、灸、砭、按摩、熨贴、敷药等多种外治方法,并最早提出用截趾手术治疗脱疽。

《神农本草经》的问世,为中医外科治疗学的发展奠定了药物学理论基础。西汉前后的《金创瘛疭方》是中医外科第一部专著,可惜已失传。从书名可以推测,该书可能是治疗各种战伤及破伤风之类的方书。

东汉末年张仲景所著的《伤寒论》,创立了六经辨证理论体系,对中医外科治疗学的丰富和发展有着深远影响。首先是辨证论治外科疾病,如肠痈未成脓而实者用大黄牡丹皮汤,已成脓而里虚者施薏苡附子败酱散,狐惑病蚀于上部以甘草泻心汤治之,蚀于前阴苦参汤洗之,蚀于肛用雄黄熏之,酿脓则赤小豆当归散主之。还有,王不留行散治外伤金创;黄连粉主浸淫疮;首载蜜煎导法、坐药法、嗜鼻法、吹耳救急法,以及对寒疝、蛔厥的诊治等。

华佗是东汉末年的外科学家,我国腹部外科手术的创始人。他创用麻沸散给患者麻醉后施行腹部手术,是世界医学史上应用全身麻醉进行手术治疗的最早记载,比西方早1 600多年。据《后汉书·卷八十二下·方术列传》记载:"华佗……若疾发结于内,针药所不能及者,乃令先以酒服麻沸散,既醉无所觉,因刳破腹背,抽割积聚。若在肠胃,则断截湔洗,除去疾秽,既而缝合,傅以神膏,四五日创愈,一月之间皆平复。"

这一时期初步形成中医外科学的理论,并在治疗方面有了较大的提高。

三、中医外科学的发展

两晋、南北朝到隋、唐、宋、元时期,战争连绵不断,客观上增加了外科手术和外用药物的使用机会,也使中医外科事业得到了全面发展。

《肘后备急方》是东晋葛洪撰著的一部古代急诊全书,其"方药简而易得,约而有效","治见精取,切于救治"。该书第5～7卷为外科内容,首载骑竹马灸法及用含碘药物海藻治"瘿",并专列一节讨论"猘(发疯的狗,即狂犬)犬所咬毒"的处理。书中首先认识到"猘犬"咬人的严重性,指出其潜伏期和病程经过,提出治疗狂犬病的方法约20种,其中有"杀所咬犬,取脑傅之,不复发"。用狂犬的脑组织敷贴伤口,以治疗或预防狂犬病发作,这是免疫治疗的思想萌芽,为世界首创。在外治法中增加推拿、捏脊、蜡疗等法;记载了口对口人工呼吸、压迫烧灼止血、清创、引流、导尿、灌肠、肠吻合、腹腔穿刺等急诊治疗技术;提出了薄贴的制作和用法,创制了续断膏、丹参膏、雄黄膏、莽草膏、水银膏、五毒六神膏等药,对中医外科急症治疗学的发展作出了极大贡献。

东晋末刘涓子编著的《鬼遗方》,后经南齐医家龚庆宣重新编次定名为《刘涓子鬼遗方》,这是我国现存的第一部中医外科学专著。该书主要提出了痈疽的鉴别诊断;强调对痈疽早期诊治;详辨痈疽兼证;根据痈疽发病中的不同证候特点进行辨证论治,采用清热解毒以泻热,凉血活血以调营,行气散结以消肿,托里透毒以排脓,补益气血以生肌,为后世消、托、补三大法则的建立开启了源头,充分体现了中医学外病内治的整体观念。在外治方面,有薄贴法、围药法、洗渍法、熏法、灸法、针烙排脓、祛腐生肌等。对辨别脓之有无、脓肿切开引流操作要点的论述也有实用价值,如"痛大坚者,未有脓;半坚薄半有脓;当上薄者都有脓,便可破之。所破之法,应在下,逆上破之,令脓得易出"。

《诸病源候论》由隋代巢元方等编写,是中医学现存最早的病因病理学专著,该书论述外科疾病数十门360余论,阐述了许多外科疾病包括40余种皮肤病的病因病理,如指出"疥疮由虫引起","漆疮是由于禀赋不耐",认识到炭疽的感染途径是"人先有疮而乘马乃得"。在《金疮断肠候》中"腹䐃"(网膜)脱出的手术时指出,"应先用丝线结扎血管,然后再截除",以及"肠两头见者,可连续之,先以针缕如法连续断肠,便取鸡血涂其际"的肠吻合术,说明当时对腹部手术已具备一定的经验,对后来外科治疗学的丰富和发展影响极大。

唐代是我国历史上封建社会繁盛时期,中医学亦得到显著发展。在《备急千金要方》《千金翼方》等综合性医学巨著中,有丰富的外科内容。在内治法上继承唐代以前的医学成果,大量应用清热解毒、理气活血方药,突出了"消法"的运用。首创用动物的脏器或组织,治疗人体相应部位的疾病,如食动物肝脏治疗夜盲症,食羊靥、鹿靥治疗甲状腺肿大等,这些都被现代科学证实为有效的治疗方法,开辟了治疗用药的新途径。在外治方面,发背初期用冷熨法,瘘管初期用纸捻引流,脓肿用水蛭及火罐吸脓;广泛开展手术疗法并达到相当高的水平,如连体婴分离术、五官整形术。特别是葱管导尿法的使用记载,比1860年法国发明橡胶管导尿早1 200多年。外用药的剂型也很丰富,如首载黑膏药,广泛应用软膏、糊膏、水剂、汞剂等。王焘的《外台秘要》载方6 000余首,是外科方药的重要参考文献。

宋代中医外科学的发展较快,外科专著或载有外科内容的著作日益增多,强调整体观念和辨证论治的应用,辨证上重视局部与整体的关系,治疗上注重扶正与祛邪的关系及外治与内治方法相结合。王怀隐等在《太平圣惠方》中提出了"善、恶"的辨证方法,首载用砒剂治疗痔核的方法。《圣济总录》详述了痔、痈、皮肤、瘰疬等外科病的证治,确立和完善了判断外科疾病转归及预后的"五善七恶"学说,提出了"扶正祛邪""内消""托里"的内治法则。东轩居士的《卫济宝书》记载了试疮法、溃脓法、长肉法、打针法、骑竹马、灸恶疮法等外治方法,介绍了灸板、消息子、炼刀、竹刀、小钩等器械。李迅的《集验背疽方》专论痈疽的证治,提出"疽发有内外之别","外发"者易治,"内发"者难治;治法上倾向于补托,主张清解与补益药共方,首用金银花或藤浓煎并加酒服治疗痈疽。陈自明的《外科精要》强调"治外必本诸内"及"大凡痈疽,当调脾胃"的整体观念,反对轻易使用刀针。如"痈疽未溃,脏腑蓄毒,一毫热药,断不可用;痈疽已溃,脏腑既亏,一毫冷药,亦不可用,犹宜忌用敷贴之药闭其毫孔","未溃不可无攻,溃后不可无补"等。这些说法虽有偏颇,但突出强调了痈疽内治法的大致原则。

金元时期医学门派形成,对外科学的影响也较大。刘完素对各种不同病因所致的外证,以邪之在表、在里、在半表半里,而定疏通、托里、和营卫等治疮三大法则,并谓"用此三法之后,虽未差,必无变证,亦可使邪气顿减而易痊愈"。刘完素也善治火热,在外科治疗中广泛应用苦寒药。张从正以攻邪著称,提出:"诸痛痒疮,皆属于心火,岂有寒乎!"治疗重用寒凉,早期辛凉,已成凉膈散、防风通圣散,大热以人参白虎汤;创立"漏针"去水法治水疝,"钩钤"治疗狐疝的方法。李杲将"脾胃论"的主导思想纳入外科,提出"荣气"即"胃气",如疗疮之实,须先以苦寒君药泻其荣气,反对滥用乳香、没药或芳香止痛药;而对已溃之后,不主张古方之生肉膏、食肉膏,强调健脾以生肌。朱震亨启外科经络辨证之本源,根据经络气血之多少而区别治之。指出痈疽只是热胜血,把"阳常有余,阴常不足"理论引入外科,力荐凉血之法,丰富了外科内治法。齐德之所著《外科精义》全面总结了灸、针、烙、砭镰、溻浴,灵活应用温通、排脓、拔毒、止痛等多种外治方法。他认为疮肿之生,皆为阴阳不和、气血不流所致,以辨证为基础,订立了内消、托里法,认为初起气血郁滞,则可内消,根据证候的表现,采用疏涤、通利等法。气已结聚则宜托里,脓未成者,使脓早成;脓已溃者,使新肉早生;血气虚者,托里补之;阴阳不利,托里调之。这种以疾病的发展为依据而确定的外科治法,既包括了刘完素治疮三法,又对外证的初起、成脓、溃后各个阶段,提出了不同的治疗措施,进一步充实了外科的内治法则。杨清叟所著的《仙传外科集验方》承袭陈言"三因"之说,首载痈疽有"阳中之阴证,阴中之阳证"。在治疗上提出"发于阳而热者,当顺其气,匀其血,当用凉药;发于阴而冷者,当用平补之剂,宣其气、滋其血、助其脾"等原则,何首乌散是其代表方剂;在外治方面主张按局部阴阳辨证,分别投以温、热、凉三种不同的外敷药,所载冲和膏、回阳玉龙膏、洪宝丹至今仍为临床所习用。《永类钤方》记载挂线疗法治疗肛漏,提高了肛漏的治疗水平。

四、中医外科学的成熟

明清时期,中医外科学由发展走向了逐步成熟,名医辈出,医著众多,百家争鸣,形成了"正宗派""全生派""心得派"等中医外科的学术流派,治疗上也有了极大的发展和完善。许多医家从不同的角度阐述辨证论治在外科临床上的重要性;消、托、补三法更臻完善,汗、下、温、清、活血、化瘀、行气、导滞、化痰、散结等治法亦得到普遍应用。

以陈实功(1555—1636,今江苏南通人)为代表的"正宗派",注重掌握传统外科基本理论、基本知识和基本技能,临证每以脏腑、经络为辨证纲领,治疗上主张内外并重,内治长于消、托、补三法,外治讲究刀、针技术。所著《外科正宗》体现了明代以前外科学的主要成就,对中医外科学的影响很大,后世医家评价其为"列证最详,论治最精"。该书在病因上虽首列"百病皆由火而生",但并不排除其他因素在外科疾病发生上的意义;正确指出良性肿瘤和恶性肿瘤的鉴别诊断、手术原则;病机上重视整体观念,强调"外之症必根于内";治疗上提出内外兼治。在内治方面主张初起宜消,已成宜托,溃后宜补,进一步完善了消、托、补三法的治疗原则;受《脾胃论》的影响,倡"疮疡全赖脾土",治疗中尤其要顾护"脾胃",反对滥用寒凉之药品攻伐胃气,更立补中益气、益气摄血、助阳益气、醒脾益胃多种治法。外治方面重视升丹等腐蚀药物的运用,如含砷药物枯痔散、三品一条枪、立马回疗丹等,均为当时流行的治疗瘰疬及窦道、瘘管的外治名方;记载了熏、洗、熨、照、湿敷等外治方法;手术在继承前人经验的基础上进一步发展,如痈疽的切开引流、脓胸的穿刺排脓、肛瘘的挂线、鼻息肉的摘除、体表肿物的切除,以及气管吻合术、截趾(指)术、断舌和断指再续等,显著提高了外科的治疗水平。还提出换药室应"净几明窗",给患者冲洗疮口应注意卫生,可见当时已有较强的无菌观念。

以王维德(1669—1749,今江苏吴县人)为代表的"全生派",将阴阳列为辨证论治的纲领,治疗主张"以消为贵,以托为畏",反对滥用刀针及丹药,以"温通"为治疗大法。72岁时,他将祖传效方、验方,以及40余年治病经验,辑为《外科证治全生集》。该书创立了以阴阳为主的辨证论治原则,即所谓"凭经治症天下皆然,分别阴阳,唯余一家"。王氏以"阴虚阳实"立论,将复杂的外科疾病分为两大类,并特别注重望诊和审察痈疽形色及脓汁等情况,借以辨清气血之盛衰和毒邪之轻重,如"凡患处红肿疼痛为痈为阳,其毒浅,多为火毒之滞;凡患处色白根盘平塌为阴疽,其毒深,多为寒痰之凝,阴毒深伏"。主张以"阳和通腠,温补气血"的原则治疗阴证。公开了家传秘方,如温补和阳、开腠通滞的阳和汤,温散寒凝、化痰通络的阳和解凝膏,和营通络、消肿止痛的醒消丸、犀黄丸、小金丹等,至今仍在中医外科临床广泛运用。

以高秉钧(1755—1827,今江苏无锡人)为代表的"心得派",吸收、引进了温病学说的内容,从而丰富了中医外科学基本理论,拓展了临床治疗方法。其代表作《疡科心得集》,强调外疡与温病在病因、病机、治法上的相似性,对疔疮走黄依照温病热入营血病机,使用犀角地黄汤、紫雪丹、至宝丹等疗效显著。用三焦辨证揭示了外科病因与发病部位的联系,从而确立了"审部求因"的诊治规律,即"疡科之证,在上部者,俱属风温、风热,风性上行故也;在下部者,俱属湿火、湿热,湿性下趋故也;在中部者,多属气郁、火郁,以气、火俱发于中也。其间即有互变,十证之中不过一二",并分别用牛蒡解肌汤辛凉轻散、萆薢化毒汤清化湿热、升阳散火汤和柴胡清肝汤解郁清肝,为外科辨证论治提供了新的思路。对外科四大绝症,主张以补为主,攻补兼施,对后世治疗癌症不无裨益。该书还注重鉴别诊断,"所列诸证,不循疡科书旧例,每以两证互相发明,而治法昭然若揭",是中医外科学有鉴别诊断内容的重要文献。

明清时期的外科著作中,薛己的《外科心法》《外科发挥》《外科枢要》《外科经验方》《疠疡机要》《正体类要》等,记载了有关中医外科疾病治疗的理论、经验、方药,第一次详细叙述了新生儿破伤风的诊治;所创仙方活命饮,药味精炼,组方严谨,使阳证早期得以消散,深为后世推崇。汪机的《外科理例》提出"治外必本于内,知乎内而求于外……治外遗内,所谓不揣其本而齐其末"的思想,并创制了玉真散治疗破伤风。王肯堂的《证治准绳·疡医》记载了先天性缺唇及耳郭畸形的治法。陈司成的《霉疮秘录》是我国第一部论述梅毒的专著,指出此病由性交传染而且会遗传,应使用砷剂治疗此病,并对时医妄用砒剂或轻粉等导致的坏证提出了相应的治法。吴尚先的《理瀹骈文》将辨证论治思想系统纳入外治法,三焦分治,以嚏、填、坐三法统领外治百法,主治上、中、下三焦百病;制剂以膏药为主,总结近百种外治方法,大致分为五官孔窍用药、腧穴用药、病位用药;其制药别具一格,选气香力雄、辛窜透达之品以利渗透,用量大而药味多,不避"反""畏"及毒剧之品,使散逸于历代医籍中的外治法"熔为一炉",极大地促进了外治法的发展,形成了较为完整的外治法理论体系。其他,窦梦麟的《疮疡经验全书》、申斗垣的《外科启玄》、张景岳的《外科钤》、陈文治的《疡科选粹》、祁坤的《外科大成》、陈士铎的《洞天奥旨》、吴谦的《医宗金鉴·外科心法要诀》、许克昌的《外科证治全书》、张贞庵的《外科医镜》、马培之的《外科传薪集》和《马培之外科医案》、余听鸿的《外科医案汇编》等都各有特点。另外在手术方面亦有所发展,如《疡医大全》记载修补缺唇,扩张阴道闭锁症,切开新生儿肛门闭锁;《医门补要》记载有包皮环切术等;手术器械也有所增多,如大中小匙、三棱针、柳叶刀、探肛筒、过肛针、弯刀、治管银针、银丝、爪剪、喷筒等。明清时期是中医外科学基础理论自成体系、临床治疗方法、治疗经验不断丰富的重要时期。

民国时期由于中医外科受内、外因素的影响发展缓慢,著作虽多达197种,但以普及知识为主。随着西医在我国的发展,出现了以张锡纯(1860—1933)为代表的中西医汇通学派,其以中医为主治疗"肠结"的方法和赭遂攻结汤,适用于机械性肠梗阻;葱白熨法,适用于动力性肠梗阻。近年来中西医结合治疗肠梗阻的原则,仍不出张锡纯所创之法。在《医学衷中参西录》中还有许多利用中、西医学的病机、病理阐述外科疾病的发生,并有中西药合用治疗多种外科疾病的记载,其中西医结合的指导思想,对中西医结合外科的萌生产生了很大的影响。另外,张山雷的《疡科纲要》结合西医学理论阐述中医脓疡不痛的机制时指出:"内已成脓,而竟不痛者,疡之变,神经已死"等。此时的中医外科著作虽对治疗无更多的建树,但为后来结合现代科学技术深入阐述、探明外科疾病的病因病机及治疗学的微观机制开启了先河。

五、中华人民共和国成立以来的发展状况

中华人民共和国成立以后,随着中医事业的发展,中医外科学与其他学科一样共同进入了新的历史发展时期。1954年,首先在北京成立中医研究院。1956年,各地相继建立了中医学院,聘请了一批著名的中医外科专家到中医学院任教,并开始较为全面系统地教授中医外科理论知识和临床经验。1988年,南京中医学院还首次创办了中医外科专业,在中医外科学本科教育方面做了有益的尝试。许多中医研究单位或医疗机构都设有中医外科,有些地方还成立了中医外科的专病研究所或医院,为中医外科的临床实践及科学研究提供了基地。此外,中华中医药学会外科分会设有疮疡、皮肤病、周围血管病、乳房病、胶原病、男性病、蛇伤、小针刀等专业委员会,为广泛开展中医外科学术交流,促进中医外科学术的繁荣创造了条件。在人才培养和教材建设方面取得了显著成绩。几十年来,在总结历代医家外科专著的基础上,对中医外科学的理论体系及临床常见疾病的辨证论治规律进行归纳、总结,逐渐产生了中医外科学的系列教材。从1960年中医研究院编著的《中医外科学简编》,到1960年和1964年上海中医学院两次主编的《中医外科学》讲义,直至1980年广州中医学院主编的《外科学》(中医专业用),逐渐产生了全国中医院校中医外科学的统编教材。1986年,由上海中医学院主编《中医外科学》(五版教材),较好地反映了中华人民共和国成立后中医外科的发展。根据国家教委全国普通高等教育"八五"期间教材建设规划,国家中医药管理局1992年开始统一组织编审出版普通高等教育中医药类规划教材,《中医外科学》(六版教材)于1996年出版。2002年起,陆续编写出版了"十一五""十二五""十三五"教材。另外,某些中医药院校还自编《中医外科学》教材,各具不同时期、不同地方的风格,均为中医外科学的发展与中医人才培养作出了重要贡献。全国已有多个中医外科学专业硕士、博士培养点和博士后流动站,为培养中医外科高层次人才奠定了基础。

70余年来,中医外科学在临床方面也取得了很大进展,积累了许多有益的经验。与一些中医特色鲜明、优势明显的常见病及疑难病相关的基础与临床研究发展较快,多次获得国家级、省部级等专项科研资金的资助,取得了诸多成果,部分已达到世界先进水平。

中医中药治疗体表化脓性疾病在国内具有广泛的临床基础,在清热解毒法的基础上,应用清热活血、扶正托毒、通里攻下的治疗法则,显著提高了临床疗效。尤其是中西医结合治疗疔疮走黄、疽毒内陷、烂疔等外科危急重症,降低了病死率。中医药辨证论治骨髓炎,在防止形成慢性骨

髓炎、缩短疗程、减少病残率、降低复发率等方面具有明显优势。在传统的"祛腐生肌"理论的基础上,提出"补虚生肌""祛瘀生肌""煨脓湿润"的治法,明显促进了下肢静脉曲张性溃疡、缺血性溃疡、糖尿病性足溃疡、化疗药物外渗引起的溃疡及蛇伤性溃疡等难治性慢性溃疡的愈合,减少瘢痕的形成。中医药治疗慢性难愈性窦瘘,在传统切开疗法、祛腐生肌、药捻引流、挂线疗法、垫棉疗法等基础上,使用拖线疗法、滴灌疗法、祛瘀化腐、活血生肌等法,治疗心脏、肿瘤、骨科、颅脑及胸腹部手术和微创治疗等手术后形成的复杂性窦道或瘘管,均取得了满意的效果。

中医中药防治乳腺增生病临床疗效良好,在以疏肝解郁、理气止痛治法基础上,20世纪50年代提出了调摄冲任的法则,进一步提高了临床疗效。研究证实,调摄冲任法能有效调节患者神经内分泌功能,减轻乳腺组织增殖。对临床表现酷似乳腺癌的浆细胞性乳腺炎和肉芽肿性乳腺炎,从单一治疗瘘管发展到综合治疗不同类型病例及复杂性病例,具有临床疗效好、损伤范围小、痛苦少、乳房外形改变小、复发率低等优点。治疗上重视临床辨证分期,强调中医药综合治疗。未溃偏重内治,已溃偏重外治,药物外治法和切开、拖线等多种手术外治法,以及冲洗、灌注、熏洗、垫棉、绑缚等其他外治方法配合使用,对复杂病例的治疗尤有优势。有关乳腺癌手术后的辨证规律研究和中医药调治也取得可喜进步,在减少因手术、放疗、化疗、内分泌治疗等所产生的毒副作用,提高患者生活质量,减少复发、转移等方面具有积极作用。

中医药治疗湿疹皮炎、荨麻疹、银屑病、白癜风、黄褐斑、脱发等许多顽固性皮肤病都有明显疗效。中医药治疗痤疮,具有抑制皮脂腺分泌、抗雄性激素、抗炎、抗菌、抗氧化的作用,活血祛瘀、软坚散结法治疗囊肿性、聚合性痤疮效果较好,火针、放血、拔罐、刮痧、面膜等外治疗法的优势也不断显现。在中医药治疗系统性红斑狼疮等结缔组织病中,雷公藤制剂等药物的运用对改善症状、调节机体免疫功能等均有很好的作用。中医药对一些性传播性疾病的治疗也有一定疗效。

中医药防治肛肠疾病取得了显著成果,如切开挂线法治疗高位肛瘘,硬化注射法、套扎法治疗内痔等。近年来开展了对复杂性肛瘘外科治疗最佳术式的临床研究和隧道式引流的研究,减少肛门瘢痕变形,保护肛门功能。痔上黏膜环切术是对内痔或以内痔为主的混合痔手术的改进,不仅缩短治疗时间,而且不损伤肛管衬垫。肛肠外科治疗技术和术后疼痛管理观念逐步更新,微创治疗在临床上得到了广泛应用和开展。

中医药诊治泌尿男性生殖系疾病方面有很大发展。20世纪70年代,采用中西医结合总攻疗法治疗尿石症,提高了排石率、缩短了疗程。80年代末期以来,提出了一些新的理论或观点,如阳痿发病的"阴茎中风"和"因郁致痿"与"因痿致郁"相互循环,精癃发病的"肾虚湿阻""肾虚血瘀",无症状弱精子不育发病的"脾肾两虚血瘀",精浊与疮疡在发病学上相似和普遍存在肝郁等;发表了相关疾病的专家共识,如慢性前列腺炎和良性前列腺增生症中医诊治、基于肝郁血瘀肾虚论治阳痿、基于脾肾两虚夹瘀论治少弱精不育症等;制定与实施了石淋、精浊、精癃、不育症、阳痿、子痈、血精等国家中医诊疗方案及临床路径,均提高了中医诊治泌尿男性生殖系疾病的水平与能力。

中医药治疗周围血管疾病利用外治与内治的综合优势,如内服中药,静脉注射中药,外敷、药熏、药熨、药浸、药浴、针刺、艾灸等,必要时与手术、介入疗法并用,取得了较好的疗效,降低了复发率和致残率。实验研究证实,中药有改善血管弹性,抗凝、溶栓等作用。

20世纪60年代中西医结合抢救大面积重度烧伤病例的成功,充分体现了中医药的巨大优势。中医"湿润疗法"治疗中小面积烧伤经验丰富,各地有许多不同组成、不同剂型的中草药制剂,临床疗效好、瘢痕少。中西医结合治疗毒蛇咬伤优势显著,中医药治疗毒蛇咬伤既可以有效地改善局部症状,又能明显减轻全身中毒症状,有中医药干预的综合治疗能明显提高患者治愈率和缩短治愈时间,降低患者病死率、肢体伤残率和危重症发生率。自20世纪50年代开始,以中医为主、中西医结合防治急腹症的研究得以广泛开展,应用清热解毒、活血化瘀、疏肝利胆、通里攻下的方药,结合电针、穴位注射、耳穴压贴等方法治疗急性阑尾炎、肠梗阻、胆石症、胆道感染、急性胰腺炎等疾病均取得了肯定的疗效,降低了手术率。近年来总结出"胆病从肝论治"的理论,运用中药"碎、排、溶、防"等一系列非手术疗法防治胆石症取得显著成果。

第二章 中医外科范围、疾病命名及名词术语解释

导学

中医外科的范围是发于人体体表，一般肉眼可见，有形可征及需要以外治为主要疗法的疾病。了解中医外科疾病的命名规律，熟悉中医外科的范围和特点，掌握中医外科名词术语解释，是中医外科学学习的基础，具有重要意义。

本章的学习要求：

掌握：中医外科名词术语解释。

熟悉：中医外科的范围、特点。

了解：中医外科疾病以部位、穴位、脏腑、病因、形态、颜色、疾病特征、范围大小、病程长短、传染性进行命名的疾病，并举例说明。

第一节 中医外科范围

学习中医外科，首先要了解它的范围，也就是要了解哪些疾病是属于中医外科医师诊治的对象。这样不但可以弄清楚外科与其他各科之间的关系，同时也可了解中、西医外科之间的治疗对象有所不同。

中医学历史悠久，医事制度的分科最早始于周代。在《周礼·天官冢宰第一》中有食医、疾医、疡医、兽医的记载，疡医主治肿疡、溃疡、金疡和折疡，即包括外科和骨科。元代医事则分为13科，将外科称金疮肿科，包括金镞与疮疡，逐渐将外科与骨伤科分开。至明清时期，医事分科更细，骨伤、耳鼻咽喉、眼科等疾病一般开设专科分治。这一时期，外科统称为疮疡科，其范围以疮疡、皮肤和肛肠疾病为主体。明代《外科理例》前序中明确了外科的命名及其含义，指出："以其痈疽、疮疡皆见于外，故以外科名之。"说明外科的名称是从痈疽、疮疡生于人的外部的这个特点而来，与内科相对而称为外科。但在当时许多外科专著中所论述的病种却大大超出这一范围。如明代陈实功的《外科正宗》和清代高秉钧的《疡科心得集》中所论病种，除疮疡、皮肤、肛肠疾病外，还包括男性前阴、乳房、颈部、四肢等各部疾病和金创、跌仆、烧伤、虫咬、岩瘤、内痈等。顾世澄的《疡医大全》更是集古今医家之大成，论述范围涉及人体内、外各部疾病。

总而言之，传统中医外科学的范围，虽然随着历代医事制度的变革而有所变化，但其学科界限划分的主要依据是指发于人体体表，一般肉眼可见，有形可征及需要以外治为主要疗法的疾病。

如疮疡、瘿、瘤、岩和肛肠、皮肤、男性前阴、乳房、外周血管、口、眼、耳、鼻、咽喉等部位的疾病及跌扑闪挫、金刃损伤、水火烫伤、虫兽咬伤等。

由于学术的不断发展,学科之间的相互交叉和渗透,确切地对现代中医外科学的范围进行界定有一定难度。根据国务院学位办公室下发的有关文件,中医外科学属于中医学的二级学科,是以中医药理论为指导,阐述外科疾病证治规律和预防保健的一门临床主干学科。结合近几十年的临床实际和学科发展,现代中医外科学的范围在原来的基础上又有所更新和变化,其范围除了疮疡、乳房疾病、瘿、瘤、岩和皮肤、肛肠、男性前阴、周围血管及其他外伤性疾病外,还应包括内痈(如肝痈、肠痈等)、急腹症、疝、泌尿生殖和性传播疾病等。当然,学科范围的界定不是一成不变的,学科的内涵也会随着社会和学术的发展而有所变化和调整。

第二节　疾病的命名原则

中医外科历史悠久,历代著作浩如烟海,加之我国幅员辽阔,地域环境差别较大,气候不同,方言各异,而中医又以师承家授相传,所以外科疾病的命名繁多而不统一,并且存在同病异名、同病多名或异病同名等现象,给后学者带来一定困难。然而,外科疾病的命名虽然繁多,但从其命名原则来看,还是有一定规律可循的。一般是依据其发病部位、穴位、脏腑、病因、形态、颜色、特征、范围、病程、传染性等分别加以命名。① 以部位命名者,如颈痈、背疽、脐痈、乳痈、子痈、对口疽等。② 以穴位命名者,如人中疔、膻中疽、环跳疽、委中毒等。③ 以脏腑命名者,如肺痈、肝痈、肠痈等。④ 以病因命名者,如破伤风、冻疮、漆疮等。⑤ 以形态命名者,如蛇头疔、鹅掌风等。⑥ 以颜色命名者,如白驳风、丹毒等。⑦ 以疾病特征命名者,如烂疔、流注、湿疮等。⑧ 以范围大小命名者,如小者为疖,大者为痈等。⑨ 以病程长短命名者,如千日疮等。⑩ 以传染性命名者,如疫疔等。

第三节　名词术语解释

在阅读中医外科专著中,常常会遇到一些专用术语,为了便于学习和领会其中的内涵,兹将临证中常用的名词术语解释如下。

疮　疮者,创也。广义的疮是一切外科疾病的统称。狭义的疮指皮肤体表有形可见的各种损害性疾病的统称。如有丘疹的粟疮、疥疮;有脓疱的黄水疮;有红斑的猫眼疮;有糜烂的水渍疮等。

疡　又称外疡,是指一切外科疾病。疡科即外科,外科医生被称为疡医。

疮疡　广义上是指一切体表外科疾患。狭义指感染因素引起体表的化脓性疾病。

肿疡　指体表外科疾病尚未溃破的肿块。

溃疡　指一切外科疾病溃破的疮面。

痈　有内痈、外痈两大类。内痈是生于脏腑的脓肿,如肺痈、肠痈;外痈生于体表部位,"痈者,痈也,痈肿状"。凡皮肉之间的急性化脓性炎症,局部具有红肿热痛的特征(少数初起皮色不变),一般范围在6～9 cm者称痈。

根盘 指肿疡基底部周围之坚硬区,边缘清楚。根盘收束者多为阳证,平塌者多为阴证。

根脚 指肿疡之基底根部。一般多用于有粟粒状脓头,如钉丁之状的疔基底根部的描述。根脚收束多为阳证,根脚软陷为成脓,根脚散漫或塌陷者,多提示可能发生走黄。

护场 "护"有保护之意,"场"为斗争场所。所谓护场,是指在疮疡的正邪交争中,正气能够约束邪气,使之不至于深陷或扩散所形成的局部作肿范围。有护场说明正气充足,疾病易愈;无护场说明正气不足,预后较差。

应指 指患处已化脓(或有其他液体),用手按压时感觉内有波动感。

疮顶 指肿疡之顶部。视其高耸或平塌颜色的改变程度等分析其属性为阴证或阳证。

疮面 指肿疡破溃后所形成的溃疡面。根据疾病的性质不同,疮面的形态及颜色各不相同。

疮腔 指外科疾病肿疡溃破后,病灶局部皮肤以下至疮底之间的空间。

坏死 由于各种原因,导致组织失去气血、津液的濡养,失去活性并不能复原的病理改变,称为坏死。

坏疽 机体的大块组织、器官或肢体缺血失养而发生的坏死。

袋脓 溃后疮口缩小,或切口不当,致使空腔较大,有如口袋之形,脓液不易排出而蓄积袋底,即为袋脓。

缸口 慢性溃疡长期不愈,疮口边缘增厚,犹如大缸环口之状者,称为缸口。如臁疮周边多有缸口。

腐肉 疮疡热盛成脓溃破后,疮面所呈现的腐败蚀烂的组织,称腐肉。应施以祛腐治疗令其融解脱落。

肉芽 指溃疡坏死组织脱落,腐去脓净后,疮面新生的嫩肉。是判断溃疡愈合过程的重要指标。正常肉芽红活有生机,乃气血充足之象;肉芽苍白、宣浮松脆,无颗粒者为肉芽水肿,乃气血不足或阳气虚弱之象。

胬肉 疮疡溃破后,出现过度生长高突于疮面或暴翻于疮口之外的腐肉,称为胬肉。与中医眼科所讲的胬肉攀睛(翼状胬肉)不同。

无头疽 指多发于骨骼或关节间等深部组织的化脓性疾病,如附骨疽、环跳疽、足踝疽等。相当于西医的骨髓炎、化脓性关节炎等。因其初起时无头,皮色不变,故名为无头疽。古代文献中的无头疽,包括流注、附骨疽、脱疽、乳疽等,大多属于慢性外科疾病,然其性质各不相同。

臖核 当某部位感染时,继发地引起颈颌部、肘部、腋窝部、腘窝部或腹股沟等相应部位出现的大小不等硬结,称为臖核。其表面光滑、质中,按之作痛等。相当于西医的淋巴结炎。

痰毒 指感受风热湿毒,气血被毒邪壅塞于皮肉之间,继而炼液成痰,痰毒互阻,结块而肿的急性化脓性疾病。包括颈痈、腋痈、胯腹痈等,相当于西医的急性化脓性淋巴结炎。

疮痨 凡久患疮疡而正气虚弱,状似痨损者,可称疮痨。现指由结核杆菌感染所致的外科病,如乳房结核中医称乳痨,骨结核中医称骨痨等。

结核 即结聚成核、结如果核之意,是泛指一切皮里膜外浅表部位的病理性肿块,非西医的结核病。如形容瘰疬肿大之淋巴结为"结核累累,有如串珠",称乳房内肿块性疾病为"乳中结核"等。

漏 凡溃疡疮孔处流脓经久淋漓不止,好像滴漏一样,故名曰漏,是以症状命名的。"漏"的含义,包括两种不同性质的病理改变,一为现称的瘘管,是指体表与脏腑之间的病理性管道,具有内口和外口;二为窦道,指深部组织通向体表的病理性盲管,一般只具有一个外口。两者在外口部均有脓水经久淋漓不止。如肛漏是属瘘管;其他如瘰疬溃破后之成漏,以及乳痈合并之乳漏等均为窦道。

乳头风 又称为"乳头破碎",指乳头、乳颈及乳晕部皮肤浸淫,湿烂破裂的病证。多因肝火不能疏泄,肝胃湿热蕴结而成。其症乳头破碎、裂开,疼痛剧烈,揩之出血或流黏水,或结黄痂,容易继发外吹乳痈。

瘤 瘤者,留滞不去之义。凡瘀血、痰滞、浊气停留于人体组织之中,聚而成形所结成的块状物,称为瘤。相当于西医的体表良性肿瘤。其特征是随处可生,发于皮肉筋骨之间,多数不痒不痛,推之移动,生长缓慢。一般分为气瘤(神经纤维瘤)、筋瘤(静脉曲张)、血瘤(海绵状血管瘤)、肉瘤(脂肪瘤)、骨瘤(骨瘤、骨肉瘤)、脂瘤(皮脂腺囊肿)。

岩 病变部肿块坚硬如石,高低不平,固定不移,形似岩石,破溃后疮面中间凹陷较深,状如岩穴,故称之为岩(岩与癌相当)。常见有乳岩(乳腺癌)、肾岩(阴茎癌)等。

舌菌 首见于《沈氏尊生书》。多发于舌两侧或舌尖的下方,初期肿物如豆,头大蒂小,色红紫而疼痛,不久溃破,向深部及四周蔓延,边缘隆起如鸡冠,触之易出血,有恶臭,坚硬,渐大如菌状而得名。后期舌体缩短,痛不可忍,极易出血不止。相当于西医的舌癌。

茧唇 首见于《疮疡经验全书》。口唇部位肿物外形如蚕茧,质地较硬,故名茧唇。相当于西医的唇癌。

失荣 首见于《外科正宗》。常见于颈部两侧或耳之前后,肿块坚硬如石,推之不移,因本病后期患者面容憔悴,形体消瘦,状如树木枝枯皮焦,失去荣华者,故称为失荣。

肾岩翻花 首见于《疡科心得集》。其特点是发病年龄多在40~60岁,相当于西医的阴茎癌。阴茎头部表面见丘疹、结节、疣状物,质地坚硬,溃后如翻花状。

翻花疮 皮肤病损部位溃破之后,不能愈合,胬肉突出疮口外翻,好似花蕊一般,头大根小,一旦碰伤,流血不止。相当于西医的鳞状上皮癌、基底细胞癌或良性乳头状瘤等。

胼胝 俗称"茧子"。《诸病源候论·卷之三十·四肢病诸候·手足发胼候》记载:"人手足忽然皮厚涩而圆短如茧者,谓之胼胝。"其特点是手掌、足跖等受摩擦部位的皮肤增厚,触之较硬,表面光滑,呈黄白或淡黄色,多无自觉症状。可因外伤(如木刺)或挤压太甚而发生感染,出现局部顽硬肿痛,甚则不能行走。

沿肛痔 沿肛门外皮肤上出现的扁平样隆起,呈乳白色或灰白色,渗出臭秽黏液,时有瘙痒或刺痛,严重者可延及外阴、龟头。相当于西医的尖锐湿疣或梅毒感染等。

脱囊 又称囊脱、脱壳囊痈。其特点是阴囊红肿,皮肤迅速坏死脱落,睾丸暴露。《疡科心得集》记载:"又有脱囊,起时寒热交作,囊红睾肿,皮肤湿裂,隔日即黑,间日腐秽,不数日间其囊托尽……"相当于西医的阴囊皮肤坏疽。

肝痈 肝脏发生的脓疡称为肝痈。其临床特点是发热恶寒,右上腹疼痛,右季肋部饱满,有时可见局限性隆起,有明显的触痛及叩击痛,严重者可出现黄疸,B超、CT检查可明确具体病变部位。相当于西医的肝脓肿。

关格 "关者不得出也,格者不得入也"。关格是指肠腔内容物不能顺利通过肠道。其临床表现主要有腹痛、呕吐、腹胀、便闭(不排气、排便)。相当于西医的肠梗阻。临床上也称为"肠结",与中医内科学所谓的因肾功能不全所致的"关格"有所不同。

风 "风为百病之长",故外科以风来取名的疾病很多,病种也很广泛,包括疮疡和皮肤、口腔、肛门等疾病,如破伤风、骨槽风(下颌骨骨髓炎)、麻风、白癜风、鹅掌风(手癣)、喉风(喉头水肿)、唇风(剥脱性唇炎)、肠风(便血、肛旁脓肿)等。这些以风取名的疾病的共同特点就是多与风邪有关,多数为起病较急,发展较快的急性疾患。

毒 外科以毒来取名的疾病很多,且病种庞杂,不能代表某一种性质的疾病。如委中毒(腘窝部急性淋巴结炎)、时毒(流行性腮腺炎)、便毒(腹股沟淋巴结炎)、阴毒(恶性肿瘤)、丹毒、眼胞菌毒等。此外,对某种外科疾病,一时不能定出确切的病名,也常用毒来取名,如无名肿毒、胎毒、痧毒等。由于以毒取名的疾患不能概括某一性质的疾病,故现临床上已较少应用。

痰 以痰取名的外科疾病大多发于皮里膜外,肿硬似馒,皮色不变,按之有囊性感,将溃皮色转为暗红,溃后或出黏液,或脓中夹有败絮样物质等。因此,以痰取名的疾病,归纳起来大致相当于西医的两大类疾病,一类是结核性疾病,如流痰(骨关节结核)、肾俞虚痰(腰部冷脓肿)、穿拐痰(踝关节结核)、乳痰(乳房部结核);另一类是腺体的囊肿性疾病,如痰包(舌下腺囊肿)、痰瘤(颌下腺囊肿)等。

第三章 中医外科疾病的病因病机

> **导学**
>
> 外科疾病的病因主要有外感六淫、感受特殊毒邪、外来损伤、情志内伤、饮食不节、虚劳损伤、痰饮瘀血等，主要病机是气血凝滞，营气不从，经络阻塞，脏腑功能失和。掌握外科疾病的病因病机对于诊疗外科疾病有着重要的指导意义。
>
> **本章的学习要求：**
> 掌握：外科疾病的主要病机。
> 熟悉：外科疾病常见病因的致病特点。
> 了解：气血、脏腑、经络与外科疾病发生发展及其预后的关系。

外科疾病大多病位浅表，有形可察，易于诊断，但每一种外科疾病都有它的致病因素、发病机制和转归。中医学历来主张"审因论治"，病因病机不一，其治疗也就不同。因此，掌握病因病机对于诊疗外科疾病有着重要的指导意义。

第一节 致病因素

外科疾病的病因大致有外感六淫、感受特殊毒邪、外来损伤、情志内伤、饮食不节、劳伤虚损、痰饮瘀血等，每种病因都具有各自的特性及其所引发外科疾病的特殊表现。

一、外感六淫

在长期的医疗实践中，历代医家逐渐认识六淫邪毒能直接或间接地侵害人体，从而发生外科疾病。《外科启玄·明疮疡当分三因论》说："天地有六淫之气，乃风寒暑湿燥火，人感受之则营气不从，逆于肉理，变生痈疽疔疖。"六淫致病，只有在人体抵抗力下降，或六淫邪毒的毒力强盛，超过人体正常抗病能力时才能发生。六淫致病具有一定的季节性，可单独出现，也可两种以上同时感受。在一定条件下，六淫可以转化，如暑湿日久化燥伤阴，寒邪郁久化热等。由于风、寒、暑、燥的邪毒均能化热生火，所以外科疾病的发生，尤以"热毒""火毒"最为常见，正如《医宗金鉴·外科心法要诀》所谓"痈疽原是火毒生"。

火　热为火之轻，火为热之重。火为阳邪，其性燔灼，易伤津耗液，易生风动血，属阳证。火邪致病特点是发病迅速,病势较急,局部焮红灼热,肿而皮薄光泽,疼痛剧烈,易成脓腐烂,或见发斑等,常伴口渴喜饮、小便短赤、大便干结等。甚则出现动风、出血,或内攻于脏腑,引起走黄、内陷等诸多变证。常见疾病如疔疮、有头疽、痈、丹毒、药毒等。此外,五气过极,皆能化火生热,如脱疽、流痰、瘰疬等,其始为寒,属阴证;到了中、后期,寒化为热,腐肉成脓,转为阳证。

风　风为阳邪,为春令主气,但四时皆有,如痄腮以春季多见,而荨麻疹四季均可见。风性善行而数变,故发病迅速,部位游走不定,如瘾疹。风性燥烈,风性上行,多侵犯人体上部,如颈痈、头面丹毒。风为百病之长,常夹寒、湿、燥、热之邪,相合为患。风邪致病特点是发病急,肿势宣浮,患部皮色或红或不变,痛无定处,瘙痒剧烈,无风不作痒走注甚速,伴恶风、头痛等全身症状。

寒　寒为阴邪,为冬令主气,如冬季常见的冻疮。寒性凝滞收引,侵袭人体易导致气血凝滞,经络受阻,阳气不达。寒侵肌肤,而生冻疮、猫眼疮等;寒凝筋脉经络,则生脱疽、流痰等;寒入脏腑,发生胆石、肠结等。寒邪致病特点是常侵袭人体的筋骨关节或脏腑,患部色多紫青暗,或不红不热,肿势散漫,痛有定处,得暖则减,化脓迟缓,常伴形寒怕冷、四肢不温、小便清长、大便溏薄等全身症状。

暑　暑为阳邪,为盛夏主气,多夹湿蕴蒸肌肤,易发生暑疖,甚至形成暑湿流注。暑为阳邪,发病具有热微则痒、热甚则痛、热胜肉腐等特征。暑邪致病特点是患部潮红、肿胀、灼热、糜烂、流脓或滋水淋漓,或痒或痛,遇冷则减,常伴口渴、胸闷、肢倦、神疲乏力等全身症状。

湿　湿为阴邪,为长夏主气,涉水淋雨,久居湿地,或汗出沾衣等,均可感受湿邪。湿性趋下,易伤人体下部,如湿热下注,可发阴囊湿疹、小腿丹毒、脚湿气、臁疮、脱疽、尿石症等。湿性重浊,浸淫肌肤,可发生湿疮、脓疱疮,出现水疱、糜烂、流滋等;湿性黏滞,缠绵难愈,如慢性湿疮反复发作,病程较长。湿邪每多兼夹,有湿热、暑湿、寒湿之分,甚至三邪合至为病,如风湿热侵袭肌肤可发为风疹、粉刺、牛皮癣、结节性红斑等。湿邪致病特点是局部可见肿胀、水疱、糜烂、渗液、瘙痒等,伴有食欲不振、胸闷脘痞、二便黏滞不爽、舌苔厚腻、脉濡缓或滑,病程迁延,缠绵难愈。

燥　燥为秋季主气,有凉燥与温燥之分,外科致病以温燥居多。燥邪易伤人体阴津,易侵犯皮肤,而生白屑风、风瘙痒、肛裂、手足部疔疮等。燥邪致病特点是患部干燥、枯槁、皲裂、脱屑等,常伴口干唇燥、咽喉干燥或疼痛、大便秘结等全身症状。

二、感受特殊毒邪

特殊毒邪包括虫毒、蛇毒、疯犬毒、漆毒、药毒、食物毒和疫疠之毒等。因虫兽咬伤、感受特殊之毒而发病,如毒蛇咬伤、狂犬病等;由毒蜂、蝎、蜈蚣、蜘蛛、松毛虫等引起的虫咬皮炎或毒虫咬伤等。某些人由于禀性不耐,接触生漆而发漆疮,服用某些食物或药物后发生一些皮肤病。疫疠之毒,其性暴烈,传染性强,自肌肤或口鼻入侵,轻则损害皮肤腠理,重则内犯脏腑。如久居湿浊之地,毒疠之气从腠理而入,发为麻风;生活不洁,性交染毒,或先天受于父母,毒气沉伏于内,日久外攻,如梅毒、艾滋病;感染疫死之牲畜邪毒等引起的疫疔等。此外,未能找到明确的致病因素者,可称为无名肿毒。

外科特殊邪毒的共同致病特点是多为阳证、实证、里证,发病急骤,变化快,有的具有传染性。局部红肿灼热,或见发疹,疼痛剧烈,或麻木不仁,有的很快侵及全身,可伴有明显的全身中毒症状,轻则发热、口渴、便秘、溲赤,重则高热、昏迷、惊厥等。

三、外来损伤

凡跌仆损伤、沸水、寒冷和金刃竹木等一切物理以及化学因素直接伤害人体,引起局部气血凝滞、郁久化热、热胜肉腐,而发生烧伤、冻伤等。因外伤再感受毒邪,可发生破伤风、外伤染毒、手足疔疮等。因损伤后脉络瘀阻,可发生瘀血流注、脱疽、股肿、青蛇毒等。

四、情志内伤

情志是指人体的内在精神活动,包括喜、怒、忧、思、悲、恐、惊,故又称七情。一般情况下大多属于生理活动的范围,不足以致病。如果长期的精神刺激或突然受到剧烈的精神创伤,超过了人体生理活动所能调节的范围,可使体内的气血、经络、脏腑的功能失调而发生外科疾病。如郁怒伤肝,肝气郁结,郁久生火;或肝郁犯脾,或思虑伤脾,脾失健运,痰湿内生,气滞、火郁、痰湿阻于经络,则为痰核、瘰疬、乳癖、瘿病等。肝主疏泄,能调节乳汁的分泌,若产妇过度精神紧张,易发生肝胃不和,使乳汁淤积,乳络不畅,邪热蕴蒸,而导致乳痈。过喜伤心,喜则气缓,心神涣散,可致阳痿等。肿瘤的发生更与情志内伤有关,如朱震亨认为乳岩由于"忧怒郁闷,朝夕积累,脾气消阻,肝气横逆"所致。情志内伤的致病特点是起病缓慢、病程长,伴有精神抑郁、急躁易怒等精神症状;病变多见于肝胆二经循行的部位,如乳房、胸胁、颈部等;局部肿胀,或软如棉,或硬如石,皮色不变,或胀痛,或不痛。

五、饮食不节

饮食不节是指饥饱失常,寒温不当,饮食偏嗜或不洁,都可能导致疾病发生。恣食膏粱厚味、醇酒炙煿或辛辣刺激之品,使脾胃功能失调,湿热火毒内生,外发肌表,易发生痈、有头疽、疔疮、湿疮、粉刺等,故《素问·生气通天论》曰:"高粱之变,足生大丁。"湿热结聚壅滞于脏腑,则为肛痈、痔疮、肠痈等。饮食不当,日久缓慢积聚,导致胆石症、尿石症等。暴饮暴食,胃肠功能失调,六腑不通,常可引起胆石、肠结等急性发作。此外,禀赋不耐者,进食鱼腥发物等,还可发生瘾疹、湿疮等。饮食不节的致病特点是除局部表现外,常伴有胃纳不佳、脘腹饱胀,舌苔浊腻,脉滑等症状。

六、劳伤虚损

劳伤虚损包括劳力、劳神、房事过度及妇女生育过多等,导致脏腑气血耗伤,阴阳失和,使正气亏损而发生疾病。如肾主骨,肾虚则骨骼空虚,风寒痰浊,乘隙侵袭,而生流痰、附骨疽等。肾阴不足,虚火内生,灼津成痰,痰火凝结,而生瘰疬,且瘰疬治愈后可因体虚而复发,尤以产妇多见。肝肾不足,寒湿外侵,凝聚经络,闭塞不通,而成脱疽。房劳过度、房室不洁,湿热内侵,或肾气渐衰,痰瘀互结,而致精浊、精癃等。冲任失调,营血不足,生风生燥,肌肤失养,可发生瘾疹。劳力过度,久立久行,易致下肢筋瘤。劳倦伤气,元气虚弱,可生肿瘤;中气下陷,肛门失摄,导致脱肛。

七、痰浊、瘀血

痰浊、瘀血均是脏腑功能失调的病理产物,在一定的条件下,又能作用于脏腑或经络发生新的病证,故也是致病的因素。临床上痰浊、瘀血常相兼致病,互为因果。外科之痰,主要指凝聚于皮里膜外、肌肉、经络、骨节之间,有征可凭的有形之痰,其特点是局部肿起,呈结节状硬块或囊性肿块,有的溢流痰浊样脓液,不痛或微痛,起病缓慢,病程较长,早期症状多不明显。其具体表现因痰凝部位和所致病证的不同而各异。痰阻少阳,可致瘰疬;痰凝乳络,可生乳核、乳癖;痰凝肌肤,可发为皮肤结节肿块;痰留骨节,可发为流痰等。发病与痰有关的外科疾病,除直接以痰命名的,如子痰、流痰、阴茎痰核等外,还有气瘿、肉瘿、石瘿、气瘤、肉瘤、骨瘤等;西医学所称的一些囊肿性病变,如甲状腺囊肿、腱鞘囊肿、坐骨结节囊肿等,中医学认为也与痰有关。

血流不畅,或溢出脉外,局部蓄积凝滞,均可造成血瘀。其致病范围广,病种多,症状复杂,涉及人体内外、上下、脏腑、经络、皮肉筋脉。瘀阻皮肤,可发生白疕、油风、瓜藤缠等;瘀阻肌肤,营气不从,逆于肉理,乃生痈肿等症;瘀阻经脉,血行闭塞,可发生脱疽;脉络滞塞不通,则发青蛇毒;瘀血滞留肛门不散,脉络曲张,则发为痔;瘀血阻于肠胃,血热相结,可发肠痈、肠结。此外,男子前阴病中之子痈、囊痈、阴茎痰核等的发生,与瘀血也常相关。关于肾岩、乳岩等恶性肿瘤,瘀血更是其重要致病原因。瘀血所致病证特点是肿胀结块,痛如针刺,固定不移,出血紫暗或夹有血块,面唇青紫,肌肤甲错,舌质紫暗或有瘀斑、瘀点,脉涩或迟或弦。

以上各种致病因素,可以单独致病,也可以几种因素同时致病,并且内伤和外感常相合为病。所以对每一种外科疾病的致病因素,应该具体分析,区别对待。

第二节　发病机制

外科疾病总的发病机制是气血凝滞,营气不从,经络阻塞,脏腑功能失和。

一、疾病的发生

外科疾病发生与否,与正气的盛衰有密切关系。《素问·刺法论》云:"正气存内,邪不可干。"正气不足是外科疾病发生的内在根据,发病后若正气尚盛,临床多表现为阳证、实证,发展顺利,预后良好;正气不足则表现为阴证、虚证,正虚邪实或正虚邪恋则容易逆变,预后不良。

邪气是外科疾病发生的重要条件,如六淫外袭,邪自皮毛而入,导致气血壅滞之证,发为痈、附骨疽、湿疮等;饮食所伤,病起于胃,传化六腑,外发为疔疮、发背等;七情郁结,脏腑气机凝滞经脉,发为乳癖、瘰疬、瘿瘤等。而邪气在一定情况下可起主导作用,主要见于邪气异常强烈、凶猛,如外来伤害、毒蛇咬伤、疫疠之毒,即使正气充盛,也能致病。故《素问·刺法论》指出:"五疫所至,皆相染易,无问大小,病状相似。"

二、疾病的发展变化

1. **气血凝滞**　气血凝滞是指气血生化不及或运行障碍而致使其功能失常的病理变化,是外科疾病的基本病理变化。"气为血之帅,血为气之根",气失血之濡养,则无所依托而郁结;血无气之统率,则离经散溢而瘀滞。故气滞可引起血瘀,血瘀亦可导致气滞。《素问·生气通天论》说:"营气不从,逆于肉理,乃生痈肿。"《灵枢·痈疽》亦云:"夫血脉营卫,周流不休,上应星宿,下应经数。寒邪客于经络之中则血泣,血泣则不通,不通则卫气归之,不得复反,故痈肿。"外科疾病不论由何种原因引起,均可导致气机不调,营卫运行受阻,局部气血凝滞,从斑、疹等小疾到失荣、乳岩等恶症,虽有病情轻重之分、寒热虚实之别,其主要病机皆如此。此外,气血的盛衰直接关系着外科疮疡的起发、破溃、收口等,对整个病程的长短有着一定的影响。如气血充足,外科疮疡不仅易于起发、破溃,而且也易于生肌长肉而愈合。如气虚者则难于起发、破溃,血虚者则难以生肌收口。

疾病的发生和发展是一个动态的变化,因此其病理过程也是不断地发展和变化的。当致病因素造成局部气血凝滞之后,通过治疗祛除致病因素,使气血运行恢复正常,则使外科病变得以消散吸收而痊愈。如果局部气血凝滞进一步发展,郁而化热,致使热盛肉腐,血肉腐败,则酝酿液化而为脓。当脓肿形成后,如治疗得当,及时切开引流,或人体正气不衰,抗病能力尚强,脓肿自行溃破,脓液畅泄,毒从外解,气血凝滞得以通畅,形成溃疡后,脓腐渐除,新肉生长,最后疮口愈合。

2. **经络阻塞** 由于经络贯通内外,具有运行气血、联络人体各个组织器官的作用,故经络在外科疾病的发生、发展、传变过程中起着重要的作用。经络阻塞是外科疾病总的发病机制之一,无论是疾病发于体表或脏腑均如此。《外科秘录》说:"五脏六腑各有经络,脏腑之气血不行,则脏腑之经络即闭塞不通,而外之皮肉即生疮疡。"外科疾病由内伤所致,多脏腑受病,正盛则邪发于各经而外达肌表,正虚则邪留脏腑而内结于里;由外邪所侵,多经络受病,外发肌肤成患,外邪深入或日久正虚,则内入脏腑。体表的病证,通过经络的传导,邪可内攻脏腑,局部的病变可累及全身,如疮毒内陷,可内传于心、肝、脾、肺、肾;脏腑的内在病变,可由里出表,外达于肌表,如消渴病患者有头疽、疖病等。另外胆石、肝痈等,不仅在局部出现明显的压痛、触痛,而且还存在着经穴敏感现象,如耳部脏腑对应处有压痛点。

3. **脏腑功能失调** 外科疾病多数生于体表,但与脏腑功能失调密切相关。因此,脏腑病变可外发为体表疮疡,体表疾患亦能影响脏腑的功能。《外科启玄·明疮疡大便秘结论》说:"大凡疮疡,皆由五脏不和,六腑壅滞,则令经脉不通而生焉。"脏腑功能失调可引起脏腑本身的病变,如所有内痈及急腹症等,肠道传化失常,气血瘀结,可致肠结;湿热壅盛,可生肠痈;胆失通泄,郁而生热,聚而成石,而为胆石。脏腑内在的病变也可以通过经络传导,外达体表,如肝气郁结、脾胃湿热、心肝火旺等均可导致疮疡的发生。而体表的毒邪也可以影响脏腑而发生病变,如有头疽、颜面疔疮、疫疔、毒蛇咬伤等,可因毒邪炽盛,或体虚正不胜邪,而形成走黄、内陷等证。此外,古代医家总结出"五善""七恶"来判断外科疾病的预后,也说明脏腑的受害与否在外科疾病发生发展中的重要性。

总之,从外科疾病发生、发展、变化的过程来看,它与气血、经络、脏腑的关系是极其密切的。局部的气血凝滞、营气不从、经络阻塞,以致脏腑功能失和是外科疾病总的发病机制,而机体阴阳平衡失调则是疾病发生、发展的根本原因。气血、经络、脏腑均是寓于阴阳之中。气为阳,血为阴;腑属阳,脏属阴;经络之中有阳经、阴经之分,它们之间相互依存、相互制约和相互转化。由于各种致病因素破坏了这种关系,造成了阴阳的平衡失调,就能导致疾病的发生。因此,临床病象尽管千变万化,总是能以阴阳来分析疾病的基本性质,属阴证或阳证,为阴虚或阳虚。在"辨证求因"过程中要抓住八纲辨证中的总纲,才不致有误。

第四章　中医外科疾病的辨证

> **导学**
>
> 外科疾病的辨证主张辨病与辨证相结合，全身辨证与局部辨证相结合，尤其强调阴阳辨证是总纲，局部辨证是重要内容。
>
> **本章的学习要求：**
>
> 掌握：中医外科疾病局部症状的四诊检查要点；辨阴证阳证，辨肿、痛、脓、溃疡等的方法。
>
> 熟悉：辨皮疹、痒、出血、善恶顺逆等的方法。
>
> 了解：对中医外科疾病进行辨病与辨证相结合的重要性。

外科疾病的辨证是以中医学的辨证体系为基础，主张辨病与辨证相结合，全身辨证与局部辨证相结合，审察致病原因，明确疾病诊断，推断病位、病情，从而为治疗提供依据。

第一节　辨病与辨证

辨病与辨证，是中医学从不同角度对疾病本质进行认识的方法。通过辨病，揭示疾病的本质和发生发展规律，对疾病以后的发展有了客观的和概括性的了解，它注重整个病程的病理变化特点，注重某个疾病本身不同于其他疾病的"个性"。通过辨证，把握疾病现阶段的主要矛盾，使诊断更加深入细致，它着眼于疾病某个阶段、某个特定环境的证候。

中医外科学的研究对象是以人体外部或局部症状为主要临床表现的疾病，在病变局部有明确症状和体征，各有特点，大多目察即可辨别。因此，中医外科历来强调辨病与辨证相结合，两者相互联系、相互补充，既抓住了疾病一般的病理变化和演变规律，又照顾到了具体情况下疾病特殊的病理变化，这样既体现了疾病治疗的整体性、规范性、原则性，又反映了疾病治疗过程中的细致性、灵活性。如局部红肿热痛是阳证疮疡的共同特征，若是痈表现为局部光软无头，易脓、易溃、易敛，一般不会造成陷证；而有头疽则初起即有粟米样脓头，红肿热痛易向深部及周围扩散，溃破后状如蜂窝，化脓、脱腐、收口较难，并容易合并内陷，病情危重。又如，肉瘿和石瘿均属瘿，但前者是良性肿瘤，后者是恶性肿瘤，其转归预后截然不同。因此，临床治疗应以辨病为主要依据。而对于一位集多种疾病于一身的患者，如系统性红斑狼疮10余年，伴有糖尿病等内科疾病，新近发生右小腿丹毒,则其临床治疗要抓住目前的主要矛盾——湿热毒蕴进行辨证论治,并兼顾其他疾病的特点。临床实践证明,从症状入手,进行病、证双重诊断,并针对疾病、证候、主症进行治疗,建立病证相结合的诊疗体系,有利于对疾病本质的全面认识,提高临床诊疗水平。

第二节 四诊在外科中的应用

望、闻、问、切四诊,是诊断外科疾病的重要手段。其各有独特作用,不能相互取代,必须有机地结合起来,即所谓"四诊合参"。同时,要注意合理选用现代必要的辅助检查手段,这样才能全面而系统地了解病情,作出正确的判断。

一、望诊

外科望诊包括全身和局部望诊,主要有望局部病变、望神色形态、望舌三个方面。

(一) 望局部病变

1. **望部位** 部分外科疾病有其好发部位。如疔疮好发于颜面部及手足部,丹毒常见于下肢与颜面部,冻疮好发于四肢末端或暴露部位,脱疽以下肢多见,雷诺病以上肢多见,蛇串疮好发于胁肋部,白疕好发于头皮、四肢伸侧,牛皮癣好发于颈后侧,痔疮母痔好发于肛门截石位 3、7、11 点,肛裂好发于肛门截石位 6、12 点等。

2. **望形色** 通过观察局部形色对区别外科疾病很有帮助。特别是皮肤病,无论是原发皮损还是继发皮损,均可通过望诊而定。疮疡之病,未溃者称"肿疡",已溃者称"溃疡"。凡色红者多为热证,白者多为寒证,青紫色多为血瘀,黑色者为死肌。又如,肿胀而焮赤、界限清楚者为丹毒,弥漫无际者为发,有红线上窜者为红丝疔;肿而高凸者为实证,平塌者为虚证;肿而根脚收束者为实证,肿势散漫者为虚证。岩性溃疡,疮面多呈翻花或如岩穴,有的溃疡底部见有珍珠样结节,疮周色泽暗红,内有紫黑腐坏组织,渗流血水;臁疮溃疡,边缘起缸口,周围皮肤乌黑;瘰疬的疮口,呈潜行性空腔,疮面肉色不鲜,脓水稀薄,并夹有败絮状物等。如阳证疮疡未成脓而突然疮陷色暗,肿势散漫,是为走黄或内陷。

此外,望分泌物、排泄物等,也是外科重要的诊查内容。

(二) 望神色形态

1. **望精神** 既可反映五脏精气之盛衰,又可反映预后之凶吉。一般而言,气足精充则神旺,气虚精亏则神衰,气衰精败则失神。凡患者精神振作,行动自如,目光有神,呼吸均匀,脉来和缓,为有神,无论新久疾病,皆属佳兆。若精神委顿,反应迟钝,目陷精暗,呼吸不均,脉失和缓,为神衰,不论急慢性疾病,均属凶险。若神识昏糊不清,烦躁不安,荣华俱脱,呼吸喘促或低微欲绝,脉无胃气,为失神,表示病情凶险,预后不良。

2. **望面色** 色赤主热,见于急性疮疡的高热期。色青主寒、主痛,常见于急腹症腹痛剧烈或久病寒邪内结之人。黄色主虚、亦主湿,重症疮疡气血亏损者面色萎黄;湿热内蕴,郁蒸肝胆,则色黄如橘色或暗黄。白色主虚、主寒,面色㿠白不泽,见于严重的疮疡及岩肿晚期;面色苍白,常见于痛厥或外伤严重失血时。黑色主肾气大亏，常见于岩肿晚期患者面色晦暗不泽。

3. **望形态** 形强则脏盛，骨骼粗大，胸廓宽厚，肌肉充实，皮肤润泽。形弱则脏衰，骨骼细小，胸廓窄狭，肌肉瘦削，皮肤枯燥。肥胖者每易聚湿生痰，瘦人多阴虚火旺而津少。患病后形体骤瘦者，其预后不良；而形体渐复，气色日泽者，虽有大病，预后亦良。凡"鸡胸、龟背"等，多属先天禀赋不足，肾之精气亏损，或后天失养，脾胃虚弱。如跛行或步履艰难者，多是下肢筋骨关节有病；鸡胸、驼背者，多为脊柱有病；有颈项强硬不能转侧者，提示颈项部有病变，如有头疽、颈痈；若患者以手托乳房缓慢而行者，多为患有乳痈；下肢屈曲，伸则剧痛者，为缩脚流注或肠痈；四肢抽搐，角弓反张，见于破伤风；脸如狮面，眉毛脱落者，则是麻风。

(三) 望舌

望舌可以判断正气盛衰、病位浅深、病邪性质，推测病情进退。

1. **望舌质** 舌红多为热证，急性病见之多属实热证，慢性病见之则多属阴虚。舌红而起刺者，属热极，见于里实热证；舌红而干燥者，属热盛伤津，见于中度以上烧伤。舌绛主热、主瘀，为邪热入营，内陷心包，多见于疔疮走黄、有头疽内陷、烧伤后期等；舌绛而干，形似猪肝，为邪热伤营，肾阴枯涸，见于脑疽、发背伴消渴病，而病情重笃；舌绛苔光如镜，为病久阴伤胃虚，或应用大剂量抗生素之后。舌淡白主虚、主寒，舌淡胖为阳虚有寒，常见于疮疡溃后，脓出过多者，或流痰等慢性消耗性疾病；舌胖嫩而边有齿痕，多属气虚、阳虚，常见于系统性红斑狼疮后期或应用大剂量激素之后。青紫舌，多属瘀血征象，可见于创伤瘀血等。

2. **望舌苔** 白苔而薄者，见于外病初起而兼表证者，如瘾疹、颈痈等；白苔而厚者，主痰湿、食积，或见于手术后消化功能紊乱者；舌淡苔白者主寒，见于脱疽、冻疮等病。黄苔多为邪热蕴结，主热、主里，薄黄为热轻，黄厚为热重，见于疔疮、痈疽等。黑苔主里，有寒热之分，热者之苔黑而燥，见于邪热内攻之危重症，如疔疮走黄；寒者之苔黑而湿润，为阳虚极寒、命门火衰所致，见于亡阳之证。腻苔主湿，白腻为寒湿，见于脱疽、冻疮等；黄腻为湿热，在外科病中最为常见，如湿热所致的子痈、囊痈、肛痈、湿疹、脓疱疮等；若黄腻不化，舌绛起刺，体温升高，兼见疮陷色暗，则为病情恶化或并发内陷、走黄之象。

二、闻诊

闻诊包括听辨患者的声音，如语言、呼吸、呕吐、呃逆等；嗅辨患者分泌物的气味，如脓液、痰涕等。

1. **听声音** 语音高亢洪亮，多言而躁动的多属实证、热证，常见于肠痈和化脓性疾病的成脓期等；语音低微无力，少而沉静的多属虚证、寒证，常见于老年体虚者，出血量多和岩肿晚期患者等。若语言错乱，谵语狂言，多是疮毒内陷的证候。呼吸时气粗喘急，是为走黄或内陷，毒邪传肺；气息低促，是正气不足的虚脱现象，多见于久病之人，如岩肿晚期等。若急性病患者，由气粗喘息转为气息低促，为正气已伤，病情也更为危重。肿疡初起见呕吐、呃逆，多声高有力，为热毒炽盛；溃疡后期见之，多声低无力，为阴伤胃虚；若大面积烧伤、岩肿晚期等大病重症见之，为胃气已绝，预后不良。

2. **嗅气味** 咳唾黄色脓痰并有恶臭味者，常提示有肺痈；若伴有烂苹果的呼吸气味，应警惕伴有严重的消渴病；胸腹部溃疡闻到臭气，一般是透膜的见症，常见于脐漏。肛痈溃脓臭秽，易成瘘管；儿童头部糜烂结有黄痂，伴有鼠尿臭者是头癣；腿部腐烂坏死，有浅棕色混浊稀薄脓液，并有恶臭气味者，可能是烂疔；其他如已损骨之指疔、脂瘤等其脓腋及分泌物也多带有臭秽。一般而言，溃疡脓无特殊气味者，容易痊愈；如脓液腥臭难闻，病在深里，则较难痊愈。

三、问诊

详细而系统、全面而恰当的问诊,不仅可以得到疾病诊断的初步印象,甚至有时可以基本确诊。外科疾病虽然有形可见,但对痛痒等自觉症状必须通过问诊获知。问诊顺序,主要包括主诉、现病史、诊疗经过,与现病有密切关系的既往史,生活习惯、婚姻、月经等个人史,家族中有无遗传性或传染性疾病史等。

1. **问寒热** 形寒发热是人体与疾病抗争的反应,外科疾病一有寒热,标志着病邪鸱盛。发热通常可分为三期,即上升期、持续期、下降期,这与疮疡病程演变的初、中、后期相一致。如疮疡阳证,初期体温逐渐上升,常在 37.5~38℃,多因火毒内发,外感风邪所致。如寒多热少,为风寒表证;热多寒少,为风温表证。中期发热持续不退,常为 38~39℃,兼之疮疡肿势渐渐增大,这是酿脓的现象。后期,脓毒已泄,发热逐渐下降,是属一般正常规律。若脓泄而发热依然不退,是为毒邪未去、正不胜邪。若疮疡中、后期,出现寒战高热,多为毒邪走黄或内陷。疮疡阴证,初起一般多不发热,中期可有低热,后期则往来潮热。

2. **问汗液** 若痈证而见汗出热退,是邪随汗泄,为消散的现象;如汗出热不退,是邪盛难消,为酿脓的表现。如暑湿流注,汗出热不退,除有酿脓之变外,还应考虑有续发的可能。如流痰、瘰疬等病出现潮热、盗汗或自汗,多是阴虚火旺或气血不足的现象,且两者常相互为患。

3. **问饮食** 渴喜引饮,多为热重;渴不多饮,多为湿重。纳食有味,为脾胃运化功能正常,病情较轻;纳食不思,为脾胃已衰,病情较重或疮疡病势进展。发生瘾疹常与进食海鱼、虾、蟹等有关。

4. **问二便** 大便秘结,小便短赤黄浊,为火毒湿热内盛的现象;如大便溏薄,小便清长,为寒湿内蕴的表现。大便长期秘结,带血色鲜,多为内痔;便时疼痛,则为肛裂之症。大便形状变细,次数增多,有里急后重、排便不尽感,粪便内有血、脓、黏液,并有特殊臭味,可能为锁肛痔。

5. **问病因或诱因** 如因感受疫畜特殊之毒,每易发生疫疔。因受针尖、竹木或鱼骨刺伤,易发生手足疔疮。如因接触漆器,而禀性不耐者,每易发生漆疮。因服用某些药物,而禀性不耐者,可发生药毒。

6. **问旧病** 如肛漏、瘰疬、流痰患者曾经患过肺痨病,一般治疗比较困难。痈、有头疽、疔疮、疖病等患者以往有过消渴证,一般证情较重,顽固难愈。肝肾宿疾而功能不佳者,使用砒制剂和内服黄药子均属禁忌。

7. **问职业** 有许多皮肤病,常与个人劳动职业有关。如渔民、机器制造工人、染匠,常发生皲裂疮。畜牧业或皮毛革等工作者,易发生疫疔。长期站立工作者,易发生筋瘤。

8. **问妇女月经** 乳癖,常伴月经不调,且在经前出现乳房胀痛、肿块增大,经后胀痛消失或减轻,肿块缩小。有些瘾疹常在月经前数日开始出现风团,并随月经的干净而消失,常伴有痛经或月经不调。外科内服药物,一般多用破瘀活血、行气通络之品,有碍胎气和影响月经,若不加询问而草率施用,可能造成堕胎和崩漏之弊。

9. **问家族** 如麻风、疥疮、头癣等,可由家人相互传染而来。患乳癖如有乳癌家族史者可能容易癌变。部分白疕患者有家族遗传史。

10. **问不洁性交** 梅毒、淋病、尖锐湿疣可由不洁性交引起。

四、切诊

包括脉诊和触诊两部分。

(一) 脉诊

通过切脉可以判断病位、病性及邪正盛衰等,推断疾病的进退预后,为辨证论治提供必备的临床资料。兹将外科常见的病脉分述如下。

1. **浮脉** 脉浮主表。肿疡脉浮,主毒邪在表,浮数为风热,见于颈痈、痄腮、抱头火丹等急性疮疡的早期;浮紧为风寒,见于寒冷型瘾疹等;肿疡脉浮无力,为气血不足,多见于素体亏虚而罹患疮疡者。溃疡脉浮,若非外感之邪未净,则有续发之可能;若外邪已散,疡无续发,而脉浮者,则为气从外泄,乃正虚而邪未去也。重症疮疡,溃后脓多,病至危殆之时,其脉浮而无力,是正气耗散欲绝之象。

2. **沉脉** 脉沉主里。肿疡脉沉,为邪气内闭、寒凝经络、气血壅滞所致,多见于阴顽之证,如瘰疬、岩肿、脱疽、附骨疽等。溃疡脉沉,为毒邪深闭内伏、气血凝滞未解,如褥疮等。脉沉而无力者,为邪毒深着、正气无力祛邪外出。

3. **迟脉** 脉迟主寒。肿疡脉迟,为寒邪蕴结、气血衰少。迟而有力,以邪盛为主;迟而无力,以正虚为主。溃疡脉迟多为脓毒已泄,邪去正衰。久病脉迟,神疲气短,而余邪犹盛者,则预后不良。

4. **数脉** 脉数主热。肿疡脉数,为热毒蕴结,其势正盛,或已趋酿脓;脉数而兼洪、大、滑者,为阳实之证;脉数而兼细、虚者,见于流痰、瘰疬等邪实正虚病证。溃疡脉数,为热邪未净、毒邪未化,数而有力;若数而洪大者,为病脉不符,乃邪盛正亏,病情重笃,预后不良。

5. **滑脉** 脉滑主痰湿。肿疡脉滑,以邪盛为主,滑而数者为痰热,滑而迟者为寒痰,滑而洪数乃酿脓之象。溃疡脉滑,为余邪未尽,滑而数大者为热毒内阻,滑而无力者为痰多气虚。

6. **涩脉** 脉涩主瘀滞或不足之证。肿疡脉涩滞有力,乃气结、血瘀、痰凝,经络闭塞,根深蒂固,难以消散;涩而无力,多气血已亏,瘀滞不化。溃疡脉涩,乃气血已虚,阴精大伤。

7. **大脉** 脉大主邪盛。肿疡脉大,为邪盛正实;溃疡脉大,为邪盛病进,其毒难化。

8. **小脉** 脉小主正虚。肿疡脉小,为正不胜邪,无力聚毒;溃疡脉小,大多为气血两虚,邪已尽除。

9. **弦脉** 脉弦主痛。肿疡脉弦,为气血不和、痰饮郁结。溃疡脉弦,为毒邪未衰、正气未损。

10. **紧脉** 脉紧主寒。肿疡脉紧而浮者,为风寒外束;紧而沉者,为寒邪内凝;弦而紧者,主痛,由寒凝气滞,不通则痛所致。溃疡脉紧,为寒邪深着,一时难化,可见于脱疽晚期、岩性溃疡后期。

一般而言,浮沉属浅深,表明病位;迟数属速度,说明寒热;滑涩指搏动爽利度,表示气血是否流通;大小属幅度,标志气血之盛衰。浮数多见表病,沉迟则属里病。浮数滑大,为阳脉,多为热、实、阳证;沉迟涩小,为阴脉,多为寒、虚、阴证。热实阳者易治,寒虚阴者难疗。外科疾病,乃邪正相搏而成,邪毒内结,成肿疡;溃脓之后毒去正虚。反映于脉象,主要分为有余之脉与不足之脉。《洞天奥旨·疮疡辨脉论》说:"有余之脉,宜现于未溃之先,而不宜现于已溃之后;不足之脉,宜现于已溃之后,而不宜现于未溃之先。"一般来说,外科疾病在未溃之前,乃邪盛之时,应见有余之脉;溃脓之后邪去正衰,应见不足之脉,这是正常病理现象。反之,若未溃时见不足之脉,如微、沉、缓、涩、迟、伏、软、弱、结、细等脉,则为气血衰弱、毒深邪盛;已溃之后见有余之脉,如浮、滑、实、弦、紧、洪、长、大、数等脉,则为邪盛气滞难化,均为病理现象。若外科疾病在肿疡或溃疡之时,见到结、代之脉,属气血衰弱、寒痰瘀血凝滞,为不良现象;若痛极之时脉见结、代,并非恶象。不论肿疡、溃疡,脉见散、促,为气血衰竭、脏腑之气将绝,且病邪尚在进展,预后每多不良。

(二) 触诊

外科疾病一般都需要进行触诊,其重点是触按局部病变。

1. **触皮肤** 扪局部温度是否正常,需要双侧或病侧与健侧对比检查。焮热灼手或冰凉不温均为局部有病变,前者属于阳证、热证;后者包括部分患者皮肤温度正常,称为"不热",归属阴证。肌肤濡软而喜按者,为虚证;患处硬痛拒按者,为实证。皮肤干瘪者,津液不足;皮肤甲错者,阴伤或内有瘀血。按之局部凹陷,举手即起者,为气肿;按之深陷,如烂棉不起者,为湿肿。局部肿而木硬不热者,属寒证;肿高皮薄,压痛明显者,为热证。

2. **触疼痛** 一般外科病证的触痛处即为病变处。轻按即痛者,病位较浅;重按乃痛者,病位较深。触之痛而拒按者,多属实证、阳证;触之痛缓,甚至喜按者,多为虚证、阴证。触痛仅限于一处者,表示病灶局限;触痛范围大者,可能毒邪弥散不聚。

3. **触肿块** 如按之有明显肿块,界限分明、高肿、灼热,轻按即痛,重按剧痛拒按者,多为阳证、实证;如触之无明显肿块,或肿块界限不清,平塌漫肿,不热或微热,重按隐痛或不痛,或喜按者,多为阴证、虚证。如触及肿块高低不平、坚硬如石,推之不能移动,表面与表皮粘连,多为岩性肿块,如乳岩、石瘿、石疽等;如肿块表面光滑,硬而不坚或质软如棉,或按之有囊性感,不与皮肤粘连者,多为良性肿瘤或囊肿,常见的有肉瘤、乳核、气瘤、痰包等。此外,肛门指诊对于锁肛痔等疾病的诊断是很重要的。

第三节 辨阴证、阳证

阴阳是八纲辨证的总纲,阴阳辨证是外科疾病的辨证总纲。《外科正宗》《外科大成》《医宗金鉴·外科心法要诀》等外科重要文献着重论述阴证、阳证,而简略表里、寒热、虚实,《外科证治全生集》仅以阴阳论治。因此外科疾病的辨证,必须首先辨清它的阴阳属性,抓住了这个辨证纲领,则在治疗和预后的判断上至少不会发生原则性错误。兹将阴证、阳证的辨别要点分述如下。

1. **发病缓急** 急性发作的属阳;慢性发作的属阴。
2. **病位深浅** 病发于皮肉的属阳;发于筋骨的属阴。
3. **皮肤颜色** 红活焮赤的属阳;紫暗或皮色不变的属阴。
4. **皮肤温度** 灼热的属阳;不热或微热的属阴。
5. **肿胀形势** 肿胀形势高起的属阳;平塌下陷的属阴。
6. **肿胀范围** 肿胀局限,根脚收束的属阳;肿胀范围不局限,根脚散漫的属阴。
7. **肿块硬度** 肿块软硬适度,溃后渐消的属阳;坚硬如石,或柔软如棉的属阴。
8. **疼痛感觉** 疼痛比较剧烈的属阳;不痛、隐痛、酸痛或抽痛的属阴。
9. **脓液稀稠** 溃后脓液稠厚的属阳;稀薄或纯血水的属阴。
10. **溃疡形色** 肉芽红活润泽的属阳;肉芽苍白或紫暗的属阴。
11. **全身症状** 阳证初起常伴有形寒发热,口渴,纳呆,大便秘结,小便短赤,溃后症状逐渐消失;阴证初起一般无明显症状,酿脓期常有骨蒸潮热,颧红,或面色㿠白,神疲,自汗、盗汗等症状,溃后虚象更甚。
12. **舌苔脉象** 阳证舌红,苔黄,脉有余;阴证舌淡,苔少,脉不足。
13. **病程长短** 阳证比较短;阴证比较长。

14. **预后顺逆** 阳证易消、易溃、易敛,预后多顺(良好);阴证难消、难溃、难敛,预后多逆(不良)。

以上辨阴证、阳证是采用类比的方法将一些常见的症状加以归纳分析,概括地分为阴阳两类,且大多是以疮疡为代表,它只是一个相对的概念,在临床辨证的具体过程中,绝不能拘泥于一点,要进行综合分析。外科疾病的临床表现不仅复杂多样,而且病情又处在不断发展和变化中,所以不可能自始至终表现为单纯的阴证或阳证,而是阴中有阳、阳中有阴,或阴阳相兼。同时,疾病的阴阳属性不是固定不变的,可以随着病情的变化而转化,有因误治而阳证转为阴证的,有初起阳证日久正虚而变为阴证的,亦有因治之得法而阴证变为阳证的。如高年有头疽的患者,局部疮形平塌漫肿,本因正气不足,常不能托毒外出,在治疗中或误行汗下,或过敷寒凉药物,病邪即可由表入里,以致肿而难溃、溃而难敛,此病本属阳证,但因误治而由阳证转为阴证;或有头疽初起本属阳证,因病久脓血大泄而正虚不复,从而由阳转阴,反之也可因治之得法,经使用补托之法,病邪由里向外,使正虚渐复,从阴转阳。阴阳辨证的真正实用价值正在于从阴阳的转化中,提示疾病的本质和趋向,通过临床施治,最终取得阴阳平衡,使疾病痊愈。

第四节 辨肿、脓、溃疡、皮疹、出血

一、辨肿

肿是由各种致病因素引起局部经络阻塞、气血凝滞而成。由于患者的体质强弱,致病因素及发病部位的不同,而肿的形态表现也各不相同。临床上常根据肿势的缓急、集散程度、形态、部位、色泽以及伴随症状,判断疾病的性质和轻重。

(一)辨肿的外形

1. **局限性** 红肿高突,根脚收束,多为实证、阳证。
2. **弥漫性** 肿势平坦,散漫不聚,边界不清。阳证见之,为邪甚毒势不聚;阴证见之,为气血不充。
3. **全身性** 疮疡溃后而见头面、手足虚浮,为脓出过多,病久气血大耗,脾阳不振所致。

(二)辨肿的成因

1. **火肿** 肿而色红,皮薄光泽,焮热疼痛,肿势急剧。常见于阳证疮疡,如疖疔初期、丹毒等。
2. **寒肿** 肿而木硬,皮色不泽,苍白或紫暗,肤温清冷,常伴有酸痛,得暖则舒。常见于冻疮、脱疽等。
3. **风肿** 发病急骤,漫肿宣浮,或游走不定,不红微热,轻微疼痛。常见于痄腮、大头瘟等。
4. **湿肿** 肿而皮肉重垂胀急,深则按之如烂棉不起(凹陷性水肿),浅则皮肤光亮起水疱,破流黄水,浸淫皮肤。常见于股肿、湿疮等。
5. **痰肿** 肿势或软如棉馒,或硬如结核,不红不热,大小不一,形态各异,无处不生。常见于瘰疬、脂瘤等。

6. 气肿　皮紧内软,按之凹陷,放手复原,不红不热,常随喜怒消长。常见于气瘿、乳癖等。

7. 瘀肿　肿而胀急,色初暗褐,后转青紫,逐渐变黄消退。常见于皮下血肿。

8. 郁结肿　肿势坚硬如石,状如岩突,高低不平,推之不动,界限不清,不红不热。常见于乳岩、失荣、肾岩等。

9. 虚肿　肿势平塌,根盘散漫。常见于正虚不能托毒之疮疡。

10. 实肿　肿势高起,根盘收束。常见于正盛邪实之疮疡。

(三) 辨肿的部位与形色

由于发病部位的组织有疏松和致密之分,肿的程度与发展变化趋势亦有显著差别。病发于疏松组织,如手足背、颈部等处,肿胀明显严重,按之凹陷,发展快,易蔓延。病发于致密组织如手指,肿胀不甚,但疼痛剧烈。病发于肌肉丰富处如大腿根部,虽有明显粗肿,但不易分辨。

一般而言,病发于皮肤、肌肉之间,则肿势高突而焮红,发病较快,并有易脓、易溃、易敛之特点。病发于筋骨、肌肉之间,肿势平坦而皮色不变,发病较缓,及至脓熟仅透红一点,并有难脓、难溃、难敛之特点。在未溃脓时,由红肿色鲜转向暗红而无光泽,由高肿转为平塌下陷,是毒已走黄或内陷之危象。

(四) 辨肿块与结节

肿块是指体内比较大的或体表显而易见的肿物,如腹腔内肿物或体表较大的包块等。而较小触之可及的称之为结节,主要见于皮肤或皮下。结节与肿块是相对而言,大者为肿块,小者为结节。

1. 大小　一般以厘米为测量单位,测量其大小可作为记录肿块变化,观察治疗效果的客观依据。有些囊性变或出血性肿块可随时间变化而增大,要随时观察其大小。B超测量可提供准确的数值。

2. 形态　常见的肿块形态特征有扁平、扁圆、圆球、卵圆、条索状、分叶状及不规则形态等。表面是否光滑可协助判断其性质,良性肿瘤因其有完整包膜,触诊时多表面光滑;而恶性肿瘤多无包膜,呈浸润性生长,所以表面多粗糙或高低不平,且形状不规则。

3. 质地　从肿块质地的软硬可判断其不同性质,如骨瘤或恶性肿瘤质地坚硬如石,脂肪瘤则柔软如馒,囊性肿块按之柔软。但若囊性病变囊内张力增大到一定程度时,触诊也很硬韧。

4. 活动度　根据肿块活动度一般可确定肿块的位置或性质。如皮内肿块可随皮肤提起,推移肿块可见皮肤受牵扯;皮下肿块用手推之能在皮下移动,无牵拉感等。良性肿块活动度多好,恶性肿块活动度较差。但是,有的肿块不活动或活动度极小,却不一定是恶性。如皮样囊肿,镶嵌在颅骨上,致颅骨成凹,推之难移。恶性肿块较小时,可能是推之活动的。

5. 位置　有些肿块特别需要确定其生长的位置,以决定其性质和选择不同的治疗方法。如蔓状血管瘤看似位于体表,却多呈哑铃状,很可能外小内大,深层部分可以延伸到人体的骨间隙或内脏间隙。肌肉层或肌腱处肿块,可因肌肉收缩掩盖或显露,如腱鞘囊肿、腘窝囊肿等。有些卧位触摸不清,或比较深在、不易判断的腹部肿块,检查时应选择不同体位,如让患者平卧位抬头,这时腹肌紧张,可清楚地触及肿块,说明肿块位于腹壁;若肿块消失说明肿块位于腹肌之下或腹腔内。另外,对某些肿块则需要借助辅助检查。

6. 边界　指肿块与周围组织间的关系。一般认为非炎症性、良性肿块常有明显界限。而恶性肿块呈浸润性生长,与周围组织融合,无明显界限。炎性肿块或良性肿块合并感染,或良性肿块发生恶性变时,均可由边界清楚演变为边界不清,临证时应综合分析,予以鉴别。

7. **疼痛** 恶性肿块初期很少疼痛。只有当肿块合并感染,或良性肿瘤出现挤压症状;或恶性肿瘤中、后期出现破溃或压迫周围组织时可有不同程度的疼痛。

8. **内容物** 由于肿块来源及形成或组织结构的区别,肿块内有着不同的内容物。如某些肉瘿(甲状腺囊肿)含淡黄色或咖啡色液体,水瘤(淋巴管瘤)为无色透明液体,胶瘤(腱鞘囊肿)为淡黄色黏冻状液体,结核性脓肿内为稀薄暗淡夹有败絮样物质,脂瘤(皮脂腺囊肿)内含灰白色豆腐渣样物质。为了明确其性质,有时需针吸穿刺或手术活检证实。

二、辨脓

脓是化脓性疾病常见的病理产物,因热盛肉腐蒸酿而成,是由气血化生的。疮疡早期不能消散,中期必化腐成脓,是疮疡中期的主要症状和标志。外科疾病的出脓,是正气载毒外出的现象。外科疾病毒邪随脓液排出体外,与伤寒表证邪随汗解、腑实内结邪自下出、邪壅上焦涌吐而出一样,是使"邪有出路",虽伤正气,但邪出正气才能恢复,疾病才能痊愈,是一种顺证。所以疮疡在局部诊断时辨脓的有无是关键所在。及时正确判别脓的有无、脓肿部位深浅,然后才能进行适当地处理,依据脓液的性质、色泽、气味等变化,有助于正确判断疾病的预后顺逆。

(一) 辨脓的方法

1. **按触法** 用两手示指的指端轻放于脓肿患部,相隔适当的距离,然后以一手指端稍用力按一下,则另一手指端即有一种波动的感觉,这种感觉称为应指,经反复多次及左右相互交替试验,若应指明显者为有脓。在检查时注意两手指端应放于相对的位置,并在上下左右四处互相垂直的方向检查。若脓肿范围较小,则用左手拇、示二指固定于脓肿的两侧,以右手的示指按揿脓肿中央,如有应指的为有脓。

2. **透光法** 医生以左手遮着患指(趾),同时用右手把手电筒放在患指(趾)下面,对准患指(趾)照射,然后注意观察指(趾)部上面,如尚未化脓时,则见清晰潮红,如见深黑色的阴影为有脓。不同部位的脓液积聚,则其阴影可在不同的部位显现,如蛇眼疔、甲根后的脓液积聚,可在指甲根部见到轻度的遮暗;蛇头疔脓液在骨膜部,则沿指骨有增强的阴影,而周围则清晰;在骨部的,沿着骨有黑色遮暗,并在感染区有明显的轮廓;在关节部的,则关节处有很少的遮暗;在腱鞘部的,有轻度遮暗,其行程沿整个手指的掌面;全手指尖部、整个手指的脓肿则呈一片显著遮暗。此法仅适用于指、趾部的辨脓。

3. **点压法** 手指部的脓肿在脓液很少的情况下,可用点压法检查,简单易行。用大头针尾或火柴头等小的圆钝物,在感染区域轻轻点压,如测得有局限性的剧痛点,显示已有脓肿形成,而剧痛的压痛点即为脓肿部位。

4. **穿刺法** 疮疡患于深部,当脓已成而脓液不多,用按触法辨脓有困难时,则可采用注射器穿刺抽脓的方法。这种方法不仅可以用来辨别脓的有无,而且可以用来采集脓液标本。在操作时必须注意严格消毒,掌握穿刺部位进针的深度等。

5. **B超检查** 其特点是操作简单、无损伤,可比较准确地确定有无脓肿及其部位、大小、数目等,并能引导穿刺或切开排脓。

(二) 辨脓的内容

1. **辨脓的有无** 从皮肤颜色、温度、肿块硬度和高度、触痛、脉象、手法、病程等方面综合分析,方可准确辨出脓之有无。其早期诊断不能依赖出现波动感和皮色改变,而应重视局部压痛、脉象变化和病程等,必要时可行穿刺、透光试验或借助超声波等仪器检查,协助诊断。

(1) 有脓：肿块坚硬高突,皮薄焮红,按之灼热痛甚,中软应指,有波动感,脉数(洪)。可伴有发热,血白细胞计数增高等全身反应。

(2) 无脓：按之微热,轻痛,肿块仍硬,无应指感,脉不数者。

2. **辨脓的部位深浅** 辨脓的部位深浅,是切开引流时进刀深浅的重要依据。若深浅不辨,浅者深开则增加患者痛苦,深者浅刺则达不到引流目的。

(1) 浅部：肿块高突坚硬,中有软陷,皮薄光亮,焮红灼热,轻按便痛而应指者。

(2) 深部：肿势散漫坚硬,按之隐隐软陷,不红不热或微热微红,重按方痛而应指者。

3. **辨脓的形质、色泽和气味**

(1) 脓的形质：脓液为气血所化生,宜稠厚而不宜稀薄。稠厚者气血充盛,稀薄者气血虚弱。阳证多见脓液稠厚,阴证多见脓液稀薄。先出黄色稠厚脓液,后出黄稠滋水为收敛佳象。脓由稀薄转稠厚,为邪去正复,收敛有望。脓由稠厚转稀薄,为体质渐衰,一时难敛。脓成日久不泄,溃后脓稀如水直流,若其色不晦、气不臭,未为败象。若脓稀如粉浆污水,或夹絮状物,色晦臭腥者,为气血衰竭之败象。

(2) 脓的色泽：宜明净而不宜污浊。脓液黄白质稠,色泽鲜明,为气血充足,是为佳象。如黄浊稠厚,色泽不净,为气火有余,尚属顺证。如黄白质稀,色泽洁净,气血虽虚,未为败象。如脓色绿黑稀薄,为蓄毒日久,有损筋伤骨的可能。如脓中夹有瘀血,色紫成块,为血络损伤。如脓色黄如姜汁,则每多兼患黄疸,病势较重。

(3) 脓的气味：宜略腥而不宜臭秽。脓液一般略带腥味,其质稠厚,大多是顺证。若腥晦恶臭,其质稀薄,大多是逆证,且常是穿膜蚀骨之征。若加有气泡蟹沫,为内膜已透,每多难治。

(三) 辨脓的注意事项

对手部和面部疮疡辨脓时,应注意患部是否曾用碘酊涂搽,因用后皮肤易起空壳,不能误认为内有脓液,应仔细触按感觉有无波动感。辨脓还要结合各病的病程,如痈化脓一般为7日,暑湿流注14日,手足疔疮约10日,乳痈约为10日,流痰需6个月至1年以上。但应注意,如用抗生素治疗后不能消散者,化脓的时间则可延迟。股四头肌处的肿疡,因此处肌肉肥厚,按之似有波动感,验脓时必须在上下左右四处互相垂直的方向多处仔细触按,确诊有波动感时方可手术切开。一般肿疡波动冲击感有力者多为厚脓,患者气血尚充实,溃后愈合较快；波动冲击感无力者多为薄脓,患者气血不足,溃后愈合较慢。

三、辨溃疡

肿疡不消,化脓破溃,或因各种损伤创面在短期内不能愈合均可形成溃疡,即皮肤或黏膜的局限性缺损。由于疾病的性质不同,局部溃疡所表现的形态和色泽也有所不同,医生可以通过辨溃疡局部的形态和色泽,分析病情,判断转归和预后。

(一) 辨溃疡形态

1. **阳证溃疡** 阳证、顺证的疮疡溃后,肿势渐退,疮顶渐低,色由红而淡,腐肉渐脱,脓水清而少,新肉渐生,其色红润,四周起白膜,疮口日小,渐至敛合。若溃而根盘不束,肿势不聚,脓水污秽,腐肉难脱,或疮顶陷凹,干枯,便为逆证。

2. **阴证溃疡** 疮色紫滞，出脓水或夹血水，污秽不清，或疮口凹陷，或如翻花，或如空壳，或出败絮，或腐肉不脱，或僵硬不消，坚如岩石，经久不敛，或敛后每易翻瘢。

3. **化脓性溃疡** 溃疡口大底小，基底平整，边缘整齐呈斜坡状，触之疼痛。疮面有少许脓性分泌物，脓液稠厚黄白。腐肉易脱，肉芽红活，疮口易敛。

4. **结核性溃疡** 疮口多凹陷或有潜行性空腔，皮缘漂浮，伴有窦道或瘘管形成。疮面肉芽暗红，脓水稀薄，夹有败絮样或干酪样物，难以愈合或反复溃破，如瘰疬等。

5. **静脉性溃疡** 溃疡呈圆形或不规则形，疮口下陷，边缘高起，基底不平，疮面肉色灰白或秽暗，滋水秽浊，周围皮色暗红或紫黑，可伴有湿疮，如臁疮等。

6. **癌性溃疡** 边缘隆起，外翻呈菜花状或火山口样，坚硬如石，基底不平，有时见有珍珠样结节，内有紫黑色坏死组织，渗流血水，有恶臭，疮周色泽暗红，始终不愈，如乳岩等。

7. **压迫性溃疡** 溃疡呈圆形，边缘隆起而硬，腔深如漏斗，疮面呈腐烂状，腐肉黏滞，不易脱落，脓液稀少而臭，脱落后肉芽不鲜，疮口难敛，如褥疮。

（二）辨溃疡色泽

1. **阳证溃疡** 色泽红活润泽，如同石榴红艳，或有白膜，脓液稠厚黄白，腐肉易脱，新肉易生，疮口易收，知觉正常。

2. **阴证溃疡** 疮面色泽灰暗，脓液清稀，或时流血水，腐肉不易脱落，或虽脱而新肉不生，疮口经久难敛，疮面不知痛痒。

3. **溃疡肉芽** 色泽红赤，为火毒炽盛，血分有热；色泽青暗，脓水清稀，疮周发凉的，为阳虚有寒；色泽苍白无华，脓水稀薄者，为气血虚弱；溃疡色泽紫暗、疮周皮色暗黑者，为气滞血瘀、肌肤失养。疮面腐肉已尽，而脓水灰薄，新肉不生，状如镜面，光白板亮，为虚陷之证。

四、辨皮疹

皮疹又称皮肤损害，辨皮疹在皮肤病的诊治中具有重要的作用，可从以下方面辨证。

1. **八纲辨证** 急性皮肤病，发病急骤，进展迅速，皮损表现为红、热、丘疹、疱疹、脓疱、糜烂等，伴有渗出浆液或脓液，痒痛较剧者，多属阳证、表证、热证、实证。慢性皮肤病，病程日久，皮损表现为苔藓样变、色素沉着或色素减退、皲裂、鳞屑等，或有脱发、指（趾）甲变化者，多属阴证、里证、寒证、虚证。

2. **卫气营血辨证** 皮疹表现颜色鲜红，压之褪色，瘙痒重，或见大面积潮红肿胀，灼热痒痛，或有津液渗出，起水疱等，常伴有体温升高，周身不适，多是气分有热；皮疹压之不褪色，可见潮红、水肿、紫斑、起水疱，甚或血疱，兼有发热肢痛等症，多是血分有热。

3. **病因辨证** 皮疹颜色紫暗，或痛有定处，多属血瘀；痛无定处，多属气滞；皮损游走不定，时作时休，多属风邪；皮损慢性缠绵不断，时轻时重，有水泡、糜烂、渗出或见肥厚等现象，则为湿邪；皮肤潮红、肿胀、灼热、痒痛相兼，则多为热邪；皮疹痒痛，痒若虫行，痒有定处，遇热更甚，则为虫淫；皮疹泛发全身无定处，作痒，皮肤干燥脱屑，或肌肤甲错，多属血虚风燥。

4. **脏腑辨证** 急性泛发性、带有热象的皮肤损害，多为肝与大肠有热，脾脏运化水湿失职，湿热蕴结而发，或为心肝火盛或肝胆湿热；慢性角化性、肥厚性、浸润性、顽固结节性皮肤损害，多为脾虚湿滞、肝肾阴虚或心脾两虚；色素性皮肤损害，多为肝肾阴虚，或肾水上泛，或肝郁气滞，气血不调；神经性瘙痒性皮肤损害，多为心火过剩，心肾不交，或心脾两虚；颜面红斑丘疹类皮肤损害，多为肺胃湿热上蒸,或大肠有热;发生在下肢的皮肤损害,多为肝胆湿热下注,脾虚蕴湿不化;出血性皮肤损害,多为心肝火热,迫血妄行或脾虚不能统血;营养障碍性及维生素缺乏性皮肤损害,多为先天肝肾不足,后天脾胃虚弱,失其调养;先天性皮肤损害,多见于先天肾精亏损,后天肝血不足。

五、辨出血

出血是外科临床中常见而重要的症状之一,准确辨认出血的性状、部位、原因,对及时诊断、合理治疗具有十分重要的意义。

1. **皮肤黏膜出血** 引起皮肤黏膜出血的原因很多,如外感温热邪毒,热毒窜络,血热妄行,血络损伤,血溢络外;或肝不藏血,脾不统血,血不循经,外溢肌肤;或外力直接破损皮肉,伤筋断骨,血络受损,血溢络外而成。依据出血量的多少,表现为皮肤黏膜的青紫、瘀点、瘀斑、血肿、出血等形式,可见于多种皮肤病、外伤瘀肿等。此外,以恶寒发热、神昏、抽搐、头痛项强、呕吐等为主要临床表现,伴有肌肤紫斑,多系外感温热疫疠邪毒;下肢有迂曲、扩张、隆起的青筋团块,质地柔软,碰破后流出大量瘀血,经压迫或结扎后方能止血,为下肢筋瘤合并出血。

2. **咯血** 指血来自肺或气管,血随咳嗽而出的症状。多因肺络受损,血溢络外,随咳嗽而咯出。临床上首先要排除鼻、咽喉、口腔的出血,并与呕血相鉴别。咯血的特点是血随咳嗽而出,血中常夹气泡、痰液。外科常见的有疔疮走黄火毒炽盛犯肺出现咯血;胸部外伤后出现咯血,伴有呼吸困难、肋骨骨折者,应考虑外伤性血气胸;若股肿突然出现剧烈胸痛、咯血、呼吸急促、大汗淋漓,可能是血栓脱落而导致的肺栓塞。

3. **呕血** 呕血是指血由胃或食管等上消化道而来,经口呕出或吐出。由多种原因导致络受损,血溢络外,血随气逆而致。其特点是呕血常夹食物残渣,多伴有黑便。上消化道溃疡并发出血以呕血或便血为主;食管胃底静脉曲张破裂所致呕血来势凶猛,出血量较大,可引起休克,并常在短期内反复出血;出血与休克、严重感染、严重烧伤、严重颅脑外伤、大手术、使用大剂量糖皮质激素等有关,应考虑急性胃黏膜病变,可导致大出血;中老年患者出现少量持续呕血或便血,或伴有腹部肿块、贫血、消瘦者,应警惕消化道恶性肿瘤的可能。

4. **便血** 指血从肛门下泄,包括粪便带血,或单纯下血。便血的颜色与出血部位、出血量以及血液在肠道内停留时间长短有关。上消化道出血,一般呈柏油样黑便,为远血;直肠、肛管的出血,血色鲜红,为近血。乙状结肠、直肠出血,血液多附着在粪便表面,血便不相混杂。内痔以便血为主,多发生在排便时,呈喷射状或便后滴沥鲜血;肛裂排便时出血,色鲜红而量少,并伴肛门周期性疼痛;结肠癌多以腹部包块就诊,血便混杂,常伴有黏液;直肠癌则以便血就诊,肛门下坠,粪便表面附着鲜红或暗红色血液,晚期可混有腥臭黏液,常被误诊为痔,指诊可以帮助确诊。另外,各种原因导致的败血症和食用某些食物或药物时也可见有黑便,应仔细辨别。

5. **尿血** 指排尿时尿液中有血液或血块。泌尿生殖系的感染、结石、肿瘤、损伤等是导致尿血的主要原因。如肾、输尿管结石,在疼痛发作期间或疼痛后出现不同程度的血尿,一般为全程血尿;膀胱、尿道结石多为终末血尿;肾肿瘤常为全程无痛血尿,一般呈间歇性;膀胱肿瘤呈持续性或间歇性无痛肉眼血尿,出血较多者可以排出血块;外伤损及泌尿系统,器械检查或手术等均可造成出血,引起尿血。临床上可根据病史、体征以及其他检查,明确出血部位。另外,结缔组织疾病,免疫系统、内分泌、代谢障碍性疾病等,也可以引起尿血。

第五节 辨痛、痒

一、辨痛

疼痛是外科疾病中最常见的自觉症状,是由于多种因素导致气血凝滞、阻塞不通引起。疼痛的增剧与减轻,常作为病势进展与消退的标志,其发作情况也常由于病因、部位、正邪盛衰、个体差异等而表现不一。临床上需辨别疼痛的成因,并根据疼痛的发作情况、疼痛的性质,与肿势结合辨证等来分析和诊断病情。

(一)辨疼痛的成因

1. 热痛　皮色焮红,灼热疼痛,遇冷则痛减。见于阳证疮疡。
2. 寒痛　皮肤不红、不热,酸痛,得温则缓。见于脱疽、寒痹等。
3. 风痛　痛无定处,忽此忽彼,走注甚速,遇风则剧。见于行痹等。
4. 湿痛　痛而酸胀,肢体沉重,按之有凹陷性水肿或见糜烂流滋。见于臁疮、股肿等。
5. 气痛　攻痛无常,时感抽掣,喜缓怒甚。见于乳癖等。
6. 瘀血痛　痛而拒按,固定不移,或有肿块。初起皮色暗褐,继则皮色青紫瘀斑。见于青蛇毒、脱疽、瘀血流注等。
7. 化脓痛　痛势急胀,痛无止时,如同鸡啄(跳痛,搏动性疼痛),按之中软应指。见于疮疡成脓期。

(二)辨疼痛的类型

1. 卒痛　突然发作,疼痛急剧。多见于急性疾患,如胃肠急性穿孔、空腔脏器扭转、肠系膜动脉急性栓塞等。
2. 阵发性疼痛　忽痛忽止,时重时轻,发作无常。多见于空腔脏器梗阻性疾病,如肠梗阻、胆道蛔虫症、胆石症、肾及输尿管结石等。
3. 持续性疼痛　痛无休止,持续不减,或渐趋加重。见于大多数急性炎症性疾病,并随炎症的加重而痛剧,随着炎症的缓解而痛缓。痛势缓和、持续不减者,多见于慢性炎症。

(三)辨疼痛性质

1. 刺痛　痛如针刺,病变多在皮肤。如蛇串疮等。
2. 灼痛　痛而有灼热感,病变多在肌肤。如疖、疔疮、丹毒等。
3. 裂痛　痛如撕裂,病变多在皮肉。如手足皲裂、乳头皲裂、肛裂等。
4. 钝痛　疼痛滞钝,缓和,病变多深在骨与关节间。如流痰、附骨疽等。
5. 酸痛　痛而酸楚,病变多在关节。如流痰等。
6. 胀痛　痛而紧张,胀满不适。如乳癖等。
7. 绞痛　痛如刀割,发病急骤,病变多在脏腑。如尿石症等。

8. **啄痛** 痛如鸡啄,并伴有节律性疼痛,病在肌肤,常为阳证疮疡成脓标志。

9. **抽掣痛** 痛时扩散,除抽掣外,并伴有放射痛。如乳岩、石瘿之晚期。

(四) 辨疼痛与肿胀

(1) 先肿后痛者,其病浅在肌肤,多见于体表急性炎症,如颈痈。

(2) 先痛后肿者,其病深在筋骨,如附骨疽。

(3) 痛发数处,同时肿胀并起,或先后相继者,如流注。

(4) 肿势蔓延而痛在一处者,是毒已渐聚,其形虽巨,可以无虑;肿势散漫而无处不痛者,是毒邪四散,其势方张,变端堪忧。

(5) 肿块坚硬如石不移,不痛或微痛,日久逐渐肿胀时觉掣痛者,常为岩。

二、辨痒

痒是皮肤上的一种不适感,是皮肤病一个主要自觉症状,在疮疡的肿疡、溃疡阶段也时有发生。中医学认为"热微则痒",即痒是由风、湿、热、虫之邪客于皮肤肌表,致使皮肉间气血不和、郁而生微热所致,或由于血虚风燥阻于皮肤,肌肤失养,内生虚热而发。由于发生痒的原因不一,以及病变的发展过程不同,故痒的临床表现也各异。

(一) 皮肤病辨痒

1. **风胜** 走窜不定,遍体作痒,抓破血溢,随破随收,不致化腐,多为干性。如风瘙痒、牛皮癣、白疕、瘾疹等。

2. **湿胜** 浸淫四窜,黄水淋漓,最易沿表皮蚀烂,越腐越痒,多为湿性,或有传染性。如急性湿疹、脓疱疮等。

3. **热胜** 皮肤瘾疹,焮红灼热,或只发于暴露处,或遍布全身,甚则糜烂、滋水淋漓,结痂成片,常不传染。热胜作痒,多由于禀赋不耐,是皮肤腠理不密的过敏性疾病的表现。如接触性皮炎。

4. **虫淫** 浸淫蔓延,黄水频流,状如虫行皮中,其痒尤烈,最易传染。如疥疮、手足癣等。

5. **血虚** 皮肤增厚、干燥、脱屑,作痒,很少糜烂流水。如慢性湿疹、牛皮癣、白疕后期。

(二) 疮疡辨痒

1. **肿疡作痒** 一般较为少见。

(1) 疮疡初期,肿势平坦,根脚散漫,脓犹未成之时,可有作痒的感觉。这是热毒炽盛,正不聚邪,预示着病变的发展趋势。可见于有头疽、疔疮初起,疫疔等。

(2) 治疗后根脚收束,肿痛已减,余块未消之时,也有作痒的感觉。这是正气已复,气血疏通,毒势已衰,病变有消散之趋势。可见于乳痈、流注等。

2. **溃疡作痒**

(1) 既溃之后,肿痛渐消,忽感患部焮热奇痒不安,多数是由于脓区不洁,脓液浸渍皮肤,护理不善所致;或因应用汞剂、砒剂、敷贴膏药等引起皮肤过敏所致。

(2) 溃疡经治疗后,脓流通畅,余肿未消之时;或于腐肉已脱,新肌渐生之际,而皮肉间感觉微微作痒。这是毒邪渐化,气血渐充,助养新肉,将要收口之佳象。

第六节 辨部位经络

一、辨部位

辨部位是指按外科疾病发生的上中下部位进行辨证的方法,即部位辨证。清代高秉钧在《疡科心得集》例言中云:"盖疡科之证,在上部者,俱属风温风热,风性上行故也;在下部者,俱属湿火湿热,水性下趋故也;在中部者,多属气郁火郁,以气火之俱发于中也。其中间有互变,十证中不过一二。"部位辨证与其他辨证方法相互补充、相互联系,对临床具有极其简便而有效的指导作用,既与内科三焦辨证相联系,又具有鲜明的外科特点。

(一) 上部辨证

发病部位:头面、颈项、上肢。

发病原因:风邪易袭,温热多侵,故病因多为风温、风热、风火。

发病特点:一般来势迅猛。

常见症状:发热恶风,头痛头晕,面红目赤,口干耳鸣,鼻燥咽痛,舌尖红,苔薄黄,脉浮数;局部红肿宣浮,忽起忽消,根脚收束,肿势高突,疼痛剧烈,溃疡则脓黄而稠。

常见疾病:头面部疖、痈、疔诸疮;皮肤病如油风、黄水疮等;颈项多见痈、有头疽等;上肢多见外伤染毒等。

证型特点:常见有风热证,风温证。实证、阳证居多。

(二) 中部辨证

发病部位:胸、腹、腰、背。

发病原因:气郁、火郁所致,"气火俱发于中,而后达于四肢"。此部的外科疾病,绝大多数与脏腑功能失调关系密切。

发病特点:常于发病前伴有情志不畅史,或素性郁闷,病发于不易察觉之时,一旦发病,情志变化影响症状的轻重与变化。

常见症状:中部症状极其复杂多样,由于影响脏腑功能,症状表现轻重不一。情志不畅,呕恶上逆,腹胀痞满,纳食不化,反酸嗳气,大便秘结,小便短赤,舌红,苔白,脉弦数。局部初觉疼痛灼热,继则红肿起疱,或流滋水;或局部高肿,触之硬痛,脓腔深在,脓液稠厚,或伴鲜血;或局部肿物,随喜怒消长等。

常见疾病:乳中结核、腋疽、肋疽、背部有头疽、急腹症、缠腰火丹和癥瘕积聚等。

证型特点:初多气郁、火郁,属实;破溃则虚实夹杂;后期正虚为主;其病多及肝胆。

(三) 下部辨证

发病部位:臀、腿、胫、足。

发病原因:寒湿、湿热多见。多由湿邪所成,或从寒化,或从热化。

发病特点：起病缓慢，初觉沉重不爽，继则症形全现，病程缠绵不愈，反复发作。
常见症状：患部沉重下坠不爽，二便不利，或肿胀如棉，或红肿流滋，脓出清稀，创面时愈时溃。
常见疾病：足发背、臁疮、脱疽、股肿、子痈、子痰、水疝等。
证型特点：初起多为实证；后期虚证为主，多兼夹余邪；病变涉及肺、脾、肾三脏。

二、辨经络

经络是体表组织与脏腑器官之间的重要联络渠道。在生理上，经络通行气血，联络表里上下、脏腑官窍、四肢百骸，使人体成为一个有机整体。在病理上，传导邪毒，无论病在经络或病在脏腑，其病候总由经络所循行和络属的特定部位反映出来，每一经脉与其络属的脏腑病变总有其特定的病候。所以，熟悉外科疾病好发部位的经络所属和十二经病候，进行经络辨证，在外科疾病辨证上具有重要意义。

（一）人体各部所属经络

头顶部　正中属督脉经；两旁属足太阳膀胱经。
头侧（耳部前后）　属手少阳三焦经和足少阳胆经。
面部、乳部　属足阳明胃经（乳房属足阳明胃经，乳外属足少阳胆经，乳头女子属足厥阴肝经，男子属足少阴肾经）。
颈侧　属手少阳三焦经、足少阳胆经。
项后　正中属督脉；两侧属足太阳膀胱经。
胸部　属手太阴肺经。
腹部　总属阴经（因腹为阴，中行为任脉之所主）。
背部　总属阳经（因背为阳，中行为督脉之所主，两旁为足太阳膀胱经）。
两腋　足厥阴肝经。
两胁　足少阳胆经。
上肢　外侧属手三阳经；内侧属手三阴经。
下肢　外侧属足三阳经；内侧属足三阴经。
手足心部　手心属于手厥阴心包经；足心属于足少阴肾经。
其他　如生于目部的为肝经所主；生于耳内的为肾经所主；生于鼻内为肺经所主；生于舌部为心经所主；生于口唇的为脾经所主。

（二）十二经络气血与外科疾病

手足十二经络有气血多少之分，《外科启玄》说："夫分经用药，当知气血多少，多则易愈，少则难瘥。疡科之医，明此大理，不致有犯禁、颓坏、败逆之失也。如手少阳三焦经、手少阴心经、手太阴肺经、足少阳胆经、足少阴肾经、足太阴脾经，此六经皆多气少血，凡有疮疡，最难收口；如手厥阴心包络经、手太阳小肠经、足太阳膀胱经、足厥阴肝经，此四经皆多血少气，凡有疮疡宜托里；手阳明大肠经、足阳明胃经，此二经气血俱多，初宜内消，终则收功易得。"又《外科大成》说："治以气多者行其气，血多者破其血，气少者难于起发，补托之，血少者，难于收敛，滋养之。"说明凡外疡发于多血少气之经，血多则凝滞必甚，气少则外发较缓，故治疗时要破血、补托。发于多气少血之经，气多则结必甚，血少则收敛较难，故治疗时要注意行气、滋养。发于多气多血之经，病多易溃易敛，实证居多，故治疗时应以行气活血为要。

(三) 循经用药

通过经络辨证,认清了属何脏腑失调,在治疗时采用引经药物,使药力直达病所,有针对性地调整经络和脏腑,达到迅速取效的目的。

如手太阳经用黄柏、藁本;足太阳经用羌活;手阳明经用升麻、石膏、葛根;足阳明经用白芷、升麻、石膏;手少阳经用柴胡、连翘、地骨皮(上)、青皮(中)、附子(下);足少阳经用柴胡、青皮;手太阴经用桂枝、升麻、白芷、葱白;足太阳经用升麻、苍术、白芍;手厥阴经用柴胡、丹皮;足厥阴经用柴胡、青皮、川芎、吴茱萸;手少阴经用黄连、细辛;足少阴经用独活、知母、细辛。此外还有全身各部位、器官的引导药(药引子),如头部巅顶用羌活、藁本;鬓用川芎;额面用白芷;颈部用夏枯草;项背用羌活;腰骶用独活、杜仲;胸部用桔梗;乳房用蒲公英;胁肋用柴胡、青皮;腹部用香附;睾丸用橘核;肛门用枳壳;上肢用桂枝、姜黄;手指用桑枝、忍冬藤;下肢用牛膝等。

第七节 辨善恶、顺逆

辨善恶、顺逆,就是判断外科疾病的转归预后好坏的一种方法,即"五善七恶""顺逆吉凶",在外科疾病的辨证过程中具有一定的重要性。《外科精义·辨疮疽善恶法》说:"疮疽证候,善恶逆从,不可不辨。"善恶、顺逆均是指病理过程,其中的"善"和"顺"并不指生理功能的正常情况。

一、辨善恶

所谓善证就是好的现象,恶证就是坏的现象。善证表示疾病转归良好,恶证表示疾病转归凶险。辨善证、恶证,是以观察分析外科疾病的全身症状变化为主,来判断其转归预后。

(一) 五善

1. 心善 精神爽快,言语清亮,舌润不渴,寝寐安定。
2. 肝善 身体轻便,不怒不惊,指甲红润,二便通利。
3. 脾善 唇色滋润,饮食知味,脓黄而稠,大便和调。
4. 肺善 声音洪亮,不喘不渴,呼吸均匀,皮肤润泽。
5. 肾善 并无潮热,口和齿润,小便清长,夜卧安静。

(二) 七恶

1. 心恶 神志昏糊,心烦舌燥,疮色紫黑,言语呢喃。
2. 肝恶 身体强直,目难正视,疮流血水,惊悸时作。
3. 脾恶 形容消瘦,疮陷脓臭,不思饮食,纳药呕吐。
4. 肺恶 皮肤枯槁,痰多音暗,呼吸喘急,鼻翼煽动。
5. 肾恶 时渴引饮,面容惨黑,咽喉干燥,阴囊内缩。
6. 脏腑败坏 身体浮肿,呕吐呃逆,肠鸣泄泻,口糜满布。
7. 气血衰竭(阳脱) 疮陷色暗,时流污水,汗出肢冷,嗜卧语低。

二、辨顺逆

顺,即正常现象;逆,即反常现象。顺证是指外科疾病在其发展过程中按顺序出现应有的症状者,表示疾病发展过程顺利,能取得好的结局;逆证是指不以顺序而出现不良症状者,表示疾病发展经过不顺利,转归凶险。顺证和逆证主要从局部症状进行辨析。

(一) 顺证
1. 初起　由小渐大,疮顶高突,焮红疼痛,根脚不散。
2. 已成　顶高根软,皮薄光亮,易脓易腐。
3. 溃后　脓液稠厚黄白,色鲜不臭,腐肉易脱,肿消痛减。
4. 收口　创面红活鲜润,新肉易生,疮口易敛,感觉正常。

(二) 逆证
1. 初起　形如黍米,疮顶平塌,根脚散漫,不痛不热。
2. 已成　疮顶软陷,肿硬紫暗,不脓不腐。
3. 溃后　皮烂肉坚无脓,时流血水,肿痛不减。
4. 收口　脓水清稀,腐肉虽脱,新肉不生,色败臭秽,疮口经久难敛,创面不知痛痒。

善证和顺证是人体在感受病邪后发生的一系列全身和局部症状,但由于正气未衰,气血充足,能与病邪相争,且正气占优势地位,正能胜邪,毒邪不易扩散,不易侵犯内脏,也无明显全身症状,预后良好。恶证和逆证,是因人体感受病邪后,由于正气虚衰,气血不充,在邪正相争过程中,正不胜邪,而以病邪占优势地位,致使毒邪扩散,内侵脏腑,则恶证频现。在临证时,见到善证和顺证不能疏忽,见到恶证和逆证亦不能轻易放弃,应积极治疗,如治疗恰当亦可转为善证和顺证。

第五章 中医外科疾病的治法和调护

> **导学**
>
> 中医外科疾病的治法是直接为临床诊治疾病服务的,是将辨证分析的结果具体地体现在治疗上。
>
> **本章的学习要求:**
>
> 掌握:消、托、补三大法则的适应证、禁忌证;具体的十一种内治法的应用;外治法中药物疗法各种剂型的应用及注意事项。
>
> 熟悉:手术疗法的适应证及注意事项;外科疾病的饮食护理。
>
> 了解:外治法中其他疗法的应用及注意事项。

外科疾病的治疗方法,分内治和外治两大类。内治之法,基本与内科相同,多从整体观点出发,进行辨证施治。但其中有消散、透脓、止痒、化斑、通络等法,以及结合某些外科疾病,应用某些比较独特的方药,则与内科有显著区别,是为外科内治法之特点。而外治中的药物疗法、手术疗法、和其他疗法中的溻渍、封包、引流、垫棉等法,则为外科所特有。临证时,由于病种不同,病情不一,病轻时专恃外治而可竟全功,亦有专用内治而获痊愈的。但一般说来,大部分外科疾病多宜外治与内治结合,相辅相成,以增强疗效。不论内治法与外治法,在具体应用时,都要根据患者的正气强弱、致病因素和疾病的轻重、缓急、阶段的不同,辨别阴阳及经络部位,确定疾病的性质,然后确立内治与外治法则,运用不同方药和方法,才能获得满意的治疗效果。

第一节 内 治 法

内治法除了从整体观念进行辨证施治外,还要依据外科疾病的发生发展过程,按照疾病初期、中期、后期各个不同发展阶段,即初期以消散邪毒为主,中期以托毒外出为主,后期以扶正祛邪为主,故确立消、托、补三个总的治疗原则。然后循此治则运用具体的治疗方法,选用适当的方药,才能做到有的放矢,取得更好的疗效。

一、内治法的三个总则

1. **消法** 是运用不同的治疗方法和方药,使初起的外科疾病得到消散,不使邪毒结聚、走窜、发展或酿脓,是一切外科疾病初起的治法总则。此法尤适用于尚未成脓的初期肿疡和非化脓性肿块性疾病以及各种皮肤病。可使患者免受溃脓、手术之苦,又能缩短病程,故古人有"以消为贵"的说法,正如张山雷在《疡科纲要·论肿疡退消之剂》中说:"治疡之要,未成者必求其消,治之于早,虽有大证,而可以消散于无形。"但由于外科疾病的致病原因不同,病机转化有别,症状表现各异,因而在具体应用消法时,是极其灵活的,必须针对病种、病位、病因病机、疾病病情,分别运用不同的方法。如有表邪者解表,里实者通里,热毒蕴结者清热解毒,寒邪凝结者温通散寒,痰凝者祛痰化痰,湿阻者理湿渗湿,气滞者行气理气,血瘀者和营化瘀等。此外,还应结合患者的体质强弱、疾病部位及所属经络等,选加不同药物。按此施治,则初起者可以内消,即使不能消散,也可移深居浅,转重为轻。若病形已成,亦可慎用消法,如疮疡中后期亦可用消法,如多发性疖、颈痈、乳痈等经用大量抗生素后,僵肿不消不脓,或痈疽愈后局部形成僵肿,仍可用消法散之。但不可概用内消之法,以免毒散不收,气血受损;或脓毒内蓄,侵蚀好肉,甚至腐烂筋骨,反使溃后难敛,不易速愈。故《外科启玄·明内消法论》云:"如形症已成,不可此法也。"

2. **托法** 是用补益气血和透脓的药物,扶助正气,托毒外出,以免毒邪扩散和内陷的治疗法则。托法适用于外疡中期,即成脓期,此时热毒已腐肉成脓,由于一时疮口不能溃破,或机体正气虚弱无力托毒外出,均会导致脓毒滞留。治疗上应根据患者体质强弱和邪毒盛衰状况,分为透托和补托两种方法。透托法用于毒气虽盛而正气未衰者,可用透脓的药物,促其早日脓出毒泄,肿消痛减,以免脓毒旁窜深溃;补托法用于正虚毒盛,不能托毒外达,疮形平塌,根脚散漫不收,难溃难腐的虚证。故《外科启玄·明内托法论》说:"托者,起也,上也。"如毒邪炽盛者,还需加用清热解毒药物才能达到托毒逐邪的效果。

3. **补法** 就是用补养的药物,恢复其正气,助养其新生,使疮口早日愈合的治疗法则。《内经》云:虚者补之。此法适用于溃疡后期,此时毒势已去,精神衰疲,气血虚弱,脓水清稀,肉芽灰白不实,疮口难敛。外科疾病只要有虚的证候存在,特别是疮疡的生肌收口期,均可应用,如补气、补血、气血双补、补阴、补阳、调理脾胃、养阴益胃、和胃化浊、补益肝肾、调摄冲任、补益心脾、补益心肺、温补脾肾等。凡气血虚弱者,宜补养气血;脾胃虚弱者,宜理脾和胃;肝肾不足者,宜补益肝肾等。虚者,不可泻也,以免犯"虚虚之戒"。但毒邪未尽之时,切勿遽用补法,以免留邪为患,助邪鸱张,而犯"实实之戒"。正如张景岳在《景岳全书·传忠录》中指出:"补泻之法,补亦治病,泻亦治病,但当知其要也。"

在内治消法、托法、补法的应用中,有时是一法单用,有时是数法合用,应灵活掌握。内治法中,还分上、中、下三部用药,上部加祛风药,中部加行气药,下部加利湿药等。

二、内治法的具体应用

上述消、托、补三大法则,是治疗外科疾病的三个总则。由于疾病的病种、病因、病机、病位、病性、病程等不同,因此在临床具体运用时,治法很多,归纳起来,大致有解表、通里、清热、温通、祛痰、理湿、行气、和营、内托、补益、调胃十一个治法。

1. **解表法** 指用解表发汗的药物达邪外出,使外证得以消散的治法。正如《内经》所说"汗之则疮已"之意。即通过发汗开泄腠理,使壅阻于皮肤血脉之间的毒邪随汗而解。因邪有风热、风寒之分,故治法有辛凉、辛温之别。

(1)方剂举例:辛凉解表方如银翘散、牛蒡解肌汤、消风散。辛温解表方如荆防败毒散、万灵丹、麻桂各半汤。

(2) 常用药物：辛凉解表药，如薄荷、桑叶、白僵蚕、蝉衣、牛蒡子、连翘、浮萍、菊花等。辛温解表药，如荆芥、防风、麻黄、桂枝、羌活、生姜、葱白等。

(3) 适应证：辛凉解表法适用于外感风热证，如颈痈、乳痈初起，头面部风热证丹毒、风热证瘾疹、风热证药疹等，症见局部焮红肿痛，或皮肤出现急性泛发性皮损，皮疹色红、瘙痒，伴有咽喉疼痛、恶寒轻、发热重、汗少、口渴、小便黄、苔薄黄、脉浮数者。辛温解表法适用于外感风寒证，如麻风病初起、风寒证附骨疽初起、风寒证瘾疹等，症见局部肿痛酸楚，皮色不变，或皮肤间出现急性泛发性皮损，皮疹色白，或皮肤麻木，伴有恶寒重、发热轻、无汗、头痛、身痛、口不渴，舌苔白，脉浮紧者。

(4) 注意事项：凡疮疡溃后，日久不敛，体质虚弱者，即使有表证存在，亦不宜发汗太过，否则汗出过多，体质更虚，从而引起痉厥之变，《伤寒论·辨太阳病脉证并治》"疮家，虽身疼痛，不可发汗，汗出则痉"，其含义即在此。

2. **通里法** 指用泻下的药物，使蓄积在脏腑内部的毒邪，得以疏通排出，从而达到排毒导滞，逐瘀散结，泻热定痛，邪去毒消的目的。通里法可分峻下、寒下、温下、润下等法，外科通里法常用的为攻下(寒下)和润下两法。

(1) 方剂举例：攻下法方，如大承气汤、内疏黄连汤、凉膈散；润下法方，如麻仁丸、润肠汤。

(2) 常用药物：攻下药物，如大黄、芒硝、枳实、番泻叶；润下药物，如瓜蒌仁、火麻仁、郁李仁、蜂蜜、柏子仁、冬瓜子等。

(3) 适应证：攻下法适用于表证已罢，热毒入腑，内结不散的实证、热证。如外科疾病局部焮红肿胀，疼痛剧烈，或皮肤病之皮损焮红灼热，肠痈之腹痛拒按，并伴口干饮冷、壮热烦躁、呕恶便秘，舌质红，苔黄腻或黄糙、脉沉数有力者。润下法适用于阴虚肠燥便秘，如疮疡、肛肠疾病、皮肤病等阴虚火旺，胃肠津液不足，口干食少、大便秘结，脘腹痞胀，舌干质红，苔黄腻或薄黄，脉象细数者。

(4) 注意事项：运用通里攻下法，必须严格掌握适应证，尤以年老体衰、妇女妊娠或月经期、儿童更宜慎用。使用时应中病即止，不宜过剂，否则会损耗正气。尤其在化脓阶段，过下之后，正气一虚，则脓腐难透，疮势不能起发，反使毒邪内陷，病情恶化。若用之不当，能损伤肠胃，耗伤正气，导致疾病缠绵难愈。泻下药物虽然可以直接泻下壅结之热毒，但在使用时可适当加清热解毒、行气导滞之品，以增强清泻热毒之效果。

3. **清热法** 指用寒凉的药物，使内蕴之热毒得以清解。也就是《内经》所说"热者寒之"的治法。由于外科疾病多因火毒所生，所以清热法是中医外科的主要治疗法则之一。但在具体运用时，首先必须分清热之盛衰，火之虚实。实火宜清热解毒；热在气分者，当清气分之热；邪在血分者，当清血分之热；阴虚火旺者，当养阴清热；骨蒸潮热者，当退骨蒸除虚热。

(1) 方剂举例：清热解毒方，如五味消毒饮；清气分之热方，如黄连解毒汤；清血分热之方，如犀角地黄汤、清营汤；养阴清热方，如知柏八味丸；清骨蒸潮热方，如清骨散或青蒿鳖甲汤。

(2) 常用药物：清热解毒药物，如蒲公英、紫花地丁、金银花、连翘、蚤休、野菊花等；清气分热药物，如黄连、黄芩、黄柏、石膏等；清血分之热药物，如水牛角、鲜生地、赤芍、丹皮、紫草、大青叶等；养阴清热药物，如生地、玄参、麦冬、龟版、知母等；清骨蒸潮热药物，如地骨皮、青蒿、鳖甲、银柴胡等。

(3) 适应证：清热解毒法适用于热毒之证，如疔疮、疖、痈、丹毒、蛇串疮、药疹诸疾，症见局部红、肿、热、痛，伴发热、烦躁、口咽干燥，舌红苔黄，脉数等。清气分热适用于局部色红或皮色不变、灼热肿痛的阳证，如颈痈、流注、接触性皮炎、脓疱疮、进行期白疕等，或皮肤病之皮损焮红灼热，脓疱、糜烂并伴壮热烦躁、口干喜冷饮、溲赤便干，舌质红，苔黄腻或黄糙，脉洪数者。在临床上，清热解毒与清气分热有时不能截然分清,常相互合并应用。清血分热适用于邪热侵入营血,症见局部焮红灼热的外科疾病,如烂疔、发、大面积烧伤、药疹、红皮病型白疕等;皮肤出现红斑、瘀点、灼热,如丹毒、血热证白疕、葡萄疫、急性红蝴蝶疮等,可伴有高热、口渴不欲饮、心烦不寐,舌质红绛,苔黄,脉数等。以上三法在热毒炽盛时可相互合用。若热毒内传、邪陷心包,而见烦躁不安、神昏谵语、身热,舌质红绛,苔黑褐而干,脉洪数或细数,是为疔疮走黄、疽毒内陷或毒邪内攻之症,又当加用清心开窍法,合用安宫牛黄丸(针剂为清开灵)、紫雪丹、至宝丹等。养阴清热法适用于阴虚火旺的慢性病,如慢性红蝴蝶疮,有头疽溃后,蛇串疮恢复期,或走黄、内陷后阴伤有热者。清骨蒸潮热法一般适用于瘰疬,急性红蝴蝶疮发热缓解期,流痰后期虚热不退的病症等。

(4)注意事项:应用清热药切勿太过,必须兼顾胃气,如过用苦寒,势必损伤胃气,而致纳呆、呕恶、泛酸、便溏等症状。尤其在疮疡溃后体质虚弱者更宜注意,过投寒凉药物能使气血凝滞,导致疮口延迟愈合。

4. 温通法 指用温经通络、散寒化痰的药物,以驱散阴寒凝滞之邪,为治疗寒证的主要治法。即《内经》所说"寒者热之"之意。此法在外科临床运用时,主要有温经通阳、散寒化痰和温经散寒、祛风化湿两法。

(1)方剂举例:温经通阳方,如阳和汤;温经散寒方,如独活寄生汤。

(2)常用药物:温经通阳、散寒化痰药物,如附子、肉桂、干姜、桂枝、麻黄、白芥子等;温经散寒、祛风化湿药物,如细辛、桂枝、羌活、独活、秦艽、防风、桑寄生等。

(3)适应证:温经通阳、散寒化痰法适用于体虚寒痰阻于筋骨,如流痰、脱疽等病,患处隐隐作痛,漫肿不显,不红不热,面色苍白、形寒畏冷、小便清利,舌淡苔白,脉迟或沉等内寒现象。温经散寒、祛风化湿法适用于体虚风寒湿邪侵袭筋骨,如痹病中风寒湿证、麻风病初起、红蝴蝶疮关节疼痛、关节型银屑病等病,患处酸痛麻木,漫肿,皮色不变,恶寒重、发热轻,苔白腻,脉迟紧等外寒现象者。

上述两法之中,阳和汤以温阳补虚为主,多用于体质较虚者,为治疗虚寒阴证之代表方;独活寄生汤祛邪补虚并重,如体质较强者,只要去其补虚之品,仍可应用。

(4)注意事项:症见阴虚有热者,不可施用本法,因温燥之药能助火劫阴,若用之不当,能造成其他变证。如马培之在《外科证治全生集》中阳和汤条下指出:"此方治阴疽,无出其右,用之得当,应手而愈。乳岩万不可用。阴虚有热及破溃日久者,不可沾唇。"临床上应用温通法多配以补气养血、活血通络之品,能提高疗效。因为元气充足,血运无阻,经脉流通,阳气自然畅达。

5. 祛痰法 指用咸寒软坚化痰的药物,使因痰浊凝聚之肿块得以消散的治法。一般来说,痰不是疮疡的主要发病原因,因为外感六淫或内伤七情,以及体质虚弱等,多能使气机阻滞,气血流行不畅,津液凝聚成痰。因此,祛痰法在临床运用时,大多数是针对不同的病因,应配合其他治法使用,才能达到化痰、消肿、软坚的目的,故分有疏风化痰、清热化痰、解郁化痰、养营化痰等法。

(1)方剂举例:疏风化痰方,如牛蒡解肌汤合二陈汤;清热化痰方,如清咽利膈汤合二母散;解郁化痰方,如逍遥散合二陈汤;养营化痰方,如香贝养营汤。

(2)常用药物:疏风化痰药物,如牛蒡子、薄荷、蝉衣、夏枯草、陈皮、杏仁、半夏等;清热化痰药物,如板蓝根、连翘、黄芩、金银花、贝母、桔梗、瓜蒌、天竺黄、竹茹等;解郁化痰药物,如柴胡、川楝子、郁金、香附、海藻、昆布、白芥子等;养营化痰药物,如当归、白芍、首乌、茯苓、贝母、香附、橘叶等。

(3)适应证:疏风化痰法适用于风热夹痰的病证,如颈痈结块肿痛,伴有咽喉肿痛、恶风发热,舌红,苔薄黄,脉浮数。清热化痰法适用于痰火凝聚之证,如锁喉痈、丹毒红肿坚硬,灼热疼痛,伴气喘痰壅、壮热口渴、便秘溲赤,舌质红绛,苔黄腻,脉弦滑数。解郁化痰法适用于气郁夹痰的病证,如瘰疬、肉瘿、乳癖结块坚实,皮色不变,不痛或微痛,伴有胸闷憋气、性情急躁等,舌质正常,苔薄,脉弦。养营化痰法适用于体虚夹痰之病证,如瘰疬、流痰后期,形体消瘦、神疲肢软者,舌质淡红,脉细。

(4) 注意事项:因痰而致的外科病,每与气滞、火热相合,应注意辨证。临床应用时可根据病变部位经络脏腑之所属,而随经用药,如病在颈项腮颐加疏肝清火之品,病在乳房应加清泄肝胃之热药物。

6. **理湿法** 指用燥湿或淡渗利湿的药物,祛除湿邪的治法。湿邪停滞,能阻塞气机,病难速愈。一般来说,在上焦宜化,在中焦宜燥,在下焦宜利。且湿邪致病常与其他邪气结合为患,最多为夹热,其次为夹风,再其次为夹寒。因此,理湿之法不是单独使用的,必须结合清热、祛风等法,才能达到治疗目的。如湿热两盛,留恋气分,要利湿化浊、清热解毒;湿热下注膀胱,宜清热泻火、利水通淋;湿热蕴结肝胆,宜清肝泻火、利湿化浊;风湿袭于肌表,宜除湿祛风。

(1) 方剂举例:燥湿运脾方,如平胃散;清热利湿方,如二妙丸、萆薢渗湿汤、五神汤、龙胆泻肝汤等;除湿祛风方,如豨莶丸。

(2) 常用药物:燥湿药物,如苍术、佩兰、藿香、厚朴、半夏、陈皮等;淡渗利湿药物,如萆薢、泽泻、薏苡仁、猪苓、茯苓、车前草、茵陈等;祛风除湿药,如地肤子、豨莶草、威灵仙、川防己、木瓜、晚蚕沙等。

(3) 适应证:燥湿运脾法适用于湿邪兼有脾虚不运之证,如外科疾患脓疱疮、蛇串疮伴有胸闷呕恶、脘腹胀满、纳食不佳、苔厚腻等。清热利湿法适用于湿热交并之证,如湿疮、漆疮、臁疮等肌肤焮红作痒、滋水淋漓,或肝胆湿热引发的蛇串疮、子痈、囊痈等,舌红,苔黄腻,脉滑。祛风除湿法适用于风湿袭于肌表之证,如白驳风,苔薄,脉弦。

(4) 注意事项:湿为黏滞之邪,易聚难化,与脾的运化水湿功能失调有关,常与热、风、暑等邪相合而发病,故治疗时必须结合清热、祛风、清暑等法合并应用。理湿之药,过用每能伤阴,故阴虚、津液亏损者,宜慎用或一般不用。

7. **行气法** 指运用行气的药物,调畅气机,流通气血,以达到解郁散结,消肿止痛的一种治法。气血凝滞,是外科病理变化中的一个重要环节,局部肿胀、结块、疼痛都与气机不畅、血脉瘀阻有关。因气为血帅,血随气行,气滞则血凝,故行气之法,多与活血药配合使用;外科疾病中,因肝气郁结而发病者并不少见,故气机郁结也能导致气血凝滞;血瘀久则化生为痰,又气郁则水湿不行,聚而成痰,故行气药中又多与化痰药合用。用疏肝解郁之法,使肝气可得以条达,气机也得舒畅,故结者散,凝者消,痰涎化,气血复常。

(1) 方剂举例:疏肝解郁、行气活血方,如逍遥散、清肝解郁汤;疏肝解郁、化痰软坚方,如海藻玉壶汤、疏肝溃坚汤或开郁散。

(2) 常用药物:疏肝解郁、行气活血药物,如柴胡、香附、枳壳、陈皮、木香、玄胡索、当归、白芍、川楝子、丹参等。疏肝解郁、化痰软坚药,如海藻、昆布、贝母、青皮、半夏、川芎等。

(3) 适应证:疏肝解郁、行气活血法适用于肝郁气滞血凝而致肿块坚硬或结块肿痛,不红不热如乳癖、乳岩等;或痈疽后期,寒热已除,热毒已退,肿硬不散者;或黄褐斑;伴胸闷不舒、口苦、脉弦等。疏肝解郁、化痰软坚法适用于如肉瘿、气瘿等病,肿势皮紧内软,随喜怒而消长,伴性情急躁、痰多而黏等,苔薄,脉弦。

(4) 注意事项:凡行气药物,多有香燥辛温特性,容易耗气伤阴;若气虚,阴伤或火盛患者,须要慎用或禁用。此外,行气法在临床上单独使用者较少,常与祛痰、和营等方法配合使用。

8. **和营法** 指用调和营血的药物,使经络疏通,血脉调和流畅,从而达到肿消痛止的目的。外科疾病的形成,多因"营气不从,逆于肉理,乃生痈肿",导致气血凝滞,经络阻塞而成。所以,和营法在内治法中应用还是比较广泛的。大致可分活血化瘀、活血逐瘀两种治法。

(1) 方剂举例:活血化瘀方,如桃红四物汤;活血逐瘀方,如大黄䗪虫丸。

(2) 常用药物:活血化瘀药物,如桃仁、红花、当归、赤芍等;活血逐瘀药物,如土鳖虫、水蛭、虻虫、三棱、莪术等。

(3) 适应证:活血化瘀法适用于经络阻隔、气血凝滞引起的外科疾病,如肿疡或溃后肿硬疼痛不减,结块色红较淡,或不红或青紫者,舌质较暗,苔薄,脉弦。活血逐瘀法适用于瘀血凝聚、闭阻经络所引起的外科疾病,如乳岩、筋瘤等,舌质有瘀点或瘀斑,苔薄,脉弦涩。

(4) 注意事项:和营法在临床上有时需与其他治法合并应用,若有寒邪者,宜与祛寒药合用;血虚者,宜与养血药合用;痰、气、瘀互结为患者,宜与理气化痰药合用等。和营活血的药物,一般性多温热,故火毒炽盛的疾病不应单独使用,以防助火;对气血亏损者,破血逐瘀药也不宜过用,以免耗伤气血;破血逐瘀药大多易伤脾胃,应用时须加入健脾益胃之品。

9. **内托法** 指用补益和透脓的药物,扶助正气,托毒外出,使疮疡毒邪移深居浅,早日液化成脓;或使病灶趋于局限化,邪盛者不致脓毒旁窜深溃,正虚者不致邪毒内陷,从而达到脓出毒泄、肿痛消退的目的,寓有"扶正达邪"之意。临床上根据病情虚实情况,托法可分为透托法和补托法两类,其中补托法又可分为益气托毒法和温阳托毒法。

(1) 方剂举例:透脓托毒方,如透脓散;益气托毒方,如托里消毒散;温阳托毒方,如神功内托散。

(2) 常用药物:透脓托毒药物,如黄芪、当归、川芎、穿山甲、皂角刺等;益气托毒药物,如黄芪、党参、白术、当归、川芎、白芍、茯苓、桔梗、皂角刺等;温阳托毒药物,如附子、干姜、黄芪、人参、茯苓、白术、陈皮、川芎、穿山甲等。

(3) 适应证:透托法适用于肿疡已成,毒盛正气不虚,肿势高突,根脚收束,肿疡脓成尚未溃破或溃破后脓出不畅,多用于实证。补托法适用于肿疡毒势方盛,正气已虚,不能托毒外出者,如见疮形平塌,根盘散漫,难溃难腐,或溃后脓水稀少,坚肿不消,并出现精神不振、面色无华、脉数无力等症状,可用益气托毒法;如见疮形漫肿无头,疮色灰暗不泽,化脓迟缓,或局部肿势已退,腐肉已尽,而脓水灰薄,或偶带绿色,新肉不生,不知疼痛,伴自汗肢冷、腹痛便泄、精神萎靡、脉沉细、舌质淡胖等症,可用温阳托毒法。

(4) 注意事项:透托法不宜用之过早,肿疡初起未成时勿用。补托法正实毒盛的情况下,不可施用,否则不但无益,反能滋长毒邪,使病势加剧,而犯"实实之戒"。故透脓散方中的当归、川芎,凡湿热火毒炽盛之时,皆去而不用,适当加入清热解毒之品。此外,内托法常与清热法同用,因热盛则肉腐、肉腐则为脓,故透脓托毒时要酌加清热药物,火热息则脓腐尽。

10. **补益法** 指用补虚扶正的药物,使体内气血充足,以消除虚弱,恢复正气,助养新肉生长,使疮口早日愈合的治法。即《内经》所说:"虚者补之""损者益之"之意。补益法主要有益气、养血、气血双补、滋阴、助阳、补益肝肾、调摄冲任、补益心脾、补益心肺、温补脾肾等。

(1) 方剂举例:益气方,如四君子汤;养血方,如四物汤、当归饮子;气血双补方,如八珍汤、圣愈汤;滋阴方,如六味地黄丸、虎潜丸;助阳方,如桂附八味丸或右归丸、附子理中汤;调摄冲任方,如二仙汤;补益肝肾方,如一贯煎;补益心脾方,如归脾汤、天王补心丹;补益心肺方,如生脉散。

(2) 常用药物：益气药物，如党参、黄芪、白术；养血药物，如当归、熟地、鸡血藤、白芍；滋阴药物，如生地、玄参、麦冬、女贞子、旱莲草；温阳药物，如附子、肉桂、仙茅根、淫羊藿、巴戟天、鹿角片等。

(3) 适应证：凡具有气虚、血虚、阴虚、阳虚症状者，均可应用补法。一般适用于外科疾病中后期、皮肤病等凡有气血不足或阴虚阳微者。在具体运用时，如呼吸短气、语声低微、疲倦乏力、自汗、饮食不振，溃疡水肿不消，新肉不生，舌淡苔少，脉虚无力者，宜以补气为主；如面色苍白或萎黄、唇色淡白、头晕眼花、心悸不寐、手足发麻，溃疡脓清稀，新肉不红活，脉细无力者，宜以补血为主；症见肿疡疮形平塌散漫，顶不高突，成脓迟缓，或溃疡日久不敛，脓水清稀者，可用调补气血法；如皮肤病皮损表现干燥、脱屑、肥厚、粗糙、皲裂、苔藓样变，毛发干枯脱落，伴有头晕、眼花、面色苍白或萎黄等全身症状，宜以养血润燥；如一切疮疡不论已溃未溃和皮肤病、肛门病，症见口干咽燥、耳鸣目眩、手足心热、午后低热、形体消瘦、舌红少苔，脉象细数者，均以滋阴法治之；如一切疮疡肿形软漫，不易酿脓腐溃，溃后肉色灰暗，新肉难生，伴大便溏薄、小便频数、肢冷自汗、少气懒言、倦怠嗜卧，苔薄舌质淡，脉象细微，宜温补助阳之法。此外，乳房病或皮肤病中，兼冲任不调者调摄冲任。

(4) 注意事项：疾病有单纯气虚或血虚，阴虚或阳虚，也有气血两虚，阴阳互伤，所以应用补法，也当灵活，但以"见不足者补之"为原则。例如，肛门病中小儿、老年人的脱肛，属气虚下陷，可给予补中益气汤以补气升提；又如失血过多者，每能伤气，气虚便无以摄血，故必须气血双补；又孤阳不生，独阴不长，阴阳互根，故助阳法中每佐一二味滋阴之品，滋阴法中常用一二味助阳药，除互相配合外，且更能增加药效。此外，补法在一般阳证溃后，多不应用，如需应用，也多以清热养阴醒胃之法，当患者确显虚象之时，方加补益药品。补益法若用于毒邪炽盛、正气未衰之时，不仅无益，反有助邪之害。若火毒未清而见虚象者，当以清理为主，佐以补益之品，切忌大补。若元气虽虚、胃纳不振者，应先以健脾醒胃为主，然后才能进补。

11. **调胃法** 指用调理胃气的药物，使纳谷旺盛，从而促进气血生化的治法。凡疮疡后期溃后脓血大泄，必须靠水谷之营养，以助气血恢复，加速疮口愈合。若胃纳不振，则生化乏源，气血不充，溃后难敛。凡在外科疾病的发展过程中如出现脾胃虚弱，运化失司，应及时调理脾胃，不必拘泥于仅在疾病的后期使用。古人云"有胃气则生，无胃气则死"，故治疗外科疾病，自始至终都要注意到胃气。调胃法在具体运用时，分有理脾和胃、和胃化浊及清养胃阴等法。

(1) 方剂举例：理脾和胃方，如异功散；和胃化浊方，如二陈汤、藿香正气散；清养胃阴方，如益胃汤。

(2) 常用药物：理脾和胃药物，如党参、白术、茯苓、陈皮、砂仁等；和胃化浊药物，如陈皮、茯苓、半夏、厚朴、竹茹、谷芽、麦芽等；清养胃阴药物，如沙参、麦冬、玉竹、生地、天花粉等。

(3) 适应证：理脾和胃法适用于脾胃虚弱，运化失职，如溃疡、脓疱疮等兼见纳呆食少，大便溏薄，舌淡、苔红，脉濡等症；和胃化浊法适用于湿浊中阻，胃失和降，如疔疮或有头疽溃后，症见胸闷泛恶，食欲不振，苔薄黄腻，脉濡滑者；清养胃阴法适用于胃阴不足，如疔疮走黄、有头疽内陷，红蝴蝶疮急性发作缓解期，症见口干少津而不喜饮，胃纳不香，或伴口糜，舌光红，脉细数者。

(4) 注意事项：理脾和胃、和胃化浊两法的适应证中均有胃纳不佳的症状，但前者适用于脾虚而运化失常，后者适用于湿浊中阻而运化失常，区分之要点在于舌质淡与不淡，舌苔腻与不腻，以及有无便溏、胸闷欲呕；而清养胃阴之法，重点在于抓住舌光质红乏津之主症。假如三法用之不当，不但胃纳不香，反而增加脘腹满胀。

以上各种内治疗法，虽每法均各有其适应证，但病情的变化是错综复杂的，在具体运用时，往往需数法合并使用。因此,治疗时应根据全身和局部情况、病程阶段,按病情的变化和发展,选法用药,才能取得较好的治疗效果。

第二节 外治法

外治法是运用药物、手术、物理方法或配合一定的器械等,直接作用于患者体表某部或病变部位而达到治疗目的的一种治疗方法。外治法是与内治法相对而言的治疗法则,是中医辨证施治的另一种体现。《理瀹骈文·略言》说:"外治之理,即内治之理,外治之药,亦即内治之药,所异者法耳。医理药性无二,而法则神奇变幻。"指出了外治法与内治法治疗机制相同,只是给药途径不同。外治法也是外科最具特色的治疗方法。

外治法的运用与内治法一样,除了要进行辨证施治外,还要根据疾病不同的发展过程,选择不同的治疗方法。常用的方法有药物疗法、手术疗法和其他疗法三大类。

一、药物疗法

药物疗法是根据疾病所在的部位不同,以及病程进展变化所需,把药物制成不同的剂型施用于患处,使药力直达病所,从而达到治疗目的的一种方法。常用的有膏药、油膏、箍围药、掺药、洗剂、酊剂、新鲜中草药。

1. **膏药** 古代称薄贴,现称硬膏,是按配方用若干药物浸于植物油中煎熬,去渣存油,加入黄丹再煎,利用黄丹在高热下发生物理变化,凝结而成的制剂,俗称药肉;也有不用煎熬,经捣烂而成的膏药制剂,再用竹片将药肉摊在纸或布上。目前通过剂型改革,有些已制成胶布型膏药。膏药总的作用是因其富有黏性,敷贴患处,能固定患部,使患部减少活动;保护溃疡疮面,可以避免外来刺激和毒邪感染。膏药使用前加温软化,趁热敷贴患部,使患部得到较长时间的治疗,以改善局部血液循环,增加抗病能力。至于具体的功用,则依据所选药物的功用不同,对肿疡起到消肿定痛,对溃疡起到提脓祛腐、生肌收口的作用。

(1) 适应证:一切外科疾病初起、成脓、溃后各个阶段,均可应用。

(2) 用法:由于膏药方剂的组成不同,运用的药物有温、凉之异,所以在应用时就有各种不同的适应证。如太乙膏、千捶膏均可用于红肿热痛明显之阳证疮疡,为肿疡、溃疡的通用方。初起贴之能消,已成贴之能溃,溃后贴之能去腐。太乙膏性偏清凉,功能消肿、清火、解毒、生肌。千捶膏性偏寒凉,功能消肿、解毒、提脓、祛腐、止痛。阳和解凝膏用于疮形不红不热、漫肿无头之阴证疮疡未溃者,功能温经和阳、祛风散寒、调气活血、化痰通络。咬头膏具有腐蚀性,功能蚀破疮头,适用于肿疡脓成,不能自破,以及患者不愿接受手术切开排脓者。此外,膏药摊制的形式有厚薄之分,在具体运用上也各有所宜。如薄型的膏药,多适用于溃疡,宜于勤换;厚型的膏药,多适用于肿疡,宜于少换,一般3~5日调换1次。

(3) 注意事项:凡疮疡使用膏药,有时可能引起皮肤焮红,或起丘疹,或发生水疱,瘙痒异常,甚则溃烂等现象,这是因为皮肤过敏,形成膏药风(接触性皮炎);或溃疡脓水过多,由于膏药不能吸收脓水,淹及疮口,浸淫皮肤,而引起湿疮。凡见此等情况,可以改用油膏或其他药物。此外,膏药不可去之过早,否则疮面不慎受伤,再次感染,复致溃腐;或使疮面形成红色瘢痕,不易消退,有损美观。

2. 油膏　指将药物与油类煎熬或捣匀成膏的制剂,现称软膏。目前,油膏的基质有猪脂、羊脂、松脂、麻油、黄蜡、白蜡和凡士林等。在应用上,其优点有柔软、滑润、无板硬黏着不舒的感觉,尤其对病灶的凹陷折缝之处,或大面积的溃疡,使用油膏更为适宜,故近代常用油膏来代替膏药。油膏还可以用以治疗慢性肥厚皮肤损害的封包疗法,其疗效甚佳;古代用麻子膏(《刘涓子鬼遗方》)或猪脂煎柳白皮成膏(《肘后方》)外敷治烧伤,发展为今天治疗烧伤的湿敷疗法,在临床获得较广泛使用。

(1) 适应证:适用于肿疡、溃疡,皮肤病糜烂结痂渗液不多者,以及肛门病等。

(2) 用法:由于油膏方剂的组成不同,疾病的性质和发病阶段各异,在具体运用时,根据病情辨证选药。如肿疡期:金黄膏、玉露膏有清热解毒、消肿止痛、散瘀化痰的作用,适用于疮疡阳证。金黄膏长于除湿化痰,对肿疡初起而有结块,尤其是急性炎症控制后形成的慢性迁延性炎症更为适宜。玉露膏性偏寒凉,对焮红灼热明显、肿势散漫者效果较佳;冲和膏有活血止痛、疏风祛寒、消肿软坚的作用,适用于半阴半阳证;回阳玉龙膏有温经散寒、活血化瘀的作用,适用于阴证。溃疡期可选用生肌玉红膏、红油膏、生肌白玉膏。生肌玉红膏功能活血祛腐、解毒止痛、润肤生肌收口,适用于一切溃疡,腐肉未脱,新肉未生之时,或日久不能收口者;红油膏功能防腐生肌,适用于一切溃疡;生肌白玉膏功能润肤生肌收敛,适用于溃疡腐肉已净,疮口不敛者,以及乳头皲裂、肛裂等病;疯油膏功能润燥杀虫止痒,适用于牛皮癣、慢性湿疮、皲裂、鹅掌风等;青黛散油膏功能收湿止痒、清热解毒,适用于蛇串疮、急、慢性湿疮等皮肤焮红痒痛、渗液不多之症,亦可用于痄腮以及对各种油膏过敏者;消痔膏、黄连膏功能消痔退肿止痛,适用于内痔脱出、赘皮外痔、血栓外痔等病的出血、水肿、疼痛之症。

(3) 注意事项:凡皮肤湿烂,疮口腐肉已尽,摊贴油膏,应薄而勤换,以免脓水浸淫皮肤,不易干燥。目前调制油膏大多应用凡士林,凡士林系矿物油,也可刺激皮肤引起皮炎,如要减少刺激应改用植物油或动物油;若对药物过敏者,则改用其他药。油膏用于溃疡腐肉已脱、新肉生长之时,摊贴宜薄,若过于厚涂则使肉芽生长过剩成胬肉而影响疮口愈合。

3. 箍围药　古称敷贴,指药粉和液体调制成的糊剂。具有箍集围聚、收束疮毒的作用,适用于肿疡初期,促其消散;若毒已结聚,也能促使疮形缩小,趋于局限,早日成脓和破溃;即使肿疡破溃、余肿未消者,也可用来消其余肿,截其余毒。

(1) 适应证:凡外疡不论初起、成脓及溃后,肿势散漫不聚,而无集中之硬块者,均可使用本法。

(2) 用法:由于箍围药的药性有寒、热的不同,所以在应用时应分别使用,才能收到预期效果。如金黄散、玉露散可用于红肿热痛明显的阳证疮疡;疮形肿而不高,痛而不甚,微红微热,属半阴半阳证者,可用冲和膏;疮形不红不热,漫肿无头属阴证者,可用回阳玉龙膏。箍围药使用时调制液体有多种多样,临床应根据疾病的性质与阶段不同,正确选择使用。以醋调者,取其散瘀解毒;以酒调者,取其助行药力;以葱、姜、韭、蒜捣汁调者,取其辛香散邪;以菊花汁、丝瓜叶汁、银花露调者,取其清凉解毒,而其中丝瓜叶汁调制的玉露散治疗暑天疖肿效果较好;以鸡子清调者,取其缓和刺激;以油类调者常用麻油、菜油,近年亦用橄榄油,取其润泽肌肤。如上述液体取用有困难时,则可用冷茶汁或用蜂蜜水调制。

总之,阳证多用菊花汁、银花露或冷茶汁或蜂蜜水调制;半阴半阳证多用葱、姜、韭捣汁或用蜂蜜调制;阴证多用醋、酒调敷。用于外疡初起时,箍围药宜敷满整个病变部位。若毒已结聚,或溃后余肿未消,宜敷于患处四周,不要完全涂布。敷贴应超过肿势范围。敷贴时要保持湿润,维持药效。

(3) 注意事项:凡外疡初起、肿块局限者,一般宜用消散药。阳证不能用热性药敷贴,以免助长火毒;阴证不能用寒性药敷贴,以免寒湿凝滞不化。箍围药敷后干燥之时,宜时时用液体湿润,以免药物剥落及干硬板结不舒。

4. **掺药** 将各种不同的药物研成粉末,根据制方规律,并按其不同的作用,配伍成方,用时掺布于膏药或油膏上,或直接掺布于病变部位,谓之掺药,古称散剂,现称粉剂。掺药的种类很多,治疗外科疾患应用范围很广,不论肿疡和溃疡等均可应用。其他如皮肤病、肛门病等也同样可以施用。由于疾病的性质和发展阶段不同,应用时要根据具体情况选择用药,可掺布于膏药上、油膏上,或直接掺布于疮面上,或黏附在纸捻上插入疮口内,或将药粉时时扑于病变部位,以达到消肿散毒、提脓祛腐、腐蚀平胬、生肌收口、定痛止血、收涩止痒、清热解毒等目的。

掺药配制时,应研极细,研至无声为度。其植物类药品,宜另研过筛;矿物类药品,宜水飞;麝香、樟脑、冰片、朱砂粉、牛黄等芳香贵重药品,宜另研后再与其他药物和匀,制成散剂方可应用。若不研细研匀用于肿疡则药性不易渗透,用于溃疡容易引起疼痛。芳香的药粉最好以瓷瓶储藏,塞紧瓶盖,以免香气走散而效差。近年来经过剂型的改革,将药粉与水溶液相混合制成洗剂,将药物浸泡于乙醇溶液中制成酊剂,便于患者应用。

(1) 消散药:将具有渗透和消散作用的药粉,掺布于膏药或油膏或箍围药上,贴于患处,可以直接发挥药力,使疮疡蕴结之毒移深居浅,肿消毒散。

1) 适应证:适用于肿疡初起,而肿势局限尚未成脓者。

2) 用法:阳毒内消散、红灵丹具有活血止痛、消肿化痰之功,适用于一切阳证。阴毒内消散、桂麝散、黑退消有温经活血、破坚化痰、散风逐寒之功,适用于一切阴证。

3) 注意事项:若病变部肿势不局限者,选用箍围药较宜。不宜单独使用。

(2) 提脓祛腐药:具有提脓祛腐的作用,能使溃疡内蓄积之脓毒早日排出,腐肉迅速脱落。一切外疡在溃破之初,应选用提脓祛腐药。若脓水不能外出,则攻蚀越深,腐肉不去则新肉难生,不仅增加患者的痛苦,并影响疮口的愈合,甚至造成病情恶化,重者危及生命。因此,提脓祛腐是处理溃疡早期的一种基本方法。

1) 适应证:凡溃疡初期,脓栓未溶化,腐肉未脱,或脓水不净,新肉未生的阶段,均宜使用。

2) 用法:提脓祛腐的主药是升丹,升丹以其配制原料种类多少的不同,而有小升丹和大升丹之分。小升丹又称三仙丹,其配制的处方中只有水银、火硝和明矾三种原料。大升丹的配制处方除上述三种药品外,尚有皂矾、朱砂、雄黄等。升丹又可依其炼制所得成品的颜色而分为"红升"和"黄升"两种,两者的物理性质、化学成分、药理作用和临床用法等大同小异。升丹是中医外科中常用的一种药品,现代研究证明,升丹化学成分主要为汞化合物如氧化汞等,红升丹中还含有氧化铅,其中汞化合物有毒,有杀菌消毒作用。药理研究证实,汞离子能和病菌呼吸酶中的硫氢基结合,使之固定而失去原有活动力,终致病原菌不能呼吸趋于死亡;微量成分中的硝酸汞是可溶性盐类,加水分解而成酸性溶液,对人体组织有缓和的腐蚀作用,可使与药物接触的病变组织蛋白质凝固坏死,逐渐与健康组织分离而脱落,亦具有"祛腐"作用。目前采用的是一种小升丹,临床使用时,若疮口大者,可掺于疮口上;疮口小者,可黏附在药线上插入;亦可掺于膏药、油膏上盖贴。注意升丹因药性较猛,须加赋形剂使用,常用的有九一丹、八二丹、七三丹、五五丹、九黄丹等。在腐肉已脱、脓水已少的情况下,更宜减少升丹含量。此外,尚有不含升丹的提脓祛腐药,如黑虎丹或海浮散,可用于升丹的过敏者。

3) 注意事项：升丹属有毒刺激药品，"中病即止，脓去不用，疮面红活者禁用，以免蓄积中毒"。凡对升丹过敏者应禁用；孕妇禁用，哺乳期妇女及儿童慎用。对大面积疮面，应慎用，以防过多的吸收而发生汞中毒。凡见不明原因的高热、乏力、口有金属味等汞中毒症状时，应立即停用。若病变在眼部、唇部附近者，宜慎用，以免强烈的腐蚀有损容貌。此外，升丹放置陈久使用，可使药性缓和而减轻疼痛。升丹为汞制剂，宜用黑瓶储藏置阴冷处，以免氧化变质。

(3) 腐蚀药与平胬药：腐蚀药又称追蚀药，具有腐蚀组织的作用，掺布患处，能使疮疡不正常的组织得以腐蚀枯落。平胬药具有平复胬肉的作用，能使疮口增生的胬肉回缩。

1) 适应证：凡肿疡在脓已成未溃时；痔疮、瘰疬、赘疣、息肉等病；溃疡破溃以后，疮口太小，引流不畅；疮口僵硬，胬肉突出，腐肉不脱等妨碍收口时，均可使用。

2) 用法：由于腐蚀平胬成方的药物组成不同，药性作用有强弱，因此在临床上需根据其适应证而分别使用。如白降丹，适用于溃疡疮口太小，脓腐难去，用桑皮纸或丝绵纸做成药捻，插于疮口，使疮口开大，脓腐易出；如肿疡脓成不能穿溃，同时素体虚弱，而不愿接受手术治疗者，也可用白降丹少许，水调和，点放疮顶，代刀破头；其他如赘疣，点之可以腐蚀枯落；另有以米糊作条，用于瘰疬，则能起攻溃拔核的作用；枯痔散一般用于痔疮，将此药涂敷于痔核表面，能使其焦枯脱落；三品一条枪插入患处，能腐蚀漏管，也可以蚀去内痔，攻溃瘰疬；平胬丹适用于疮面胬肉突出，掺药其上，能使胬肉平复。

3) 注意事项：腐蚀药一般含有汞、砒成分，因汞、砒的腐蚀力较其他药物大，在应用时必须谨慎。尤其在头面、指、趾等肉薄近骨之处和关节处、黏膜处，不宜使用过烈的腐蚀药物。即使需要应用，必须加赋形药减低其药力，以免伤及周围正常组织，待腐蚀目的达到，即应改用其他提脓祛腐或生肌收口药。不要长期、过量使用以免引起汞中毒，对汞、砒过敏者，则应禁用。

(4) 祛腐生肌药：具有提脓祛腐、解毒活血、生肌收敛的作用，掺敷在创面上，能改善溃疡局部血液循环，促使脓腐液化脱落，促进新肉生长。

1) 适应证：溃疡日久，腐肉难脱，新肉不生；或腐肉已脱，新肉不长，久不收口者。

2) 用法：取药粉适量，直接掺布在创面上；或制成药捻，插入创口内。回阳玉龙散用于溃疡属阴证，腐肉难脱、肉芽暗红或腐肉已脱，肉芽灰白，新肉不长者，具有温阳活血、祛腐生肌之功；月白珍珠散、拔毒生肌散用于溃疡阳证。月白珍珠散用于腐肉脱而未尽，新肉不生，久不收口者，有清热解毒、祛腐生肌之功。拔毒生肌散用于腐肉未脱，常流毒水，疮口下陷，久不生肌者，有拔毒生肌之功；黄芪六一散、回阳生肌散用于溃疡虚证，脓水清稀，久不收口，前者补气和营生肌，擅治偏气虚者；后者回阳生肌，擅治偏阳虚者。

3) 注意事项：祛腐生肌药用于慢性溃疡比较适宜，使用时应根据溃疡阴阳属性辨证选药。若全身情况较差，气血虚衰者，还应配合内治法内外同治，以促进溃疡愈合。

(5) 生肌收口药：具有解毒、收敛、促进新肉生长的作用，掺布疮面能使疮口加速愈合。疮疡溃后，当脓水将尽，或腐脱新生时，若仅靠机体的修复能力来长肉收口则较为缓慢，因此，生肌收口也是处理后期溃疡的一种基本方法。

1) 适应证：凡溃疡腐肉已脱、脓水将尽时，疮面红活者均可使用。

2) 用法：常用的生肌收口药，如生肌散、八宝丹等，不论阴证、阳证，均可掺布于疮面上应用。

3) 注意事项：脓毒未清、腐肉未净时，若早用生肌收口药，则不仅无益，反增溃烂，延缓治愈，甚至引起留毒邪、难愈合之变；若已成漏管之证，即使用之，勉强收口，仍可复溃，此时需配以手术治疗,方能达到治愈目的;若溃疡肉色灰淡而少红活,新肉生长缓慢,则宜配合内服药补养气血和加强食物营养,内外兼施,以助新生;若臁疮日久难敛,则宜配以绑腿缠缚,改善局部的血液循环。

(6) 止血药：具有收涩凝血的作用,掺敷于出血之处,外用纱布包扎固定,可以促使创口血液凝固,达到止血的目的。

1) 适应证：适用于溃疡或创伤出血,凡属于小络损伤而出血者,可以使用。

2) 用法：桃花散适用于溃疡出血,圣金刀散适用于创伤性出血,云南白药对于溃疡出血、创伤性出血均可使用。其他如三七粉,调成糊状涂敷患部,也有止血作用。

3) 注意事项：若大出血时,必须配合手术与内治等方法急救,以免因出血不止而引起晕厥之变,甚者危及生命。

(7) 清热收涩药：具有清热收涩止痒的作用,掺扑于皮肤病糜烂渗液不多的皮损处,达到消肿、干燥、止痒的目的。

1) 适应证：适用于一切皮肤病急性或亚急性皮炎而渗液不多者。

2) 用法：常用的有青黛散,其清热止痒的作用较强,故用于皮肤病大片潮红丘疹而无渗液者;三石散收涩生肌作用较好,故用于皮肤糜烂,稍有渗液而无红热之时,可直接干扑于皮损处,或先涂上一层油剂后再扑,外加包扎。

3) 注意事项：一般不用于表皮糜烂、渗液较多的皮损处,用后反使渗液不能流出,容易导致自身过敏性皮炎;亦不宜用于毛发生长的部位,因药粉不能直接掺扑于皮损处,同时粉末与毛发易粘结成团。

5. 洗剂 洗剂是按照组方原则,将各种不同的药物,先研成细末,然后与水溶液混合在一起而成。因加入的粉剂多系不溶性,故呈混悬状,用时须加以振荡,故也称混合振荡剂或振荡洗剂。

1) 适应证：一般用于急性、过敏性皮肤病,如酒齄鼻和粉刺、瘾疹等。

2) 用法：三黄洗剂有清热止痒之功,用于一切急性皮肤病,如湿疮、接触性皮炎,皮损为潮红、肿胀、丘疹等;颠倒散洗剂有清热散瘀之功,用于酒齄鼻、粉刺。上述方剂中常可加入1%～2%薄荷脑或樟脑,增强止痒之功。在应用洗剂时,应充分振荡,使药液和匀,以毛笔或棉花签蘸之涂于皮损处,每日3～5次。

3) 注意事项：凡皮损处糜烂渗液较多,或脓液结痂,或深在性皮肤病,均应禁用。在配制洗剂时,其中药物粉末应先研细,以免刺激皮肤。

6. 酊剂 指将各种不同的药物,浸泡于乙醇溶液内,最后倾取其药液,即为酊剂。

1) 适应证：一般用于疮疡未溃及皮肤病等。

2) 用法：红灵酒有活血、消肿、止痛之功,用于冻疮、脱疽未溃之时;10%土槿皮酊、复方土槿皮酊有杀虫、止痒之功,适用于鹅掌风、灰指甲、脚湿气等;白屑风酊有祛风、杀虫、止痒之功,适用于面游风;补骨脂酊祛白复色,适用于白癜风。

3) 注意事项：一般酊剂有刺激性,所以凡疮疡破溃后,或皮肤病有糜烂者,均应禁用。酊剂应盛于遮光密闭容器中,充装宜满,并在阴凉处保存。

7. 新鲜中草药 新鲜药又称生药,是指采集的新鲜植物药,多为野生。其药源丰富,使用方便,价格低廉,疗效较好,民间积累了很多使用草药治疗外科疾病的经验。

1) 适应证：一切外科疾病之阳证,具有红肿热痛者;创伤浅表出血;皮肤病的止痒;乳痈初起;毒蛇咬伤等均可应用。

2) 用法：蒲公英、紫花地丁、马齿苋、芙蓉花叶、七叶一枝花、野葡萄藤(乌蔹莓)、丝瓜叶等,有清热解毒消肿之功,适用于阳证肿疡。将鲜草药洗净,加食盐少许,捣烂敷患处,一日调换1~2次;旱莲草、白茅根、丝瓜叶等,有止血之功,适用于浅表创伤之止血。洗净,捣烂后敷出血处,并加压包扎,白茅花不用捣烂可直接敷用;徐长卿、蛇床子、地肤子、泽漆、羊蹄根等有止痒作用,适用于急、慢性皮肤病。用时洗净,凡无渗液者可煎汤熏洗,有渗液者捣汁或煎汤冷却后作湿敷;泽漆捣烂后加食盐少许用纱布包后,涂擦白疕皮损处;羊蹄根用醋浸后取汁外搽治牛皮癣;玉簪花叶、蒲公英洗净,捣碎,在乳痈初起手法排乳后,微温敷患处;半边莲捣汁吞服蛇药片,药渣外敷伤口周围,治毒蛇咬伤、毒虫咬伤等。

3) 注意事项:用鲜草药外敷时,必须先洗净,再用1∶5 000高锰酸钾溶液浸泡后捣烂外敷,敷后应注意干湿度,干后可用冷开水时时湿润,以免影响疗效且患部干绷不舒。

二、手术疗法

手术疗法是应用各种器械进行手法操作的一种治疗方法,它在外科治疗中占有十分重要的位置。常用的方法有切开法、火针烙法、砭镰法、挑治法、挂线法、结扎法、拖线法、小针刀疗法等,可针对疾病的不同情况选择应用。手术器械必须严格消毒,正确使用麻醉方法,保证无菌操作,并注意防止出血和刀晕等情况的发生。

1. **切开法** 指运用手术刀把脓肿切开,以使脓液排出,从而达到疮疡毒随脓泄、肿消痛止、逐渐向愈目的的一种治疗方法。这里所讲的切开法仅指脓疡的切开。

(1) 适应证:一切外疡,不论阴证、阳证,确已成脓者,均可使用。

(2) 用法:运用切开法之前,应当辨清脓成熟的程度、脓肿的深浅、患部的血脉经络位置等情况,然后决定切开与否,具体运用如下。

1) 选择有利时机:即辨清脓成熟的程度,准确把握切开的有利时机。当肿疡成脓之后,脓肿中央出现透脓点(脓腔中央最软的一点),即为脓已成熟,此时予以切开最为适宜。若肿疡脓未成熟,过早切开,则徒伤气血,脓反难成,并可致脓毒走窜。

2) 切口选择:以便于引流为原则,选择脓腔最低点或最薄弱处进刀,一般疮疡宜循经直切,免伤血络;乳房部应以乳头为中心,放射状切开,免伤乳络;面部脓肿应尽量沿皮肤的自然纹理切开;手指脓肿,应从侧方切开;关节区附近的脓肿,切口尽量避免越过关节;若为关节区脓肿,一般施行横切口、弧形切口或"S"形切口,因为纵切口在瘢痕形成后易影响关节功能;肛旁低位脓肿,应以肛管为中心做放射状切开。

3) 切开原则:不同的病变部位,进刀深浅必须适度,如脓腔浅者,或生在皮肉较薄的头、颈、胁肋、腹、手指等部位,必须浅切;如脓腔深者,或生在皮肉较厚的臀、臂等部位,稍深无妨,以得脓为度。切口大小应根据脓肿范围大小,以及病变部位的肌肉厚薄而定,以脓流通畅为原则。凡是脓肿范围大、肌肉丰厚而脓腔较深的,切口宜大;脓肿范围小、肉薄而脓肿较浅的,切口宜小。一般切口不能超越脓腔以外,以免损伤好肉筋络,愈合后瘢痕较大;但切口也不能过小,以免引流不畅脓水难出,延长治愈时间。

4) 操作方法:切开时以右手握刀,刀锋向外,拇、示二指夹住刀口要进刀的尺寸,其余三指把住刀柄,并把刀柄的末端顶在鱼际上1/3处,这样能使进刀有力准确,同时左手拇、示二指按在所要进刀部位的两侧,进刀时刀刃宜向上,在脓点部位向内直刺,深入脓腔即止,如欲把刀口开大,则可将刀口向上或向下轻轻延伸,然后将刀直出即可。如采用西医手术刀,可应用小号尖角刀以反挑式之执刀法进行直刺,如欲把刀口开大,则可将刀口向上或向下轻轻延伸。

(3)注意事项：在关节和筋脉汇集的部位宜谨慎开刀，以免损伤筋脉，致使关节不利，或大出血；如患者过于体弱，切开时应注意体位并做好充分准备，以防晕厥；凡颜面疔疮，尤其在鼻唇部位，忌早期切开，以免疔毒走散，并发走黄危证。切开后，拔除疔栓由脓自流，切忌用力挤压，以免红肿扩散、毒邪内攻。

2. 火针烙法 古称燔针淬刺，是指将针具烧红后烫烙病变部位，以达到消散、排脓、止血，去除赘生物等目的的一种治疗方法。常用的有平头、尖头、带刃等粗、细不同的多种铁针。用于消散多选用尖头铁针，用于引流可选用平头或带刃铁针。

(1)适应证：甲下瘀血，四肢深部脓疡、疖、痈、赘疣、息肉，以及创伤出血等。

(2)用法：外伤引起的指甲下瘀血，可施"开窗术"治疗。选用平头粗细适当的铁针，烧红蘸油后点穿指甲，迅速放出瘀血，患指疼痛即刻缓解，一般不会引起指甲与甲床分离；四肢深部脓疡，可用平头或带刃粗针，灼红蘸油后刺入脓疡中心部位。出针时，针具向下斜拖，使疮口开大。一烙不透，可以多烙，烙后应放入药线引流；疖、痈脓疡表浅者，平头粗针烙后，针具直出或斜出，脓汁自流，亦可轻轻挤出脓汁，不必放入药线；赘疣、息肉患者，切除病灶后，用烙法可烫治病根；白癜风皮损火针治疗可温通经络、活血祛风，促进皮损复色；创伤出血患者平头粗细适中的铁针，烧红后灼之，即刻止血。

(3)注意事项：治疗时应避开患者的视线，以免引起患者精神紧张，发生晕厥；烙时，火针应避开大血管及神经，不能盲目刺入，伤及正常组织；手、足筋骨关节处慎用，用之恐焦筋灼骨，造成残废；胸肋、腰、腹等部位不可深烙，否则易伤及内膜；头为诸阳之会，皮肉较薄，亦当禁用；血瘤、岩肿等病禁用烙法；年老体弱、大病之后、孕妇等不宜用火针。电烙铁治疗与火针烙原理一致，但更易操作、使用。

3. 砭镰法 俗称飞针。现多是用三棱针或刀锋在疮疡患处，皮肤或黏膜上浅刺，放出少量血液，使内蕴热毒随血外泄的一种治疗方法。有疏通经络、活血化瘀、排毒泄热、扶正祛邪的作用。

(1)适应证：适用于急性阳证疮疡，如下肢丹毒、红丝疔、疖疮痈肿初起、外伤瘀血肿痛、痔疮肿痛等。

(2)用法：治疗时局部常规消毒，用三棱针或刀锋，直刺患处或特选部位的皮肤、黏膜，令微微出血。刺毕，用消毒棉球按压针孔。红丝疔患者用挑刺手法，于红丝尽头刺之，令微出血，继而沿红丝走向寸寸挑断；下肢丹毒、疖、痈初起，可用围刺手法，用三棱针围绕病灶周围点刺出血；外伤瘀血肿痛，用三棱针围刺后，可配合火罐，拔出瘀血，注意观察罐内出血量，不超过 10 ml，不需提前起罐；痔疮肿痛患者，用刺络手法，循经取穴，多在齿龈交会处有米粒大小结节，用三棱针刺之出血，可减轻肿痛。

(3)注意事项：注意无菌操作，以防感染。击刺时，宜轻、准、浅、快，出血量不宜过多，应避开神经和大血管，刺后可再敷药包扎。头、面、颈部不宜施用砭镰法，阴证、虚证及有出血倾向者禁用。

4. 挑治法 指在人体的腧穴、敏感点，或一定区域内，用三棱针挑破皮肤、皮下组织，挑断部分皮内纤维，通过刺激皮肤经络，使脏腑得到调理的一种治疗方法。有调理气血、疏通经络、解除瘀滞的作用。

(1)适应证：适用于内痔出血、肛裂、脱肛、肛门瘙痒、颈部多发性疖肿等。

(2)用法：常用的方法有选点挑治、区域挑治和截根疗法三种。① 选点挑治：在背部上起第七颈椎，下至第五腰椎，旁及两侧腋后线范围内，寻找疾病反应点。反应点多为棕色、灰白色、暗灰色等，按之不褪色小米粒大小的丘疹。此法适用于颈部多发性疖肿。② 区域挑治：在腰椎两侧旁开1～1.5寸的纵线上任选一点挑治,尤其在第三腰椎到第二腰椎之间旁开1～1.5寸的纵线上,挑治效果更好。此法适用于内痔出血、肛裂、脱肛、肛门瘙痒等。③ 截根疗法:取大椎下四横指处,在此处上下左右1 cm范围内寻找反应点或敏感点。治疗时,让患者反坐在靠椅上,两手扶于靠背架,暴露背部。体弱患者可采用俯卧位,防止虚脱。挑治前局部常规消毒,用小号三棱针刺入皮下至浅筋膜层,挑断黄白色纤维数根,挑毕,以消毒纱布敷盖。一次不愈,可于2～3周后再行挑治,部位可以另选。

(3) 注意事项:注意无菌操作,挑治后一般3～5日内禁止洗澡,防止感染,挑治后当日应注意休息,不吃刺激食物。恰当选择好适应病证,孕妇和严重心脏病、出血性疾病及身体过度虚弱者禁用。

5. 挂线法 指采用普通丝线,或药制丝线,或纸裹药线,或橡皮筋线等来挂断瘘管或窦道的一种治疗方法。其机制是利用挂线的紧箍作用,促使气血阻绝,肌肉坏死,最终达到切开的目的。挂线又能起到引流作用,分泌物和坏死组织液随挂线引流排出,从而保证引流通畅,防止发生感染。

(1) 适应证:凡疮疡溃后,脓水不净,虽经内服、外敷等治疗无效而形成瘘管或窦道者;或疮口过深,或生于血络丛处,而不宜采用切开手术者,均可使用。

(2) 用法:先用球头银丝自甲孔探入管道,使银丝从乙孔穿出(如没有乙孔的,可在局麻下用硬性探针顶穿,引出银丝),然后用丝线做成双套结,将橡皮筋线一根结扎在自乙孔穿出的银丝球头部,再由乙孔退回管道,从甲孔抽出。这样,橡皮筋线与丝线贯穿瘘管管道两口。此时将扎在球头上的丝线与橡皮筋线剪开(丝线暂时保留在管道内,以备橡皮筋线在结扎断开时,用以另引橡皮筋线作更换之用),再在橡皮筋线下先垫两根丝线,然后收紧橡皮筋线,打一个单结,再将所垫的两根丝线,各自分别在橡皮筋线打结处予以结缚固定,最后抽出管道内保留的丝线。

上面介绍的是橡皮筋线挂线法,如采用普通丝线或纸裹药线挂线法,则在挂线以后,须每隔2～3日解开线结,收紧1次。橡皮筋线因有弹性,一般一次扎紧后即可自动收紧切开,故目前多采用橡皮筋线挂线法。

(3) 注意事项:如果瘘管管道较长,发现挂线松弛时,必须将线收紧;在探查管道时,要轻巧、细致,避免形成假道。

6. 结扎法 又称缠扎法,是将线缠扎于病变部位与正常皮肉分界处,通过结扎,促使病变部位经络阻塞、气血不通,结扎远端的病变组织失去营养而致逐渐坏死脱落,从而达到治疗目的的一种方法。对较大脉络断裂而引起活动性出血,亦可利用此法结扎血管,制止出血。

(1) 适应证:适用于瘤、赘疣、痔、脱疽等病,以及脉络断裂引起的出血之症。

(2) 用法:凡头大蒂小的赘疣、痔核等,可在根部以双套结扣住扎紧;凡头小蒂大的痔核,可以缝针贯穿它的根部,再用"8"字式结扎法,或"回"字式结扎法两线交叉扎紧;如截除脱疽坏死的趾、指,可在其上端预先用丝线缠绕10余圈,渐渐紧扎;如脉络断裂,可先找到断裂的络头,再用缝针引线贯穿出血底部,然后系紧打结。结扎所使用线的种类有普通丝线、药制丝线、纸裹药线等,目前多采用较粗的普通丝线或医用缝合线。

(3) 注意事项:如内痔用缝针穿线,不可穿过患处的肌层,以免化脓;结扎线应扎紧,否则不能达到完全脱落的目的;扎线未脱,应俟其自然脱落,不要硬拉,以防出血。

7. 拖线法 指以粗丝线或纱条贯穿于瘘管、窦道中,通过拖拉引流,排净脓腐,以治疗瘘管、窦道的方法。具有组织损伤少、痛苦小、疗程短、愈合后外形改变少等优点。

(1) 适应证:适用于体表化脓性疾病或外科手术后残留窦道或瘘管。

(2) 用法：以 4~6 股 7 号或 10 号医用丝线或纱带引置于管道中，丝线两端要迂折于管道外打结，以防脱落，但丝线或纱带圈不必收紧，以便每日来回拖拉。每日换药时，用提脓祛腐药物掺于丝线上，来回拖拉后将药物置于管腔内，使管道中脓腐坏死组织得以排出。待脓腐排净后，拆除拖线，外用棉垫加压固定，促进管腔粘合痊愈。拖线一般保留 2~3 周，肛门部瘘管在 10~14 日，乳房部瘘管拖线时间可稍长一些。

(3) 注意事项：在具体操作时，所用拖线可视管腔的大小、深浅及坏死组织的多少等，采用丝线或纱带；拖线切口，应注意低位引流和使拖线贯穿整个脓腔、窦道或瘘管；剪除拖线不宜过早或过晚，等到管壁化脱，坏死组织和分泌物引流干净通畅，新生肉芽开始显露，即可剪除拖线。此外，在每日换药时，须用生理盐水或呋喃西林溶液清洁创口及拖线周围的脓腐，防止脓腐干结而影响引流的通畅。提脓祛腐药应仔细地掺于丝线上，然后将丝线轻轻地来回拖拉，使药粉均匀地引置于管道内。拖线拆除后，必须配合垫棉压迫法，压迫整个管道空腔，并用阔绷带扎紧，可使管腔粘连愈合。窦道瘘管收口后，仍应继续垫棉加压一段时期，以巩固疗效。但是对于有多层较大脓腔的窦道瘘管，仍需以切开扩创为主，拖线法则为辅助手段。

8. **小针刀法** 指运用特制的小针刀分离陈旧性粘连以治疗关节及周围部位疾病，有其独特疗效的一种方法。具体操作及注意事项请参考小针刀疗法专著。

三、其他疗法

其他疗法有引流法、垫棉法、药筒拔法、针灸法、熏法、熨法、热烘法、溻渍法、冷冻法和激光法等。

1. **引流法** 指在脓肿切开或自行溃破后，运用药线、导管或扩创等使脓液畅流，腐脱新生，防止毒邪扩散，促使溃疡早日愈合的一种治疗方法。包括药线引流、导管引流和扩创引流等。

(1) 药线引流：药线俗称纸捻或药捻，大多采用桑皮纸，也可应用丝绵纸或拷贝纸等。按临床实际需要，将纸裁成宽窄长短适度，搓成大小长短不同线形药线备用。药线的类别有外粘药物及内裹药物两类，目前临床上大多应用外粘药物的药线。它是借着药物及物理作用，插入溃疡疮孔中，使脓水外流；同时利用药线之线形，能使坏死组织附着于药线而使之外出；此外，尚能探查脓肿的深浅，以及有否死骨的存在。探查有否死骨也是利用药线绞形之螺纹，如触及粗糙骨质者，则说明疮疡已损骨无疑。采用药线引流和探查，具有方便、痛苦少、患者能自行更换等优点。目前将捻制成的药线，经过高压蒸气消毒后应用，使之无菌而更臻完善。

1) 适应证：适用于溃疡疮口过小、脓水不易排出者；或已成瘘管、窦道者。

2) 用法：常用的有外粘药物法和内裹药物法。

外粘药物法：分有两种：一种是将搓成的纸线，临用时放在油中或水中润湿，蘸药插入疮口；另一种是预先用白及汁与药和匀，黏附在纸线上，候干存储，随时取用。目前大多采用前法。外粘药物，多用含有升丹成分的方剂或黑虎丹等，因有提脓祛腐的作用，故适用于溃疡疮口过深过小、脓水不易排出者。

内裹药物法：是将药物预先放在纸内，裹好搓成线状备用。内裹药物，多用白降丹、枯痔散等，因其具有腐蚀化管的作用，故适用于溃疡已成瘘管或窦道者。

3) 注意事项：药线插入疮口中，应留出一小部分在疮口之外，并应将留出的药线末端向疮口侧方或下方折放，再以膏药或油膏盖贴固定。如脓水已尽，流出淡黄色黏稠液体时，即使脓腔尚深，也不可再插药线，否则影响收口的时间。

(2) 导管引流：古代导管用铜制成，长约 10 cm，粗约 0.3 cm，中空，一端平面光滑，一端呈斜尖式，在斜尖下方之两侧，各有一孔（以备脓腐阻塞导管腔头部后，仍能起引流的作用），即为导管的形状，消毒备用。这种导管引流较之药线引流，更易使脓液流出，从而达到脓毒外泄的目的。

1) 适应证：适用于附骨疽、流痰、流注等脓腔较深、脓液不易畅流者。

2) 用法：将消毒的导管轻轻插入疮口，达到底部后，再稍退出一些即可。当管腔中已有脓液排出时，即用橡皮膏固定导管，外盖厚层纱布，放置数日（纱布可每日更换），当脓液减少后，改用药线引流。导管另一种用法：当脓腔位于肌肉深部，切开后脓液不易畅流，将导管插入，引流脓液外出，待脓稍少后，即拔去导管，再用药线引流。导管引流，目前在体表脓肿已很少采用，大多应用于腹腔手术后，且导管均改用塑胶管或橡皮管（导尿管）以替代铜制导管。

3) 注意事项：导管的放置应放在疮口较低的一端，以使脓液畅流。导管必须固定，以防滑脱或落入疮口内。管腔如被腐肉阻塞，可松动引流管或轻轻冲洗，以保持引流通畅。铜制导管易引起疼痛或碰伤出血，目前已普遍采用橡皮管代替铜管引流。

(3) 扩创引流：是应用手术的方法来进行引流。大多用于脓肿溃破后有袋脓现象，经其他引流、垫棉法等无效的情况。

1) 适应证：适用于痈、有头疽溃后有袋脓者，瘰疬溃后形成空腔或脂瘤染毒化脓等。

2) 用法：在消毒局麻下，对脓腔范围较小者，只需用手术刀将疮口上下延伸即可；如脓腔范围较大者，则用剪刀做"十"字形扩创。瘰疬之溃疡，除扩创外，并须将空腔之皮修剪，剪后使疮面全部暴露；有头疽溃疡的袋脓，除做"十"字形扩创外，切忌将空腔之皮剪去，以免愈合后形成较大的瘢痕，影响活动功能；脂瘤染毒化脓的扩创，做"十"字形切开后，将疮面两侧皮肤稍作修剪，便于棉花嵌塞，并用刮匙将渣样物质及囊壁一并刮清。

3) 注意事项：扩创后，须用消毒棉花按疮口大小，蘸八二丹或七三丹嵌塞疮口以祛腐，并加压固定，以防止出血，以后可按溃疡处理。

2. **垫棉法** 指用棉花或纱布折叠成块以衬垫疮部的一种辅助治疗方法。它是借着加压的力量，使溃疡的脓液不致下坠而潴留，或使过大的溃疡空腔皮肤与新肉得以粘合而达到愈合的目的。

1) 适应证：适用于溃疡脓出不畅有袋脓者；或疮孔窦道形成脓水不易排尽者；或溃疡脓腐已尽，新肉已生，但皮肉一时不能粘合者。

2) 用法：袋脓者，使用时将棉花或纱布垫衬在疮口下方空隙处，并用宽绷带加压固定；对窦道深而脓水不易排尽者，用棉垫压迫整个窦道空腔，并用绷带扎紧；溃疡空腔的皮肤与新肉一时不能粘者，使用时可将棉垫按空腔的范围稍为放大，满垫在疮口之上，再用阔绷带绑紧。至于腋部、腘窝部的疮疡，最易形成袋脓或形成空腔，影响疮口愈合或虽愈合而易复溃，故应早日使用垫棉法。具体应用时，需根据不同部位，在垫棉后采用不同的绷带予以加压固定，如项部用四头带，腹壁多用多头带，会阴部用丁字带，腋部、腘窝部用三角巾包扎，小范围的用宽橡皮膏加压固定。

3) 注意事项：① 在急性炎症红肿热痛尚未消退时不可应用，否则有促使炎症扩散之弊。② 所用棉垫必须比脓腔或窦道稍大。③ 用于粘合皮肉，一般 5~7 日更换 1 次，用于袋脓，可 2~3 日更换 1 次。④ 应用本法，未能获得预期效果时，则宜采取扩创引流手术。⑤ 应用本法期间，若出现发热、局部疼痛加重者，则应立即终止使用，采取相应的措施。

3. **药筒拔法** 指采用一定的药物与竹筒若干个同煎，乘热迅速扣于疮上，借助药筒吸取脓液毒水的一种治疗方法。具有宣通气血、拔毒泄热的作用，从而达到脓毒自出、毒尽疮愈的目的。

(1) 适应证：适用于有头疽坚硬散漫不收，脓毒不得外出；或脓疡已溃，疮口狭小，脓稠难出，有袋脓者;或毒蛇咬伤、虫咬皮炎、蜂蜇伤,肿势迅速蔓延、毒水不出者;或反复发作的流火等,流火可配合梅花针叩刺。

(2) 用法:先用鲜菖蒲、羌活、紫苏、蕲艾、白芷、甘草各15 g,连须葱60 g,以清水10碗煎数十滚备用;次用鲜嫩竹数段,每段长约10 cm,径口约4 cm,一头留节,刮去青皮留白,厚约0.3 cm,靠节钻一小孔,以杉木条塞紧,放前药水内煮数十滚(药筒浮起用物压住),如疮口小可用拔火罐筒。将药水锅放在病床前,取筒倒去药水,乘热急对疮口合上,按紧,自然吸住,待片刻药筒已凉(5～10 min),拔去杉木塞,其筒自落。视其需要和病体强弱,每日可拔1～2筒或3～5筒。如其坚肿不消,或肿势继续扩散,脓毒依然不能外出者,翌日可以再次吸拔,如此连用数日。如应用于丹毒,患部消毒后,先用砭镰法放血,再用药筒拔吸,待拔吸处血液自然凝固后,用纱布包扎,常应用于复发性丹毒已形成象皮腿者。目前因操作不便,多以拔火罐方法代替。

(3) 注意事项:必须验其筒内拔出的脓血,若红黄稠厚者预后较好;纯是败浆稀水,气秽黑绿者预后较差。此外,操作时须避开大血管,以免出血不止。注意扣上竹筒时温度不宜过高以免烫伤。凡吸出脓血的竹筒应当立即消毒,及时销毁。关节处、肌肉薄嫩处不宜使用。

4. 针灸法 包括针法与灸法,两者各有其适应证。在外科方面,古代多采用灸法,但近年来针法较灸法应用广泛,很多疾病均可配合针刺治疗而提高临床疗效。灸法是用药物在患处燃烧,借着药力、火力的温暖作用,可以温阳祛寒、活血散瘀、疏通经络、拔引蓄毒。如此肿疡未成者易于消散,既成者易于溃脓,既溃者易于生肌收口。

(1) 适应证:针刺适用于瘰疬、乳痈、乳癖、痤疮、湿疮、瘾疹、蛇串疮、脱疽、内痔术后疼痛、排尿困难等。灸法适用于肿疡初起坚肿,特别是阴寒毒邪凝滞筋骨,而正气虚弱,难以起发,不能托毒外达者;或溃疡久不愈合,脓水稀薄,肌肉僵化,新肉生长迟缓者。

(2) 用法:针刺的用法,一般采取病变远离部位取穴,手法大多应用泻法,不同疾病取穴各异。灸的方法虽多,但主要有两类,一种是明灸,单纯用艾绒做艾炷置皮肤施灸,此法因有灼痛,并容易引起皮肤发生水疱,故比较少用;另一种是隔灸,捣药成饼,或切药成片(如豆豉、附子等做饼,或姜、蒜等切片),上置艾炷,于疮上灸之。此外,还有用艾绒配伍其他药物,做成药条,隔纸燃灸,称雷火神针。豆豉饼灸,隔姜、蒜灸等,适用于疮疡初起毒邪壅滞之证或扁平疣,取其辛香之气,行气散邪;附子饼灸适用于气血俱虚、风邪寒湿凝滞筋骨之证,取其温经散寒、调气行血;雷火神针适用于风寒湿邪侵袭经络痹痛之证,取其香窜经络,祛风除湿。至于灸炷的大小、壮数的多少,须视疮形的大小及疮口的深浅而定,总之务必使药力达到病所,以痛者灸至不痛、不痛者灸至觉痛为止。

(3) 注意事项:凡针刺一般不宜直接刺于病变部位。疔疮等实热阳证,不宜灸之,以免以火济火;头面为诸阳之会,颈项接近咽喉,灸之恐毒邪入里;手指等皮肉较薄之处,灸之更增疼痛。此外,在针灸的同时,根据病情应与内治、外治等法共同施治。

5. 熏法 指把药物燃烧后,取其烟气上熏,借着药力与热力的作用,使腠理疏通、气血流畅而达到治疗目的的一种治疗方法。包括神灯照法、桑柴火烘法、烟熏法等。

(1) 适应证:肿疡、溃疡均可应用。

(2) 用法:神灯照法功能活血消肿、解毒止痛,适用于痈疽轻症,未成脓者自消,已成脓者自溃,不腐者即腐;桑柴火烘法功能助阳通络、消肿散坚、化腐生肌、止痛,适用于疮疡坚而不溃、溃而不腐、新肉不生、疼痛不止之症;烟熏法功能杀虫止痒,适用于干燥而无渗液的各种顽固性皮肤病。

(3) 注意事项:随时听取患者对治疗部位热感程度的反映,不得引起皮肤灼伤。室内烟雾弥漫时,要适当流通空气。急性皮肤病禁用本法。

6. 熨法 指把药物加酒、醋炒热,布包熨摩患处,使腠理疏通而达到治疗目的的一种方法。目前常因药物的炒煮不便,而较少应用,但临床上单纯热敷还在普遍使用。

(1) 适应证:适用于风寒湿痰凝滞筋骨肌肉等证,皮痹和乳痈的初起或回乳。

(2) 用法:熨风散药末,取赤皮葱连须250 g,捣烂后与药末和匀,醋拌炒热,布包熨患处,稍冷即换,有温经祛寒、散风止痛之功,适用于附骨疽、流痰、皮痹皮色不变、筋骨酸痛;青盐适量,炒热布包熨患处,每日1次,每次20 min,治腰肌劳损;又如取皮硝200 g,置布袋中,覆于乳房部,再把热水袋置于布袋上待其溶化吸收,有消肿回乳之功,适用于乳痈初起或哺乳期的回乳。

(3) 注意事项:同熏法,一般阳证肿疡慎用。急性皮肤病禁用本法。

7. 热烘法 指在病变部位涂药后,再加热烘,通过热力的作用,使局部气血流畅,腠理开疏,药物渗入,从而达到活血祛风以减轻或消除痒感、活血化瘀以消除皮肤肥厚等治疗目的的一种方法。

(1) 适应证:适用于鹅掌风、慢性湿疮、牛皮癣等皮肤干燥、瘙痒之症。

(2) 用法:依据病情,选择相适应的药膏,如鹅掌风用疯油膏,慢性湿疮用青黛膏,牛皮癣用疯油膏等。操作时先将药膏涂于患部,须均匀极薄,然后用电吹风烘(或火烘)患部,每日1次,每次20 min,烘后即可将所涂药膏擦去。

(3) 注意事项:同熏法,但一切急性皮肤病禁用。

8. 溻渍法 "溻"是将饱含药液的纱布或棉絮湿敷患处,"渍"是将患处浸泡在药液中。溻渍法是通过湿敷、淋洗、浸泡对患处的物理作用,以及不同药物对患部的药效作用,而达到治疗目的的一种方法。近年来,溻渍法除了治疗疾病外,在用途上有了新的发展,如电子药浴治疗、药浴美容、浸足保健等。

(1) 适应证:阳证疮疡初起,溃后;半阴半阳证及阴证疮疡;皮肤病、美容、保健等。

(2) 用法:常用方法有溻法和浸渍法。

1) 溻法:用6~8层纱布浸透药液,轻拧至不滴水,湿敷患处。① 冷溻:待药液凉后湿敷患处,30 min更换1次。适用于阳证疮疡初起,溃后脓水较多者。② 热溻:药液煎成后,趁热湿敷患处,稍凉即换,适用于脓液较少的阳证溃疡,半阴半阳证和阴证疮疡。③ 罨敷:在冷或热溻的同时,外用油纸或塑料薄膜包扎,可减缓药液挥发,延长药效。

2) 浸渍法:包括淋洗、冲洗、浸泡等。① 淋洗:多用于溃疡脓水较多,发生在躯干部者。② 冲洗:适用于腔隙间感染,如窦道、瘘管等。③ 浸泡:适用于疮疡生于手、足部及会阴部患者,亦可用于皮肤病全身性沐浴,以及药浴美容、浸足保健等。

用2%~10%黄柏溶液或二黄煎冷溻,有清热解毒的作用,适用于疮疡热毒炽盛,皮肤焮红或糜烂,或溃疡脓水较多,疮口难敛者,急性湿疮渗液多、伴糜烂面者;葱归溻肿汤热溻,有疏导腠理、调通血脉的作用,适用于痈疽初肿之时;苦参汤祛风除湿、杀虫止痒,可洗涤尖锐湿疣、白疕等;五倍子汤有消肿止痛、收敛止血的作用,煎汤坐浴,适用于内、外痔肿痛及脱肛等;鹅掌风浸泡方有疏通气血、杀虫止痒的作用,加醋同煎,待温,每日浸泡1~2 h,连续7日,适用于鹅掌风;香樟木有调和营卫、祛风止痒之功,煎汤沐浴,适用于瘾疹;桑皮柏叶汤沐头,能润泽头发、增添光泽,治发鬓枯黄;鲜芦荟汁、鲜柠檬汁敷面,可润肌白面、美容除皱;热水浸浴全身或浸足可发汗排毒,疏通经络,行气活血,保健防病。若配合按摩穴位,效果更佳。

(3) 注意事项:用溻法时,药液应新鲜,溻敷范围应稍大于疮面。热溻、罨敷的温度宜在45~60℃。淋洗、冲洗时,用过的药液不可再用。局部浸泡一般每日1~2次,每次15~30 min。全身药浴可每日1次,每次30~60 min,冬季应保暖,夏季宜避风凉。急性皮肤病禁用热溻,用后可加重病情。

9. 冷冻法 指利用各种不同等级的低温作用于患病部位,使之冰寒凝集,气血阻滞,病变组织失去气血濡养而发生坏死脱落的一种治疗方法,还有使肥厚皮损变薄、缓解瘙痒之效。

(1) 适应证:适用于瘤、赘疣、痔核、痣、早期皮肤癌、牛皮癣、湿疮皮损肥厚者等。

(2) 用法:目前最常用的制冷剂为液氮。液氮制冷温度低,可达-196℃。应用时,根据病变组织的不同情况,可选择不同的操作方法。

1) 棉签法:将液氮从杜瓦瓶中导出,盛于小保温杯中,用棉签蘸液氮直接涂点患部,使患部皮肤变白为止。此法仅适用于小的浅表病变。

2) 喷射冷冻法:此法是借助液氮在治疗器中蒸发所产生的压力,迫使液氮从喷嘴直接喷射于患部进行冷冻。可用于浅表而面积稍大、表面不平的病变。

3) 冷冻头接触法:亦称封式治疗。液氮经导管由内喷于冷冻头上,使之冷冻,然后将冷冻头放置于患部进行冷冻。此种方法,可持续较长时间,并可在治疗中施加压力,适用于部位较深的病变。外阴、眼睑处牛皮癣以液氮轻扫皮损处即可,避免起疱,预防感染。

4) 冷冻刀接触法:此法是将冷冻刀浸入盛有液氮的广口保温瓶中预冷,1~3 min后取出,即可治疗。冷冻刀接触法使组织降温速度比封式治疗要快,且在一般室温7~8 min后,其低温仍保持在-60℃左右。此法适合于多种病变的治疗。

(3) 注意事项:冷冻疗法使用后,有疼痛、水肿、水疱、出血或瘾疹发生,应做好相应的预防和处理。亦有患者可能出现色素脱失或色素沉着,一般需经数月可自行消退。

10. 激光法 受激辐射光称为激光,目前已有多种激光应用于治疗,如二氧化碳激光、氩离子激光、氦氖激光、掺钕钇铝石榴石激光、蓝宝石激光等,常用的有二氧化碳激光和氦氖激光。二氧化碳激光辐射的波长为10 600 nm,输出功率由数瓦到数十瓦。组织对二氧化碳激光的吸收无选择性,二氧化碳激光在组织中的传播距离很短,仅约0.2 mm,其能量几乎全部为靶组织吸收,对靶区以外相邻组织损伤亦很少,常用于病变组织的烧灼,聚焦后用于切割。氦氖激光波长为632.8 nm的红光,其输出功率很小,最大达50 mW,故在医疗上只用于低功率照射。此种激光对组织有较深的穿透性,能引起深部组织的扩张,血流加快。它虽然没有直接杀死细菌的作用,但可加强机体细胞免疫功能,因而对人体组织有消炎、止痛、收敛、止痒、消肿的作用,并能促进肉芽组织生长,加速溃疡愈合。

(1) 适应证:二氧化碳激光适用于瘤、赘疣、痔核、痣、部分皮肤良、恶性疾病等。氦氖激光适用于疮疡初起及僵块、溃疡久不愈合、皮肤瘙痒症、蛇串疮后遗疼痛症、油风等。

(2) 用法:分弱激光治疗和中、强功率激光治疗。

1) 弱激光治疗:二氧化碳激光原光束经散焦后照射到病灶部位,患者有热感,照射时间视激光功率而定,一般控制在十几分钟之内。氦氖激光穴位照射,一般每穴5 min,病变局部照射一般每次10 min。

2) 中、强功率激光治疗:常规消毒,以2%利多卡因做浸润麻醉,麻药应尽量注入病变基底部,若直接注入病灶,使病灶内水分增加,影响烧灼及汽化效果。再根据病情采用清扫法、切割法或凝固照射等。

清扫法:一般用于没有突出皮肤表面的病变,如痣等。从表层开始,逐层向深部扫描照射,将病变烧灼干净,见到健康组织为止。

切割法:用于突出皮肤表层的病变,如赘疣、痔核、瘤等。切割时,将镊子夹住并提起病变部位,切割之。然后适当调低功率清除残余病变组织。

凝固照射：以中功率激光照射病变组织,可使其变白、凝固、变性,从而破坏病变组织。

(3) 注意事项：创面浅而小的患者,治疗后没有明显渗出及红肿反应,可以不需处理,但要保持创面干净。创面较大,超过 $1\ cm^2$,或创面有渗液者,应使用无菌敷料包扎,并酌情用散焦二氧化碳激光或氦氖激光照射,可预防感染,加速创面愈合。

第三节 调 护 原 则

护理是临床医疗不可缺少的重要环节。任何疾病在治疗和休养期间,注意患者的生活、精神、心理、饮食、起居与周围环境的调摄护理是非常重要的,对于疾病的早日康复有着十分重要的意义。明代《外科正宗·调理须知》说："凡人无病时,不善调理而致生百病,况既病之后,若不加调摄而病岂能得愈乎。"在《刘涓子鬼遗方·将息法》《外科精义·论将护忌慎法》等古代文献中,对外科患者的疗养环境、身心调养、饮食宜忌等均有比较具体的阐述。

一、一般护理

(一) 基本要求

1. **病室宜卫生** 病室是患者接受治疗和休养的地方,合乎卫生要求的病室应是清洁整齐,空气新鲜,光线充足,冷暖适宜。《外科精要·饮食居处戒忌篇》云："卧室宜洁净馨香。"《外科正宗·杂忌须知》亦云："先要扫洒患房洁净,冬必温帏,夏宜凉帐,庶防苍蝇、螟蚣之属侵之。"外科患者在接受检查、治疗及护理时,常常需要暴露病变部位。因此,在保证室内光线明亮充足的前提下,室内温度应冷暖适宜,尤其是体虚易汗者,容易汗出当风,复感外邪。另外,患者的各种排泄物及病理产物,如呕吐物、大小便、汗液、痰液、脓、血等,常致室内空气浑浊不爽,臭秽难闻。故不但应经常清扫,还须适时打开门窗使空气流通。

2. **环境宜安静** 怡静舒适的室内外环境,对外科疾病的治疗和康复有密切关系。在病重期间,患者每因病痛折磨或感到病情严重而烦躁、惊恐。疾病迁延期,又因病情缠绵难愈对治疗缺乏信心而会焦虑不安。舒适的内外环境对调治患者身心,增强抗病意识,对疾病的治疗和恢复有直接关系。《刘涓子鬼遗方·将息法》中说："凡人患痈疽发背至危甚者,因出脓毒气多虚,易于惊悸,须于清静室中将息调理。不得涉及家务,不得喧啼,又瓮器钢铁之声,驴鸣马嘶,猫犬叫吠等项,皆须防之。"《外科精义·论将护忌慎法》也指出："于患人左右,止息烦杂,切忌打触器物,诸恶声音,争辩是非。"因此,创造一个好的环境,给患者一个好的心情,是临床医疗与护理中一项非常重要的内容。

(二) 特殊要求

有些外科疾病,除对室内外环境的一般要求外,还有一些相应的特殊要求。如破伤风患者应注意避光、避声及触摸等任何各种外界因素的刺激,室内光线应偏暗,且要杜绝噪声,尽量减少室内走动及对患者的触摸。因为任何轻微的外来刺激均可诱发其抽搐、痉挛的强烈发作而加重病情,甚可引起呼吸困难而窒息。狂犬病患者害怕水的声音,故应避免接触水和听到水声,以免诱发或加重其吞咽肌的痉挛而致呼吸困难。对于严重烧伤患者,应有防寒保暖,明亮整洁的专门病室,室内空气应定时用紫外线照射或其他方法消毒,并严格控制家属探视及禁止患者间往来,以免外来感染及减少医源性交叉感染。

二、身心护理

精神因素不仅是多种外科疾病重要的致病因素之一,而且患者一般都抱有不同的心理反应,影响着疾病的疗效和预后。精神因素和治疗效果,两者有双向的因果关系。因此,心理康复在所有护理工作中有显著和关键性的作用,故而得到了人们越来越多的重视。由于患者来自各方,病情轻重不同,对患者的身心护理则应如《理虚元鉴·知节》所云:"樽节其精神,故须各就性情,所失以为治。"掌握患者不同的思想动态,便于有针对性地进行精神护理。如疔疮走黄、毒蛇咬伤和手术前的患者,常因意识到病情严重或害怕开刀而紧张恐惧。重度或大面积烧伤、骨痨、脱疽、晚期岩肿等患者,担忧可能毁容、伤残或治疗无望而情绪低沉消极,悲观失望。对一些慢性疾病或轻症小恙,如慢性骨髓炎、面部痤疮、疖肿等,前者因病期冗长,患者情绪急躁或失去信心,后者则麻痹轻视忽视诊治。因此要因人而异,做好患者的精神护理。对病情严重者,要消除其恐惧紧张心理,配合医疗,增强战胜疾病的信念。对慢性或轻浅病证,既要帮助患者克服急躁情绪,又不掉以轻心,麻痹轻视。同时还须经常关心和照顾患者的日常起居,尤其对那些年老、病重、残疾、孤寡者,更应注意帮助解决生活中的实际困难,让患者感受到生活在一个充满亲切友好、温暖和谐的环境之中,以利于疾病的诊治和康复。

三、饮食护理

饮食护理是对患者的饮食进行正确调理,达到配合治疗促进康复的方法。《素问·脏气法时论》说:"毒药攻邪,五谷为养,五果为助,五畜为益,五菜为充,气味合而服之,以补益精气。"说明药物攻邪与食物补养两者之间的密切关系。唐《备急千金要方·卷二十六·食治》指出:"人之所依者,形也;乱于和气者,病也;理于烦毒者,药也;济命扶危者,医也。安身之本,必资于食,救疾之速,必凭于药,不知食宜者,不足以存生也,不明药忌者,不能以除病也……是故食能排邪而安脏腑,悦神爽志,以资血气。若能用食平病,释情遣疾者,可谓良工长年饵老之奇法,极养生之术也。夫为医者,当须先洞晓病源,知其所犯,以食治之,食疗不愈,然后命药。"《外科证治全书·饮食宜忌论》亦云:"古人治病,虽赖乎药,亦资于饵,药之所忌,关乎人之死生;饵之宜忌,涉于病之轻重。"有些食物能以食代药,有直接的治疗作用,有些食物则能协同药物起到滋补强身和防病治病的作用。如冬瓜、赤小豆能利水消肿,可用于前列腺炎、下肢丹毒等疾病的治疗。酒能温经通络,对痹证有辅助治疗作用等。还有一些食物可以导致疾病的发生,如虾、蟹、海味等,常是瘾疹、白疕等皮肤疾病的诱发及加重因素,成为"发物"而应忌食。有些食物能影响药性而降低药效,如萝卜能减弱人参、怀山药等补气药的功能,故不能同食。因此,根据不同疾病,正确地调理患者饮食有重要意义。

(一) 饮食护理的基本要求

1. **饮食卫生是饮食护理的前提** 饮食卫生是指除饮食须清洁外,还须包括食有定时、饥饱适度、冷热相宜、食不偏嗜等诸方面。因为饮食不慎是外科疾病发生的重要原因。首先,要求食物须新鲜、洁净,不食隔夜、腐败酸馊食物,以免"秽饭、馁肉、臭鱼,食之皆伤人"(《金匮要略·禽兽鱼虫禁忌并治第二十四》)。对饮食用具也须清洁卫生,杜绝病从口入。其次,进食宜节制,应适时、定量,避免过饥过饱或过食生冷,或有偏嗜。过于饥饱或过食生冷,常是外科急腹症如肠痈、肠结和胆、胰疾病发病的重要诱因。偏嗜炙煿甘肥,脾胃积热,外可腐毒肌肤,易患痈、疽、疔、疖,内可熏蒸肝胆而发胁痛、黄疸等。此外,食后漱口,注意口腔清洁等都是饮食卫生、防病治病的良好措施。

2. 调理脾胃是饮食护理的关键 饮食调理能否达到治疗疾病、补养身体的目的,很大程度上取决于其脾胃功能的强弱。因为无论食养、食疗,皆须经过脾胃运化而发挥其作用,因此,调理饮食必须注重脾胃运化功能。除上述要求饮食宜新鲜洁净、饥饱有度、冷热相宜外,根据脾胃功能强弱来进行饮食调理是饮食护理的关键。脾胃功能尚健,可根据病情的需要适当增加饮食营养,为治疗及康复创造条件。脾胃功能较差时,饮食尤当注意。如痈疽疔疮等疾病在急性发作期,由于热毒炽盛,壅遏中焦,或大病初愈胃气已伤,脾胃功能未复,此时饮食调理须顾护脾胃,先予清淡或平补饮食,以免增加脾胃负担,待脾胃功能渐复时方可厚味调养。故不同病情都需要顾及脾胃功能,若概以厚味补益食品,虚者精微难化,有损脾胃,其病难复;实者阻碍中土,邪毒不化,易生变证。

(二) 外科疾病的饮食宜忌

由于饮食因素对外科疾病的发生、发展、变化起着重要作用,因此,饮食宜忌是外科护理的重要内容之一。相宜饮食能强身治病,后世谓之"食养"或"食疗";不相宜饮食则可加重病情,俗称"忌口"。外科临床应根据疾病不同性质和不同阶段调理饮食,注意饮食与药物及食物之间的相互配伍,并结合患者体质、年龄和地域习俗等多种因素,合理运用外科饮食宜忌。

1. 疾病性质与饮食宜忌 食物与药物一样,有寒热温凉之性及辛酸甘苦咸之味。病有阴阳表里及寒热虚实之别,饮食性味必须与疾病性质相适应,才能起到养身治病的功效。反之,则会使病情加重延缓康复。《素问·热论》说:"病热少愈,食肉则复,多食则遗,此其禁也。"饮食宜忌的一般原则是:寒证宜温热饮食,忌食寒凉生冷;热证宜寒凉性平饮食,忌温燥辛辣炙煿。虚证宜给补益饮食,忌耗气伤津和黏腻难以消化的食物。阳虚者宜温补,慎寒凉。阴虚者需清补,忌温热。实证宜予祛邪饮食,因病所宜,忌用补益。在具体实施中,不同疾病尚有不同要求。痈、疽、疔、疖等阳证疮疡,宜进清凉解毒食品,如绿豆、冬瓜、番茄、黄瓜、丝瓜等,慎食膏粱厚味煎炒炙煿之品,以免助热生火加重病情。脱疽等阴证疮疡可进温热之品,如生姜、羊肉等,慎食生冷瓜果,以免损伤脾胃。白疕、瘾疹、牛皮癣、湿疮等皮肤诸疾,宜进清淡素食,忌鱼腥海鲜发物,如虾、蟹、海鱼、海味(干贝、淡菜)、公鸡、鹅肉、苔菜、笋、豆芽、韭菜、葱、蒜、姜、胡椒、芫荽等,以免诱发或加重病情。肛裂、痔瘘等肛肠疾病,每与温热燥邪有关,姜、葱、韭、蒜、辣椒、花椒及醇酒等辛辣助火食品当列禁忌,以免引起大便干燥、便血、疼痛等,使病情加重。乳房疾病则根据不同病情选用不同食物,如行气的薤白,通乳的莴苣、猪蹄等。

2. 疾病阶段与饮食类型 根据疾病的不同阶段,给予流质、半流、软食、普食等不同类型的饮食。一般在疾病急性期,尤其是一些急重病证,如有头疽、疔疮、毒蛇咬伤、破伤风、大面积烧伤、急腹症等,都有明显的局部及全身症状,如高热、腹痛、呕吐、腹泻、呕血、便血、抽搐等。此时毒气亢盛,邪壅中土,患者多不能正常饮食,或由于诊断、治疗上的需要,如一些特殊检查及术前准备等,这一阶段需要禁食或给予流质饮食,待诊断明确或病情平稳时方可给半流质饮食。疾病后期及恢复期,此时邪气虽去,正气亦虚,脾胃功能尚未恢复,需要有一短暂时期的流质或半流质饮食,逐步过渡到半流质或普食,不要因饮食不慎而导致病情反复。此外,对有些疾病尚有一些特殊的饮食要求,如有明显虚损表现和手术后恢复期患者,可给高蛋白质饮食。并须注意观察患者反应,以便酌情调整。

3. 药物与饮食宜忌 食物对药物性能有协同和拮抗作用的不同,所以在服药治疗期间,要根据药物性能来选择食物。清代章穆《调疾饮食辨·调疾饮食辨发凡》云:"病人饮食,藉以滋养胃气。宣行药力。故饮食得宜,足为药饵之助,失宜则必与药饵为仇。"有些食物与药物同食能增强治疗作用,如绿豆甘草煎服可解痈疽疮肿热毒;胡桃仁与贝母、全蝎等量制蜜丸食之可消瘰疬痰核;当归、生姜、羊肉同食可增强温补气血作用,治腹中寒疝、脱疽等阴证疮疡。此外,服药期间尚有一般的饮食原则,如服解表药不宜食生冷瓜果,服利水药不宜过食咸味食品,服补益药忌茶叶、萝卜等,这些在临床调护中均应予以注意。

4. 食物之间的配伍禁忌 在日常生活中,人们为了增强食物的效用和可食性,常常把几种不同的食物搭配应用。如赤小豆、冬瓜同食可增加利水消肿之功;蜂蜜和酒服之治疗风疮作痒;莴苣捣烂与酒同食治产后无乳;胡桃仁、细米煮粥善治石淋;狗肉与龟肉或鳖肉同食,两者一温一寒,可共奏壮阳补阴之功,善治外科疾病后期及手术后患者虚损。有些食物配伍后可产生不良反应,如蟹和柿子,两者性寒,同食有损脾胃。因此,除注意食物营养作用外,也要了解食物配伍。

在饮食宜忌中还须注意患者体质、年龄、地域、季节等不同因素的影响。阴虚体质宜予蔬菜、豆类及清淡润燥食品,而少食厚味鱼腥辛辣等助火生热之品;阳虚体质宜食禽蛋肉类温补食品,慎食生冷瓜果之品。地处高原寒冷者,多食助火辛辣食品而少食寒凉食物;地处低洼温暖潮湿者,宜多食清淡食品,少食辛辣厚味、炙煿之品。夏季暑热多汗宜以清凉饮食,冬季寒冷应多食辛热食物。不同年龄,饮食要求也应有所差别,尤其老幼体弱患者,因脾胃功能薄弱,应予寒温适宜、清淡易消化食品等,以利于康复。

下篇

各论

第六章 疮　疡

导学

疮疡发病与火毒、热毒关系最为密切，治疗以清热解毒为常用治法，内治、外治并举，并根据疮疡转化过程的初、中、后三个不同阶段而辨证施治。

本章的学习要求：

掌握：阴阳两类不同性质的疮疡在病因病机、辨证论治上的异同；暑疖、疖病、颜面部疔疮、手足部疔疮、红丝疔、一般痈、痰毒、发证、有头疽、附骨疽、流注、丹毒、走黄、内陷、瘰疬、流痰的病因病机、辨证和治疗。

熟悉：烂疔、脐痈、发颐、窦道的辨证和治疗。

了解：蝼蛄疖、疫疔、锁喉痈、足发背、手发背、褥疮的临床特点和辨证论治要点；疮疡的预防与调护。

疮疡，广义地说，泛指一切体表浅显外科疾病。《外科启玄》谓："疮疡者，乃疮之总名也……所包者广矣，虽有痈疽疔疖、瘰疬疥癣、痦毒痘疹等分，其名亦止大概而言也。"狭义地说，是指各种致病因素侵袭人体后引起的体表化脓性疾病。本章论述的是狭义疮疡。

疮疡分痈与疽两类，认为痈位居较浅，内属六腑，预后较好；疽位居较深，内联五脏，转归较差；或分为阳证、阴证及半阴半阳证。此外，按其临床特征可分为痈、疽（有头疽、无头疽）、疖、疔、发、丹毒、流注、流痰、瘰疬等，以及走黄、内陷、褥疮、窦道。

【病因病机】

疮疡的致病因素分外感（外感六淫邪毒、感受特殊之毒、外来伤害等）和内伤（情志内伤、饮食不节、房室损伤等）两大类。外邪引起的疮疡，尤以"热毒""火毒"最为常见。风、寒、暑、湿等外邪引起的疮疡，有的初起并不都具有热毒、火毒为患的红热现象，病情发展至中期才能显现，此即前人所说"五气过极，均能化热生火"。因此，外邪作用于人体，通过化火化毒的病理过程外发为疮疡，其最终表现大多为火毒，热毒之象。《医宗金鉴》概括为"痈疽原是火毒生"。内伤，尤其是五脏不调所引起的疮疡，大多由虚致病，且慢性者居多，如肾虚络空，易为风寒痰浊侵袭，而成流痰；肺肾阴亏，虚火上炎，灼津为痰，而成瘰疬等。其中，由于饮食不节、内伤脾胃导致火毒内生而引起的疮疡，虽然有时正气尚未虚衰，但较之单纯外邪侵袭所引起者严重，如消渴病合并疔、有头疽、内陷等。此即"从外感受者轻，因脏腑蕴毒而内发者重"。

以上各种致病因素侵入人体，均可引起局部和全身一系列的病理反应，且以局部为主。一般表现为局部气血凝滞、营卫不和、经络阻隔，产生肿痛症状，即为疮疡初期（肿疡期）阶段。若正能胜邪,可拒邪于外,热壅于表,使邪热不能鸱张,渐而肿势限局,疮疡消散,乃至无形;若正不胜邪,不能及时内消外解,邪毒深壅,滞而不散,久则郁而化热,热胜肉腐,血肉腐败,蒸酿为脓,导致脓肿形成,即为疮疡中期(脓疡期或成脓期)阶段。此时若人体正气不衰,治疗得当,则脓肿自溃或刀溃后,脓液畅泄,毒随脓泄,形成溃疡,腐肉渐脱,新肉生长,最后疮面愈合;或正气旺盛,聚毒出脓,可使脓肿自溃,脓毒外泄,同样使溃疡腐脱新生而愈,即为疮疡后期(溃疡期)。但有些急性疮疡,如颈痈、附骨疽、流注等,在初起时表现为皮色如常、漫肿、热、痛,除由于部分疾病尚未化热外,主要由于病位较深,邪热一时不能反映于体表,不能误认为阴证或病情轻浅。若疮疡病邪炽盛,通过经络的传导影响或侵犯脏腑,导致脏腑功能失和,则可产生一系列的全身症状,轻则发热、口渴、便秘、溲赤等;重则恶心呕吐、烦躁不安、神昏谵语、咳嗽痰血等,甚则危及生命。因此,观察有无脏腑的病理反应,也可作为判别疮疡轻重的一个重要依据。

【辨证】

疮疡的辨证是根据阴阳、脏腑、经络、气血、津液等学说,按四诊八纲为原则,既重视全身辨证,更重视局部辨证。

1. **局部症状** 红、肿、热、痛、溃脓及功能障碍,这是疮疡共同的局部症状。但这些症状并非一定全部出现,而随受邪性质、病程迟早、病变范围和病位深浅而异。如火热阳邪致病,局部以红热见症;风寒痰浊致病,初始局部多不红不热,待化火生热才见红热;病位浅,初起局部症状即十分显著;病位深,如附骨疽等,虽有肿热痛,但皮色不变或仅微红。在疮疡发病过程中,由于病理变化造成的特殊形态,或由于功能障碍产生的特殊体形,对临床诊断常有一定的价值。如颜面部疔疮患者步态蹒跚,局部突然疮口凹陷,皮色暗红,常是走黄的征兆;红丝疔必有红丝一条或数条;蛇头疔若发生损骨,其溃后多形如蛇头;胸椎流痰,形如鸡胸、驼背;髋关节流痰除两臀肌不对称外,甚至患肢短缩、髋部外凸;膝关节流痰因大小腿肌肉萎缩后状如鹤膝;指关节流痰则指肿如蝉腹;髂窝流注使患肢屈曲难伸。同时中医学认为"腐去则肌生""肌平皮长"是疮疡疮面愈合的两个基本阶段,而腐肉脱尽是疮面愈合的前提,肉芽充填又是长皮的必要条件。所以,对于化脓性疮疡后期疮面肉芽的辨别亦十分重要。其基本情况是:肉芽色泽鲜红、润泽,表面平整,颗粒细且匀,触之出血,津脂晶莹,为气血充实的反映,愈合较快;肉芽色泽淡红或苍白,宣浮水肿,颗粒大而不匀,触之不易出血,津脂清淡如水,为气血不足的反映,愈合较难;肉芽色泽紫暗(或灰紫),没有光泽,颗粒不明显,触之不易出血,津脂少而稀,属疮面血瘀、气血不畅,愈合慢;肉芽苍白板亮,如同镜面,津脂稀少,属气血衰竭,难于痊愈。

此外,辨别疮疡有无损伤筋骨和透内膜也很重要。疮疡损伤筋骨多在四肢,肿疡时见局部胖肿,皮面可有细小红丝或青筋暴露,触之骨骼可能增粗;溃疡时疮口胬肉外翻,经久不愈,脓出带臭,以纸捻探之有锯齿感。疮疡透膜多在躯干,肿疡时见肿势漫无边际,扪之绵软,或有捻发音;溃疡时脓出似蟹沫,或夹有气泡,在胸壁有时可听到如儿啼声(贴纸试验:取薄纸片贴疮口上,可见纸片随呼吸而微微煽动),在腹部有时可看到有粪便、尿液流出,配合 B 超、X 线摄片、CT 等检查常有助于明确诊断。

2. **全身症状** 由于疮疡的毒邪,可通过经络的传导,由表传里,或由里及表,或郁于经络,或直入营血,或内传脏腑,而出现全身症状,并因人、因病的阶段不同而在程度上又有轻重不一。轻症小恙可无全身症状,火毒、热毒较重的常有发热、头痛、全身不适、乏力、食欲减退、大便秘结、小便短赤等;严重的可发生疮毒内陷,可见烦躁不安、神昏谵语、四肢发厥等症;病程长的,还可出现气血虚损、脏腑不足的表现,尤其是素体羸弱多病或年迈体虚者,因无力御邪,病情虽然沉重,全身症状却可能并不明显。此外,在疮疡疾病的不同阶段,辨明脉象的有余与不足,以及脉率的变化,对分析疾病的病因、确定病证的性质、判断疮疡的转归有一定的临床价值。

【治疗】

常需内治和外治相结合。疮疡在病理变化过程中明显表现为初、中、后期三个不同阶段,无论内治或外治均可按其阶段辨证施治。较轻或范围较小的浅部疮疡,有时仅用外治可收功;而疡科大症则需要内治、外治相结合;至于走黄、内陷以及烂疔、疫疔、瘰疬、流痰,不仅需要内外治并举,还要配合西医治疗,并给予一定的支持疗法。

1. 内治

(1) 初起:尚未成脓之时,宜用消法,并针对病因、病情运用清热解毒、和营、行气、解表、温通、通里、理湿、祛痰等治法。其中清热解毒为疮疡最常用的治法,方剂如五味消毒饮、黄连解毒汤、犀角地黄汤等。

(2) 成脓:脓成不溃或脓出不畅之时,宜用托法,又分透托法和补托法。透托法适用于疮疡酿脓尚未成熟,毒盛正不虚者,常用方剂为透脓散,并宜与清热、和营等法配合施用。补托法适用于疮疡中期正虚毒盛,不能托毒外达,疮形平塌,肿势散漫,难溃难腐的虚中夹实证,常用方剂为托里消毒散。

(3) 溃后:正虚邪衰之际,宜用补法,通常有益气、养血、滋阴、助阳等治法。一般来说,轻浅疮疡后期很少应用补法;如疮疡之大者,脓出较多,而疮口愈合缓慢,大多应用调补气血之剂,常用方剂为四君子汤、四物汤、十全大补汤;如疮疡高热之后,或慢性疮疡见有阴伤者,可用补阴之法,常用方剂为增液汤;补阳法一般很少应用,可用于阳虚证,常用方剂为附桂八味丸、右归丸。

以上疮疡初、中、后期的各种内治法则,虽各有适应证,但病情变化是错综复杂的,往往需数法合用。因此,治疗时应根据全身和局部情况,按病情的变化和发展,抓住主症、主要病机进行立法遣方用药。

2. 外治 根据疮疡的初期、中期、后期,分辨阳证、阴证、半阴半阳证,然后选择不同的外治剂型、方药和方法辨证施治。

(1) 初起:宜箍毒消肿。阳证可选用金黄散、玉露散,或金黄膏、玉露膏、太乙膏、千捶膏外敷,并可加掺红灵丹、阳毒内消散,或用清热解毒消肿的新鲜草药如蒲公英、紫花地丁、马齿苋、芙蓉花(叶、皮、根)、野菊花、七叶一枝花等,任选1～2味,捣烂加少许食盐,敷患处,或煎汤湿热敷患部;阴证可选用回阳玉龙散,或回阳玉龙膏、阳和解凝膏外敷,并可加掺黑退消、桂麝散、十香散、丁桂散;还可选用温经散寒、化痰通络的中草药如桂枝、草乌、石菖蒲、川椒、丁香、川芎、麻黄、细辛、胡椒、穿山甲等,煎汤熏洗;半阴半阳证可选用冲和膏外敷。

(2) 成脓:脓熟时应适时做切开排脓术,注意切开时机、切口位置、切开方向、切开的深浅、切口大小等的选择。如颜面部疔疮忌早期切开,而蛇头疔应及早切开;手部疔疮宜从侧方切开以免影响屈伸功能等。

(3) 溃后:先宜提脓祛腐,继则生肌收口。在疮疡脓腐未尽之际,阳证疮疡选用九一丹、八二丹等,阴证疮疡一般选用七三丹、五五丹,疮口脓水较多时可用中药煎液湿敷。若溃疡疮口太小,或腐肉不脱,或疮口僵硬,或疮面胬肉凸出等,可用白降丹、千金散、平胬丹等腐蚀平胬药。在腐肉已脱、脓水将尽之时,可用生肌散、八宝丹、生肌白玉膏等;对疮疡脓出不畅有袋脓,或脓腐已尽,新肉已生,而皮肤与肌肉一时不能粘合者,可用垫棉压迫疗法。此外,尚可运用扩创引流、砭镰、拖线、灌注、针刺、挑治等疗法。在疮疡的治疗中,还需注意固定和减少局部活动,以减轻疼痛。如颜面部和颌颏部疮疡,应少说话,进流质饮食;四肢部疮疡,宜抬高患肢,固定于功能位置。还要重视患者的精神调摄、饮食宜忌、日常起居等,加强医患配合,争取早日痊愈。

第一节 疖

疖是一种生于皮肤浅表的急性化脓性疾病,相当于西医的"疖""头皮穿凿性脓肿""疖病"。其临床特点为局部皮肤色红、灼热、疼痛,突起根浅,肿势限局,范围较小,出脓即愈。疖四季皆可发生,但多发于酷热夏(暑)秋季节;随处可生,尤以头、面、颈、背、臀等处多见。发于暑天的称暑疖或热疖,其他季节发生的称疖。初起分有头疖、无头疖两种,有头者称石疖,无头者称软疖,一般症状轻而易治;但亦有因治疗或护理不当形成的"蝼蛄疖"(俗名"蟮拱头"),或呈遍体或特定部位反复发作,缠绵难愈的"疖病",生于发际处的又称"发际疮",生于臀部的又称"坐板疮",一般较难治。"疖"一名首见于晋代《肘后备急方》。文献多从形态特征、发病时令和发病部位而命名,还有"时毒暑疖""热肿疖""热疖""恶疖""珠疖"等名称。

【病因病机】

1. **外感暑毒** 夏秋季节,气候炎热或在强烈的日光下暴晒,感受暑毒而成;或天气闷热,汗出不畅,热不外泄,暑湿热毒蕴蒸肌肤而生痱,搔抓破损染毒而生。

2. **热毒蕴结** 饮食不节,恣食膏粱厚味、煎炒辛辣之品,以致脾胃运化失常,湿热火毒内生,复因外感风邪,以致风湿火之邪凝聚肌表所致。

3. **体虚毒恋** 素体禀赋不足、体质虚弱者,由于皮毛不固,外邪易于侵袭肌肤而发病。若伴消渴、肾病、便秘等慢性病以致阴虚内热,或脾胃气虚者,容易染毒发病,且病久反复,耗气伤阴,正气益虚,更难托毒,毒又聚结,如此循环,日久不瘥。

4. **脓毒旁窜** 患疖后若治疗不当,疮口过小,脓流不畅,脓毒潴留;或因护理不慎,搔抓碰伤,以致脓毒旁窜,加之头顶部皮肉较薄,易互相蔓延,腐蚀肌肉,以致头皮窜空而成蝼蛄疖。

西医学认为,疖是一个毛囊及其所属皮脂腺或汗腺的急性化脓性炎症,常扩展到皮下组织。常见的致病菌为金黄色葡萄球菌或表皮葡萄球菌,如营养不良、糖尿病局部皮肤擦伤或不清洁等均容易导致疖的发生。

【诊断】

1. **临床表现** 多见于头、面、颈、背、腋下、会阴、腹股沟等部位。局部皮肤出现红、肿和疼痛小结节,根脚很浅,范围局限,多<3 cm(儿童以同身寸计,为1~2寸),可伴发热、口干、便秘等症状。

(1) 暑疖:发于夏秋之间,常见于小儿及新产妇,多发于头面部。

有头疖:患处皮肤上有一红色结块,上有黄白色脓头,灼热疼痛,突起根浅,出脓即愈。

无头疖:皮肤上有一红色圆形肿块,上无脓头,表面灼热,触之疼痛,肿势高突,2~3天化脓,溃后多迅速愈合。

珠疖：暑毒重者，多因痱子搔抓引起，则可遍体发生，少则几个，多则数十个，或簇生在一起，状如满天星布，破流脓水成片，局部潮红胀痛。

暑毒轻者无全身症状，重者及珠疖可伴全身不适、寒热头痛、心烦胸闷、口苦咽干、便秘溲赤等症状。

生于面部者，初起如用力挤压或碰撞则可转成"疔疮"；生于头顶者，如脓成未予及时切开排脓，或切口过小，引流不畅，可致头皮窜空，转成"蝼蛄疖"；生于大腿部和小腿部有头疖，每易受挤压或碰撞而转变成发。

(2) 蝼蛄疖：多发于儿童头部。未破如曲蟮拱头，已破如蝼蛄穿穴。临床常见两种类型。① 坚硬型：疮形肿势虽小，但根脚坚硬，溃破出脓但坚硬不退，疮口愈合后还会复发，常为一处未愈，他处又生。② 多发型：疮大如梅李，相连三五枚，溃破脓出，不易愈合，日久头皮窜空，如蝼蛄串穴之状（彩图1）。不论何型，局部皮厚且硬者较重，难治；皮薄成空壳者较轻，易治，但均以体虚者症重。若无适当治疗，则迁延日久，可损及颅骨，如以探针或药线探之，可触及粗糙的骨质，必待死骨脱出，方能收口。可伴神疲形瘦、纳呆便溏等体虚之候。

(3) 疖病：多见于20~40岁的青壮年男性，好发于项后发际、背部、臀部。临床常见两种类型：一种是在一定的部位，即在原发疖肿处或附近，数个到数十个，反复发作，缠绵不愈，状如星状罗布（彩图2）。另一种是在身体各处，散发疖肿，一处将愈，他处续发，或间隔周余、月余再发。患消渴病、肾病、习惯性便秘，或营养不良、年老、体虚者易患病。可伴大便干结、小便黄赤或口干唇燥等症。

2. **实验室及其他辅助检查** 血常规检查白细胞或中性粒细胞计数可升高；疖病患者尤其是老年人，宜根据病情做血糖、免疫功能等检查。

【鉴别诊断】

1. **颜面部疔疮** 初起有粟粒样脓头，根脚较深，肿势散漫，肿胀范围显著大于疖，出脓日期较晚而有脓栓，大多数初起即有明显全身症状。

2. **脂瘤染毒** 患处素有结块，其中心表面皮肤常可发现粗大黑色毛孔，挤之有脂浆样物溢出，且有臭味，染毒后红肿较局限，脓出夹有粉渣样物，愈合较为缓慢。

3. **囊肿型粉刺** 好发于面颊部和背部，伴有丘疹和黑头，挤之有米粒样白色粉样物质，病程较长。

【治疗】

以清热解毒为基本治法，根据发病季节、发病部位和患者体质差异，分证论治。对症状轻微的疖可单纯应用外治法收功，疖病应坚持治疗以减少复发。对伴消渴病等慢性病者，必须积极治疗相关疾病。

1. **辨证论治**

(1) 内治

1) 热毒蕴结证

证候：好发于项后发际、背部、臀部。轻者疖肿只有1~2个，多则可散发全身，或簇集一处，或此愈彼起；伴发热、口渴、溲赤、便干；舌苔黄，脉数。

治法：清热解毒。
方药：五味消毒饮加减。
2）暑热浸淫证
证候：发于夏秋季节，以小儿及产妇多见。局部皮肤红肿结块，灼热疼痛；伴发热、口干、便干、溲赤等；舌苔薄腻，脉滑数。
治法：清暑化湿解毒。
方药：清暑汤加减。头面部疖加野菊花、防风；下肢部疖加黄柏、苍术；热毒盛者加黄连、栀子；疖肿难化者加僵蚕、浙贝母。
3）阴虚内热、体虚毒恋证
证候：疖肿常此愈彼起，不断发生。散发全身各处或固在一处，疖肿较大，易转变成有头疽；伴口干唇燥等；舌质红，舌苔薄，脉细数。
治法：养阴清热解毒。
方药：防风通圣散合增液汤加减。
4）脾胃气虚、体虚毒恋证
证候：泛发全身各处，溃脓、收口时间均较长，脓水稀薄；伴面色萎黄、神疲乏力、纳少便溏等；舌质淡或边有齿痕，苔薄腻，脉濡。
治法：健脾和胃，清化湿热。
方药：防风通圣散合参苓白术散加减。疮面色泽晦暗不红者加肉桂、熟附子；原有肾病水肿者加赤小豆、玉米须。

(2) 外治
初起：小者用千捶膏盖贴或三黄洗剂外搽；大者用金黄散或玉露散，以金银花露或菊花露调成糊状，敷于患处；珠疖，用青黛散，或金黄散、玉露散以麻油调敷；也可用鲜野菊花叶、蒲公英、芙蓉叶、马齿苋、鲜丝瓜叶等取其一种，洗净捣烂敷于患处，每日1～2次。
成脓：有白色脓栓时，宜取出脓头以利引流，局部有波动感者宜及早切开引流。
溃后：用九一丹掺金黄膏、太乙膏盖贴；疮口深者，用药线蘸八二丹或九一丹引流。脓尽，改用生肌散、红油膏或白玉膏收口；若有袋脓或相互窜通成空壳者，宜做"十"字形剪开，并将串通的空壳全部扩创，如遇出血，可用垫棉法加绷带搏扎以压迫止血；如有死骨者，可待松动时用镊子钳出。

2. 其他治疗
(1) 中成药治疗：六应丸或六神丸，成人每次10粒，每日3次吞服；儿童减半量；婴儿服1/3量。
(2) 毫针治疗：取督脉经上第6胸椎棘突处。令患者端坐，抱肘低头，在穴位处用0.1 cm圆针沿皮下进针，深至1.5～2寸，留针20 min；配穴：后合谷穴(在第1、第2掌骨连线之缘)。用毫针快速进针，得气后将针退至皮下，然后将针倾斜至15°，沿第2掌骨前缘约达掌指关节处，得气后留针15～20 min。每周1～2次，2～3周为1个疗程。适用于疖病。
(3) 耳针治疗：取枕、神门、肾上腺穴。针刺后留针30～60 min，每日1次。
(4) 抗生素治疗：病情较重者，应使用相应抗生素治疗。

【预防与调护】
(1) 注意个人卫生，经常保持局部皮肤清洁，勤洗澡，勤理发，勤修指甲，勤换衣服，尤其出汗后,应及时洗浴,更换衣服,衣服宜宽松柔软,防止摩擦局部皮肤,诱发疖肿。

(2) 忌食鱼腥发物,少食辛辣炙煿、助火之物及肥甘厚腻之品;多饮清凉饮料,如金银花露、地骨皮露、菊花茶、西瓜汁、绿豆米仁汤等。

(3) 炎夏季节,做好防暑降温工作,避免烈日曝晒,注意通风;防止痱疮(子)发生,如已发生,可扑痱子粉、青黛散等。

(4) 忌自行挤压脓未成熟疖,尤其是口鼻危险三角区内的疖,以免脓毒弥散,引起其他并发症。

(5) 疖病局部尽量少用油膏类药物敷贴,并在病灶周围经常用75%乙醇搽擦;箍围药干燥时,宜随时以金银花露、菊花露、鲜草药汁湿润。

(6) 有消渴病、肾病等,应及时治疗全身性疾病;体虚者,应积极锻炼身体,增强体质。

第二节　疔

疔亦名疔疮,是一种发病迅速、易于变化而危险性较大的急性化脓性疾病。其临床特点是多发于颜面和手足等处,疮形小,根脚深,坚硬如钉,肿痛灼热,来势急剧,变化迅速,毒邪易于走散。若处理不当,发于颜面部的疔疮,易走黄而有生命危险;发于手足部的疔疮,易损筋伤骨而影响功能。

疔疮是疮中之王,古代用"此证百中难保一二"来形容其凶险,"朝发夕死,随发随死"来比喻其变化发展之迅速。《素问·生气通天论》中说"高梁之变,足生大丁",这是"疔"字的最早记载,不过此"疔"泛指体表的一切疮疡。"疔"作为一个病名,始于汉代华佗《中藏经》;但在元代《外科精义》以后,疔疮才成为外疡中一个专用病名。

疔的范围很广,名称很多,原因亦殊,临床上多以其发病部位、局部形态及颜色名之。发于颜面部者证治大致相同,故统以颜面部疔疮类之;发于手足部名之为手足部疔疮。另有红丝疔、烂疔、疫疔因其性质不同,证治各异,皆以类别之,分别论述。

颜面部疔疮

颜面部疔疮是一种发生于颜面部的急性化脓性疾病,相当于西医的颜面部急性化脓性感染、颜面部疖或痈并发蜂窝组织炎。其临床特点是发于颜面部,病变迅速,疮形如粟,坚硬根深,状如钉丁,全身热毒症状明显,易成走黄之变。在古代文献中,颜面部疔疮多以其形色、部位、穴位而命名,有眉心疔(又称印堂疔)、眉棱疔、眼胞疔、颧疔、颊疔、鼻疔、迎香疔、人中疔(又称龙泉疔)、虎须疔(又称髭疔)、锁口疔、唇疔、反唇疔、承浆疔、地角疔等名称。名称虽繁,但其病因、辨证施治基本相同,故一并论述。

【病因病机】

主要因火热蕴结为患。其毒或从内发,如饮食不节,恣食膏粱厚味,醇酒辛辣炙煿,脏腑蕴热,火毒内生;或从外受,感受四时不正之气(火热之气),或虫咬皮损,面部外伤,复染毒邪,以致火热之毒蕴蒸肌肤,导致气血凝滞、火毒结聚,热胜肉腐而成。头面为诸阳之首,火毒蕴结,则反应剧烈,变化迅速,若治疗不当,碰撞挤压,毒邪易于走散,则成走黄重症。

西医学认为,本病常见的致病菌为金黄色葡萄球菌或白色葡萄球菌。若发生在上唇周围和鼻部(所谓危险三角区),如被挤压或挑破,感染容易经内眦静脉和眼静脉,进入颅内的海绵窦,引起化脓性海绵窦静脉炎。

【诊断】

1. **临床表现** 多发于额前、颧、颊、鼻、颏、口唇等部。

初起:在颜面部某处皮肤上突起一粟米样脓头,或痒或麻,继之逐渐红肿热痛,肿势范围3~6cm,但多顶突根深坚硬,状如钉丁(彩图3)。轻者无全身不适,重者伴恶寒发热。

中期:起病后5~7日,肿势逐渐增大,四周浸润明显,疼痛加剧,中心形成脓栓,脓头破溃;伴发热、头痛、口苦舌干、便秘溲赤等。

后期:起病后7~10日,肿势局限,顶高根软溃脓,脓栓(疔根)随脓外出,肿消痛止,身热减退。一般10~14日即可痊愈。

颜面部疔疮,尤其是生于鼻翼、上唇周围的疔疮,若处理不当,妄加挤压或挑刺,不慎碰伤或过早切开等,可引起顶陷色黑无脓,四周皮肤暗红,肿势扩散,失去护场,头面、眼部、耳、项俱肿,并伴有壮热烦躁、神昏谵语、胁痛气急等症状,此乃疔毒越出局限范围,发为"走黄"之象;少数病例在中期亦可出现走黄。若疔毒走窜入络,出现恶寒发热,在躯干或四肢肌肉丰厚处多有明显痛处者,则是并发"流注"之象。若毒邪内传脏腑,可引起内脏器官的转移性脓肿。若毒邪流窜附着于四肢长管骨,骨骼胖肿,可形成"附骨疽"。

2. **实验室及其他辅助检查** 血常规检查提示血白细胞总数及中性粒细胞比例增高,必要时应根据病情做脓液细菌培养加药敏、血细菌培养加药敏等检查。

【鉴别诊断】

1. **有头疽** 多发于项背部肌肉丰厚处,初起皮肤即有一粟米样疮头,但逐渐形成多头或蜂窝状;红肿范围往往超过9~12cm以上,病程较长。

2. **脓疱疮** 多见于儿童,多发于面部,为散发的鲜红色丘疹或水疱,可迅速增大化脓。

【治疗】

以清热解毒为大法。临证应根据发病部位不同及病变发展不同阶段特征,分证论治。一般初起宜清热解毒,并根据疔疮病位相对应的五脏所属而有所偏重;中期火毒炽盛,宜凉血清热,泻火解毒。外治根据初起、成脓、溃后三期,分别采用箍围消肿、提脓祛腐、生肌收口等治疗。

1. **辨证论治**

(1) 内治

1) 热毒蕴结证

证候:红肿高突,根脚收束;伴发热、头痛等;舌质红,舌苔黄,脉数。

治法:清热解毒。

方药:五味消毒饮、黄连解毒汤加减。恶寒发热者加蟾酥丸3粒,吞服;毒盛肿甚者加大青叶,重用黄连;壮热口渴者加竹叶、石膏、连翘;肿块大者加大贝母、穿山甲。

2) 火毒炽盛证

证候:疮形平塌,肿势散漫,皮色紫暗,灼热疼痛;伴高热、头痛、烦渴、呕恶、溲赤等;舌质红,舌苔黄腻,脉洪数。

治法:凉血泻火解毒。

方药:犀角地黄汤、黄连解毒汤、五味消毒饮加减。痛甚者加乳香、没药;不易出脓者加皂角刺。

(2) 外治

初起:箍毒消肿。用金黄散、玉露散以金银花露或水调成糊状围敷,或金黄膏、玉露膏或千捶膏盖贴,或六神丸、紫金锭研碎醋调外敷。

成脓:提脓祛腐。用九一丹、八二丹撒于疮顶部,再用金黄膏、玉露膏或千捶膏敷贴;若脓出不畅,用药线引流;若脓已成熟,中央已软有波动感时,可切开排脓。

溃后:提脓祛腐,生肌收口。初溃时脓腐未尽,疮口掺入九一丹,外敷金黄膏;脓尽宜用生肌散、红油膏盖贴。

2. 其他治疗

(1) 中成药治疗:六应丸或六神丸,成人每次 10 粒,每日 3 次吞服;蟾酥丸,3～5 粒,吞服。

(2) 抗生素治疗:病情严重、发展迅速者,应及早选用有效抗生素治疗。

【预防与调护】

(1) 养成良好的生活习惯,不偏嗜烟酒辛辣、荤腥发物、甜腻之品。

(2) 减少患部活动。

(3) 忌内服发散药;忌灸法;忌早期切开、针挑,忌挤脓,防止患部外伤;忌房事、忿怒、过度思虑、惊恐等。

(4) 饮食宜清淡,壮热汗多,宜多饮水或瓜汁或菊花露。

(5) 有全身症状者,应卧床休息。全身情况较差者,应予以支持疗法。

手足部疔疮

手足部疔疮是发生在手足部的急性化脓性疾病,分别相当于西医的甲沟炎、化脓性指头炎、急性化脓性腱鞘炎和化脓性滑囊炎、掌中间隙感染或鱼际间隙感染、足底皮下脓肿等手足部急性化脓性感染。其临床特点是手部发病多于足部,发病较急,初起无头,红肿热痛明显,易损筋伤骨,影响手、足功能。临床上比较常见的有蛇眼疔、蛇头疔、蛇腹疔、托盘疔、足底疔。

因发生的部位及形态、预后的不同有多种命名。如生在指头顶端的,肿胀形如蛇头者,称蛇头疔;生于指甲缘的,因其色紫而凸,或溃后胬肉高突,形如蛇眼,称蛇眼疔,又因脓积于甲下,指甲面可见黄白色脓影,重者指甲浮空,痛胀难忍,故名代指;生在甲身之内的,称沿爪疔;生在甲后的,称蛇背疔,生在手指螺纹的,称螺疔;生在手指指节间的,称蛀节疔;若一指通肿,色紫,指微屈而难伸,形如泥鳅者,称泥鳅疔;指头有黄疱明亮的,挑破去其恶水即愈,称水白疔,又称水蛇头;生于指中节前肿如鱼肚的,或状如蛇肚,称鱼肚疔或蛇腹疔;生于五指(趾)丫处的,称手足丫疔;生于手掌心的,称托盘疔;生于拇指、示指指骨间的,称虎口疔;生于足掌中心的,称足底疔;生在涌泉穴者,称涌泉疔等。总之,病名虽异,其病因病机、证治却基本相同,故统名手足部疔疮。

【病因病机】

总由火毒凝结而发。内因脏腑火毒炽盛,外因手足部外伤染毒,针尖、竹、木、鱼骨、修甲等刺伤、昆虫咬伤等,感染毒邪,两邪相搏,以致毒邪阻于皮肉间,留于经络之中,血凝毒滞,经络阻塞,热胜肉腐而成。托盘疔,尚可由手少阴心经、手厥阴心包经火毒炽盛,气血凝滞,郁而化热所致。足底疔,多由湿热下注,毒邪蕴结,气血凝滞而生。

西医学认为,本病多为局部外伤后感染所致,或附近软组织、筋膜间隙等处感染而引起。致病菌多为金黄色葡萄球菌。

【诊断】

1. 临床表现 手足部疔疮发病部位多有受伤史。

初起:局部无头者较多,有头者较少;或痒或麻,继则焮热疼痛;有的红肿明显,有的红肿并不明显。

成脓:肿势逐渐扩大,红热明显,疼痛剧烈而呈搏动性,患在手部可引起肘部或腋部淋巴结肿痛,患在足部可在腘部、胯腹部出现淋巴结肿痛。如患部中软而应指者,为内已成脓。伴恶寒发热、头痛、纳呆等。

溃后:一般脓出黄稠,逐渐肿痛消退,趋向痊愈。

(1) 蛇眼疔:初起时多局限于指甲一侧边缘的近端处,有轻微的红肿疼痛,2～3日成脓(彩图4);若不及时治疗,红肿可蔓延到对侧而形成指(趾)甲周围炎;若脓毒浸淫指甲下,可形成指甲下脓肿,指甲背面显黄白色或灰白色的脓液积聚阴影,甲床溃空或有胬肉突出,甚而指甲脱落。

(2) 蛇头疔:初起指端感觉麻痒而痛,继而刺痛,灼热肿胀;中期红肿显著,肿胀呈蛇头状,疼痛剧烈,患肢下垂时疼痛更甚,局部触痛明显,约10日成脓,此时多阵阵啄痛不休,常因剧痛影响食欲和睡眠;后期一般脓出黄稠色明净,逐渐肿退痛止,趋向痊愈。若不及时切开,溃后脓水臭秽,肿痛不消,屈而难伸,或胬肉突出者,多是损骨的征象。

(3) 蛇肚疔:发于指腹部,整个患指红肿疼痛,呈圆柱状,关节轻度屈曲,不能伸展,任何伸指动作均会引起剧烈疼痛,并逐渐加重,7～10日成脓,溃后脓出症状逐渐减轻;如损筋脉,则愈合缓慢,常影响手指的活动功能(彩图5)。

(4) 托盘疔:初起整个手掌肿胀高突,失去正常的掌心凹陷或稍凸出,手背肿势通常更为明显,甚则延及手臂,疼痛剧烈。约14日成脓,因手掌皮肤坚韧,虽内已化脓,难于自溃,易损伤筋骨或并发走黄。若溃后脓出,则肿退痛减。

(5) 足底疔:初起足底部疼痛,不能着地,按之坚硬。3～5日有搏动性疼痛。修去老皮后,可见到白色脓头。重者肿势蔓延到足背,痛连小腿,不能行走等。溃后流出黄稠脓液,肿消痛止。

手足部疔疮,辨别是否有脓,除依据一般化脓日期及利用触诊外,可采用透光法;辨别有无死骨,可用药线或探针检查疮孔,如触及粗糙的骨质,为损骨之象;辨别有无伤筋,可观察手指屈伸功能。

2. 实验室及其他辅助检查 血常规检查提示血白细胞总数及中性粒细胞比例增高,并应根据病情做细菌培养加药敏等检查。若创面经久不敛,应做X线检查以确定有无损骨之象。

【鉴别诊断】

1. 类丹毒 发病前多有猪骨、鱼虾等刺伤史,或破损皮肤接触猪肉、鱼虾史。红肿不如疔疮明显,常表现为游走性的红紫色斑片,一般不会化脓,全身症状多不明显。

2. **指关节结核(蝼蛄疖)** 多生于手指中节,初起不红不热不痛,逐渐肿胀,病起缓慢,溃腐亦慢。出脓夹杂干酪样坏死组织,X线检查可明确诊断。

【治疗】

以清热解毒为主,临证根据发病部位不同及病变发展不同阶段特征,施治应有所侧重。如发于下肢者,注重清热利湿。早期慎用辛温发散之品;中期注重托毒透脓;后期注重清解余毒,壮骨荣筋,补益气血。成脓期应尽早切开排脓,并注意防治损筋伤骨,加强愈后功能锻炼。

1. **辨证论治**

(1) 内治

1) 火毒凝结证

证候:局部红肿热痛,麻痒相兼;伴畏寒发热;舌质红,舌苔黄,脉数。

治法:清热解毒。

方药:五味消毒饮、黄连解毒汤加减。

2) 热胜肉腐证

证候:红肿明显,疼痛剧烈,痛如鸡啄,肉腐为脓,溃后脓出肿痛消退;若溃后脓泄不畅,肿痛不退,胬肉外突,多为损筋伤骨;舌质红,舌苔黄,脉数。

治法:清热和营,托毒消肿。

方药:五味消毒饮、黄连解毒汤加皂角刺、穿山甲等。

3) 湿热下注证

证候:足底部红肿热痛;伴恶寒、发热、头痛、纳呆;舌质红,舌苔黄腻,脉滑数。

治法:清热解毒利湿。

方药:五神汤合萆薢渗湿汤加减。

(2) 外治

初起:金黄膏外敷。蛇眼疔也可用10%黄柏溶液湿敷。

成脓:宜及早切开排脓,一般应尽可能循经直开,并在指(趾)端的侧面切开,或剪去部分边缘组织以扩大引流。蛇眼疔宜沿甲旁0.2 cm挑开引流;蛇头疔宜在末节手指掌面一侧做纵形切口,其长度不宜越过指关节为宜,必要时贯穿切开指端直至对侧,不可在指掌面正中切开。若指头有黄疱明亮者,亦宜挑破,去其脓水。蛇肚疔切口宜在手指侧面做纵形切口,切口长度不得超过上下指关节面。托盘疔应依掌横纹切开,切口应足够大,保持引流通畅。手掌处显有白点者,应先修去厚皮,再挑破脓头。

溃后:用药线蘸八二丹或九一丹插入疮口,外敷金黄膏或红油膏,油膏宜极薄。脓尽用生肌散、白玉膏外敷。若甲下积脓,胬肉突出,应切除部分指甲,或指甲面"开窗"引流,外敷九一丹或平胬丹;指甲溃空需拔甲,拔甲后以红油膏纱布包扎换药;若已损骨,溃烂肿胀,脓液污秽不尽,久不收口者,可用2%~10%黄柏溶液浸泡患指,每日1~2次,每次10~20 min;有死骨存在,可用七三丹提脓祛腐,待死骨松动时用血管钳或镊子钳出死骨;筋脉受损导致手指屈伸障碍者,待伤口愈合后,用桂枝、桑枝、红花、丝瓜络、伸筋草等煎汤熏洗,并加强患指屈伸功能锻炼。

2. **其他治疗** 参照"颜面部疔疮"。

【预防与调护】

(1) 注意劳动保护,防止手足皮肤损伤。一旦外伤或发生冻疮、皲裂等,必须及时治疗。

(2) 手部疔疮忌持重物或剧烈活动,以三角巾悬吊固定。生于手掌部者,宜手背向上,减少脓水浸淫筋骨或使脓毒容易流出。足部疔疮宜抬高患肢,尽量少行走。

(3) 愈后影响手指屈伸功能者,宜及早进行活动锻炼。

(4) 其他参照"颜面部疔疮"。

红 丝 疔

红丝疔是发于四肢,以患肢内侧皮肤红丝显露,迅速向上走窜,伴全身不适,甚至出现走黄为特征的急性感染性疾病。相当于西医的急性淋巴管炎。古代文献中称本病为"红筋胀""腷病""红丝疮""血箭疔""赤疔""血丝疔"等。

【病因病机】

1. **火毒凝聚** 毒流经脉,向上走窜而继发;若火毒走窜,内攻脏腑,可成走黄之证。

2. **破损染毒** 手足部生疔,足癣糜烂或皮肤破损,感染毒邪。

西医学认为,本病是由β溶血性链球菌或金黄色葡萄球菌经由损伤的皮肤、黏膜或其他感染性病灶侵入淋巴管,引起淋巴管及其周围组织的急性炎症,炎症严重者可波及邻近淋巴结,引起急性淋巴结炎。

【诊断】

1. **临床表现** 手足部多有生疔或皮肤破损等病史,好发于手臂及小腿内侧。

多先在手足生疔部位或皮肤破损处,红肿热痛,继则在前臂或小腿内侧皮肤上起一条或多条线状红晕,迅速向躯干方向走窜,局部有压痛,触之较周围组织硬,上肢可停于肘部或腋部,下肢可停于腘窝或胯腹部,或更向上蔓延。肘、腋或腘窝、胯腹部常有淋巴结肿大作痛(彩图6)。

红丝较细者,可无全身症状,1~2日可愈;红丝较粗者,病情较重,有的还可出现结块,一处未愈,他处又起,有的2~3处相互串连。病变在浅部的,红丝显露而色鲜红;病变在深部的,皮色暗红,或不见"红丝",患肢出现条索状肿块和压痛。如结块不消而合并化脓者,则肿胀疼痛更剧,化脓在发病后7~10日,溃后一般容易收口,若二三处串连贯通,则收口较慢。若伴高热、神昏谵语、胸痛、咳血等症,是为"走黄"之征象。

2. **实验室及其他辅助检查** 血常规检查提示血白细胞总数及中性粒细胞比例增高。

【鉴别诊断】

1. **青蛇毒** 患者常有下肢筋瘤史,下肢有条索状红肿、压痛,发展较慢,全身症状较轻,局部病变消退较慢,消退后常在病变局部出现条索状硬结,周围皮肤颜色暗紫。

2. **股肿** 常有久卧、久坐,或外伤、手术、分娩史,局部疼痛、肿胀、压痛,将患侧足背向背侧急剧弯曲时,可引起小腿肌肉疼痛。

【治疗】

以清热解毒为主,佐以活血散瘀。火毒入络证较轻,火毒入营证较重。外治应首先积极治疗原发病灶,红丝较细者宜用砭镰法,红丝粗者可按痈论治。

1. 辨证论治

(1) 内治

1) 火毒入络证

证候：患肢红丝较细，红肿而痛；全身症状较轻；舌苔薄黄，脉濡数。

治法：清热解毒。

方药：五味消毒饮加减。

2) 火毒入营证

证候：患肢红丝粗肿明显，迅速向近端蔓延；伴寒战高热，烦躁，头痛，口渴；舌苔黄腻，脉洪数。

治法：凉血清营，解毒散结。

方药：犀角地黄汤、黄连解毒汤、五味消毒饮加减。成脓者加皂角刺、芙蓉花；发于下肢者加黄柏、牛膝。

(2) 外治：① 先按"手足部疔疮"处理原发病灶。② 初起可外敷金黄膏；成脓则切开排脓；溃后，用药线蘸八二丹、九一丹引流，外敷红油膏；如二三处串连贯通者，宜彻底切开贯通的脓腔。脓尽，用生肌散、白玉膏收口，或用垫棉加绑缚以加速疮口愈合。③ 若红丝细的宜用砭镰法，局部皮肤消毒后，以刀针沿红丝行走途径，寸寸挑断，并用拇指和示指轻捏针孔周围皮肤，微令出血，或在红丝尽头挑断，挑断处均盖贴太乙膏掺红灵丹。

2. 其他治疗　参照"颜面部疔疮"。

【预防与调护】

参照"手足部疔疮"。

烂　疔

烂疔是发生于皮肉之间容易腐烂、病势暴急的急性化脓性疾病。相当于西医的"气性坏疽"，现称"梭状芽孢杆菌肌坏死"。其临床特点是起病急骤，局部焮热肿胀，疼痛剧烈，范围甚大，皮肉迅速腐烂，易并发走黄，危及生命。"烂疔"之名首载于唐代《备急千金要方》，古代文献还称"水疔""卸肉疔""烂皮疔""脱靴疔"等。

【病因病机】

1. **湿热火毒炽盛**　湿热火毒内蕴，毒聚肌肤，以致气血凝滞，热胜肉腐而成；毒邪入营，则易成走黄重证。

2. **破损染毒**　皮肉破损，接触潮湿泥土、脏物等，感染特殊毒气。

西医学认为，本病多由梭状芽孢杆菌经伤口进入受伤组织，在厌氧环境中生长繁殖，并释放α毒素等外毒素，胶原酶、透明质酸酶和溶纤维酶等，引起组织液化，蛋白质和糖类分解，产生大量气体，造成组织肿胀、缺血、坏死，病变扩散，病情恶化。

【诊断】

1. **临床表现**　患者多为农民和战士。发病前多有手足创伤和接触泥土、脏物史。潜伏期一般为数小时至数日。好发于足部及小腿，上肢也偶或有之。

初起患肢有沉重和包扎过紧感觉，伤口局部明显肿胀，疼痛剧烈，有极度的胀裂感，一般镇痛剂无效。周围皮肤高度水肿，紧张光亮，按之陷下不能即起，迅速蔓延成片，苍白，稍后转为紫红色。

伴突发寒战高热(>40℃)，呼吸急促，头痛，冷汗，烦躁，呕吐，面色苍白，或神昏谵语；一昼夜后，虽身热略降，但神识仍时昏时清，伴烦渴引饮，食欲不振，小便短赤，脉率快(100～120 次/min)等症状。

1～2日后，肿胀疼痛剧烈，皮肤上出现许多含暗红色液体的小水疱，很快积聚融合成数个大水疱，破后流出淡棕色浆水，气味臭秽。疮面略带凹形，疮口内肌肉呈暗红色或土灰色，无弹性，切割时不出血，无收缩反应，轻触患处有捻发音，挤压患部则有稀薄、恶臭的浆液性血性分泌物溢出，并可见气泡逸出，周围呈紫黑色。此后，腐肉大片脱落，疮口日见扩大(彩图7)。

若身热渐退，患处四周水肿消失，腐肉与正常皮肉分界明显，分界处流出的脓液转稠者，为转机之象，以后腐脱新生，即使疮面甚大，不难收口而愈；若高热持续不退，神识昏迷，谵语，黄疸，患处腐烂及肿势继续蔓延不止，乃合并"走黄"之征，可危及生命。

2. 实验室及其他辅助检查　血常规检查提示血白细胞总数显著增高，血红细胞及血红蛋白含量明显低于正常，并呈进行性下降。局部分泌物涂片和细菌培养可发现大量革兰染色阳性杆菌，但白细胞计数很少；厌氧培养可见梭状芽孢杆菌。X线检查患部见气体积聚的阴影。病理活检可见肌肉纤维大量坏死，结构紊乱，大量芽孢杆菌存在和少量白细胞浸润。

【鉴别诊断】

1. 丹毒　常有反复发作史，局部皮色鲜红，边缘清楚，高出周围皮肤，压之能褪色。一般无水疱，如有亦较小，刺破后流出黄水，肉色鲜红，无坏死现象。

2. 发　发病相对较慢，多局限于皮下组织，不侵犯肌肉，溃烂后患处可有捻发音，但疼痛程度、肿胀范围和全身症状相对较轻。

【治疗】

中西医结合治疗。内治宜大剂清热泻火、利湿解毒，并注意活血散瘀；中期属毒入营血证，易并发走黄，可按走黄治疗，后期固护气阴；外治宜做多处纵深切开，畅通引流。

1. 辨证论治

(1) 内治

1) 湿火炽盛证

证候：初起患肢有沉重和紧束感，以后逐渐出现胀裂样疼痛，创口周围皮肤呈红色、肿胀发亮，按之陷下，迅速蔓延成片，1～2日后肿胀剧烈，可出现水疱，皮肉腐烂；伴持续高热；舌质红，苔薄白或黄，脉弦数。

治法：清热泻火，解毒利湿。

方药：黄连解毒汤合三妙丸加减。

2) 毒入营血证

证候：局部胀痛，疮周高度水肿发亮，迅速呈暗紫色，间有血疱，肌肉腐烂，溃流血水，脓液稀薄，混有气泡滋出，气味恶臭；伴壮热头痛，神昏谵语，气促，烦躁不安，呃逆呕吐；舌质红绛，苔黄，脉洪滑数。

治法：凉血解毒，清热利湿。

方药：犀角地黄汤、黄连解毒汤合三妙丸加减。神昏谵语者加安宫牛黄丸2粒，分2次化服，或紫雪丹4.5 g，分3次吞服；便秘者加生大黄(后下)。

(2) 外治：初起用玉露膏外敷，如皮色紫黑，加掺蟾酥合剂。明确诊断后应立即施行彻底清创手术，在伤口及周围水肿或气肿区进行广泛、多处、纵深切开，切除所有坏死或濒于坏死和已经变性的肌肉、筋膜和脂肪组织，直至颜色正常，流出鲜血的健康组织为止，必须完全敞开伤口，彻底清除异物、碎骨片，用大量3%过氧化氢溶液或1：1 000高锰酸钾溶液冲洗，湿敷创口，或掺蟾酥合剂。腐肉与正常皮肉分界明显时，改掺5%～10%蟾酥合剂或五五丹。腐肉脱落，周围肿势退净，肉色鲜润红活者，红油膏掺生肌散盖贴。

2. **其他治疗**

(1) 中成药治疗：犀黄丸，1支，每日2次。

(2) 抗生素治疗：宜早期应用大剂量广谱抗生素。首选青霉素。

(3) 高压氧治疗：宜尽早进行，第1次高压氧舱治疗应在清创术前进行。

(4) 截肢：仅用于肢体各层组织均受累，或合并有粉碎性开放性骨折和大血管损伤的重症患者，截肢部位应在高于肿胀的界限以上的健康组织内进行。残端只做止血，不做缝合，用过氧化氢溶液或高锰酸钾溶液湿敷。

(5) 支持疗法：提供高能量、高蛋白质饮食，维持水、电解质平衡，适当应用止痛剂，少量多次输注新鲜血液、血浆、白蛋白制品等。

【预防与调护】

(1) 创伤后宜及时进行彻底清创，避免包扎过紧。

(2) 对已闭合的疮口，若出现不寻常的疼痛、肿胀，且有高热，脉滑数等，宜开放疮口，红油膏纱布填塞，保持引流通畅。

(3) 必须严格消毒隔离，用过的敷料应该焚毁，换药用具应彻底消毒。

(4) 神志不清的患者改用鼻饲法。

(5) 应加强宣教，尽量避免赤足劳动，以预防本病的发生。

(6) 其他同"手足部疔疮"。

疫　疔

疫疔是接触疫畜之毒所致的急性传染性疾病，相当于西医的皮肤炭疽。其临床特点是多发于头面、颈、前臂等暴露部位，初起如虫叮水疱，疮头色黑，很快干枯坏死如脐凹，全身症状明显，有传染性、职业性，可并发走黄。隋代《诸病源候论》首先记载本病，古代文献又称"鱼脐疮""鱼脐疔"等。

【病因病机】

皮肤先有损伤，然后感染疫毒，阻于肌肤，以致气血凝滞，毒邪蕴结而成。疫毒内传脏腑则导致走黄。

西医学认为，本病多由革兰阳性炭疽杆菌感染引起。

【诊断】

1. **临床表现**　多见于畜牧业、屠宰或皮毛制革等工作者。常在接触疫畜或其皮毛后1～3日发病，好发于头面、颈项、手、臂等暴露部位。有传染性。

初起：在皮肤上有一小红色斑丘疹，多奇痒而不疼痛，形如蚊迹蚤斑。伴轻微发热。

中期：第2日丘疹顶部出现水疱，内有黄色液体，周围肿胀、灼热；第3～4日，水疱很快干燥，形成暗红色或黑色坏死,并在坏死组织的周围,有成群的绿色小水疱,疮形如脐凹,很像牛痘,同时局部肿势散漫,软绵无根,并有淋巴结肿大。伴明显的发热、头痛骨楚等。

后期:10~14日后,若中央腐肉与正常皮肉开始分离,或流出少量脓水,四周肿势日趋限局,身热渐退,此为顺证,但腐肉脱落缓慢,一般要3~4周方可愈合。若局部肿势继续发展,伴有壮热神昏、痰鸣喘急、身冷脉细者,为合并走黄。

2. **实验室及其他辅助检查** 血液培养或疱液涂片培养可发现革兰阳性炭疽杆菌。血常规检查提示血白细胞总数及中性粒细胞比例可增高。

【鉴别诊断】

1. **颜面部疔疮** 疮形如粟,高突,红肿热痛,坚硬根深。
2. **丹毒** 大片皮色鲜红,边缘清楚,灼热疼痛,可有水疱,但无疮形如脐凹,常有反复发作史。

【治疗】

宜清热解毒,和营消肿,参照"颜面部疔疮",若并发走黄则按"疔疮走黄"治疗。

1. **辨证论治**

(1) 内治

疫毒蕴结证

证候:患部发痒,出现蚊迹样红斑,继则形成水疱,破溃形成黑色溃疡,疮面凹陷,形如鱼脐,疮周肿胀,绕以绿色水疱;伴发热、骨节疼痛,甚则壮热神昏等;舌质红,苔黄,脉数。

治法:清热解毒,和营消肿。

方药:仙方活命饮合黄连解毒汤加减。

(2) 外治

初、中期:玉露膏掺蟾酥合剂,或升丹外敷。若无蟾酥合剂或升丹,可用外科蟾酥丸研末代之。

后期:腐肉未脱,改掺10%蟾酥合剂或五五丹;腐脱新生,掺生肌散,外盖红油膏。

2. **其他治疗**

(1) 中成药治疗:外科蟾酥丸6粒,分2次吞服;犀黄丸,1支,每日2次。

(2) 抗生素治疗:宜早期应用大剂量广谱抗生素,首选青霉素。

【预防与调护】

(1) 卧床休息。

(2) 禁忌挤压局部病灶,禁做任何手术,以免造成走黄。

(3) 控制传染源,加强屠宰管理,及早发现病畜,并予以隔离或杀死。死畜须加深掩埋或烧毁。

(4) 对易感牲畜进行免疫接种,加强肉食卫生检疫。

(5) 对牧民、屠宰牲畜人员、兽医、畜制品加工厂工人等用减毒活疫苗进行预防接种。

(6) 加强防护,制造皮革和羊毛的工人,在工作时均应戴橡皮手套、口罩及围巾保护。对可疑受污染的皮毛必须消毒后再加工,牛、马、猪、羊的毛均应用蒸气消毒,皮革可用盐酸及食盐水浸泡消毒。

(7) 隔离患者,患者所用的敷料均应烧毁,所用器械必须严格消毒。

附:类丹毒

类丹毒是一种发生于皮肉之间的急性感染性疾病。其临床特点是多发于手部的肿胀性紫红色红斑,向四周缓慢扩散、中心渐退。类丹毒与中医文献中"伤水疮"相似。

多因猪骨、鱼刺等刺伤皮肤或外伤后接触猪肉、鱼肉,感染毒邪所致。西医学认为,本病系由红斑丹毒丝菌,又称猪丹毒杆菌引起。

发病多见于屠宰业、渔业、饮食业、制革业、纽扣制造业、兽医业或家庭妇女。一般先有局部外伤史,好发于冬季。潜伏期一般为1～4日,病程一般在10～12日,亦可长达3～4周。

(1) 局限型:多局限于单个手指,局部先起一个疼痛性点状红斑,压痛,逐渐扩大成边缘清楚的紫红色水肿性斑片,周边高起而中心渐消,重者表面亦可发生水疱或大疱,灼热瘙痒,但不化脓、不破溃,皮疹有游走性,先发单个手指,逐渐移走于邻近其他手指,亦可累及手掌、手背等。部分病例伴有指关节炎、关节肿胀和疼痛。

(2) 弥漫型:大小不等、形色各异的紫红色斑片散见于全身,愈后亦可在原处或附近复发。

(3) 败血症型:全身起泛发性紫红斑片,可伴有出血,心肾等内脏受累。

一般无明显全身症状,亦可有轻度发热,或手部关节酸楚不适,甚者伴有壮热,神昏谵语,重者导致死亡。后期 X 线检查可有关节畸形,败血症型血液细菌培养阳性。

治疗以凉血清热解毒为原则。① 热毒蕴结证:局部一个疼痛性点状红斑,压痛,呈游走性,逐渐扩大成边缘清楚的紫红色水肿性斑片,周边高起而中心渐消;舌质红,苔黄,脉数。治宜清热解毒。方用五味消毒饮、黄连解毒汤加减。大便秘结者,加大黄、玄明粉、枳实。② 火毒炽盛证:全身可见大小不等、形色各异的紫红色斑片,或全身起泛发性紫红斑片;舌质红,苔黄腻,脉洪数。治宜凉血泻火解毒。方用犀角地黄汤、黄连解毒汤、五味消毒饮加减。高热神昏、毒邪内攻者,加安宫牛黄丸1～2粒化服。外敷金黄膏、玉露膏。青霉素治疗效果显著,四环素、红霉素和磺胺类药治疗亦有效。

第三节　痈

痈是一种发生于皮肉之间的急性化脓性疾患。相当于西医的皮肤浅表脓肿,急性化脓性淋巴结炎,脐炎,或脐肠管异常、脐尿管异常继发感染等。在中医文献中,"痈"的含义是气血为毒邪壅塞而不通之意,临床上有"内痈""外痈"之分。外痈生于体表,而内痈生于脏腑,如肝痈、肺痈,虽同属痈证范畴,但在辨证论治上和外痈多有不同,本节只叙述外痈。

痈发无定处,随处可生,因发病部位不同,有各种不同的命名。如生于体表肌肤间的统称一般痈、体表痈;发于颈部的颈痈、腋部的腋痈、肘部的肘痈、胯腹部的胯腹痈、腘窝部的委中毒等,统称"痰毒";其他如生于脐部的脐痈,除具有一般痈的共性,又各有特性,故分别叙述。

有一些疾病虽名为痈,如锁喉痈、臀痈、急慢性子痈、囊痈、肛痈、乳痈等,在性质、病因、治疗及转归方面均与一般痈不同,故分别列入发及男性泌尿系疾病、肛肠病、乳房病中叙述。

一　般　痈

一般痈是一种发生于体表皮肉之间的急性化脓性疾患,相当于西医的皮肤浅表脓肿。其临床特点是局部光软无头,红肿疼痛(少数初起皮色不变),结块范围多在 6～9 cm,发病迅速,易肿、易脓、易溃、易敛，或伴恶寒、发热、口渴等全身症状，一般不致损伤筋骨，也不易造成陷证。痈之名首见于《内经》。金代《河间六书·素问病机气宜保命集》提出了治痈的"托里、疏通、行荣卫"三大法则。

【病因病机】

六淫之邪侵袭人体，郁于肌表；或过食膏粱厚味，脾胃运化失司，湿浊内生，化热化火，火毒结聚肌肤；或局部体表受到损伤，瘀阻络脉，气血失运，复感染毒邪，或瘀血化火，蕴蒸肌肤。皆可使营卫不和，气血凝滞，经络壅遏，聚而成形，发为痈肿。

西医学认为，本病常继发于各种化脓性感染的后期，亦可由远处原发病灶经血液循环或淋巴管转移而来，也可发生在局部损伤的血肿和异物停留处。

【诊断】

1. 临床表现

初起：可发生于体表的任何部位。在患处皮肉之间突然肿胀，光软无头，迅速结块，局部红肿灼热疼痛，边界清楚，日后逐渐扩大，变成高肿坚硬。轻者，无全身症状，重者，伴恶寒发热，头痛，泛恶，口渴（彩图8）。

成脓：成脓期在7日左右，即使体质较差，气血虚弱不易托毒外出成脓者，亦不会超过2周。化脓之际，则肿势高突，疼痛加剧，痛如鸡啄。若按之中软有波动感者，为内脓已成熟。伴发热持续不退，口渴，便秘溲赤。

溃后：溃后出脓，脓液多数呈稠厚、黄白色，亦有夹杂赤紫色血块的。若溃后排脓通畅，则肿消痛止，全身症状随之消失，再经10日左右收口而愈。若溃后脓出而疮周仍坚硬，多为疮口过小或袋脓，脓流不畅所致；若溃后脓水稀薄，疮面新肉不生，多属气血虚弱所致。

2. 实验室及其他辅助检查　血常规检查提示血白细胞总数及中性粒细胞比例均增高。

【鉴别诊断】

1. 疖　无头疖病小而位浅，范围<3 cm，2～3日化脓，溃脓后3～4日即能愈合，无明显全身症状。

2. 脂瘤染毒　患处素有结块，与表皮粘连，其中心表面皮肤常可发现粗大黑色毛孔，挤之有脂浆样物溢出，且有臭味，染毒后红肿较局限，化脓约10日，脓出夹有粉渣样物，并有白色包囊，愈合较为缓慢，全身症状较轻。

3. 有头疽　初起即有多个粟米状脓头，红肿范围多超过9～12 cm，溃后状如蜂窝，全身症状明显，病程较长。

【治疗】

以清热解毒，驱除毒邪，流通气血为主。并参照病变所患部位、病程的阶段而分证论治。外治按一般阳证疮疡治疗。

1. 辨证论治

(1) 内治

1) 火毒凝结证

证候：局部突然肿胀，光软无头，迅速结块，表皮焮红，少数病例皮色不变，到酿脓时才转为红色,灼热疼痛,逐渐高肿发硬;轻者,无全身症状;重者,伴恶寒发热,头痛,泛恶,口渴;苔黄腻,脉象弦滑,洪数。

治法:疏风清热,行瘀活血。

方药:仙方活命饮加减。发于上部,宜散风清热,用牛蒡解肌汤或银翘散;发于中部,宜清肝解郁,用柴胡清肝汤;发于下部,宜清热利湿,用五神汤或萆薢化毒汤。

2)热胜肉腐证

证候:红肿明显,肿势高突,疼痛剧烈,痛如鸡啄,溃后脓出肿消痛减;舌质红,苔黄,脉数。

治法:和营清热,透脓托毒。

方药:仙方活命饮合透脓散加减。

3)气血两虚证

证候:脓水稀薄,疮面新肉不生,新肌色淡红而不鲜或暗红,愈合缓慢;伴面色㿠白,神疲乏力,纳差食少;舌质淡胖,苔少,脉沉细无力。

治法:益气养血,托里生肌。

方药:八珍汤加减。

(2) 外治

初起:金黄膏、玉露膏外敷,或金黄散、玉露散冷开水或醋、蜜等调成糊状外敷;或太乙膏,掺红灵丹或阳毒内消散外贴。

成脓:切开排脓。

溃后:先用八二丹或九一丹药线引流,外盖金黄膏或玉露膏;若脓出不畅,宜用垫棉法或手术扩创引流;脓腐已尽,用生肌散掺疮上,外敷生肌白玉膏或红油膏。

2. 其他治疗　参见"颜面部疔疮"。

【预防与调护】

(1) 疮口周围皮肤应经常保持清洁,以免并发湿疹。

(2) 高热时应卧床休息,并多饮开水。

(3) 患在上肢者宜用三角巾悬吊;患在下肢者,宜抬高患肢,并减少行走。

痰　毒

痰毒是感受风热湿毒,气血被毒邪壅塞于皮肉之间,继而炼液成痰,痰毒互阻,结块而肿的急性化脓性疾病。相当于西医的急性化脓性淋巴结炎。其临床特点是局部肿胀结块,灼热疼痛而皮色不变,多伴明显的全身症状。

痰毒包括颈痈、腋痈、胯腹痈、委中毒等,分别相当于西医的颈部、腋部、腘窝部、腹股沟浅部的急性化脓性淋巴结炎。颈痈的临床特点是多见于儿童,冬春易见,初起时局部肿胀、灼热、疼痛而皮色不变,肿块边界清楚,具有明显的风温外感症状。颈痈之名见于《素问·病能论》,古代文献中称为"夹喉痈""风痰毒"等。腋痈的临床特点是腋下暴肿、灼热、疼痛而皮色不变,发热恶寒,上肢活动不利。腋痈之名见于明《外科正宗》,古代文献中称为"米疽""夹肢痈""夹痈""腋挟痰"等。委中毒的临床特点是初起木硬疼痛,皮色不红,小腿屈伸不利,肿块渐成,后可有短期屈曲难伸。委中毒之名见于《证治准绳》,古代文献中称为"腘中毒""曲鳅"等。胯腹痈的临床特点是局部结块肿痛,继则灼热色红,与髂窝流注相比其病程较短、全身症状较轻。

【病因病机】

1. **风热痰毒** 外感风温、风热之邪，蕴而化火，或内伤情志，气郁化火，或过食膏粱厚味，脾胃传化失司，痰热内生，以致外邪内热夹痰壅结于少阳、阳明之络而成颈痈。

2. **肝郁痰火** 肝脾郁热，或兼忿怒气郁，以致气滞血壅而成腋痈。

3. **湿热蕴结** 寒湿侵袭，蕴积化热，或湿热下注，壅而不行，阻于脉络，导致胯腹痈或委中毒。

4. **毒邪流窜** 因乳蛾、口疳、龋齿感染毒邪，或因患疮疖，或皮肤破损，感染毒邪，邪毒循经流窜所致痰毒。

西医学认为，本病多由其他化脓性病灶经淋巴管引起所属区域淋巴结的炎性病变，常见致病菌为金黄色葡萄球菌和溶血性链球菌。

【诊断】

1. **临床表现** 发病前多有相应部位的急性、慢性感染病灶或皮肤黏膜破损、创伤史。

初起：在颈、腋、胯腹间、腘窝等处，有核状肿块，皮色不变，肿胀，疼痛，表面光滑，伴轻重不同的恶寒发热，头痛，口干，便秘溲赤；逐渐漫肿坚实，肿核增大，疼痛加剧，皮肤灼热、红肿，活动度不大。全身症状加重。

成脓：经7～10日，结块处皮色渐红，肿势高突，疼痛加剧，痛如鸡啄，按之中软而有波动感。发于颈颌部，张口咀嚼困难(彩图9)；发于腋部，上肢举抬受阻；发于腘窝部、胯腹部，步履受限。伴发热怕冷，或高热寒战，头痛，关节疼痛。

溃后：一般脓出黄稠，肿退痛减，10～14日可以愈合。若溃后脓流不尽，肿势不退，多因切口太小，或因任其自溃，疮口不大，或因疮口位置偏高，引起袋脓，以致引流不畅，影响愈合，此时需及时扩创。

若在初期或成脓期应用大量抗生素，常形成较坚硬的肿块，消散较慢，需1～2个月后才能消失。如不能控制而欲化脓，则化脓日期一般在3周左右。

发于颈颌部，若火毒炽盛或年老体弱，调护不当，病变可向对侧蔓延，或压迫结喉，形成锁喉痈，或绕颈而生，下及胸腋，危及生命。

2. **实验室及其他辅助检查** 血常规检查提示血白细胞总数及中性粒细胞比例增高。并应根据病情做B超、肿块细针穿刺细胞学检查等以明确诊断。

【鉴别诊断】

1. **痄腮** 发在腮部，常双侧并起，皮色不变，酸胀少痛，濡肿，不化脓，约1周消退，口内腮腺口红肿，进食时疼痛，有传染性。

2. **瘰核** 多由头面、口腔、手足等皮肤黏膜破损引起，但结核压痛明显，推之活动，肿块较小，多为单侧，很少化脓，一般无全身症状。

3. **腋疽** 初起结块推之可动，疼痛不甚，约需3个月化脓，溃后脓水稀薄，并夹有败絮样物质，收口缓慢，一般无明显全身症状。若发于左腋小儿患者可因在肩部接种卡介苗引起。

4. **胶瘤** 可发生于腘窝，肿块如核桃大小，呈圆形，表面光滑，质硬，或有微痛，或无感觉，不发热，不化脓，穿刺可抽出胶样液体。

【治疗】

以清热化痰，和营消肿为主。临床应根据疾病发病部位及发展阶段的不同，分证论治。

1. 辨证论治
(1) 内治
1) 风热痰毒证
证候：多见于颈痈。颈旁结块，初起色白濡肿，其形如卵，灼热，疼痛，逐渐漫肿坚实，红肿热痛；伴恶寒发热，头痛，项强，咽痛，口干，溲赤便秘；苔薄腻，脉滑数等。
治法：散风清热，化痰消肿。
方药：牛蒡解肌汤或银翘散加减。热甚者加黄芩、生栀子、生石膏；便秘者加瓜蒌仁、枳实；肿块坚硬者加丹参、赤芍、皂角刺，去荆芥、薄荷、牛蒡子。

2) 肝郁痰火证
证候：多见于腋痈。腋部暴肿热痛；伴发热，头痛，胸胁牵痛；舌质红，苔黄，脉弦数。
治法：清肝解郁，消肿化毒。
方药：柴胡清肝汤加减。

3) 湿热蕴结证
证候：多见于胯腹痈、委中毒。胯腹部结块肿痛，或腘窝部木硬肿痛，行走不便；伴恶寒发热，口干，纳呆；苔黄腻，脉滑数。
治法：清热利湿，和营解毒。
方药：五神汤合萆薢渗湿汤加减。湿热重者加生薏苡仁、黄柏；溃后屈伸不利者加伸筋草、桑枝。

4) 热盛酿脓证
证候：局部皮肤红肿发亮，灼热疼痛，肿块高突变软，有应指感；伴发热，口干；舌质红，苔黄，脉滑数。
治法：清热托毒透脓。
方药：仙方活命饮合透脓散加减。

5) 气血两虚证
证候：溃后脓出稀薄，疮面新肉不生，色淡红而不鲜或暗红，愈合缓慢；伴面色无华，神疲乏力，纳少；舌质淡胖，苔少，脉细。
治法：益气养血，托里生肌。
方药：八珍汤加减。

6) 余毒凝滞证
证候：局部红肿热痛减轻，惟肿块僵硬不消，全身症状消退。
治法：和营消肿，散结通络。
方药：桃红四物汤加减。

(2) 外治
初起：金黄膏外敷，或太乙膏掺红灵丹外敷。
成脓：切开排脓。宜循经直开，低位引流，切口够大，以利引流。腋痈宜适时加用垫棉法，以防袋脓。必要时再次扩创引流。
溃后：用药线蘸八二丹或九一丹引流，外盖金黄膏或红油膏；脓腐已尽，外用生肌散、生肌白玉膏。必要时加垫棉法以促进愈合。

2. 其他治疗　参照"一般痈"。

【预防与调护】
(1) 积极及时治疗原发病。
(2) 注意季节及气候变化,适寒温。
(3) 饮食宜清淡、松软;忌食黏滞难消化或煎炸之品等,保持大便通畅。
(4) 保持心情舒畅。
(5) 其余参照"一般痈"。

脐 痈

脐痈是一种生于脐部的急性化脓性疾患,相当于西医的脐炎,脐肠管异常、脐尿管异常继发感染等。其临床特点是初起脐微肿,渐大如瓜,脓稠无臭则易敛,脓水臭秽终成瘘,不易愈合或反复发作。脐痈之名见于明《疮疡经验全书》,古代文献中有"盘脐痈"等名。

【病因病机】
1. **湿热火毒** 饮食不节,内伤情志,房劳过度等均可致使心经火毒,脾胃湿热,移热于小肠,结聚脐部,血凝毒滞而成。
2. **外伤染毒** 脐部湿疮出水,复因搔痒染毒而引起。
3. **先天不足** 脐部发育不全,易于感受邪毒而发病。

【诊断】
1. **临床表现** 发病前往往有脐孔湿疮病史,或脐孔有排出尿液史。
初起:脐部微痛微肿,皮色或红或白,渐渐肿大如瓜,或高突如铃,根盘大,触痛明显,或绕脐而生。
成脓:在酿脓时可伴恶寒发热等全身症状。
溃后:脓水稠厚无臭味者易敛,溃后脓出臭秽,或夹有尿液、粪块,脐孔部胬肉高突,脐孔正中下方有条状硬结,久不收敛者,有溃膜成瘘之虑(彩图10)。
2. **实验室及其他辅助检查** 根据病情做血常规、B超、X线瘘管造影等检查。

【鉴别诊断】
脐风 脐中不痛不肿,潮红湿润,或湿烂流滋,瘙痒不适,可反复发作。

【治疗】
以清火利湿解毒为主。对溃膜成瘘者,应予手术治疗。
1. **辨证论治**
(1) 内治
1) 湿热火毒证
证候:脐部红肿热痛;伴恶寒发热,纳呆口苦;苔薄黄,脉滑数。
治法:清火利湿解毒。
方药:黄连解毒汤合四苓散加减。脓成或溃脓不畅者加皂角刺、黄芪;热毒炽盛者加败酱草、大青叶;脐周肿痒者加苦参、白鲜皮。
2) 脾气亏虚证
证候:溃后脓出臭秽,久不收口;伴面色萎黄,肢软乏力,纳呆,便溏;舌淡苔薄,脉濡。

治法：益气健脾。
方药：四君子汤加减。
(2) 外治
初起：金黄膏外敷。
溃后：用八二丹或九一丹，并用药线引流，外盖红油膏或青黛膏；脓腐已尽，用生肌散、白玉膏。
成漏：疮口中可插入七三丹药线化管提脓，待脓腐脱尽后，加用垫棉法促使管腔闭合。

2. 其他治疗

(1) 参照"一般痈"。
(2) 手术疗法：久不收口者，可行瘘管切除术或修补术等手术治疗。

【预防与调护】

(1) 参照"一般痈"。
(2) 保持脐部清洁、干燥，勿用手搔抓脐窝。
(3) 积极治疗脐部先天性疾病。

第四节　发

发是病变范围较痈大的急性化脓性疾病，相当于西医的急性蜂窝织炎。其临床特点是初起无头、红肿蔓延成片，中心明显，四周较淡，边界不清，灼热疼痛，有的3～5日后中央皮肤色褐腐溃，周围湿烂，有的中心虽软而不溃，全身症状明显。

发在中医文献中常与痈、有头疽共同命名。有些虽名为发，其实属有头疽范围，如元《外科精义》说："夫五发者，谓痈疽生于脑、背、眉、髯、鬓是也。"实质是有头疽病变范围扩大而伴发的"发"病。有些痈之大者，属发的范围，应命名为发，但文献中称作痈者亦有之，如锁喉痈、臀痈等。

常见的发有生于结喉处的锁喉痈、生于臀部的臀痈、生于手背部的手发背、生于足背的足发背，因证治不同，故分别叙述。至于生于乳房部的发，则在乳房疾病一章中论述。

锁喉痈是一种生于颈前正中结喉处的急性化脓性疾病，因其红肿绕喉，故名，相当于西医的口底部急性蜂窝织炎。其临床特点是来势暴急，初起结喉处红肿绕喉，根脚散漫，坚硬灼热疼痛，范围较大，肿势蔓延至颈两侧、腮颊及胸前，可连及咽喉、舌下，并发喉风、重舌甚至痉厥等险症。伴壮热口渴、头痛项强等明显全身症状。锁喉痈之名见于《疡科心得集》，古代文献中称之为"猛疽""结喉痈""盘颈痰毒"等。

臀痈是一种生于臀部肌肉丰厚处范围较大的急性化脓性疾病，相当于西医的臀部急性蜂窝织炎。其临床特点是来势急，位置深，范围大，易腐溃，收口慢。臀痈之名见于《格致余论》，由于肌内注射引起者俗称"针毒结块"。

手发背是发于手背部的急性化脓性疾病，相当于西医的手背部急性化脓性炎症、手背部急性蜂窝织炎。其临床特点是全手背漫肿，红热疼痛，手心不肿，出脓稠黄，或漫肿坚硬，不红不热，溃迟敛难，久则损筋伤骨。手发背之名见于《证治准绳》，古代文献中称之为"手背毒""手背发""蜘蛛背"等。

足发背是发于足背部的急性化脓性疾病，相当于西医的足背部急性化脓性炎症、足背部急性蜂窝织炎。其临床特点是全足背高肿焮红疼痛，足心不肿。足发背之名见于《疡医大全》，古代文献中有"足跗发""脚发背"等名。

【病因病机】

1. **风温外袭** 风温毒邪客于肺胃，胃中积热，运化失司，痰湿内生，风温夹痰上蕴凝结而成。或患痧痘、麻疹之后，体虚余毒未清，夹痰热结聚所生。

2. **饮食不节** 饮食不节，脾胃乃伤，湿热火毒内生，相互搏结，营气不从，逆于肉里，结毒而成。

3. **情志内伤** 情志不畅，肝气郁结化火，肝胆相火内动，风火相乘，营卫不从，气血壅滞，血热肉败而作。

4. **破损染毒** 皮肤外伤感染毒邪，气血凝滞，瘀热互结而成；尚可因注射时感染毒邪，邪毒直中分肉之间，化热肉腐而成；或注射药液吸收不良所引起。

5. **毒邪流窜** 锁喉痈可因口唇齿龈生疮、咽喉糜烂等感染邪毒，臀痈可因有局部疮疖，邪毒循经流窜所致。

总之，风温外袭、饮食不节、情志内伤、外伤染毒是发的诱发因素，气血瘀滞、热盛肉腐为发的病机特点。发与湿热、火毒关系最为密切，其病在上者，多为风温、风热；病在中部者，多为气郁、火郁；病在下者，多为湿火、湿热。

西医学认为，发是指皮下、筋膜下、肌间隙或深部疏松组织的一种弥漫性急性化脓性炎症，由皮肤、软组织损伤后感染或肠道细菌污染引起，也可能为化脓性病灶的直接蔓延或经血行、淋巴播散所致。最常见致病菌为溶血性链球菌，也可为金黄色葡萄球菌或厌氧菌。

【诊断】

1. 临床表现

(1) 锁喉痈：多发于儿童，发病前有口唇、咽喉糜烂及痧痘史。初起结喉部红肿绕喉，根脚散漫，坚硬灼热疼痛，范围较大，来势凶猛。经2~3日后，肿势可延及两颈，甚至上延腮颊，下至胸前。可因肿连咽喉、舌下，并发喉风、重舌以致汤水难下。伴有壮热口渴，头痛项强，大便秘结，小便短赤，甚至气喘痰壅，发生痉厥；若肿势渐趋局限，按之中软者，为成脓之象，若按之中软应指者，为脓已成熟。溃后脓出黄稠，热退肿消者轻；溃后脓出稀薄，疮口有空壳，或脓从咽喉部穿出，全身虚弱者重，收口亦慢。

(2) 臀痈：局部常有注射或疮疖或臀部周围有糜烂破碎史。急性者，多由于肌内注射染毒引起。臀部一侧初起疼痛，肿胀焮红，皮肤灼热，患肢步行困难，红肿以中心最为明显，而四周较淡，边缘不清，红肿逐渐扩大而有硬结，2~3日后皮肤湿烂，随即变成黑色腐溃，或中软不溃；溃后一般脓稠，但有的伴有大块腐肉脱落，以致疮口深大而形成空腔，收口甚慢，1个月左右可以痊愈。伴恶寒、发热、头痛、骨节酸痛、胃纳不佳等全身症状，待脓出腐脱后逐渐减轻。慢性者，初起多漫肿，皮色不变，红热不显，而硬块坚巨，有疼痛或压痛，患肢步行不便，进展较为缓慢，一般经过治疗后，多半能逐渐消退（彩图11）。

(3) 手发背：初起患部漫肿，边界不清，红热疼痛，手心不肿。或伴畏寒发热等全身症状。7~

10日化脓,中间肿胀高突,色紫红,灼热疼痛如鸡啄,若按之有波动感者,为内脓已成。溃破时皮肤湿烂,脓水色白或黄,或夹有血水,逐渐脓少而愈合。如2~3周肿势不趋限局,溃出脓稀薄而臭,是有损骨之征。

(4) 足发背:初起足背高肿焮红疼痛,肿势弥漫,边界不清,影响活动,足心不肿,伴轻度全身不适。一般5~7日迅速增大化脓。伴寒战高热,纳呆,甚至泛恶。溃后脓出稀薄,夹有血水,皮肤湿烂,全身症状随之减轻。

2. **实验室及其他辅助检查**　血常规检查提示血白细胞总数及中性粒细胞比例增高。B超检查有助于判断是否形成脓肿和定位。X线检查可确定有无死骨。必要时应根据病情做疮面脓液细菌培养加药敏等检查。

【鉴别诊断】

1. **丹毒**　皮色鲜红,边缘清楚,略高于皮肤,一般不化脓溃腐,常有反复发作史。
2. **颈痈**　颈部一侧初起结块形如鸡卵,皮色不变,肿胀,灼热,疼痛,经7~10日成脓,10~14日可以愈合。其病变范围、肿痛程度等相对较轻。
3. **瘰疬**　发病前多有风温、风热症状,颈部结喉两侧结块,皮色不变,微有灼热,疼痛牵引至耳后枕部,较少化脓。
4. **有头疽**　初起有粟粒脓头,痒痛并作,溃烂时有多个脓栓,状如蜂窝。
5. **流注**　初起漫肿疼痛,皮色如常,不局限于臀部一处,有此处未愈,他处又起的征象。
6. **托盘疔**　病在手掌部,手掌部肿胀高突,失去正常的掌心凹陷或稍突出,并伴手背部肿胀。

【治疗】

以清热化湿解毒为主。病初,发于上者,加疏风化痰之品,发于下部者,加利湿和营之品;中期佐以凉血透脓;后期,注意顾护人体气血阴津及脾胃。必要时配合西医治疗。

1. **辨证论治**

(1) 内治

1) 痰热蕴结证

证候:多见于锁喉痈。红肿绕喉,坚硬疼痛,肿势散漫;伴壮热口渴,头痛项强,大便燥结,小便短赤;舌质红绛,苔黄腻,脉弦滑数或洪数。

治法:散风清热,化痰解毒。

方药:普济消毒饮加减。壮热口渴者加鲜生地、天花粉、生石膏;便秘者加枳实、生大黄、芒硝;气喘痰壅者加鲜竹沥、天竺黄、莱菔子;痉厥者加安宫牛黄丸化服,或紫雪丹或紫雪散吞服。

2) 湿热蕴结证

证候:多见于急性臀痈、手发背。局部红肿热痛,先痛后肿,或湿烂溃脓,脓泄不畅;伴恶寒发热,头痛骨楚,食欲不振;苔黄或黄腻,脉数。

治法:清热解毒,和营化湿。

方药:黄连解毒汤合仙方活命饮加减。脓成不易外出者加皂角刺、穿山甲;局部红热不显者加重活血祛瘀之品,如桃仁、红花、泽兰,减少清热解毒之品。

3) 湿痰凝滞证

证候:多见于慢性臀痈。漫肿不红,结块坚实,进展缓慢,多无全身症状;苔薄白或白腻,脉缓。

治法：和营活血，利湿化痰。
方药：桃红四物汤合仙方活命饮加减。

4）湿热下注证

证候：多见于足发背。足背红肿弥漫，灼热疼痛，肉腐成脓；伴寒战高热，纳呆，甚至泛恶；舌质红，苔黄腻，脉象滑数。

治法：清热解毒，和营利湿。

方药：五神汤合萆薢渗湿汤加减。成脓者加皂角刺、穿山甲。

5）气血两虚证

证候：溃后出脓稀薄，收口缓慢；伴神疲乏力，纳谷不香；舌质淡，苔薄白，脉细。

治法：调补气血。

方药：八珍汤加减。

（2）外治

初起：金黄膏或玉露膏外敷；或用玉露散或双柏散，金银花露或菊花露调敷患处。

成脓：切开排脓。锁喉痈宜及早切开减压，防止喉头水肿，气管受压；臀痈切口应低位够大够深，引流通畅。

溃后：脓腐未尽，八二丹、金黄膏或红油膏盖贴，脓腔深者，予药线引流；脓尽，改用生肌散、白玉膏；疮口有空腔不易愈合者，用垫棉法促进粘合。

2. 其他治疗　参照"一般痈"。

【预防与调护】

(1) 患病高热时宜卧床休息，初起、成脓期宜进半流质饮食。
(2) 积极处理原发病灶，加强全身营养支持和镇痛治疗。
(3) 肌内注射时，注意使粉针剂充分溶解后再注射。
(4) 儿童患者给药宜浓煎，且少量多次服用。

第五节　有头疽

有头疽是发生于肌肤间的急性化脓性疾病，相当于西医的痈。其临床特点是初起皮肤上即有粟粒样脓头，焮热红肿热痛，迅速向深部及周围扩散，脓头相继增多，溃后状如莲蓬、蜂窝，范围常超过 9～12 cm，大者可至 30 cm 以上。好发于项后、背部等皮肤厚韧之处，多发于中老年人，尤其兼有消渴证者多见，易出现"内陷"。

有头疽在古代文献中常与疽和发共同命名，根据发病部位不同有多种病名，如生在头顶部的称百会疽；生于项部，名脑疽，包括对口疽、偏脑疽等；发于脊背部正中者，称背疽，疽发于背且大者为发背，又有上发背、中发背、下发背之分；生于背部两侧的称搭手，又分上搭手、中搭手、下搭手；生于胸部膻中穴，名膻中疽；生于少腹部，名少腹疽；生于四肢部的，称太阴疽、石榴疽、臀疽、腿疽等。根据发病原因不同亦有多种病名，如过饮药酒兼厚味积毒蕴发者，称酒毒发；湿痰郁结而成者，称痰注发等。还有以象形命名,如莲子发、蜂窝发等。然其病因病机、临床表现和治疗方法基本一致,故合并论述。

【病因病机】

总由外邪内毒搏结,以致毒邪凝聚肌肤,营卫不和,气血凝滞,经络阻隔而成。年老体弱及消渴病患者每因体虚之际更易发生本病。阴虚之体,每因水亏火炽,则热毒蕴结更甚;气血虚弱之体,每因毒滞难化,不能透毒外出,使病情加剧,甚至发生疽毒内陷。

1. **外因**　外感风温、湿热邪毒,凝聚肌表,以致气血运行失常而成。
2. **内因**　情志内伤,恼怒伤肝,思虑伤脾,肝脾郁结,气郁化火;或房事不节,恣欲伤肾,劳伤精气,真阴亏损,相火蹈灼;或恣食膏粱厚味,脾胃运化失常,湿热火毒内生,均能导致脏腑蕴毒。

西医学认为,本病是多个相邻的毛囊及其所属皮脂腺或汗腺的急性化脓性感染,或由多个疖融合而成,常见致病菌为金黄色葡萄球菌。常由一个毛囊底部起病,经由阻力较弱的皮下脂肪柱蔓延至皮下组织,且沿深筋膜扩散、侵及邻近的脂肪组织,再上行波及毛囊群而形成痈。

【诊断】

1. **临床表现**　好发于皮肤坚韧、肌肉丰厚之处,以项、背部为多见,多发于成年人,以中老年居多。整个病程,以实证、顺证计,约1个月,按局部症状可分为4候,每候7～10日。病变初起为1候,溃脓期为2～3候,收口期为4候。《疡科心得集》云:"对疽、发背必以候数为期,七日成形,二候成脓,三候脱腐,四候生肌。"

初起:局部红肿、结块,肿块上有黄白色粟粒状脓头,作痒作痛,向周围扩散,脓头增多,色红,灼热疼痛。伴恶寒、发热、头痛、食欲不振、口渴等。

成脓:肿块增大,疮面渐渐腐烂,形似蜂窝,形成火山口样改变,肿势范围常超过10 cm。伴寒战高热,口渴纳呆,便秘溲赤等(彩图12、彩图13)。

收口期:脓腐渐尽,新肉生长,肉色红活,以后逐渐收口而愈。全身症状亦逐渐减轻或消失。

若兼见神昏谵语、气息急促、恶心呕吐、腰痛尿少、尿赤、发斑等严重全身症状者,为合并内陷。体虚或消渴病患者尤易发生。

在一般情况下,发于项背部的病情较重,不易透脓,内陷变证多见;发于四肢部的病情较轻,容易透脓,内陷变证少见。

2. **实验室及其他辅助检查**　血常规检查提示血白细胞总数及中性粒细胞比例增高,并应常规检查血糖、尿糖。根据病情做疮面脓液细菌培养加药敏、血细菌培养加药敏、电解质等检查。

【鉴别诊断】

1. **发际疮**　生于项后部,病小而位浅,范围多<3 cm,或簇集一处,或此愈彼起,无明显全身症状,易脓、易溃、易敛,但易反复发作。
2. **脂瘤染毒**　患处素有结块,与表皮粘连,但基底部推之可动,其中心表面皮肤常可发现粗大黑色毛孔,挤之有脂浆样物溢出,且有臭味,染毒后红肿较局限,脓出夹有粉渣样物,全身症状较轻。

【治疗】

宜明辨热毒之轻重、正气之盛衰,分期辨证论治,谨防疽毒内陷。实证宜和营解毒,清热利湿;虚证宜扶正托里。积极治疗消渴等病,必要时配合西医治疗。

1. 辨证论治
(1) 内治
1) 火毒凝结证
证候：多见于壮年正实邪盛者。局部红肿高突，灼热疼痛，根脚收束，脓液稠黄，能迅速化脓脱腐；伴发热，口渴，尿赤；苔黄，脉数有力。
治法：清热泻火，和营托毒。
方药：黄连解毒汤合仙方活命饮加减。恶寒发热者加荆芥、防风；便秘者加生大黄、枳实；溲赤者加泽泻、车前子。

2) 湿热壅滞证
证候：局部症状与火毒凝结相同。伴全身壮热，朝轻暮重，胸闷呕恶；苔白腻或黄腻，脉濡数。
治法：清热化湿，和营托毒。
方药：仙方活命饮加减。胸闷呕恶者加藿香、佩兰、厚朴。

3) 阴虚火炽证
证候：多见于消渴病患者。肿势平塌，根脚散漫，皮色紫滞，脓腐难化，脓水稀少或带血水，疼痛剧烈；伴全身发热烦躁，口渴多饮，饮食少思，大便燥结，小便短赤；舌质红，苔黄燥，脉细弦数。
治法：滋阴生津，清热托毒。
方药：竹叶黄芪汤加减。

4) 气虚毒滞证
证候：多见于年迈体虚、气血不足患者。肿势平塌，根脚散漫。皮色灰暗不泽，化脓迟缓，腐肉难脱，脓液稀少，色带灰绿，闷肿胀痛，易成空腔；伴高热，或身热不扬，小便频数，口渴喜热饮，精神萎靡，面色少华；舌质淡红，苔白或微黄，脉数无力。
治法：扶正托毒。
方药：托里消毒散加减。

5) 气血两虚证
证候：溃后疮面愈合迟缓，新肌不生，色淡红而不鲜或暗红，脓出稀薄；伴面色无华，神疲乏力，纳少；舌质淡胖，苔少，脉细。
治法：益气养血，托里生肌。
方药：八珍汤加减。

(2) 外治
初起：火毒凝结证、湿热壅滞证，用金黄膏或千捶膏外敷；阴虚火炽证、气虚毒滞证，用冲和膏外敷。
成脓：予八二丹掺疮口，如脓水稀薄而带灰绿色者，改用七三丹，外敷金黄膏；若脓腐阻塞疮口，脓液蓄积，引流不畅，可用药线蘸五五丹或药线蘸八二丹插入多枚疮口，蚀脓引流；若疮肿有明显波动，可做"十"字或"++"字形切开手术（彩图14）；若大块坏死组织难以脱尽，可蚕食清疮；若脓腐大部脱落，疮面渐洁，改用九一丹外掺，外敷红油膏。
收口：疮面脓腐已净，新肉渐生，以生肌散掺疮口，外敷白玉膏。若疮口有空腔，皮肤与新肉一时不能粘合者，可用垫棉法加压包扎；若疮周频发疖肿，可用生肌散、青黛散干扑患处。

2. 其他治疗
(1) 中成药治疗：六应丸或六神丸，成人每次10粒，每日3次吞服。

(2) 降血糖药物治疗：如有糖尿病者，必须使用口服降血糖药物或胰岛素治疗迅速控制血糖。
(3) 抗生素治疗：病情严重者应及时选用有效抗生素治疗。
(4) 支持疗法：全身情况较差者，应予以支持疗法，如补液、输血及纠正电解质紊乱等。

【预防与调护】
(1) 高热时应卧床休息，多饮开水。
(2) 切忌挤压患处，患在项部者可用四头带包扎；患在上肢者宜用三角巾悬吊；在下肢者宜抬高患肢，并减少行动；患在项背部，睡时宜侧卧。
(3) 保持疮周皮肤经常清洁。
(4) 食宜清淡，忌食鱼腥、辛辣等刺激发物，以及甜腻食物。伴消渴病者，给予消渴病饮食。
(5) 保持精神愉快，忌恼怒，避房事。
(6) 积极治疗疖病、消渴病。

第六节　附骨疽

附骨疽属于"无头疽"范畴。无头疽是泛指发生于骨与关节间的化脓性疾病，因其初起无头故名。多见于儿童，发病急骤，初起无头，漫肿，皮色不变，疼痛彻骨，难消、难溃、难敛，溃后多损伤筋骨关节。发于骨骼的，多在四肢长管骨，如附骨疽等，易伤筋骨；生于关节的，如生于髋关节的环跳疽，生于膝关节的疵疽等，最易造成畸形。

附骨疽是一种毒气深居，附着于骨的化脓性疾病，相当于西医的急、慢性化脓性骨髓炎。其临床特点是多见于儿童，多发于四肢长骨，发病急骤，常以寒战高热开始，局部胖肿，附筋着骨，推之不移，疼痛彻骨，溃后脓水淋漓，不易收口，可成窦道，损伤筋骨。附骨疽因其所患部位不同，文献中有很多名称。如生在大腿外侧的称附骨疽；生在大腿内侧的称咬骨疽；生在手足腿膊等处，溃破后出朽骨的称多骨疽等。病名虽异，而其病因、证治大致相仿，故合并论述，统名为附骨疽。

【病因病机】
总由体虚之人，或因外感风邪寒湿，或因病后余邪湿热内盛，或因跌打损伤筋骨，毒邪深袭，阻于筋骨，以致营卫不和，气血凝滞，热胜肉腐而成。

1. **余毒湿热**　因疔疮、有头疽、疮疖等化脓性疾病或因伤寒、天花、麻疹、猩红热等病后，余毒未清，湿热壅盛，邪毒深窜入里，留于筋骨，使经脉被阻，气血不和，血凝毒聚而成。

2. **外来伤害**　尤其是局部骨骼损伤或骨科手术史可复感毒邪，瘀血化热，邪热蕴蒸，以致经络阻塞，凝滞筋骨为患。

3. **外感风寒湿邪**　体虚之人，卫气不固，或因露卧风冷，或因浴后乘凉，以致风寒湿邪乘虚侵袭，久蕴不解，阻于筋骨之间，气不宣行，阴血凝滞而成。

西医学认为，急性化脓性骨髓炎系骨、骨膜和骨髓整个骨组织的炎症。病原菌多为金黄色葡萄球菌，溶血性链球菌次之。多由疖肿、皮肤伤口通过血源性播散而致，也可因局部伤口直接感染或邻近软组织感染直接蔓延到骨骼而成；慢性骨髓炎多因急性化脓性骨髓炎处理不及时、不充分或不恰当所导致。

【诊断】

1. **临床表现** 好发于儿童，尤以10岁以下男孩为多见。多发于四肢骨干，尤以下肢多见，以胫骨最多，股骨、肱骨、桡骨次之。常有明显化脓性病灶存在，或外伤，或有骨科手术史，或感受风寒湿邪等诱发因素。

初起：起病急骤，初起局部患肢持续剧痛，疼痛彻骨，1~2日内即不能活动，然后出现皮肤微红、微热，胖肿骨胀明显，若在大腿部则红肿不易发现，但用手指深压有凹陷的指纹可见，病变的骨端有深压痛和叩击痛。伴全身不适，寒战，继而高热达39~40℃，口干溲赤等。

成脓：在得病后3~4周，局部焮红胖肿，骨胀明显。伴全身高热持续不退。

溃后：溃后脓出，初多稠厚，渐转稀薄，淋漓不尽，不易收口而形成窦道。患处可触及骨骼粗大，高低不平，以药线或探针探之，常可触到粗糙的朽骨，此时即转为慢性。以后常反复发作，大多数病例均有1个或数个不易愈合的窦道，窦口凹陷，窦口周围常并发湿疮、脓疱和色素沉着。必待朽骨出尽以后，疮口才能愈合，其病程可达数年之久（彩图15）。

本病若伴高热烦渴、神昏谵语，则为并发内陷，可危及生命。若累及关节，则可造成残废。

2. **实验室及其他辅助检查** 血常规检查提示血白细胞总数及中性粒细胞比例均增高。血液细菌培养、局部穿刺液细菌培养常呈阳性。X线检查常在发病2周后才能显示病变。CT检查较X线检查明显提早发现病灶，并可清楚显示软组织的变化，明确炎症位置。

【鉴别诊断】

1. **流痰** 好发于骨关节间，初起局部和全身症状均不明显，化脓迟缓，约半年至1年以上，溃后脓水清稀，每夹有败絮样物，常造成残废。多伴有虚痨病史。

2. **流注** 好发于肌肉丰厚处，且常此处未愈，他处又起。局部皮色不变，漫肿，疼痛较轻，成脓较快，溃后不损伤筋骨，容易愈合。

3. **历节风** 常波及多处关节肿痛，呈游走性，压痛在关节面，日久亦可出现肌肉萎缩，关节变形，全身症状不如附骨疽明显，病程长，反复发作，但不化脓。

4. **骨瘤** 多见于10~25岁青少年，病变多在肩关节下方或膝关节上方，初起隐隐酸痛，继则掣痛难忍，呈阵发性的钻痛，夜间重，发热不如附骨疽高。2~3个月后，局部可触及肿块，坚硬如石，高低不平，推之不移，紧贴于骨，但皮色渐变紫黑，终不化脓。预后差。

5. **环跳疽** 病在关节处，不在骨端，伴髋关节功能障碍，容易造成畸形。

【治疗】

贵在早期诊断，早期正确治疗，否则每易迁延为慢性，经久不愈。治疗以清热解毒、化湿和营为大法。内治与外治并重，必要时配合西医治疗。疾病治愈后，必须继续服药3~6个月，以防复发。

1. **辨证论治**

(1) 内治

1) 湿热瘀阻证

证候：患肢疼痛彻骨，不能活动；继则局部胖肿，皮色不变，按之灼热，有明显的骨压痛和患肢叩击痛；伴寒战高热；苔黄，脉数。

治法：清热化湿，行瘀通络。

方药：仙方活命饮合五神汤加减。有损伤史加桃仁、红花；热毒重者加黄连、黄柏、栀子；神志不清者加犀角地黄汤，或安宫牛黄丸、紫雪丹。

2）风寒湿邪证

证候：初起恶寒发热或无寒热，患肢筋骨隐隐酸痛，不红不热，胖肿和骨胀均不明显，有的痛如锥刺，患肢不能屈伸转动；苔白腻，脉紧数或迟紧。

治法：温经散寒，祛风化湿。

方药：独活寄生汤加减。

3）热毒炽盛证

证候：起病1~2周后，患肢胖肿，疼痛剧烈，皮肤焮红，灼热，内已酿脓；伴高热持续不退；苔黄腻，脉洪数。

治法：清热化湿，和营托毒。

方药：黄连解毒汤合仙方活命饮加减。

4）脓毒蚀骨证

证候：溃后脓水淋漓，久则形成窦道；患肢肌肉萎缩，可触及粗大的骨骼，以探针检查常可触到粗糙朽骨；伴神疲，乏力，头昏，心悸，低热；苔薄，脉濡细。

治法：调补气血，清化余毒。

方药：托里消毒散加减。

(2) 外治

初起：金黄膏或玉露膏外敷，患肢用夹板固定，以减少疼痛和防止病理性骨折。

成脓：及早切开引流。

溃后：用药线蘸七三丹或八二丹引流，红油膏或冲和膏盖贴；脓尽改用生肌散、白玉膏。

窦道形成：用千金散或五五丹药线腐蚀，疮口扩大后改用八二丹药线，太乙膏或红油膏盖贴；若窦道经久不敛，死骨不能自动排出朽骨者，可做手术清创；若触及死骨松动者，可用镊子钳出。此外，慢性期如无死骨存在，脓液转为黏稠液体时，即使疮口仍较深，也应及时停用药线，否则不易收口。可用垫棉法压迫，促使疮口愈合。

2. 其他治疗

(1) 中成药治疗：小金丹，每次0.6g，每日2次；牛黄解毒片，每次2片，每日2次。

(2) 抗生素治疗：急性化脓性骨髓炎或慢性化脓性骨髓炎急性发作时，必须及早联合应用足量有效的抗生素，或根据血培养或病变部位穿刺液细菌培养加药物敏感试验结果选择抗生素，持续用药至体温正常后2~3周。

(3) 手术治疗：可根据病情选用切开引流及骨开窗术、病灶清除术、病变骨切除术、病灶清除后带蒂肌瓣填充骨腔术、截肢术等。

(4) 支持疗法：根据病情需要可给予少量多次输血，补充维生素，维持水和电解质平衡。

【预防与调护】

(1) 积极治疗原发病。

(2) 急性期应卧床休息，抬高患肢并用夹板制动，防止骨折和毒邪扩散。

(3) 慢性期避免负重及跌跤，防止骨折。

（4）加强锻炼，增加饮食营养，患病后禁食鱼腥发物及辛辣之品。

第七节　流　注

流注是发于肌肉深部的急性化脓性疾病，相当于西医的脓血症、多发性转移性肌肉深部脓肿、髂窝部脓肿。其临床特点是好发于四肢、躯干肌肉丰厚处的深部，发病急骤，局部漫肿疼痛，皮色如常，容易走窜，每此处未愈、他处又起。流注作为外科病名，首见于明《仙传外科集验方》。

因发病原因和病情不同而有许多病名，如发于夏秋之间的称暑湿流注；其他季节发病者称湿痰流注；因疖、疔之余毒不尽，毒邪走散而生者称余毒流注；因产后瘀露停滞或跌打损伤而引起的称瘀血流注，包括由劳动不慎，闪挫扭伤筋脉所致的伤筋流注；数处同时并发，或先后相继，此愈彼起，甚而遍及全身，如瓜藤之蔓延，称瓜藤流注；仅发于髂窝部的称髂窝流注，因患侧大腿常不能伸直，又称"缩脚流注"。因其病机、证治基本相似，故一并论述。

【病因病机】

1. **正气不足**　正虚是本病形成的重要因素。正气不充，邪毒易侵，流窜血络，使经络阻隔，气血凝滞，着而为患。

2. **受伤染邪**　因先患疔疮、疖、痈，强行挤压或过早切开，或其他热病失于诊治，火热之毒窜入血分，流于经络，稽留于肌肉之中而发余毒流注；或夏秋季节感受暑湿，暑毒湿热客于营卫，阻于肌肉，致使气血凝滞而成暑湿流注；或跌打损伤，瘀血停留，或产后瘀露停滞，经络为之壅滞而成瘀血流注。

3. **髂窝流注**　除上述流注的病因外，还可由会阴、肛门、外阴、下肢破损或生疮疖，或附近脏器染毒，邪毒流窜，以致余毒、暑湿、湿热结聚，气血凝滞而成。

西医学认为，本病是由局部化脓性病灶的细菌栓子或脱落的感染血栓进入血液循环，并在身体各部位产生转移性脓肿，常见致病菌为葡萄球菌、链球菌、大肠杆菌。髂窝脓肿是髂窝淋巴结及其周围的疏松结缔组织发生感染，脓液向后穿破髂腰筋膜所致。

【诊断】

1. **临床表现**　除头面、前后二阴、腕、踝等远端比较少见外，其余任何部位均可发生，尤多见于腰部、臀部、大腿后部、髂窝部等处。发病前有疮疖等化脓性病灶，或跌扑损伤，感受暑湿等病史。

初起：先在四肢近端或躯干部有一处或数处肌肉疼痛，漫肿，微热而皮色不变。2～3日后，肿胀焮热，疼痛日趋明显，并可触及肿块。伴寒战高热，头痛头胀，周身关节疼痛，食欲不振等全身症状。暑湿流注伴胸闷纳呆，渴不多饮；余毒流注伴口渴引饮。

成脓：肿块增大，疼痛加剧，2周左右肿块中央微红而热，按之有波动感。伴高热不退，时时汗出，口渴欲饮。

溃后：脓出黄稠或白黏脓水，瘀血流注则夹有瘀血块。随之肿硬疼痛渐消，伴身热渐退，食欲增加。经2周左右，脓尽疮口愈合。

髂窝流注发于髂窝部肌肉深处,多见于儿童。初起患侧大腿突然拘挛不适,步履呈跛行,伴恶寒发热,头痛,无汗或微汗,纳呆倦怠。2~3日后局部疼痛,大腿即向上收缩,略向内收,不能伸直,妨碍行走,但膝关节仍能伸屈,倘用手将患肢拉直,则可引起剧烈疼痛,痛牵腰部,腹部前突,脊柱似弓状。7~10日,在髂窝部可触到一长圆形肿块,质较硬,有压痛。约1个月可以成脓。皮色如常,按之波动中软但不甚明显,便为脓熟。可在髂窝部或腰部破溃,溃后约20日可以收口,愈后患侧大腿仍然屈曲,不能伸直行动,往往要经过1~2个月才能恢复正常。

若溃脓后身热不退,伴身体消瘦、面色无华,为正虚邪恋,可能他处另有新发;若兼神昏谵语,胸胁疼痛,咳喘痰血等,是为毒传脏腑,导致内陷变证或引发内痈。髂窝流注若溃后脓水淋漓,日久不敛,可因损骨而造成残废。

2. 实验室及其他辅助检查　血常规检查提示血白细胞总数及中性粒细胞比例可增高,血培养可有细菌生长。B超检查有助于判断是否成脓。

【鉴别诊断】

1. 环跳疽　疼痛在髋关节部,可致臀部外突,大腿略向外旋,患肢不能伸直和弯曲,患侧漫肿上延腰胯,下及大腿。

2. 髋关节流痰　起病缓慢,可有虚痨病史,患肢伸而难屈,局部及全身症状均不明显,化脓在得病后6~12个月以上。大腿及臀部肌肉萎缩,站立时臀纹不对称。

3. 历节风　患病关节大多红、肿、热、痛,且呈游走性,有反复发作史,不会化脓溃破,患侧大腿收缩屈曲度较轻。其全身症状也比较轻。

【治疗】

总宜清热解毒,和营通络。暑湿流注需兼清暑化湿,并注意顾护气阴;余毒流注宜兼凉血清热之品;瘀血流注宜佐用活血化瘀之品。溃后宜托毒排脓,清解余邪,忌用峻补,杜绝因余毒未尽而流窜他处。

1. 辨证论治

(1) 内治

1) 余毒攻窜证

证候:发病前有疔疮、痈、疖等病史。局部漫肿疼痛;伴壮热,口渴,甚则神昏谵语;苔黄,脉洪数。

治法:清热解毒,凉血通络。

方药:黄连解毒汤合犀角地黄汤加减。脓成者加当归、皂角刺、穿山甲,去鲜生地;神昏谵语者加安宫牛黄丸化服,或紫雪散吞服;胸胁疼痛、咳喘痰血者加象贝母、天花粉、鲜竹沥、鲜茅根、鲜芦根。

2) 暑湿交阻证

证候:多发于夏秋之间。局部漫肿疼痛;初起恶寒发热,头胀,胸闷呕恶,周身骨节酸痛,胸部布白痦;苔白腻,脉滑数。

治法:清暑化湿解毒。

方药:清暑汤加减。有肿块者加当归、赤芍、丹参;热重加金银花、连翘、紫花地丁;脓成者加皂角刺、穿山甲。

3) 瘀血凝滞证

证候：劳伤筋脉诱发者，多发于四肢内侧；跌打损伤诱发者，多发于伤处。局部漫肿疼痛，皮色微红，或呈青紫，溃后脓液中央夹有瘀血块；妇女产后恶露停滞而成者，多发于小腹及大腿等处；发病较缓，初起一般无全身症状或全身症状较轻，化脓时出现高热；苔薄白或黄腻，脉涩或数。

治法：和营活血，祛瘀通络。

方药：活血散瘀汤加减。劳伤筋脉者加金银花、黄柏、薏苡仁等；跌打损伤者加参三七；产后瘀阻者加制香附、益母草、红花等；有表证加荆芥、熟牛蒡子、防风；发于下肢和髂窝部者加苍术、薏苡仁。

(2) 外治

初期：肿而无块的，用金黄膏或玉露膏外敷；肿而有块者，用太乙膏掺红灵丹贴之。

成脓：宜切开引流。

溃后：先用八二丹、药线引流，脓净改用生肌散，均以红油膏或太乙膏盖贴，可加垫棉法。若多处相互串连贯通者，可用绷带缠缚患部，或将串连贯通处彻底切开，以加速疮口愈合。

2. 其他治疗

(1) 中成药治疗：小金丹，每次 0.6 g，每日 2 次。

(2) 抗生素治疗：病情严重者，可选用有效抗生素治疗。

【预防与调护】

(1) 及时正确处理疔、疖、痈及皮肤破损等。

(2) 绝对卧床休息，多饮开水或西瓜汁。热退而肿块未消时，仍需卧床休息以免反复，如强行走动，可使病情反复，更有酿脓之虑。

(3) 注意加强营养，宜清淡易消化饮食，忌食鱼腥、辛辣刺激性食物。

(4) 髂窝流注愈后功能障碍者，宜进行适当的下肢伸屈功能锻炼。

第八节　发　颐

发颐是热病后余邪热毒结聚于颐颔间引起的急性化脓性疾病，相当于西医的急、慢性化脓性腮腺炎。其临床特点是以常发生于热病后期，多一侧发病，颐颔部肿胀疼痛，张口受限，全身症状明显，甚者发生内陷。发颐之名见于晋《刘涓子鬼遗方》，中医文献中有"汗毒"等名称。

【病因病机】

1. 余毒内蕴　伤寒或温病后汗出不畅，以致余邪热毒未能外达，结聚于少阳、阳明之络，气血凝滞，腐肉为脓而成。

2. 胃热上壅　饮食不节，恣食膏粱厚味，火毒内生，胃火积聚上攻，蕴络而发。

【诊断】

1. 临床表现　多发于成年人，尤多见于伤寒、温病等热性病后，大手术后或体质虚弱者，多数是单侧发病,亦可双侧同时发病。

初起:颐颌之间发生疼痛及紧张感,轻微肿胀,形如结核,张口稍感困难。继则肿胀逐渐显著,并延及耳之前后,以耳垂下部最著,如压迫局部,在上颌第2臼齿相对的颊黏膜腮腺导管开口处有黏稠的分泌物溢出,张口困难,唾液分泌大为减少,并可出现暂时性口眼歪斜之症。伴轻度发热,甚者体温可高达40℃,口渴纳呆,大便秘结。

成脓:发病7~10日,腮腺部疼痛加剧,呈跳痛性,皮色发红,肿胀更甚,肿势可波及同侧眼睑、颊部、颈部等处,压痛明显,按压局部有波动感,同时腮腺导管开口处能挤出混浊黄稠脓性分泌物。

溃后:若不及时切开,脓肿可在颐颌部或口腔黏膜或向外耳道溃破,脓出臭秽。

若患者极度虚弱,或失于调治,或因过投寒凉攻伐之品,常可使肿势漫及咽喉,而见痰涌气塞、汤水难下、神识昏糊等毒邪内陷之证。

2. 实验室及其他辅助检查　血常规检查提示血白细胞总数及中性粒细胞比例明显增高。

【鉴别诊断】

1. 痄腮　多发生于5~15岁的儿童,有接触史。病发于颐颌之间,但多为双侧性,色白濡肿,酸多痛少,不会化脓。

2. 颈痈　结肿每于耳下、颌下,多见于一侧,肿胀疼痛,常易化脓,但口内颊部处不红肿,腮部不肿胀。

3. 骨槽风　多发于20~40岁青壮年,有拔牙史,腮颊部漫肿焮痛,色红或白,牙关拘紧,不能咀嚼,脓成溃后疮口久而不收,且有死骨流出。

【治疗】

总以清热解毒为治法,内外治并举。

1. 辨证论治

(1) 内治

1) 热毒蕴结证

证候:颐颌之间结块疼痛,张口不利,继则肿痛渐增,检查腮腺导管开口处常现红肿,压迫局部有黏稠的分泌物溢出;伴身热恶寒,口渴,溲赤,便干;苔薄腻,脉弦数。

治法:清热解毒。

方药:普济消毒饮加减。漫肿不散加海藻;热甚者加生栀子、生石膏;便秘者,加瓜蒌仁、生大黄、枳实;恶寒高热、易于动风者加钩藤。

2) 毒盛酿脓证

证候:颐颌间结肿疼痛日增,甚至肿势延及面颊和颈项,焮红灼热,张口困难,继之酿脓应指,腮腺导管开口处能挤出脓性分泌物;伴高热口渴;苔黄腻,脉弦数。

治法:清热解毒透脓。

方药:普济消毒饮加皂角刺、白芷等。便秘者加生大黄。

3) 热毒内陷证

证候:颐颌间肿块多平塌散漫,肿势延及面颊和颈项,焮红灼热,疼痛剧烈,汤水难咽;伴壮热口渴,痰涌气粗,烦躁不安,甚至神昏谵语;舌质红绛,苔少而干,脉弦数。

治法：清营解毒，化痰泄热，养阴生津。
方药：清营汤合安宫牛黄丸加减。

4) 余毒未清证

证候：病程日久，患者多有数个月以至数年的反复发作病史，发作时颐颌部肿痛，触之似有条索状物，进食时更为明显。但进食后又逐渐减轻，在两次发作的间歇期，患者口内常有臭味，早晨起床后挤压腮腺部，腮腺导管开口处有黏稠的涎液或脓液溢出；苔薄黄或腻，脉滑。

治法：清脾泄热，化瘀散结。

方药：常用药物有栀子、苍术、黄芩、金银花、连翘、竹茹、生石膏、夏枯草、王不留行籽、玄参、黄药子、莪术、芦根。伴有阳痿者加鹿角粉1.5 g，每日2次，吞服。

(2) 外治

初起：金黄膏或玉露膏外敷，撒红灵丹外敷，1～2日调换1次。

成脓：及早切开排脓。

溃后：先用八二丹药线引流，外敷金黄膏；口腔黏膜出脓处，用青吹口散外搽，每日4～5次。疮口脓尽，用生肌散、红油膏。

2. 其他治疗

(1) 参照"流注"。

(2) 毫针治疗：取角孙、翳风、颊车、合谷、风池、液门、肩井、外关、曲池、丰隆。热毒内陷证，加十宣、大椎、水沟，均用提插捻转泻法，中强刺激，留针15～30 min，每日1～2次。

(3) 耳针治疗：取腮腺区、面颊、神门、皮质下、内分泌、耳轮穴，可针刺或药物籽按压，每日1次。

【预防与调护】

(1) 热病后、大手术后，注意保持口腔清洁，经常用漱口方或板蓝根30 g，煎汤待温漱口。
(2) 急性期给予流质或半流质饮食，避免酸性饮食及辛辣刺激之品。
(3) 保持大便通畅。
(4) 慢性期可进行局部按摩，常食酸性食物，如咀嚼乌梅等。

第九节　丹　毒

丹毒是皮肤突然发红、色如涂丹的一种急性感染性疾病。西医也称丹毒，又称急性网状淋巴管炎。其临床特点是病起突然，恶寒壮热，局部皮肤忽然变赤，色如丹涂脂染，焮热肿胀，迅速扩大，边界清楚，发无定处，数日内可逐渐痊愈。每多复发。丹毒又名"丹疹""丹熛""天火"。

本病发无定处，好发于颜面、腿足。根据其发病部位的不同名称各异，如生于胸腹腰胯部者，《外科大成》称内发丹毒；发于头面部者，《疡科心得集》称抱头火丹；发于小腿足部者，《外科大成》称腿游风，《疡医大全》称流火；新生儿多生于臀部，《医宗金鉴·外科心法要诀》称赤游丹毒。

【病因病机】

总由血热火毒为患。凡发于头面部者,多夹有风热;发于胸腹腰胯部者,多夹有肝脾湿火;发于下肢者,多夹有湿热;发于新生儿者,多由胎热火毒所致。

1. **血分热毒** 素体血分有热,外受火毒,热毒蕴结,郁阻肌肤而发。

2. **破损染毒** 肌肤破损(如鼻腔黏膜、耳道皮肤或头皮破伤,皮肤擦伤,脚湿气糜烂,毒虫咬伤,臁疮等),毒邪乘隙侵入而成。

西医学认为,本病是由溶血性链球菌经由皮肤或黏膜细小创口,引起的皮肤及其网状淋巴管的急性炎症。

【诊断】

1. **临床表现** 多发于小腿及面部。新生儿丹毒,常为游走性。发病前可有皮肤或黏膜破损、足癣等病史。

发病急骤,全身症状明显,初起常有突然发冷、恶寒、高热、头痛骨楚、胃纳不香、便秘溲赤等。继则局部皮肤见片状红疹,迅速蔓延成大片鲜红斑,略高出皮肤,边界清楚,压之皮肤红色消退,去除压力后重复出现红色,若热重出现紫斑时,则压之不退色。患部表面紧张光亮,摸之灼手,肿胀、触痛明显。红肿向周围蔓延时,中央部位皮色逐渐消退脱屑,由鲜红转暗红或棕黄色,病程2周左右(彩图16)。

病情严重者,红斑处可伴发紫癜、瘀点、瘀斑、水疱,偶有化脓或皮肤坏死。亦有一面消退,一面发展,连续不断,缠绵数周者。常合并患处区域淋巴结肿大疼痛。

发生在头面部者,如由于鼻部破损引起者,先发于鼻额,次肿于目,而使两眼睑肿胀不能开视;如由于耳部破损引起者,先肿于耳之上下前后,次肿及头角;如由于头皮破损引起者,先肿于头额,次肿及脑后;发于腿胫部者,多由趾间皮肤破损引起,先肿于小腿,亦可延及大腿,愈合容易复发,常因反复发作、皮肤粗糙增厚、下肢肿胀而形成淋巴性水肿(象皮腿)(彩图17);新生儿丹毒,常游走不定,多有皮肤坏死,全身症状严重。

本病皮损由四肢或头面走向胸腹者,为逆证;新生儿及年老体弱的患者,治疗不当或调护不慎易致毒邪内陷,而致危证;发于下肢者,常因原发病灶的存在,愈后易反复发作,久可形成大脚风。

2. **实验室及其他辅助检查** 血常规检查提示血白细胞总数及中性粒细胞比例明显增高,浆液性渗出液中细菌培养可发现β-链球菌生长。

【鉴别诊断】

1. **发** 局部虽红,但中间隆起而色深,四周较淡,边界不清,胀痛呈持续性,化脓时跳痛,大多可坏死、溃烂;全身症状没有丹毒严重;不会反复发作。

2. **接触性皮炎** 有过敏物接触史;皮损以红肿、水疱、丘疹为主,伴灼热、瘙痒,但无疼痛;一般无明显的全身症状。

3. **类丹毒** 多发于手部,与职业有关,来势慢,范围小,症状轻,无明显全身症状。

4. **瓜藤缠** 好发于青年女性,常绕胫而发,分布于小腿伸侧,皮肤色红漫肿,疼痛或压痛,常反复发作,但皮下叩及结节。

【治疗】

以凉血清热、解毒化瘀为原则。发于头面者,需兼散风清火;发于胸腹腰胯者,需兼清肝泻脾;发于下肢者,需兼利湿清热。在内服同时应结合外敷、熏洗、砭镰等外治法。

辨证论治

(1) 内治

1) 风热毒蕴证

证候:发于头面部,皮肤焮红灼热,肿胀疼痛,甚则发生水疱,眼胞肿胀难睁;伴恶寒发热,头痛;舌质红,苔薄黄,脉浮数。

治法:疏风清热解毒。

方药:普济消毒饮加减。大便干结者加生大黄、芒硝;咽痛加生地、玄参。

2) 肝脾湿火证

证候:发于胸腹腰胯部,皮肤红肿蔓延,按之灼手,肿胀疼痛;伴口干口苦;舌质红,苔黄腻,脉弦滑数。

治法:清肝泻火利湿。

方药:龙胆泻肝汤或化斑解毒汤加减。

3) 湿热毒蕴证

证候:发于下肢,局部红赤肿胀、灼热疼痛,或见水疱、紫斑,甚至结毒化脓或皮肤坏死;伴轻度发热,胃纳不香;舌质红,苔黄腻,脉滑数。反复发作,可形成大脚风。

治法:利湿清热解毒。

方药:五神汤合萆薢渗湿汤加减。肿胀甚,或形成大脚风者加赤小豆、丝瓜络、鸡血藤。

4) 胎火蕴毒证

证候:发生于新生儿,多见臀部,局部红肿灼热,常呈游走性;或伴壮热烦躁,甚则神昏谵语、恶心呕吐;舌质红绛,苔薄,脉数。

治法:凉血清热解毒。

方药:犀角地黄汤合黄连解毒汤加减。壮热烦躁,甚则神昏谵语者加服安宫牛黄丸或紫雪丹;阴虚,舌质绛,舌苔光者加玄参、麦冬、石斛等。

(2) 外治:① 外敷用玉露散或金黄散,以冷开水或鲜丝瓜叶捣汁或金银花露调敷,并时时湿润;或鲜荷花叶、鲜蒲公英、鲜地丁全草、鲜马齿苋、鲜冬青树叶、绿豆芽菜等捣烂湿敷。② 若流火结毒成脓者,可在坏死部分作小切口引流,外掺九一丹,敷金黄膏。③ 砭镰法:患处消毒后,用七星针或三棱针叩刺患部皮肤,放血泄毒,或配合拔火罐,令出恶血,任其自流,待自止后,敷金黄散。此法只适宜于下肢复发性丹毒,禁用于抱头火丹、赤游丹患者。

【预防与调护】

(1) 卧床休息,充分饮水,抬高患肢。

(2) 有肌肤破损者,应及时治疗,以免感染毒邪;因脚湿气致下肢复发性丹毒患者,应彻底治愈脚湿气,以减少复发。

(3) 已形成大腿风者,每可用绷带缠缚,宽紧适度;亦可用医用弹力护套绷缚。

(4) 戒除挖耳、挖鼻恶习。

第十节 走黄与内陷

走黄与内陷为疮疡阳证疾患过程中,因火毒炽盛,或正气不足,导致毒邪走散,内攻脏腑的危险证候,相当于西医的全身化脓性感染。疔疮毒邪走散称为走黄,因疽毒或疔以外的疮疡引起毒邪内攻者称为内陷。其临床特点肿疡隆起的疮顶忽然凹陷,或溃疡腐未净而忽然干枯无脓,或脓净红活的疮面忽而光白板亮,同时出现严重的毒入营血,内攻脏腑的全身证候。

走 黄

走黄是因疔疮火毒炽盛,早期失治,毒势未能及时控制,或因挤压等,使毒邪走散入血,内攻脏腑而引起的一种全身性危急疾病,相当于西医的全身化脓性感染。其临床特点是疮顶忽然凹陷,色黑无脓,肿势散漫,迅速扩散,伴见寒战高热、烦躁、神昏谵语等七恶证。走黄又名"癀走",见于《疮疡经验全书》。清《疡科心得集》认为疔毒走散之后,并不只是限于心包一经,可累及其他脏腑,指出"外证虽有一定之形,而毒气之流行,亦无定位。故毒入于心则昏迷,入于肝则痉厥,入于脾则腹疼胀,入于肺则喘嗽,入于肾则目暗、手足冷,入于六腑亦皆各有变象,兼证,七恶叠见"。

【病因病机】
走黄的发生主要在于火毒炽盛。
生疔之后,早期失治,毒势不得控制;或因挤压碰伤,过早切开,造成毒邪扩散;或因误食辛热及酒肉鱼腥等发物,或因艾灸疮头等,更增火毒,促使火毒鸱张,疔毒走散,毒入血分,内攻脏腑,而成走黄之病。

西医学认为,本病主要由致病菌经局部感染灶进入血液循环,并在其内生长繁殖和产生毒素,引起严重的全身反应。常见细菌为葡萄球菌、链球菌、大肠杆菌、铜绿假单胞菌、真菌等。

【诊断】
1. **临床表现** 多有疔疮病史,但以颜面部疔疮、烂疔、疫疔合并走黄者多见。症状变化多端,多与火毒走窜的途径及侵害部位有关,或内传于脏腑或外达于肌肤。

局部症状:在原发病灶处忽然疮顶陷黑无脓,肿势软漫,迅速向周围扩散,边界不清,失去护场,皮色转为暗红。

全身症状:寒战,高热(多数在39℃以上),头痛,烦躁,胸闷,四肢酸软无力,舌质红绛,舌苔多黄燥,脉洪数或弦滑数。或伴恶心呕吐,口渴喜饮,便秘腹胀或腹泻;或伴肢体拘急,骨节肌肉疼痛,或并发附骨疽、流注等;或伴身发瘀斑、风疹块、黄疸等;甚至伴神志不清,呓语谵妄,行走飘浮,咳嗽气喘,咳吐痰血,胁肋疼痛,发痉发厥等。以上各症每每相兼出现。

2. **实验室及其他辅助检查** 血常规检查提示血白细胞总数及中性粒细胞比例显著增高,血液或脓液细菌培养加药敏试验常呈阳性,尿液检查可出现蛋白质、红细胞、白细胞和管型,并可根据病情进行肝肾功能、电解质测定及心电图、胸部X线、B超等检查。

【治疗】

须中西医结合治疗。内治可按温病论治，急投重剂清热、解毒、凉血之品，截断扭转病势，并根据疾病发展不同阶段的病机特点或毒邪内传脏腑不同，随证灵活加减。外治主要是处理原发病灶。

1. 辨证论治

(1) 内治

毒盛入血证

证候：原发病灶处忽然疮顶陷黑无脓，肿势软漫，迅速向周围扩散，边界不清，失去护场，皮色转为暗红。伴寒战、高热、头痛、烦躁、胸闷、四肢酸软无力，舌质红绛，苔多黄燥，脉洪数或弦滑数。或伴恶心呕吐，口渴喜饮，便秘腹胀或腹泻；或伴肢体拘急，骨节肌肉疼痛，或并发附骨疽、流注等；或伴身发瘀斑、风疹块、黄疸等；甚至伴神志不清，呓语谵妄，咳嗽气喘，咳吐痰血，胁肋疼痛，发痉发厥等。

治法：凉血清热解毒。

方药：五味消毒饮、黄连解毒汤、犀角地黄汤三方合并加减。神志不清者加紫雪丹，或安宫牛黄丸；咳吐痰血者加象贝母、天花粉、藕节炭、鲜茅根；咳喘者另加鲜竹沥；大便溏泄者加地榆炭、黄芩炭，金银花改用金银花炭；大便秘结、苔黄腻、脉滑数有力者加生大黄、芒硝；呕吐口渴者加竹叶、生石膏、生栀子；阴液损伤者加鲜石斛、玄参、麦冬；痉厥者加羚羊角（或用山羊角代，磨粉冲服）、钩藤、龙齿、茯神；并发黄疸者加生大黄、生栀子、茵陈。并发流注、附骨疽，参照各病章节治疗。

(2) 外治：疮顶陷黑处用八二丹，外敷金黄膏，四周用金黄散或玉露散冷开水调制以箍围，并时时以冷水湿润。

其他参照原发疔疮外治法。

2. 其他治疗

(1) 抗生素治疗：早期联合应用足量有效的抗生素。

(2) 支持疗法：补液并维持水、电解质及酸碱平衡，补充维生素，必要时给予少量多次输新鲜血或血浆。

【预防与调护】

(1) 绝对卧床休息，并固定患肢。

(2) 壮热恶寒无汗者，勿使袒露胸腹和当风受凉；壮热不恶寒、头昏烦躁、气急脉数者，头部可用冰袋降温；壮热汗多口渴、渴喜冷饮者，可给芭蕉根汁或菊花叶汁加凉开水冲饮，或给以西瓜汁，应大量饮水。

(3) 饮食宜清淡，忌荤腥发物及甜腻之品，视病情酌给予素半流质或素普食。

(4) 疔疮尤其颜面部疔疮切忌挤压、碰伤、过早切开、艾灸，患病后应及时正确处理。

(5) 避免情志抑郁或急躁易怒，禁房事。

内 陷

内陷是指凡生疽毒或疔以外的疮疡，因正气内虚，火毒炽盛，导致正不胜邪，毒不外泄，反陷入里，客于营血，内传脏腑的一种危急疾病，相当于西医的全身化脓性感染。因多由有头疽患者并发，故名疽毒内陷。其临床特点是疮顶忽然凹陷，或溃疡腐未净而忽然干枯无脓，或红活疮面忽而光白板亮，同时伴邪盛热极或正虚邪盛或阴阳两竭的全身证候。内陷之名见于《温热经纬》，古代文献中又称"三陷变局",即火陷、干陷、虚陷。三种陷证主要根据病变不同阶段的临床表现区分,发生于有头疽的1~2候毒盛期的称火陷;2~3候溃脓期的称干陷;4候收口期的称虚陷。

【病因病机】

内陷证发生的根本原因,在于正气内虚,火毒炽盛,加之治疗失时或不当,以致正不胜邪,反陷入里,客于营血,内犯脏腑而成。而三陷证又各因所处病期之不同而有别。

1. **阴虚毒炽,内陷入里** 阴液不足,火毒炽盛,复因挤压疮口,或治疗不当或失时,以致正不胜邪,毒邪客于营血,内犯脏腑而成火陷。

2. **正虚毒陷,内闭外脱** 气血两亏,正不胜邪,不能酿化为脓,载毒外泄,以致正愈虚,毒愈盛,从而形成干陷。

3. **阴阳两竭** 毒邪衰退,气血大伤,脾气不复,肾阳亦衰,导致生化乏源,阴阳两竭,从而余邪走窜入营形成虚陷。

西医学认为,本病主要由致病菌经局部感染灶进入血液循环,并在其内生长繁殖和产生毒素,引起严重的全身反应。常见为葡萄球菌、链球菌、大肠杆菌、铜绿假单胞菌及真菌等。

【诊断】

1. **临床表现** 多见于老年人,或以往有消渴证的患者。常并发于脑疽或背疽患者,尤以脑疽更为多见。

局部症状:疮顶不高或陷下,肿势平塌,散漫不聚,疮色紫滞或晦暗,疮面脓少或干枯无脓,脓水灰薄或偶带绿色,腐肉虽脱而新肉难生,局部灼热剧痛或闷胀疼痛或不痛。

全身症状:高热寒战,或体温不升,头痛烦躁,或精神不振,甚至神昏谵语,气粗喘急;或气息低微,胸闷胸痛,咳嗽痰血,胁肋疼痛,恶心呕吐,腹胀腹痛,便秘或泄泻,汗多肢冷,或痉厥,或黄疸等。

一般而言,火陷发生在疾病的初起阶段,邪盛热极,预后较佳;干陷发生在溃脓阶段,正虚邪盛,预后次之;虚陷发生在收口阶段,正虚邪衰,阴阳两竭,预后最差。

2. **实验室及其他辅助检查** 血常规检查提示血白细胞总数及中性粒细胞比例显著增高,血液或脓液细菌培养加药敏试验常呈阳性,血糖、尿糖每多增高。

【治疗】

须中西医结合治疗。内治当扶正达邪,祛邪安正为基本大法。并审邪正之消长,随证治之。火陷证,当凉血清热解毒为主,并顾护阴津;干陷证,当补养气血,托毒透邪;虚陷证,当温补脾肾或生津养胃。

1. **辨证论治**

(1) 内治

1) 邪盛热极证

证候:多见于火陷证。多见于疽证1~2候的毒盛期。局部疮顶不高,根盘散漫,疮色紫滞,疮口干枯无脓,灼热剧痛,全身出现壮热口渴,便秘溲赤,烦躁不安,神昏谵语,或胁肋偶有隐痛;舌质红绛,苔黄腻或黄糙,脉洪数、滑数或弦数。

治法:凉血清热解毒,养阴清心开窍。

方药:清营汤合黄连解毒汤、安宫牛黄丸或紫雪丹或紫雪散,加皂角刺、穿山甲。神昏谵语者加牛黄清心丸或紫雪丹;咳吐痰血者加鲜茅根、鲜芦根;痰多不畅者加竹沥频服;痰红且腥或带脓痰者加石膏、沙参、浙贝母、鱼腥草;发痉抽搐,轻者加石决明、钩藤、白芍、牡蛎等,重者当用蜈蚣、全蝎及羚羊角;胸闷、纳呆、呕恶、苔厚且腻者加陈皮、半夏、苍术、川朴;腹胀满、大便燥结者用大黄粉、风化硝、枳实;便溏纳呆者加山楂、麦谷芽、神曲;便溏甚者用黄芩炭;尿少者加竹叶、滑石、赤苓;尿闭者加琥珀;尿血者加大小蓟、侧柏叶;口渴甚者加麦冬、天花粉;并发黄疸者加绵茵陈、栀子、柏皮;若发生突然寒颤、高热、厥冷,此为热极生寒,热深厥深,为内热壅遏,阳气郁而不伸所致,宜清泄里热,宣通郁阳,用桂枝白虎汤。

2）正虚邪盛证

证候：多见于干陷证。多见于疽证2~3候的溃脓期。局部脓腐不适,疮口中央糜烂,脓少而薄,疮色灰暗,肿势平塌,散漫不聚,闷胀疼痛或微痛;全身出现发热或恶寒,神疲,食少,自汗胁痛,神昏谵语,气息粗促,舌质淡红,苔黄腻或灰腻,脉象虚数;或体温反而不高,肢冷,大便溏薄,小便频数,舌质淡,苔灰腻,脉沉细等。

治法：补养气血,托毒透邪,佐以清心安神。

方药：托里消毒散、安宫牛黄丸加减。

3）脾肾阳衰证

证候：多见于虚陷证。多见于疽证4候的收口期。局部肿势已退,疮口腐肉已尽,而脓水稀薄色灰,或偶带绿色,新肉不生,状如镜面,光白板亮,不知疼痛;全身出现虚热不退,形神委顿,纳食日减,或有腹痛便泄,自汗肢冷,气息低促;舌质淡红,苔薄白或无苔,脉沉细或虚大无力等,旋即陷入昏迷厥脱。

治法：温补脾肾。

方药：附子理中汤加减。自汗肢冷者加肉桂;昏迷厥脱者加别直参、龙骨、牡蛎。

4）阴伤胃败证

证候：局部症状同脾肾阳衰证。伴口舌生糜,纳少口干;舌质红绛,舌光如镜,脉象细数等。

治法：生津益胃。

方药：益胃汤加减。

(2) 外治 参照"有头疽"。注意局部引流通畅。

2. 其他治疗

(1) 参照"走黄"。

(2) 降血糖药物治疗：如有糖尿病者,必须使用口服降血糖药物或胰岛素治疗。

【预防与调护】

(1) 参照"走黄"。

(2) 饮食方面,火陷忌食烟、酒、鱼腥、辛辣食品;干陷宜增加营养;虚陷宜食甘香开胃食品。

第十一节　瘰　疬

瘰疬是一种发生于颈项部的慢性化脓性疾病。因其结核成串,累累如贯珠状,故名瘰疬,相当于西医的颈部淋巴结结核。其临床特点是多见于儿童或青年,好发于颈部及耳后,病程进展缓慢。初起结核如豆,皮色不变,无疼痛,逐渐增大窜生,相互融合成串,成脓时皮色转为暗红,溃后脓水清稀,夹有败絮状物质,此愈彼溃,经久难敛,形成窦道,愈合后形成凹陷性瘢痕。瘰疬之名首见于《内经》,古代文献中有"疬子颈""老鼠疮""马刀侠瘿""疬串""鼠疬"等名。

【病因病机】

1. **肝气郁结** 忧思恚怒,情志不畅,肝气郁结,气郁伤脾,脾失健运,痰湿内生,结于颈项;后期痰湿化热,或肝郁化火,下烁肾阴,热胜肉腐成脓,或溃后脓水淋漓,耗伤气血,虚损难愈。

2. **肺肾阴亏** 肺肾阴亏,以致阴虚火旺,肺津不能输布,灼津为痰,痰火凝结而形成本病。

西医学认为,本病系结核杆菌感染。结核杆菌多由口腔(龋齿)或鼻咽部(扁桃体)侵入,也可继发于肺结核。

【诊断】

1. **临床表现** 多见于儿童或青年,好发于颈部及耳后的一侧或两侧,亦可延及颌下、锁骨上凹、腋部,病程进展缓慢。发病前常有虚痨病史。

初起:颈部一侧或双侧,结块肿大如豆粒,一个或数个不等;皮色不变,按之坚实;推之能动,不热不痛。多无全身症状,或伴精神忧郁,胸胁胀痛,腹胀纳呆等。

成脓:结核增大,皮核粘连。有的相邻的结核可互相融合成块。推之不动,可数个融合成块,渐感疼痛。如皮色渐转暗红,按之微热及微有波动感者为内脓已成。伴轻微发热,食欲不振,全身乏力等(彩图18)。

溃后:切开或自溃破后,脓水清稀,夹有败絮样物,疮口呈潜行性空腔,疮面肉色灰白,四周皮肤紫暗,可形成窦道。如脓水转厚,肉芽转成鲜红色,则将愈。伴潮热骨蒸,咳嗽盗汗等肺肾阴亏之证;或面色少华,精神倦怠,头晕、失眠,经闭等气血两亏之证;或腹胀便溏,形瘦纳呆等脾虚失健之证(彩图19)。

本病愈后常因体虚或劳累而复发,尤以产后更为多见。若结核延至数年,仍按之能动,且既不破溃,亦无明显增大者,其病较轻;如初起即有累累数枚,坚肿不移,并粘连在一起的,其病较重。亦有部分患者,结核未消,却已液化成脓或溃破,且可三者同时出现。

2. **实验室及其他辅助检查** 血常规检查常无显著变化,血红细胞沉降率可增快,结核菌素试验常呈阳性,局部脓液涂片检查可找到结核杆菌,穿刺检查或病理组织活检常能明确诊断。

【鉴别诊断】

1. **颈痈** 发病甚快,起即寒热交作,结块形如鸡卵,漫肿坚硬,焮热疼痛,易消、易溃、易敛。

2. **臖核** 由头面、口腔等部破碎或生疮引起,一般单个,在颏下、颌下、颈部、胯腹部结核如豆,边界清楚,起发迅速,压之疼痛明显,很少化脓溃破,一般无全身症状。

3. **失荣** 多见于中老年。生于耳前后及项间,初起结核形如堆栗,项突根收,按之石硬,推之不移,生长迅速,溃破之后,疮面如石榴样或菜花样,血水淋漓。常有口腔、喉部、鼻部的岩转移而来,故每伴有头痛、鼻衄等。

【治疗】

总以扶正祛邪为治疗大法。临床上应根据疾病发展不同阶段辨证论治,力争早期消散。外治切开扩创时宜尽量暴露疮面,应用含汞(升丹)浓度较高的提脓祛腐药,形成窦道者用腐蚀药。病情严重者配合抗结核药物治疗。

1. 辨证论治

(1) 内治

1) 气滞痰凝证

证候：多见于瘰疬初期,肿块坚实,无明显全身症状;苔黄腻,脉弦滑。

治法：疏肝养血,健脾化痰。

方药：逍遥散合二陈汤加减。肝火偏盛者加黄芩、栀子;脓成者加生黄芪、皂角刺、穿山甲。

2) 阴虚火旺证

证候：核块逐渐增大,皮核相连,皮色转暗红;伴午后潮热,夜间盗汗;舌质红,苔少,脉细数。

治法：滋阴降火。

方药：六味地黄丸合清骨散加减。咳嗽者加象贝母、海蛤壳。

3) 气血两虚证

证候：疮口脓出清稀,夹有败絮样物;伴形体消瘦,精神倦怠,面色无华;舌质淡,苔薄,脉细。

治法：益气养血。

方药：香贝养营汤加减。

(2) 外治

初起：外敷冲和膏或阳和解凝膏掺黑退消。

成脓：外敷冲和膏,如脓成未熟,改用千捶膏。脓熟宜切开排脓,创口宜大,或做十字切口,以达到充分引流。

溃后：已溃者一般先用五五丹或七三丹,次用八二丹药线引流,或药棉嵌入疮口,外敷红油膏或冲和膏;肉芽鲜红,脓腐已尽时,改用生肌散、白玉膏;若创面肉芽高突,可先用千金散棉嵌,待留肉平整后改用生肌散、白玉膏;如有空腔或窦道时,可用千金散药线,也可用扩创或挂线手术。

也可火针烙法,适用于结节较大,或脓肿期,或烙平高突的肉芽。火针如自行车钢丝粗细,长6 cm,留出3.5 cm,作为柄用,并用铜丝绕于颈部;针尖磨细一点,以左手捏起肿大结核,右手持针可先在酒精灯上烧红(或以棉花缠针蘸油烧红)后,迅速将针透过皮肤,刺入患处核心,留针30 s;烙针前在肿核处搽以生油,次用碱、石灰、朱砂少许涂在进针处,既作消毒又作刺点;并用大小不等的铜环交在肿核作固定之用,最后以烧红的火针刺入肿核。一般每次刺1~2个核,肿核1~1.5 cm 针1针;2 cm的针2针;3 cm的针品字形3针。外贴拔毒膏药。如有脓,要抹去后再贴,每隔5~7日针1次。一般3~4次肿核可能缩小。

2. 其他治疗

(1) 抗结核治疗：注意足量、全程、联合使用利福平、异烟肼、乙胺丁醇、吡嗪酰胺等抗结核药物为佳,有混合感染者加用其他有效抗生素。

(2) 中成药治疗：小金丹,0.6 g,每日2次,吞服;内消瘰疬丸,4.5 g,每日2次,吞服;夏枯草膏,10 g,每日2次,冲服;芩部丹,每次4片,每日3次,吞服。

(3) 针刺治疗：直接刺入肿大的淋巴结,配以肝俞、膈俞,每日1次,中等度刺激。对已化脓者,不宜应用。

(4) 挑治治疗：适用于瘰疬初期。患者取正坐位或俯卧位均可,在第六至第九胸椎旁开1.5寸,根据循行路线,寻找阳性反应点(在肩胛下方,脊柱两旁寻找发现略高于皮肤,色红,压之不退色的即是)、肝俞、膈俞、肺俞、胆俞、脾俞、肾俞。消毒后,三棱针刺入挑之出血,并做左右或上下划拨4～5次。5～7日1次,5次为1个疗程。

【预防与调护】
(1) 积极治疗其他部位的虚痨病变。
(2) 增加营养食物,忌服发物、辛辣刺激、生痰助火、陈腐之品。
(3) 保持心情舒畅,情绪稳定。
(4) 注意适当休息,节制房事,避免过度体力活动。

第十二节 流 痰

流痰是一种发于骨与关节间的慢性化脓性疾病。因其可随痰流窜于病变附近或较远的骨与骨节间,壅阻而形成脓肿,破损后脓液稀薄如痰,故名曰流痰,又以其后期可出现虚痨症状,故又有"骨痨""穿骨流注"之称,相当于西医的骨与关节结核。其临床特点是好发于儿童与青少年,多见于骨与关节,以脊椎为最多,其次为上、下肢。起病慢,初起不红不热,漫肿酸痛,化脓迟缓,溃后脓水清稀并夹有败絮状物,不易收口,形成窦道,多数损伤筋骨,轻则形成残疾,重则可危及生命。

由于发病部位和形态不同,流痰有许多名称。如患于胸背,病损成后突畸形者,称鸡胸或龟背痰;病于腰背,痰流于肾俞穴附近者,称肾俞虚痰;生于胸壁和肋骨者,称胁疽、肋疽、渊疽;生在髋关节部的,称环跳痰、附骨痰、穿骨流痰、缩脚隐痰;痰损于膝,病膝呈上下纤细,状如鹤膝者,称鹤膝痰;病损于踝,疮孔内外相通者,称穿拐痰;痰结于指节,形似蝉肚者,称蜣螂蛀。名称虽异,但病因、病状、治法、预后基本一致,故统称为流痰。

【病因病机】
1. **先天不足、肾亏髓空** 儿童多由先天不足,骨髓不充,骨骼柔嫩脆弱,再感风寒湿邪,留滞筋骨关节,以致气血失和,经络阻隔,日久而成。
2. **后天失调、肝肾亏损** 饮食失调,损伤脾胃,脾失健运,痰浊内生;成人房事不节,遗精滑泄,带下多产,以致肾亏络空,正不胜邪,风寒痰浊乘虚而入,侵袭经隧骨髓,气血凝滞而成。
3. **外来伤害** 跌仆损伤,或小儿强坐太早,致气血失和,积于肌肉腠理之间,恶血不去,留于经络,日久瘀血化热,肉腐成脓而成。
4. **风寒侵袭** 风寒湿痰之邪乘隙而入,而致血脉被阻,寒邪注于筋骨关节之间,不得流行乃成本病。

总之,内虚是发病的基本原因,外邪和损伤常为本病的诱因。先天不足、后天失调、肾亏髓空是病之本,风寒侵袭,痰浊凝聚,或有所损伤,是病之标。在整个过程中,其始为寒,其久为热;化脓之际,寒化为热,属阴转阳之变;后期阴愈亏,火愈旺,常出现阴虚火旺证候;又因脓水淋漓,耗伤气血,又可出现气血两虚的证候。

西医学认为,本病是由人型或牛型结核杆菌引起的一种全身性疾病的局部表现。

【诊断】

1. 临床表现　好发于儿童和青少年，80%～90%患者的年龄未超过14岁，其中50%在5岁以内。常有肺痨病史或接触史、卡介苗接种史。病变部位以脊椎最多，其次为下肢髋、膝、环跳、踝，再次为上肢肩、肘、腕、指等骨关节间。一般多单发，但脓肿形成时，依据原发部位，亦可走留至颈、胸、胁、腰、腹、腿等处。

初起：起病缓慢，骨内虽有病变，而患处外形无明显变化，不红不热，亦无肿胀，仅觉患处隐隐酸痛，继则关节活动障碍，动则疼痛加剧，休息后减轻，儿童患者常在睡眠时痛醒哭叫，俗称"夜哭"。全身反应尚不明显，或仅时有轻微寒热。

成脓：起病后半年至一年内，病变周边肌肉萎缩，关节渐渐明显肿胀，在病变附近或较远处形成脓肿，不红不热。脓熟时患处出现透红一点，按之应指，局部或有疼痛。伴发热，朝轻暮重。

溃后：疮内时流稀脓，或夹有败絮样物质，久则疮口凹陷，周围皮色紫暗，形成漏管，不易收口。如病变在四肢者，则肌肉日渐萎缩；病变在颈椎、胸椎、腰椎者，则四肢强直不遂，或瘫痪不用，甚至二便失禁。若病久元气虚衰，身体日渐消瘦，精神委顿，或伴面色无华，形体畏寒，心悸，失眠，自汗；或伴午后潮热，夜间盗汗，口燥咽干，食欲减退，或咳嗽痰血。

病变在不同部位，可出现特殊的症状。① 病变在颈椎部：患者头前倾，颈短缩，喜用双手托住下颌部，颈部旋转活动受限，其脓肿多发生在颈部，甚则可引起呼吸或吞咽困难。② 病变在胸椎部：胸前凸出，脊骨后突，而显鸡胸龟背之象，重者可有下肢瘫痪，大小便潴留或失禁，站立或行路时常以两手撑腰部或胁部，其脓肿多发生在肾俞穴附近。③ 病变在腰椎部：腰部挺直如板状，其痛似折，行动不便。小儿若患此病，腰部僵直，失去正常生理前凸曲线。其脓肿大多出现于少腹、胯间或大腿内侧。④ 病变在髋关节部：患肢先长后短，大腿、臀部肌肉萎缩，站立时两臀肌不对称，脓肿可出现在髋关节附近或大腿外侧较远之处。⑤ 病变在膝关节部：大小腿肌肉萎缩，尤以大腿肌肉为甚，关节肿胀明显，状如鹤膝，病腿渐渐不能屈伸。脓肿发生在膝关节周围，日久形成半脱位或膝内翻、外翻畸形，患肢较正常为短。⑥ 病变在踝关节部：踝部关节前外侧先肿胀，继而流窜至内侧，小腿肌肉萎缩，足常呈下垂，内翻畸形。脓肿出现在踝骨附近。⑦ 病变在肩、肘、腕关节部：多发于成年人，受累肿大如梭形，上臂和前臂肌肉萎缩，关节畸形，屈伸不利，脓肿出现在原发病灶附近。⑧ 病变在指关节部：患者常为10岁以下儿童，以中指指掌关节较多，常呈多发性，关节肿大如蝉腹，脓肿穿破在原发病灶附近。

2. 实验室及其他辅助检查　血常规检查提示血白细胞总数和血红蛋白降低。有混合感染时，白细胞总数及淋巴细胞数比例增高，红细胞沉降率可增快。结核菌素试验常呈阳性，局部脓液涂片检查可找到结核杆菌。X线、CT、MRI等检查对于早期诊断和指导治疗有重要价值，病理检查有助于确诊。

【鉴别诊断】

1. 历节风　病变关节日久亦可出现肌肉萎缩、关节变形，但初起即有寒热，汗出，关节灼热剧痛，肢节窜痛无定处，压痛在关节面，并不化脓，病变关节常左右对称，甚则遍及全身关节，常有多发性关节炎史。

2. 骨瘤　多见于10～25岁青少年，病变多在肩关节下方或膝关节上方，初起隐隐酸痛继则掣痛难忍，2～3个月后，局部可触及肿块，坚硬如石，高低不平，推之不移，紧贴于骨，但皮色渐变紫黑，终不化脓。

3. **腰部积劳** 多发于青壮年,以体力劳动者多见,男性多于女性。多有腰部慢性积劳病史。腰部经常出现隐痛或酸痛,弯腰或久坐,久行均感腰痛,休息后减轻,再次过劳时又出现同样症状。两肾俞穴部位无肿块,始终不化脓,无全身症状。

【治疗】

流痰是阴证、虚证、寒证、里证。临证时应根据疾病发展不同阶段的病机特点,究其病因、度其内外、审其虚实,辨其寒热,分证论治,以扶正祛邪为总则,并结合西医抗结核药物治疗。

1. 辨证论治

(1) 内治

1) 阳虚痰凝证

证候:初起外形既不红热又不肿胀,仅感病变关节隐隐酸痛;继则关节活动障碍,动则痛甚,全身情况无明显变化;舌质淡,苔薄,脉濡细。

治法:益肾温经,散寒化痰。

方药:阳和汤加减。

2) 阴虚内热证

证候:数个月后,在原发和继发部位渐渐漫肿,皮色微红,全身乍寒乍热,朝轻暮重,此为寒化为热已进入酿脓阶段;若脓已成熟则患处出现透红一点,中有软陷,重按应指;或伴午后潮热,颧红,夜间盗汗,口燥咽干,食欲减退,或咳嗽痰血;舌质红,苔少,脉细数。

治法:养阴清热托毒。

方药:六味地黄丸合清骨散加减。

3) 肝肾亏虚证

证候:溃脓后疮口排出稀薄脓液,或夹有败絮样物,形成窦道。病在四肢节,患肢肌肉萎缩、畸形;病在颈、胸、腰椎者,则强直不遂,甚或下肢瘫痪不用,二便潴留或失禁;伴形体消瘦,面色㿠白,畏寒,心悸,失眠,自汗盗汗;舌质淡红,苔白,脉细数或虚数。

治法:补益肝肾。

方药:左归丸合香贝养营汤加减。盗汗不止者加黄芪、浮小麦、牡蛎、龙骨;若咳嗽痰血者加南沙参、麦冬、百合、川贝母、丹皮等。

4) 气血两虚证

证候:面色无华,形体畏寒,心悸,失眠;舌质淡红,苔薄白,脉濡细或虚大。

治法:补气养血。

方药:人参养荣汤或十全大补汤加减。腰脊酸痛、下肢瘫痪者加续断、杜仲、狗脊、菟丝子、巴戟肉、牛膝、鹿角片。

(2) 外治

初期:回阳玉龙膏外敷,或阳和解凝膏掺桂麝散或黑退消盖贴。

成脓:脓成应及时穿刺抽脓或切开排脓。

溃后:先用五五丹药线引流提脓祛腐,脓尽,用生肌散;如已成漏,疮口过小,脓出不畅,则可用白降丹或千金散药线,插入疮孔,以化腐蚀管;袋脓者,宜进行扩创。

2. 其他治疗

(1) 抗结核药物治疗:注意足量、全程联合使用利福平、异烟肼、乙胺丁醇、吡嗪酰胺等抗结核药物为佳,有混合感染者加用其他有效抗生素。四肢中小关节可用药1年左右,肩、髋、脊柱等大关节应给药2年左右。

(2) 中成药治疗:小金丹,每次0.6g,每日2次,吞服;内消瘰疬丸,每次4.5g,每日2次,吞服;夏枯草膏,每次10g,每日2次,吞服;芩部丹,每次4片,每日3次,吞服。

(3) 手术治疗:根据病情变化,可采用病灶清除术、关节融合术或成形术。

(4) 支持疗法:补充维生素,必要时给予少量多次输新鲜全血或血浆。

【预防与调护】

(1) 积极防治肺结核。

(2) 生于胸、腰椎、髋关节等部位,均需睡木板床;生于肘、膝、指部者,以木板固定,并限制活动;除局部固定外,全身症状未控制时应绝对卧床休息。

(3) 增加营养,平时宜多食富于营养的食物,如牛奶、鸡蛋、牛骨髓等;在病变进展时,忌食鱼腥、酒类及葱、椒、大蒜等腥燥发物。

(4) 宜清心静养和精神安慰,同时节制房事,节制生育,有助于康复。

(5) 若并发瘫痪者,应注意经常帮助其变换体位和擦浴,预防褥疮发生。

第十三节 褥 疮

褥疮是一种多因长期卧床,躯体重压或长期摩擦,导致皮肤破损而形成的溃疡,西医也称褥疮。临床特点是好发于易受压和摩擦的部位,局部皮肤破损,渗流脓水,经久不愈。古代文献对该病的论述并不多,大多称之为"席疮"。

【病因病机】

多因久病、大病之后,气血耗伤,加之长期卧床不起,久卧伤气,气虚而血行不畅,复因受压的部位气血失于流通,不能营养肌肤,局部肌肤失养,皮肉坏死而成。若再因挨擦磨破,皮肤破损染毒,则会加重病情的发展。

西医学认为,身体任何部位,尤其是在骨隆起处,因长时间遭受过度压迫,局部皮肤血液循环障碍而发生坏死及溃疡,它可造成从表皮到皮下组织、肌肉甚至骨和关节的破坏,严重者继发感染,引起败血症而危及生命。此外,局部潮湿、受摩擦,感染及全身一般状况不良也与本病发生有关。

【诊断】

1. 临床表现 多见于长时间昏迷、瘫痪、半身不遂、骨折、大面积烧伤等久病卧床患者,好发于尾骶、足跟、肘踝、髂、肩胛等易受压和摩擦的部位。

初期(红斑期):局部持续受压部位皮肤出现红斑,暗红色,渐趋暗紫。伴精神萎靡,神疲体倦,饮食不思等。

中期(水疱期):出现水疱或皮损,皮下组织肿胀,暗红皮肤随着继续受压范围而增大,局部出现硬结块。

后期(溃疡期)：迅速变成黑色坏死皮肤，疼痛或不痛，坏死皮肤与周围形成明显分界，周围肿势平塌散漫，少有滋水，坏死皮肤与正常皮肤分界处渐液化溃烂，形成环状溃烂区，滋水、腐烂自环周向坏死皮肤下方扩大，使死皮脱落，形成巨大溃疡面。溃疡初呈腐烂状，有脓液，有坏死脓臭味，可深及筋膜、肌层、骨膜、关节，出现广泛的皮下组织潜行腔隙和窦道，后腐烂组织渐渐脱落，出现红色肉芽，疮面深至骨的部位，肉芽组织出现缓慢(彩图20)。

本病若溃疡创面干净，中央腐肉与正常皮肉开始分离，流出少量脓液，四周肿势渐趋局限，肉芽鲜红，周围皮肤生长较快，则预后较好，褥疮可望愈合；若腐黑蔓延不止，溃疡面日渐扩大，肿势继续发展；或溃疡面有绿色，或溃出脓臭稀薄，形成粉浆污水，四周形成空壳，溃疡面日渐扩大，而患者又体弱形瘦，预后较差。若染毒成脓，则组织坏死迅速，脓水淋漓，相应部位并发淋巴结疼痛，诱发内陷而危及生命。

2. 实验室及其他辅助检查　疮面分泌物细菌培养和药物敏感试验有助于指导治疗，必要时可行窦道造影等检查。

【治疗】

重在预防，加强护理。治疗以外治为主，内治以补益气血、和营托毒为原则。必须注重原发病的治疗，并给以必要的支持疗法，加强饮食营养，积极改善患者的全身状况。

1. 辨证论治

(1) 内治

1) 气滞血瘀证

证候：见于褥疮早期，局部皮肤出现褐色红斑，继而紫暗红肿或有破损；苔脉随原发疾病而异。

治法：理气活血，疏通经络。

方药：血府逐瘀汤加减。气虚者加党参、黄芪；气滞者加延胡索、枳壳。

2) 蕴毒腐溃证

证候：褥疮溃烂，腐肉及脓水较多，或有恶臭，重者溃烂可深及筋骨，四周漫肿；伴发热或低热，口苦且干，形神萎靡，不思饮食等；舌质红，苔少，脉细数。

治法：益气养阴，利湿托毒。

方药：生脉饮、透脓散合萆薢渗湿汤加减。脓腐较多者加金银花、败酱草、浙贝母。

3) 气血两虚证

证候：疮口腐肉难脱，或腐肉虽脱，但新肉不生，或新肌色淡不红，愈合迟缓；伴面色㿠白，精神萎靡，神疲乏力，纳差食少；舌质淡，苔少，脉沉细无力。

治法：大补气血，托毒生肌。

方药：托里消毒散加减。腐肉未清或低热、口干等余毒未清者加夏枯草、金银花、连翘等；若阴虚内热者加麦门冬、玄参、地骨皮、鳖甲等。

(2) 外治

初起：红斑未溃者，外搽红灵酒或4%红花酊，或外扑三石散或滑石粉，局部按摩，或红外线照射，每日2次。

溃后：九一丹外扑，外盖红油膏纱布；腐尽后，用白玉膏掺生肌散外敷，必要时可加用垫棉法。如有坏死组织，宜蚕食清除；如渗液较多者，可用10%黄柏溶液湿敷。

2. 其他治疗
(1) 抗生素治疗：病情较重者，可选用有效抗生素治疗。
(2) 手术治疗：对范围较大的褥疮，可根据病情采用局部切除、骨隆突切除或旋转皮瓣等法治疗。
(3) 支持疗法：加强营养，纠正贫血和低蛋白血症等。

【预防与调护】
(1) 积极治疗全身疾病，并给以必要的支持疗法，注意饮食营养，积极改善患者的全身状况。
(2) 对截瘫、中风、大面积烧伤、重病久病卧床不起的患者，应加强受压部位的皮肤护理，注意保护皮肤清洁及干燥，定时更换体位，如每2h翻身更换卧位1次，皮肤洗浴、红灵酒或4%红花酊外擦、局部按摩、红外线照射、使用气垫或海绵垫等。
(3) 发现受压部位皮肤颜色变暗，应及早处理。
(4) 患者有二便失禁、呕吐及出汗等情况，应及时清洁皮肤，经常保护干洁，更换衣服、被单，并保持床单柔软、干燥、平整无折。
(5) 患者明显消瘦者，臀部，肢体接触处以及其他骨骼隆起易受压处，应垫以棉垫或棉圈，避免受压。

第十四节　窦　道

窦道是指一种管道由深部组织通向体表，只有外口而无内口相通的病理性盲管，属中医学"漏"的范畴。其临床特点是局部疮口，脓水淋漓不尽，病程经过缓慢，较难愈合，或愈合后又易复溃，一般不与内脏有腔脏器相通。早在《山海经》就有关于本病的记载，隋《诸病源候论》明确指出了漏的含义。

【病因病机】
本病的发生以气血不足为本，而疮面引流不畅，或医治不当或手术中异物留滞为其诱发原因。
1. **气血不足**　先天禀赋不足，或年老气血虚弱，或痈疽溃后，脓水淋漓，耗伤气血，气血两虚，不能托毒外出或无力生肌敛口，久则成漏。
2. **余毒未尽**　痈肿切口过小，脓毒引流、排泄不畅；或外来的异物长期刺激；或手术中残留异物等，使毒邪留滞局部，气血运行受阻，脓腐不脱，新肉不生，溃口久不愈合，致使气血亏耗，无力托毒生肌，日久成漏。

【诊断】
1. **临床表现**　发生于任何年龄，患病前有手术史或感染史。
局部有一小疮口，色淡，肉芽不鲜，或胬肉高突，常有脓性分泌物溢出，疮周皮肤可呈潮红、丘疹、糜烂等表现，瘙痒不适。一般无全身症状。有时外口闭合，脓液引流不畅，可引起局部红肿热痛，或伴轻度发热等症。有时疮口中可有手术丝线、死骨片等异物流出。窦道深浅不一，可有数厘米到数十厘米长(彩图21)。

本病凡不与内脏相通者,预后较佳;凡与内脏相通者,不易治愈。

2. **实验室及其他辅助检查** 可用球头银丝探针探查窦道的走向和深浅;X线窦道造影、CT、B超等检查有助于了解窦道位置、形态、数量、长度、走向、分支、残腔以及与邻近组织器官的关系(彩图22、彩图23、彩图24)。局部脓液细菌培养加药敏试验有助于了解细菌的种类,指导用药。

【治疗】

以外治为主,内治以补益气血、和营托毒生肌为原则。

1. **辨证论治**

(1) 内治

1) 气血两虚证

证候:疮口色淡,肉色灰白,脓水清稀淋漓,经久不愈,新肌不生;伴面色㿠白,神倦乏力,食少懒言;舌质淡,苔白,脉沉细。

治法:补益气血,托里生肌。

方药:十全大补汤加减。

2) 余毒未尽证

证候:疮口胬肉高突,久不收敛,脓水淋漓,时稠时清,时多时少,有时局部可有轻微肿痛、灼热。

治法:和营托毒。

方药:托里消毒散加减。红肿疼痛明显者加黄连解毒汤。

(2) 外治

1) 外敷法:局部红肿热痛,外用金黄膏或青黛膏外敷;局部不红不热,皮色紫暗,外用冲和膏。

2) 祛腐生肌法:先用五五丹或千金散药线拔毒蚀管,红油膏盖贴,每日1次。有丝线、死骨等异物时,应及时取出。待脓液由多而稀薄转为少而稠厚时,用八二丹药线引流。但在有骨、腱、神经等组织裸露的创面上宜慎用含汞的祛腐剂。腐尽,肉芽红活,疮口流出黏液稠水而无脓液时,用生肌散,外盖白玉膏。

3) 灌注疗法:对窦道分支较多,管道狭长,药线引流无法到位,又不宜做扩创者。用输液针头胶管插入窦道,接注射器缓慢注入拔毒祛腐或生肌收口药液注入。对创腔较深者,可将药液经盐水瓶加压滴入管腔。

4) 扩创引流法:适用于脓出不畅而用其他引流、垫棉等方法治疗无效,窦道所在部位允许做扩创手术者。先用探针探明窦道方向、深度、有无分支、有无死骨及异物,并注意与邻近组织关系。以探针为引导,沿探针方向切开窦道,以刮匙搔刮窦道内肉芽组织及窦道壁纤维结缔组织,清除死骨或线结异物,并使创腔底小口大,呈漏斗状,外用祛腐生肌药物。

5) 垫棉绷缚法:适用于疮面腐肉已尽,新肉生长阶段。在使用提脓祛腐药后,创面脓液减少,分泌物转纯清,无脓腐污秽,脓液涂片培养提示无细菌生长,可用棉垫垫压空腔处,再予加压绷缚,使患处压紧,每日换药1次,促进腔壁粘连、闭合。7~10日管腔收口后,继续垫棉加压绷缚10~14日,以巩固疗效,避免复发。

2. **其他治疗** 必要时应使用有效抗生素治疗。

【预防与调护】
(1) 探查瘘管时宜耐心细致,动作轻柔,切忌用暴力。
(2) 保持引流通畅。
(3) 注意疮面卫生,如疮面渗出较多时,宜勤换药,保持疮面周围皮肤的清洁干燥,预防疮周湿疮的形成。
(4) 加强营养,促进创面愈合。

第七章 乳房疾病

导学

乳房疾病的发生与肝、胃、肾及冲任两脉的关系尤为密切。内治在辨证论治基础上，常伍理气疏络之品；并配合手术、药物外治及其他外治方法。

本章的学习要求：

掌握：乳痈、乳漏、乳癖、乳岩的病因病机、诊断和鉴别诊断、治疗及预防与护理。

熟悉：乳痈和乳发、乳漏的关系；乳癖、乳衄和乳岩的关系。

了解：乳房部的体格检查方法；乳核、乳疬、粉刺性乳痈的诊治；中医药治疗在乳岩综合治疗中的作用。

发生在乳房部位的疾病统称为乳房疾病。患者群以女性为主，极少数为男性。《妇科玉尺·妇女杂病》曰："妇女之疾，关系最钜者，则莫如乳。"本章讨论的主要内容包括乳痈、粉刺性乳痈、乳疬、乳漏、乳核、乳癖、乳疬、乳衄、乳岩等。

早在《素问·上古天真论》和《灵枢·经脉》就有关于乳房生理病理的内容，汉代开始有乳房疾病的记载。历代文献对乳痈、乳癖、乳岩等的病因、症状、治法都有比较详细的描述，对现代诊治乳房疾病仍具有一定的指导意义。乳房位于胸前第二和第六肋骨水平之间，分乳房、乳晕、乳头、乳络等四个部分。脏腑功能盛衰与乳房的生理病理关系密切。肾为先天之本，主藏精，肾气盛则天癸至，女子月事按时而下，乳房逐渐发育，孕育后分泌乳汁而哺乳；肾气衰则天癸竭，乳房也随之衰萎。脾胃为后天之本，气血生化之源，乳汁由水谷精华所化生，脾健胃壮则乳汁多而浓，反之则少而稀。肝藏血，主疏泄，对女性月经、胎产及乳汁的排泄至关重要，若肝气不疏，则可发生病变。乳房与肝经、胃经、肾经及冲任两脉也息息相关，如足阳明胃经行贯乳中；足太阴脾经络胃上膈，布于胸中；足厥阴肝经上膈，布胸胁绕乳头而行；足少阴肾经上贯肝膈而与乳联。冲任两脉起于胞中，任脉循腹里，上关元至胸中；冲脉夹脐上行，至胸中而散。故称"男子乳头属肝，乳房属肾；女子乳头属肝，乳房属胃"。《古今图书集成·医部全录》云："经水者，阴血也，属冲任二脉，上为乳汁，下为月水。"若脏腑功能失常，或经脉闭阻不畅，冲任失调，均可导致乳房疾病的发生。

【病因病机】

乳房疾病的发生，主要由于肝气郁结，或胃热壅滞，或肝肾不足，或乳汁蓄积，或痰瘀凝结，或外邪侵袭等，影响相关脏腑、经脉的生理功能而产生病变。《外证医案汇编》曰："乳症，皆云肝脾郁结，则为癖核；胃气壅滞，则为痈疽。"

化脓性乳房疾病，多由乳头破碎或凹陷畸形、感染邪毒，或嗜食厚味、脾胃积热，或情志内伤、肝气不疏，以致乳汁郁滞，或痰浊壅滞，阻塞乳络，郁久化热，热胜肉腐而成脓肿。

肿块性乳房疾病，多因忧思郁怒，肝脾受损，气滞痰凝；或肝肾不足，冲任失调，气血运行失常，导致气滞、血瘀、痰凝，阻滞乳络而成结块。

【检查】

1. **乳房肿块检查方法** 及时正确地进行乳房检查，对于乳房疾病的早期发现、早期诊断具有重要意义。乳房检查的体位可采用坐位和仰卧位。

（1）望诊：患者端坐，将两侧乳房完全显露。观察乳房的形状、大小是否对称；乳房表面有无突起或凹陷；乳头的位置有无内缩或抬高；乳房皮肤有无发红、水肿，或橘皮样、湿疹样改变等；乳房浅表筋脉是否怒张；乳房皮肤如果有凹陷，让患者两臂高举过头，或用手抬高整个乳房，则可使凹陷部分更为明显。

（2）触诊：根据需要选择坐位或(和)卧位。先检查健侧乳房，再检查患侧，以便对比。正确的检查方法是四指并拢，用指腹平放在乳房上轻柔触摸，切勿用手指去抓捏，否则会将捏起的腺体组织错误地认为是乳腺肿块。其顺序是先触按整个乳房，然后按照一定顺序触按乳房的四个象限：内上、外上(不要遗漏腋尾部)、外下、内下象限，继而触按乳晕部，挤压乳头看有无液体从乳窍溢出。最后触按腋窝、锁骨下及锁骨上区域。

（3）触诊注意事项：① 发现乳房内有肿块时，应明确肿块的位置、数目、形状、大小、质地、边界、表面情况、活动度及有无压痛。② 鉴别肿块是否与皮肤粘连，可用手指轻轻提起肿块附近的皮肤，以确定有无粘连。③ 检查乳房的时间，最好选择在月经来潮的第7～10日，这是乳房生理变化的相对平稳时期，如有病变容易被发现。④ 确定一个肿块的性质，还需要结合年龄、病史及其他辅助检查结果。触诊的准确性取决于经验、手感、正确的检查方法等。

有关乳房肿块的鉴别诊断参见本章末所附的"表7-1 常见乳房肿块鉴别表"。

2. **腋窝及锁骨上下淋巴结检查方法** 腋窝淋巴结、锁骨上下淋巴结的检查在乳房疾病诊断中也很重要。检查时医生从患者前面用左手检查患者右侧，用右手检查患者左侧，并让患者将上臂靠近胸壁，前臂松弛放在检查者的手臂上或桌上。先检查腋窝，再检查锁骨上区域及锁骨下区域。如触及肿块应注意其位置、数目、形状、大小、质地、边界、表面情况、活动度及有无压痛等。

3. **乳头溢液的检查和鉴别** 乳头溢液是指非哺乳期的乳头异常分泌。检查时按顺时针方向仔细按压乳晕部，观察液体溢出的位置、性质、色泽、数量等。溢液分自发溢出还是被动溢出，单孔溢液还是多孔溢液，单侧乳房溢液还是双侧乳房溢液。乳头溢液的性质分乳汁样、脓性、水样、浆液性和血性溢液等。单孔溢液多见于导管内乳头状瘤、乳腺癌等；而多孔溢液可见于导管扩张症、乳腺增生病及乳腺炎症等。若50岁以上的患者发生血性溢液，则首先要排除乳腺癌。男性患者的乳头溢液，无论是血性还是浆液性的，应高度怀疑乳腺恶性肿瘤。乳头溢液涂片细胞学检查、乳腺导管内镜、乳腺导管造影等有助于明确诊断和定位。

4. **常用辅助检查项目**

（1）X线检查：常用乳腺钼靶摄片。典型乳腺癌X线表现为密度增高的肿块影，边界不规则，或有毛刺征；颗粒细小、密集的钙化点，乳腺结构扭曲或不对称也是乳腺癌的可疑征象。

（2）B超检查：属无损伤性检查，可反复应用，主要鉴别肿块是囊性还是实质性。B超结合彩色多普勒检查进行血流情况观察，可提高其判断肿块良恶性的准确性。

(3) MRI 检查：不作为乳腺影像学检查的常规检查项目，但对年轻女性、疑为炎症性病变以及疑有多中心病灶的乳房肿块，可行乳房 MRI 检查。

(4) 病理检查：肿块可用细针穿刺细胞学检查、X 线或 B 超引导下空心针定位穿刺活检。对疑为乳腺癌者，也可将肿块连同周围乳腺组织一并切除，做快速冰冻切片，而不主张作肿块部分切取活检。有乳头溢液者，可进行溢液涂片细胞学检查或乳管镜检查。乳头糜烂疑为湿疹样乳腺癌时，可做乳头糜烂部刮片或印片细胞学检查，必要时可行局部切取活检。

【治疗】

1. **内治** 《外证医案汇编·乳胁腋肋部》指出："治乳症，不出一气字定之矣。""若治乳从一气字着笔，无论虚实新久，温凉攻补，各方之中，挟理气疏络之品，使其乳络舒通。气为血之帅，气行则血行……自然壅者易通，郁者易达，结者易散，坚者易软。"《外科正宗·卷三·乳痈论第二十六》在乳痈、乳岩治法中说："初起发热恶寒，头眩体倦，六脉浮数，邪在表，宜散之。发热无寒，恶心呕吐，口干作渴，胸膈不利者，宜清之。忧郁伤肝，思虑伤脾，结肿坚硬微痛者，宜疏肝行气。已成焮肿发热，疼痛有时，已欲作脓者，宜托里消毒。脓已成而胀痛者，宜急开之。脾胃虚弱，宜更兼补托。溃而不敛，脓水清稀，肿痛不消，疼不止，宜大补气血。结核不知疼痛，久而渐大，破后惟流污水，宜养血清肝。"现将常用治法分述如下。

(1) 疏风解表法：适用于乳痈、乳发等初起证属邪阻经络、营卫不和者。乳房结块肿痛，伴有恶寒发热，苔薄白，脉浮数等。选方瓜蒌牛蒡汤、银翘散等。

(2) 疏肝清热法：适用于乳痈、粉刺性乳痈等证属肝郁化热者。乳房结块红肿高突，灼热疼痛，中软应指，伴有壮热口渴、尿赤便秘，苔黄、脉弦数等。选方用内疏黄连汤、柴胡清肝汤等。

(3) 扶正托毒法：适用于乳痈、乳痨、乳漏、乳岩等证属气血两虚，不能托毒外出，或脓虽外泄却难于生肌收口者。乳房疮形平塌，漫肿不收，日久不易破溃，隐隐作痛；或溃后脓水清稀，久不收口，或乳岩破溃渗流血水，伴面色无华，气短乏力，食欲不振，舌质淡红，脉沉细无力等。选方托里透脓汤、托里消毒散、香贝养荣汤、归脾汤等。

(4) 解郁化痰法：适用于乳癖、乳岩等证属肝失疏泄、痰气互结者。乳房胀痛，结块形成，质地坚实或坚硬，表面光滑，推之可动或固定不移；伴有胸闷不舒、心烦易怒，苔白腻，脉弦滑等。选方开郁散、逍遥蒌贝散、小金丹等。

(5) 调摄冲任法：适用于乳疬、乳癖等证属肝肾不足、冲任失调者。乳房结块的发生或发展常与乳房发育或月经、妊娠等有关，或乳房胀痛常在月经前加重。伴有头晕耳鸣、腰酸肢软、发育不良，或月经不调，苔薄，脉弦细数。选方二仙汤、右归饮、六味地黄丸等。

(6) 滋阴化痰法：适用于乳痨证属肺肾阴虚、痰火凝结者。乳房肿块初起皮色不变，微微作痛，化脓时皮色暗红，化脓迟缓，溃后脓水清稀，易成窦道。常伴有午后潮热、头晕耳鸣、夜间盗汗、形瘦食少，舌质红苔薄，脉细数等。选方消疬丸、六味地黄丸、清骨散等。

2. **外治**

(1) 乳痈、乳发、粉刺性乳痈等属阳证：初起宜清热解毒、活血消肿为主，用金黄散、玉露散、双柏散等，以水或蜜调后外敷，每日 1～2 次；或用金黄膏、玉露膏外敷；脓成后宜及时切开排脓；溃破后提脓祛腐，选用八二丹、九一丹药线引流或加用扩创术、拖线术等；脓尽腐脱，肉芽新鲜，改用生肌散、生肌玉红膏等外敷或加用垫棉法等。

(2) 乳痨等属阴证：初起用阳和解凝膏掺桂麝散或黑退消敷贴；脓熟后可切开排脓；溃后用七

三丹、八二丹药线引流或加用扩创术；腐脱肉红，改用生肌散、生肌玉红膏外敷或加用垫棉法等。

3. **手术** 对肿块性乳房疾病，经积极药物治疗无明显好转时，亦可施行手术切除肿块。对疑有恶变者，应早期采取手术治疗。

第一节 乳 痈

乳痈是发生在乳房的最常见的急性化脓性疾病，相当于西医的急性化脓性乳腺炎。其临床特点是乳房结块，红肿热痛，溃后脓出稠厚，伴恶寒发热等全身症状。好发于产后1个月以内的哺乳妇女，尤以初产妇为多见。发生于哺乳期的称"外吹乳痈"，占到全部病例的90%以上；发生于怀孕期的称"内吹乳痈"，临床上较为少见；不论男女老少，在非哺乳期和非怀孕期发生的称为"不乳儿乳痈"，则更少见。乳痈之名首见于晋《针灸甲乙经》，文献中还有称本病为"妒乳""吹妳""吹乳""乳毒"等。

【病因病机】

外吹乳痈总因内有肝郁胃热，或夹风热毒邪侵袭，引起乳汁郁积，乳络闭阻，气血瘀滞，热盛肉腐而成脓。

1. **肝胃蕴热** 女子乳头属肝，乳房属胃。新产伤血，肝失所养，若忿怒郁闷，肝气不疏，则肝之疏泄失畅，乳汁分泌或排出失调；或饮食不节，胃中积热，或肝气犯胃，肝胃失和，郁热阻滞乳络，均可导致乳汁淤积，气血瘀滞，热盛肉腐。

2. **乳汁淤积** 因乳头破碎，怕痛拒哺，或乳头内陷等先天畸形，妨碍乳汁排出，或乳汁多而少饮，或初产妇乳络不畅，或断乳不当，均可引起乳汁淤滞不得出，宿乳蓄积，化热酿脓。

3. **外邪侵袭** 新产体虚，腠理疏松，哺乳露胸，感受风邪；或乳头破碎，外邪乘隙而入；或乳儿含乳而睡，口中热气从乳窍吹入，导致邪热蕴结于肝胃之经，闭阻乳络，热盛肉腐。

西医学认为，本病多因产后乳汁淤积，或乳头破损，细菌沿淋巴管、乳管侵入乳房，继发感染而成。其致病菌多为金黄色葡萄球菌，其次为白色葡萄球菌和大肠杆菌。

【诊断】

1. **临床表现** 多见于产后未满月的哺乳期妇女，尤其是初产妇。

初起：乳房局部肿胀疼痛，乳汁排出不畅，或有结块，或皮肤微红、微热。伴恶寒发热，头痛骨楚，或胸闷不舒，纳少泛恶，大便干结等。

成脓：乳房结块逐渐增大，疼痛加重，或焮红灼热，同侧腋窝淋巴结肿大压痛(彩图25)。伴壮热不退，口渴喜饮，便秘溲赤。7~10日后，或有鸡啄样疼痛，结块中央变软，或按之应指，或乳窍有脓液流出。

溃后：脓出通畅，肿消痛减，身热渐退，疮口逐渐愈合。

若初起大量使用抗生素或过用寒凉中药，导致乳房局部结块质硬，迁延数个月难消，部分僵块也可再次染毒酿脓。若邪热鸱张则可发展为乳发、乳疽，甚至出现热毒内攻脏腑的危象。若脓出不畅,肿痛不减,身热不退,可能形成袋脓,或脓液旁侵形成传囊乳痈。若乳汁从疮口溢出,或疮口脓水淋漓,久难收口,可形成乳漏。

2. **实验室及其他辅助检查** B超检查有助于深部脓肿的定位。血常规检查发现白细胞总数及中性粒细胞数显著增加,提示病情严重。必要时血液或脓液细菌培养及药敏试验有助于明确致病菌种类,指导选用抗生素。

【鉴别诊断】

1. **粉刺性乳痈** 多发生于非哺乳非妊娠期,部分患者伴有先天性乳头凹陷畸形,乳头常有白色粉渣样分泌物溢出。初起肿块多位于乳晕部,局部红肿热痛程度和全身症状均比乳痈轻。溃后脓液中夹有粉渣样物质,不易收口,可反复发作,形成乳漏。

2. **炎性乳腺癌** 多见于青年妇女,尤其是在妊娠期或哺乳期。患乳迅速肿胀变硬,常累及整个乳房的1/3以上。病变部位皮肤颜色暗红或紫红色,皮肤肿胀毛孔深陷呈橘皮样改变,局部不痛或轻压痛。同侧腋窝淋巴结明显肿大,质硬固定。一般无恶寒发热等全身症状,抗炎治疗无效。疾病进展较快,预后不良。

【治疗】

强调及早处理,以消为贵。注重通络下乳,避免过用寒凉药物。

1. 辨证论治

(1) 内治

1) 气滞热壅证

证候:乳房肿胀疼痛,结块或有或无,皮色不变或微红,排乳不畅;伴恶寒发热,头痛骨楚,胸闷呕恶,纳谷不馨,大便干结;舌质红,苔薄白或薄黄,脉浮数或弦数。

治法:疏肝清胃,通乳消肿。

方药:瓜蒌牛蒡汤加减。乳汁壅滞者加鹿角霜、漏芦、王不留行、路路通等;恶露未净者加当归尾、益母草等。

2) 热毒炽盛证

证候:乳房肿痛加重,结块增大,皮肤焮红灼热,继之结块中软应指;或脓出不畅,红肿热痛不消;伴壮热不退,口渴喜饮,便秘溲赤;舌质红,苔黄腻,脉洪数。

治法:清热解毒,托里透脓。

方药:五味消毒饮合透脓散加减。热甚者加生石膏、知母等。

3) 正虚毒恋证

证候:溃后乳房肿痛减轻,脓液清稀,淋漓不尽,日久不愈;或乳汁从疮口溢出;伴面色少华,神疲乏力,或低热不退,纳谷不馨;舌质淡,苔薄,脉细。

治法:益气和营,托毒生肌。

方药:托里消毒散加减。漏乳者加山楂、麦芽等。

4) 气血凝滞证

证候:乳房结块质硬,微痛不热,皮色不变或暗红,日久不消;舌质正常或瘀暗,苔薄白,脉弦涩。

治法:疏肝活血,温阳散结。

方药：四逆散加鹿角片、桃仁、丹参等。

(2) 外治

初起：因乳汁淤积而局部肿痛者可应用按摩法。先热敷患侧乳房,涂少许润滑油,用五指从乳房四周轻轻向乳头方向施以压力,按摩挤推,并轻揪乳头数次,将宿乳排出。皮肤红热明显者,用金黄散或玉露散或双柏散,加冷开水或金银花露调敷。或鲜菊花叶、鲜蒲公英、仙人掌适量捣烂外敷。或金黄膏或玉露膏外敷。皮色微红或不红者,用冲和膏外敷。

成脓：宜切开排脓。在乳房部做放射状切口；乳晕部宜在乳晕旁做弧形切口；乳房后位脓肿宜在乳房下方皱褶部做弧形切口。

溃后：用药线蘸八二丹或九一丹引流,外敷金黄膏。脓腔较大者可用红油膏蘸八二丹或九一丹、纱布填塞。待脓净流出黄稠滋水,改用生肌散、红油膏或白玉膏盖贴,可配合垫棉法加快愈合。

有袋脓或乳汁从疮口溢出者,可加用垫棉法。传囊者,若红肿疼痛明显则按初起处理；若局部已成脓,宜再做一辅助切口或拖线引流。

2. 其他治疗

(1) 抗生素治疗：出现热毒内攻脏腑危象时须加用抗生素。

(2) 针灸治疗：适用于乳痈初起。取肩井、膻中、足三里、列缺、膈俞、血海等穴,用泻法,每日1次。

(3) 回乳治疗：先减少哺乳次数,再用麦芽、山楂各60 g,或生枇杷叶15 g煎汤代茶,外敷皮硝。酌情使用苯甲酸雌二醇2 mg,肌内注射,每日2次,连续3日；或溴隐亭2.5 mg,口服,每日2次,连续3~7日。

【预防与调护】

(1) 妊娠后期常用温水清洗乳头,或用75%乙醇擦洗,并及早纠正乳头内陷。

(2) 培养良好的哺乳习惯,注意乳头和乳儿口腔的清洁,每次哺乳后排空乳汁,防止淤积。及时治疗乳头破碎及身体其他部位的化脓性疾病。若体温超过38.0℃,或乳汁色黄,应停止哺乳,但必须用吸乳器吸尽乳汁。

(3) 保持心情舒畅。忌食辛辣炙煿之品,不过食膏粱厚味。

(4) 患乳用三角巾或乳罩托起,减少疼痛,防止袋脓。

附：乳发

乳发是发生在乳房且容易腐烂坏死的急性化脓性疾病,相当于西医的乳房部蜂窝织炎或乳房坏疽,多发生于哺乳期妇女。其临床特点是病变范围较乳痈大,局部焮红漫肿疼痛,迅速出现皮肉腐烂,症情较重,甚至可发生热毒内攻。

本病的发生多因火毒外侵和肝胃两经湿热蕴结乳房而成,乳痈火毒炽盛者亦可并发本病。发病迅速,乳房部皮肤焮红漫肿,疼痛较重,毛孔深陷,恶寒发热,舌苔黄,脉数等。2~3日后皮肤湿烂,继而发黑溃腐,疼痛加重,壮热口渴,舌苔黄腻,脉象弦数。若溃后腐肉渐脱,身热渐退,则疮口逐渐愈合。若正虚邪盛,毒邪内攻,可见高热神昏等症。

初起治宜清肝泻火、解毒利湿,方用龙胆泻肝汤加减。成脓时佐以透托,前方加皂角刺等。若出现火毒内攻之证,治宜清热解毒、凉血开窍,方用犀角地黄汤合黄连解毒汤、安宫牛黄丸等加减。外治可参照"乳痈"。

必要时加用抗生素,可首选青霉素类,或根据细菌培养结果选用。酌情配合支持疗法。

第二节 粉刺性乳痈

粉刺性乳痈是发生在非哺乳期和非妊娠期的乳房慢性化脓性疾病,相当于西医的浆细胞性乳腺炎。其临床特点是常有乳头凹陷或溢液,初起肿块多位于乳晕部,化脓溃破后脓液中夹有粉刺样物质,易反复发作,形成瘘管,经久难愈,全身症状较轻。多在非哺乳期或非妊娠期发病。古代文献中未查到关于本病的记载,"粉刺性乳痈"一名首见于顾伯华主编的《实用中医外科学》。

【病因病机】

素有乳头凹陷畸形,乳络不畅。因情志抑郁,肝气失疏,气血瘀滞,经络阻塞,聚结成块,郁蒸腐肉酿脓而成,溃后容易成瘘。若气郁化火,迫血妄行,可致乳头溢血。

西医学认为,由于乳头凹陷或乳腺导管堵塞,乳腺导管上皮细胞脱落及大量脂类分泌物积聚于导管内而导致其扩张,积聚物分解产生的化学性物质刺激导管壁而引起管壁炎性细胞浸润和纤维组织增生。病变逐渐扩展累及部分腺叶而形成肿块,炎症呈急性发作时可形成脓肿,脓液中常夹有脂质样物质,脓肿破溃后可形成通往输乳孔的瘘管。

【诊断】

1. **临床表现** 可见于青春期后任何年龄女性,均在非哺乳期、非妊娠期发病,部分患者有先天性乳头全部凹陷或部分凹陷。多见单侧乳房发病,少数患者可双侧乳房先后或同时发病。病变呈慢性经过,病程长达数个月或数年,临床表现复杂多样。

(1) 乳头溢液:乳头溢液可以是本病早期的一种表现。多表现为间歇性、自发性,并可持续较长时间。溢液性状多为浆液样,也有乳汁样、脓血性或血性,数量或多或少。先天乳头凹陷者乳窍多有白色粉刺样物分泌,并带有臭味。

(2) 乳房肿块:乳房肿块是本病最为常见的表现。往往起病突然,发展迅速。肿块多位于乳晕区,可向某一象限伸展。肿块大小不等,直径大多<3 cm,个别可达10 cm以上。肿块形状不规则,质地硬韧,表面可呈结节样,边界欠清,常与皮肤粘连。继则肿块局部可出现红肿,范围逐渐扩大而形成脓肿(彩图26);有的乳房皮肤水肿,呈橘皮样变。可伴患侧腋下淋巴结肿大、压痛。乳房局部疼痛不适,一般无发热等全身症状。部分患者的乳房肿块可持续数年而无明显的红肿疼痛。

(3) 乳瘘:脓肿自溃或切开后,脓液夹有粉刺样物,常形成与乳头孔相通的瘘管,周围僵块反复肿痛或化脓,经久不愈。严重者病变范围超出乳晕区,波及乳房一个或数个象限,深度可达乳腺全层(彩图27)。

2. **实验室及其他辅助检查**

(1) 乳腺X线钼靶摄片可见在乳晕周围及其他部位有密度不均匀性增高,边界不清,其中夹杂有条索状致密影,乳晕周围皮肤增厚。CT增强后见不均匀强化,病灶处有低密度影(彩图28)。

(2) B超检查在病灶处见不规则片状低回声,内见增强光点,如有多处低回声可互相连通。

(3) 乳腺肿块细针穿刺细胞学检查可见多种细胞混杂,以浆细胞为多,还有其他炎性细胞。脓血性和乳汁样溢液涂片中,可见到大量的白细胞、吞噬细胞、组织细胞、淋巴细胞及浆细胞,腺上皮细胞可因炎症而有形态上的改变。

(4) 部分病例血清催乳素水平明显增高。

【鉴别诊断】

1. **乳岩**　粉刺性乳痈在急性炎症期易误诊为炎性乳腺癌。粉刺性乳痈的乳房肿块因其质硬、不规则、与皮肤粘连,或局部皮肤呈橘皮样变,或有乳头凹陷等,与乳岩很类似。但乳岩的肿块多无疼痛,溃破后渗流血水,与粉刺性乳痈溃破后流脓或脓血,可能暂时愈合,易反复发作的特点不同。

2. **乳衄（乳腺导管内乳头状瘤）**　乳头溢液多呈血性及淡黄色液体,或在乳晕部触到绿豆大小圆形肿块。但无乳头凹陷畸形,乳窍无粉刺样物排出,肿块不会化脓。

此外,还应注意与乳痨、乳癖及乳核相鉴别。

【治疗】

注重内治与外治相结合,未溃偏重内治,已溃偏重外治,药物外治、手术切开排脓或扩创或拖线法及垫棉压迫等方法根据具体情况配合使用。单纯表现为乳头溢液患者,宜寻找病因,适当对症处理。

1. **辨证论治**

(1) 内治

1) 肝经蕴热证

证候:乳头溢液或乳头凹陷有粉刺样物溢出,乳房结块红肿疼痛,按之灼热;伴发热,头痛,便秘,溲黄;舌质红,苔黄腻,脉弦数或滑数。

治法:疏肝清热,活血消肿。

方药:柴胡清肝汤加白花蛇舌草、山楂等。乳头有血性溢液者加茜草炭、丹皮、生地榆、仙鹤草;乳头溢液呈水样者加生薏苡仁、茯苓;脓成者加白芷、皂角刺。

2) 余毒未清

证候:脓肿自溃或切开后脓水淋漓,久不收口,或时发时敛,局部有僵硬肿块或红肿化脓;舌质淡红或红,苔薄黄,脉弦。

治法:扶正托毒。

方药:托里消毒散加减。可酌加白花蛇舌草、生山楂、虎杖、丹参等。

(2) 外治

初起:用金黄膏外敷。

成脓:切开或扩创引流以彻底清除坏死组织,脓腔大或多个者加用拖线法。

溃后:创口用八二丹药线或红油膏纱条引流,红油膏或金黄膏盖贴。术后10～14日拆除拖线,创面脓腐脱尽后,改用生肌散、红油膏或白玉膏盖贴,加用垫棉绷缚法促进愈合(彩图29、彩图30)。

形成瘘管者可参照"乳漏"治疗。

2. **其他治疗**

(1) 手术治疗:可行乳腺区段切除术或加乳头矫形术。少数年龄较大,乳房肿块较大或与皮肤粘连严重或形成多个窦道者,可行乳房单纯切除术。

(2) 抗生素治疗:炎症严重时可考虑联合应用甲硝唑和其他广谱抗生素。

【预防与调护】

(1) 保持乳头清洁,经常清除分泌物。
(2) 保持心情舒畅,病情反复发作者更要树立信心,积极配合治疗。
(3) 忌食辛辣炙煿之物。

第三节 乳 痨

乳痨是发生乳房部的慢性化脓性疾病,因病变后期常有虚痨表现而名。其溃后脓液稀薄如痰,故又名乳痰。相当于西医的乳房结核。其临床特点是起病缓慢,初起乳房内有一个或数个结块,状如梅李,边界不清,皮核相亲,日久破溃,脓液稀薄且杂有败絮样物,常伴有阴虚内热之证。乳痨病名首见于《外科理例》。

【病因病机】

体质素虚,肺肾阴亏,阴虚则火旺,虚火灼津炼痰,痰火凝结成核;或情志不畅,肝郁化火,耗损阴液,更助火势;或肝气犯脾,脾失健运,痰湿内生,阻滞乳络而成。或因肺痨、瘰疬等病所继发。

【诊断】

1. **临床表现** 多见于20~40岁的已婚体弱妇女,并常有肺痨、瘰疬等病史。

初起:乳中一个或数个结块,大小不等,边界不清,硬而不坚,推之可动,皮色不变,不痛或微痛,全身症状不明显。

成脓:病情进展缓慢,数个月后结块渐大,与皮肉相连,皮色不红或微红,肿块变软,形成脓肿。可有胸胁、腋下结块肿大。

溃后:脓肿溃破后,形成1个或数个溃疡,流出败絮样稀薄脓液,局部有潜行性空腔或窦道。伴身体瘦弱,潮热盗汗,或神疲乏力,食欲减退等全身症状。

2. **实验室及其他辅助检查** 活动期血液红细胞沉降率加快;结核菌素试验呈阳性;脓液涂片或培养可找到抗酸杆菌。必要时可做病理切片检查以明确诊断。

【鉴别诊断】

1. **乳岩** 常见于40~60岁妇女,乳房内触及无痛性肿块,逐渐增大,肿块坚硬,表面高低不平,针吸细胞学检查或病理切片检查可明确诊断。

2. **乳疽** 乳房肿块初起红热不显,化脓缓慢,但酿脓时疼痛剧烈,伴高热口渴,脓出黄稠。

【治疗】

中医中药辨证治疗对于体质虚弱者尤具优势,原则上应常规配合使用抗痨药物。

1. 辨证论治
(1) 内治
1) 气滞痰凝证

证候：多见于初起阶段。乳房肿块，形如梅李，不红不热，质地硬韧，不痛或微痛，推之可动；伴心情不畅，胸闷胁胀；舌质正常，苔薄腻，脉弦滑。

治法：疏肝解郁，滋阴化痰。

方药：开郁散合消疬丸加减。

2) 正虚邪恋证

证候：多见于化脓或溃后阶段。乳房结块渐大，皮色暗红，肿块变软，按之应指；溃后脓水稀薄夹有败絮状物质，日久不敛，形成窦道；伴面色㿠白，神疲乏力，食欲不振；舌淡，苔薄白，脉虚无力。

治法：补益气血，托里透脓。

方药：托里消毒散加减。

3) 阴虚痰热证

证候：溃后脓出稀薄，夹有败絮状物质，形成窦道，久不愈合；伴潮热颧红，干咳少痰或痰中带血，形瘦食少；舌质红，苔少，脉细数。

治法：养阴清热。

方药：六味地黄汤合清骨散加减。

(2) 外治

初起：用阳和解凝膏掺桂麝散或黑退消敷贴。

成脓：波动明显者宜切开排脓。

溃后：七三丹、八二丹药线引流，红油膏盖贴；腐脱肉鲜，改用生肌散、生肌玉红膏。形成瘘管，用白降丹或红升丹药捻条插入，脓尽后改用生肌散。

2. 其他治疗

(1) 抗结核药治疗：常选异烟肼、利福平联合用药。

(2) 中成药治疗：小金丹，每次 0.6 g，每日 2 次。芩部丹，每次 4 片，每日 3 次。内消瘰疬丸，每次 4.5 g，每日 2 次。

【预防与调护】

(1) 保持心情舒畅，情绪稳定。
(2) 节制房事，避免过度体力活动，注意劳逸结合。
(3) 增加营养食物，忌食鱼腥发物、辛辣刺激之品。
(4) 积极治疗其他部位的虚痨病变。

第四节 乳 漏

发生于乳房部或乳晕部的脓肿溃破后，久不收口而形成管道者，称为乳漏(瘘)。其临床特点是疮口脓水淋漓,或杂有乳汁或败絮样或脂质样物,溃口经久不愈。对本病的记载最早见于《诸病源候论》。乳漏一名首见于《外科启玄》。

【病因病机】

乳房部漏管,多因乳痈、乳发失治,脓出不畅;或切开不当,损伤乳络,乳汁从疮口溢出,以致长期流脓、溢乳而形成;或因乳痨溃后,身体虚弱,日久不愈所致。

乳晕部漏管,多因乳头内缩凹陷感染毒邪,或脂瘤染毒,局部结块化脓溃破后疮口久不愈合而成。

【诊断】

1. 临床表现

乳房部漏:有乳痈、乳发溃脓或切开病史,疮口经久不愈,常流乳汁或脓水,周围皮肤潮湿浸淫。若因乳痨溃破成漏,疮口多为凹陷,周围皮肤紫暗,脓水清稀或夹有败絮样物质,或伴有潮热、盗汗、舌质红、脉细数等症。

乳晕部漏:多发于非哺乳非妊娠期的妇女。常伴有乳头内缩,并在乳晕部有结块,红肿疼痛,全身症状较轻。成脓溃破后,脓液中兼有灰白色脂质样物,往往久不收口。若用球头银丝从疮孔中探查,银丝球头多可从乳窍中穿出。亦有愈合后在乳窍中仍有粉质外溢,带有臭气;或愈后疮口反复红肿疼痛而化脓者。若有局部手术或外伤史者,有时疮口中可有丝线等异物排出。

2. 实验室及其他辅助检查 乳腺导管或漏管X线造影常有助于明确管道的走向、深度及支管情况。脓液涂片或细菌培养及药敏试验,有助于判定乳漏的性质并指导用药。

【治疗】

关键是要辨别形成漏管的原因,并明确管道的走向及分支情况。以外治为主,内治为辅。乳痨所致的乳漏,应配合抗痨药物治疗。

辨证论治

(1) 内治

1) 余毒未清证

证候:乳房部或乳晕部漏,反复红肿疼痛,疮口常流乳汁或脓水,经久不愈,局部有僵肿结块,周围皮肤潮湿浸淫;舌质红,苔薄黄,脉滑数。

治法:清热解毒。

方药:银花甘草汤加减。

2) 正虚毒恋证

证候:疮口脓水淋漓或漏乳不止,疮面肉色不鲜;伴面色无华,神疲乏力,食欲不振;舌质淡红,苔薄,脉细。

治法:扶正托毒。

方药:托里消毒散加减。

3) 阴虚痰热证

证候:脓出稀薄,夹有败絮状物质,疮口久不愈合,疮周皮色暗红;伴潮热颧红,干咳痰红,形瘦食少;舌质红,苔少,脉细数。

治法:养阴清热。

方药:六味地黄汤合清骨散加减。

(2) 外治

1) 分期治疗：先用药线蘸八二丹或七三丹提脓祛腐，外敷红油膏。脓尽后改用生肌散、生肌玉红膏，必须使创面从基底部长起。

2) 垫棉法：适用于疮口漏乳不止，或乳房部漏脓腐脱尽后。疮口愈合后应继续压迫2周，以巩固疗效，防止复发。

3) 切开法：适用于浅层漏管及药物外敷治疗失败者。乳晕部漏手术的关键是切开通向乳头孔的漏管或扩张的乳腺导管。切开后创面用药同"分期治疗"。

4) 挂线法：适用于深层漏管，常配合切开疗法。

5) 拖线法：适用于漏管单一又不宜切开或挂线时。拖线必须待脓腐脱净后方能拆除，并加用垫棉法或绑缚法促使管腔闭合。

【预防与调护】

(1) 及时恰当治疗乳痈、乳发、乳痨等病，以防脓毒内蓄，损伤乳络形成乳漏。

(2) 正确掌握乳痈等切开的部位及切口的方向和大小，以免误伤乳络成漏。

(3) 注意精神调摄和饮食营养，增强体质，以利疾病康复。

第五节 乳 癖

乳癖相当于西医的乳腺增生病，是乳腺组织的既非炎症也非肿瘤的良性增生性疾病。其临床特点是单侧或双侧乳房疼痛并出现肿块，乳痛和肿块与月经周期及情志变化密切相关。乳房肿块大小不等，形态不一，边界不清，质地不硬，推之活动。本病好发于25～45岁的中青年妇女，其发病率占乳房疾病的75%，是临床上最常见的乳房疾病。研究资料发现，本病有一定的癌变倾向，对有乳癌家族史的患者更应引起重视。

【病因病机】

由于情志不遂，久郁伤肝，或受到精神刺激，急躁恼怒，导致肝气郁结，气机阻滞于乳房，经脉阻塞不通，不通则痛，而引起乳房疼痛；肝气郁久化热，热灼津液为痰，气滞、痰凝、血瘀，即可形成乳房肿块。

因肝肾不足，冲任失调，致使气血瘀滞，或脾肾阳虚痰湿内结，经脉阻塞，而致乳房结块、疼痛，常伴月经不调。

【诊断】

1. 临床表现　多发生于25～45岁妇女，城市妇女的发病率高于农村。社会经济地位高或受教育程度高、月经初潮年龄早、低经产状况、初次怀孕年龄大、未授乳和绝经迟的妇女为本病的高发人群。

乳房疼痛以胀痛为主，或为刺痛或牵拉痛。疼痛常在月经前加剧，月经后减轻，或随情绪波动而变化，痛甚者不可触碰，行走或活动时也有乳痛。乳痛主要以乳房肿块处为甚，常涉及胸胁部或肩背部。可伴有乳头疼痛或瘙痒。

乳房肿块可发生于单侧或双侧，大多位于乳房的外上象限，也可见于其他象限。肿块的质地软或中等或质硬不坚,表面光滑或颗粒状,推之活动,大多伴有压痛。肿块的大小不一,一般直径在 1～2 cm,大者可超过 3 cm。肿块的形态和(及)分布常可分为以下数种类型。① 片块型:肿块呈厚薄不等的片块状,圆盘状或长圆形,数目不一,质地中等或有韧性,边界清楚,推之活动。② 结节型:肿块呈结节状,形态不规则,边界欠清,质地中等或偏硬,推之活动。亦可见肿块呈米粒或砂粒样结节。③ 混合型:有结节、条索、片块样等多种形态肿块混合存在者。④ 弥漫型:肿块分布超过乳房三个象限以上者。

乳房肿块可于经前期增大变硬,经后稍见缩小变软。个别患者挤压乳头可有多孔溢出浆液样或乳汁样或清水样的液体。乳房疼痛和乳房肿块可同时出现,也可先后出现,或以乳痛为主,或以乳房肿块为主。常可伴有月经失调、心烦易怒等。

本病极大部分患者较长时间内均属良性增生性病变,预后好。部分年轻患者有可能在乳腺增生病变基础上形成纤维腺瘤。少部分患者或少部分病变要警惕有恶变的可能。

2. **实验室及其他辅助检查** 乳房钼靶 X 线摄片、超声波检查(彩图 31)及红外线热图像有助于诊断和鉴别诊断。对于肿块较硬或较大者,可考虑做组织病理学检查。

【鉴别诊断】

乳岩 常无意中发现肿块,逐渐长大,按压不痛,肿块质地坚硬如石,表面高低不平,边缘不规整,常与皮肤粘连,活动度差,患侧淋巴结可肿大,后期肿块溃破呈菜花样。

【治疗】

止痛与消块是本病治疗的主要目的,辨证论治有助于提高疗效。对于长期服药肿块不消反而增大且质地较硬、疑有恶变者,应手术切除。

1. **辨证论治**

(1) 内治

1) 肝郁痰凝证

证候:多见于青壮年妇女。乳房疼痛,肿块随喜怒消长;伴胸闷胁胀,善郁易怒,失眠多梦,心烦口苦;苔薄黄,脉弦滑。

治法:疏肝解郁,化痰散结。

方药:逍遥蒌贝散加减。

2) 冲任失调证

证候:多见于中年妇女。乳房疼痛,肿块月经前加重,经后缓减;伴腰酸乏力,神疲倦怠,月经失调,量少色淡,或闭经;舌淡,苔白,脉沉细。

治法:调摄冲任,理气活血。

方药:二仙汤合四物汤加减。

(2) 外治:中药局部外敷于乳房肿块处,如用阳和解凝膏掺黑退消或桂麝散盖贴;或以生白附子或鲜蟾蜍皮外敷,或用大黄粉以醋调敷。若对外敷药过敏者应忌用。

2. **其他治疗**

(1) 中成药治疗:乳增宁,每次 3 片,每日 3 次;小金丹,每次 0.6 g,每日 2 次;平消胶囊,每次 4 片,每日 3 次;逍遥丸,每次 4.5 g,每日 2 次。

(2) 手术治疗:对服药治疗后肿块不消或增大、质地较硬或不均匀、疑有恶性病变者,可考虑手术切除肿块送病理检查。

【预防与调护】

(1) 应保持心情舒畅，情绪稳定。
(2) 应适当控制脂肪类食物的摄入。
(3) 及时治疗月经失调等妇科疾患和其他内分泌疾病。
(4) 对发病高危人群要重视定期检查。

第六节 乳疬

乳疬是指男女儿童或中老年男性在乳晕部出现疼痛性结块，相当于西医的乳房异常发育症。其临床特点是乳晕中央有扁圆形肿块，质地中等，有轻压痛。

【病因病机】

男子由于肾气不充，肝失所养；女子因冲任失调，气滞痰凝所致。中老年男性发病多因年高肾亏，或房劳伤肾，虚火自炎，或情志不畅，气郁化火，皆能灼津炼液成痰，导致痰火互结而成。

西医学认为，本病与性激素代谢有关，一般分原发性和继发性两大类。

【诊断】

1. 临床表现　好发于50~70岁的中老年男性，10岁以前的女孩，13~17岁男孩。

乳房稍大或肥大，乳晕下有扁圆形肿块，一般发生于一侧，也可见于双侧，质地中等或稍硬，边缘清楚，活动良好，局部有轻度压痛或胀痛感。少数患者乳头有白色乳汁样分泌物，部分男性患者伴有女性化征象，如发声较高，面部无须，臀部宽阔，阴毛按女性分布等特征。老年人或可有睾丸萎缩、前列腺肿瘤或肝硬化等。有些患者有长期使用雌激素类药物史。部分患者肿块会自行消失。

2. 实验室及其他辅助检查　针对可能病因进行肝功能、性激素等检测，卵巢、睾丸、前列腺等B超检查，骨龄判别等。

【鉴别诊断】

男性乳岩　乳晕下有质硬、无痛性肿块，并迅速增大，与皮肤及周围组织粘连固定，乳头内缩或破溃，乳头溢液呈血性，可及肿大质硬的腋下淋巴结。必要时做组织病理检查以明确诊断。

【治疗】

如因服用某些药物而致乳房肥大者，停药后即逐渐消退。有疼痛或其他兼症者，则应辨证治疗。如乳房明显肥大影响外观者，可考虑手术治疗。

1. 辨证论治

(1) 内治

1) 肝气郁结证

证候：乳房肿块疼痛，触痛明显，性情急躁，遇事易怒，胸胁牵痛；舌红，苔白，脉弦。

治法：疏肝散结。

方药：逍遥蒌贝散加减。

2) 肾气亏虚证

证候：多见于中老年。轻者多无全身症状。重者，偏于肾阳虚，面色淡白，腰腿酸软，神疲倦怠，舌淡，苔白，脉沉弱；偏于肾阴虚，头目眩晕，五心烦热，眠少梦多，舌红，苔少，脉弦细。

治法：补益肾气。

方药：偏于肾阳虚者，方用右归丸加小金丹；偏于肾阴虚者，方用左归丸加小金丹。

(2) 外治：用阳和解凝膏掺黑退消或桂麝散敷贴。

2. 其他治疗

(1) 西药治疗：如为原发性者，可予他莫昔芬等治疗。如为继发性者，针对不同病因，采用不同治疗措施。肝脏疾病引起者，应行保肝治疗；因内分泌疾病引起者，应治疗内分泌疾病；药物引起者，应停服有关药物。

(2) 手术治疗：一般不采取手术治疗，除非乳房过大，胀痛明显，影响美容，甚至引起患者精神上焦虑不安，同时药物治疗无效，而患者坚持要求做切除手术者。男性患者乳房明显肥大影响外貌者，可考虑手术治疗。但对女性患者，即使活检也要十分慎重。由肿瘤引起者，应手术切除肿瘤。

【预防与调护】

(1) 要保持乐观开朗，心情愉快，避免恼怒忧思。

(2) 节制房事，平时应忌烟酒及辛辣刺激食物。

(3) 避免服用对肝脏有损害的药物。有肝病者适当进行保肝治疗有助于本病的康复。

第七节 乳 核

乳核是发生在乳房部最常见的良性肿瘤，相当于西医的乳腺纤维腺瘤。其临床特点是好发于20～25岁青年妇女，乳中结核，形如丸卵，边界清楚，表面光滑，推之活动。历代文献将本病归属于"乳癖""乳痞""乳中结核"的范畴。

【病因病机】

(1) 情志内伤，肝气郁结，或忧思伤脾，运化失司，痰湿内生，气滞痰凝而成。

(2) 冲任失调，气滞血瘀痰凝，积聚乳房胃络而成。

【诊断】

1. 临床表现　多发于20～25岁女性，其次是15～20岁和25～30岁年龄段者。一般无乳房疼痛，少数可有轻微胀痛，但与月经无关。肿块常为单发，也可见多个肿块在单侧或双侧乳房内同时或先后出现。形状呈圆形或椭圆形，直径多在3 cm以下，边界清楚，质地中等或偏硬，表面光滑，按之有硬橡皮球之弹性，活动度大，触诊常有滑脱感。少数肿块直径可>5 cm，称为巨大乳腺纤维腺瘤(彩图32)。肿块通常生长缓慢，妊娠期可迅速增大，应排除恶变可能。部分患者表现为多发性肿块，或手术后原处复发。

2. 实验室及其他辅助检查

(1) 本病年轻患者首选 B 超检查。可见肿块边界清楚,有一层光滑完整的包膜,内部回声分布均匀,后方回声增强(彩图 33)。

(2) 钼靶 X 线摄片可见边缘整齐的圆形或椭圆形致密肿块影,边缘清楚四周可见透亮带,偶见规整粗大的钙化点。

【鉴别诊断】

本病当与乳岩、乳癖相鉴别,参见相应疾病。

【治疗】

对单发纤维腺瘤的治疗以手术切除为宜,对多发或复发性纤维腺瘤采用中药治疗,可起到控制肿瘤生长、减少肿瘤复发,甚至消除肿块的作用。

1. 辨证论治

(1) 内治

1) 肝气郁结证

证候:乳房肿块较小,生长缓慢,不红不热,不觉疼痛,推之可移;伴胸闷叹息;舌质正常,苔薄白,脉弦。

治法:疏肝解郁,化痰散结。

方药:逍遥散加减。

2) 血瘀痰凝证

证候:乳房肿块较大,坚硬木实,乳房重坠不适;伴胸闷牵痛,烦闷急躁,或月经不调、痛经等;舌质暗红,苔薄腻,脉弦滑或弦细。

治法:疏肝活血,化痰散结。

方药:逍遥散合桃红四物汤加山慈菇、海藻等。月经不调者合二仙汤加减。

(2) 外治:阳和解凝膏掺黑退消外贴,7 日换药 1 次。

2. 其他治疗 一般应手术切除,尤其是绝经后或妊娠前发现肿块者,或服药治疗期间肿块继续增大者。术后应常规做病理检查,有条件应做术中冰冻切片检查。

【预防与调护】

(1) 调摄情志,避免郁怒。

(2) 定期检查,发现肿块及时诊治。

(3) 适当控制厚味炙煿食物。

第八节　乳衄

乳窍溢出少量血液,称为乳衄。其临床特点是单个或多个乳孔溢出血性液或有乳晕下单发肿块。引起乳衄的疾病有多种,如乳腺导管内乳头状瘤、乳腺癌、乳腺增生病等。乳腺导管内乳头状瘤包括大导管内乳头状瘤和多发性导管内乳头状瘤,前者发生在大导管近乳头壶腹部;后者发生在乳腺的中小导管内,又称乳头状瘤病,恶变可能较大是目前公认的乳腺癌癌前疾病之一。本节所讨论的乳衄是指大导管内乳头状瘤。

【病因病机】

(1) 忧思郁怒,肝气不疏,郁久化火,迫血妄行而致乳衄。
(2) 素体脾虚,脾不统血,血不循经而成乳衄。

【诊断】

1. **临床表现**　多发生于40～50岁妇女。乳窍溢出血性液体,无疼痛,部分患者乳晕部触及黄豆大圆形肿物,质软,不与皮肤粘连,推之活动。轻按肿物,即可从乳窍溢出血性或黄色液体。可伴有性情急躁、心烦易怒、胸胁胀痛、口苦咽干,或四肢倦怠、食欲不振等症状。

2. **实验室及其他辅助检查**　乳腺导管内镜、乳腺导管造影及乳头溢液细胞学检查,有助于诊断。

【鉴别诊断】

1. **乳岩**　可见到乳头血性溢液,其溢液多为单侧单孔,常伴明显肿块,且多位于乳晕区以外,肿块质地坚硬,活动度差,表面不光滑。

2. **乳癖**　部分患者可伴有乳头溢液,常为双侧多孔溢液,以浆液性为多,血性较少,且有乳房肿块,并有周期性乳房疼痛等症。

【治疗】

手术治疗为主,药物治疗为辅。手术关键是切除病变乳腺导管。

1. **辨证论治**

内治

1) 肝火偏旺证

证候:乳窍流血色鲜红或暗红,乳晕部可扪及肿块,压痛明显;伴性情急躁,乳房及两胁胀痛,胸闷嗳气,咽干口苦,失眠多梦;舌质红,苔薄黄,脉弦。

治法:疏肝解郁,清热凉血。

方药:丹栀逍遥散加减。血色鲜红者加生地、小蓟;乳房胀痛者加橘叶、川楝子、香附;肿块难消者加山慈菇、土贝母、牡蛎。

2) 脾不统血证

证候:乳窍溢液色淡红或淡黄,乳晕部可扪及肿块,无压痛;伴多思善虑,面色少华,神疲倦怠,心悸少寐,纳食量少;舌质淡,苔薄白,脉细。

治法:健脾养血。

方药:归脾汤加减。心烦不寐者加柏子仁、酸枣仁;食欲不振者加橘叶、砂仁、神曲等。

2. **其他治疗**　原则上以手术为主,对单发的导管内乳头状瘤可作病变导管的单纯切除术,术前需准确定位,用指压确定溢液的导管口,插入钝头探针,可注射亚甲蓝,沿针头或亚甲蓝显色部位做放射状切口,切除该导管及周围的乳腺组织。对切除组织常规做病理检查。对年龄较大且导管上皮细胞高度增生或不典型增生者,可行单纯乳房切除术。若有恶变,则按乳腺癌手术。

【预防与调护】

定期自我检查,如发现乳头溢液要及时就诊。

第九节 乳 岩

乳岩是发生在乳房部的恶性肿瘤,相当于西医的乳腺癌。其临床特点是乳房肿块,质地坚硬,凹凸不平,边界不清,推之不移,按之不痛,或乳窍溢血,晚期溃烂则凸如泛莲或菜花。目前已成为女性最常见的恶性肿瘤之一。未曾生育或哺乳、月经初潮早或绝经晚、有乳腺癌家族史、有乳腺增生病史等因素,是乳腺癌发病的危险因素。

【病因病机】

总不外乎六淫侵袭,肝脾气郁,冲任不和,脏腑功能失调,以致气滞、血瘀、痰凝、邪毒结于乳络而成。

(1) 忧思郁怒,七情内伤,则肝脾气逆。肝郁则气血瘀滞,脾伤则痰浊内生,痰瘀互结,经络阻塞,结滞于乳房而成。

(2) 肝肾不足,冲任失调,脏腑及乳房的气血失和,气滞、痰凝、血瘀互结而发病。

(3) 六淫邪毒乘虚入侵,与痰、瘀互结,蕴阻于乳络而成。

(4) 肝肾阴虚,阴虚则火旺,火旺则灼津炼痰,痰毒瘀血互结乳房而成。

(5) 手术或放疗、化疗在治疗疾病的同时,也会耗伤气血,或影响脏腑功能而导致痰浊瘀血内生。若正气亏虚,或邪毒炽盛,四处旁窜,可产生多种变证。

【诊断】

1. 临床表现　多见于40~60岁女性,男性少见。

体检发现或偶然自己发现乳房内有无痛性肿块,边界不清,质地坚硬,表面不光滑,不易推动,常与皮肤粘连而呈现酒窝征,个别可伴乳头血性或水样溢液。后期随着肿块逐渐增大,可产生不同程度疼痛,皮肤可呈橘皮样改变;乳头内缩或抬高。晚期,乳房肿块色红高突(彩图34),溃烂后疮口边缘不整齐,中央凹陷似岩穴,有时外翻似菜花,时渗紫红血水(彩图35、彩图36),疼痛明显。病变周围可出现散在的小肿块,状如堆栗;若转移至腋下及锁骨上淋巴结时,可触及散在、质硬无痛的肿物,逐渐增大,互相粘连,融合成团,继而出现形体消瘦、面色苍白、神疲乏力等。炎性癌、湿疹样癌等特殊类型乳腺癌临床少见,其临床表现具有特殊性,要注意鉴别。

本病经手术和(或)放疗、化疗后,仍有可能出现各种变证(彩图37~39)。如邪毒侵及局部皮肤,可见大小不一的结节,质硬,推之不移;邪毒入骨,则骨骼持续疼痛,如针扎锥刺,腰背伴下肢放射痛,翻身困难,行动不便;邪毒入肺,可见咳嗽、痰中带血或咯血,胸膜渗液或胸痛;邪毒入肝,则见鼓胀、面目俱黄,胁痛腹胀,纳少呕恶,溲赤便结;邪毒入脑,则见头痛,神昏目糊,呕吐,抽搐,甚者昏迷。

本病属恶性肿瘤,预后不良。应综合患者全身及局部状况,尤其是年龄、肿瘤临床及病理分期、激素受体状况等进行预后分析。晚期或局部晚期患者,在积极治疗下也有带瘤生存可能。

2. 实验室及其他辅助检查

(1) 钼靶 X 线摄片可见致密的肿块阴影,范围比实际触诊要小,形状不规则,边缘呈现毛刺状,密度不均匀,可有细小成堆的钙化点,常伴血管影增多增粗,乳头回缩,乳房皮肤增厚或凹陷。

(2) B超检查可见实质性占位病变,形状不规则,边缘不齐,光点不均匀,血流丰富(彩图40)。

(3) 病理切片检查可作为确诊的依据。

【鉴别诊断】

1. 乳癖　好发于25~45岁女性。月经前乳房疼痛、胀大明显,有多个大小不等的结节状或片块状肿块,边界不清,质地柔韧,肿块和皮肤不粘连,常见双侧乳房发病。

2. 乳核　多见于20~25岁的女性,乳房肿块形如丸卵,质地坚实,表面光滑,边界清楚,活动度好,病程进展缓慢。

3. 乳痨　好发于20~40岁女性,乳房肿块有1个或数个,初期肿块质地中等,边界不清,可与皮肤粘连,肿块成脓时变软,溃破后形成瘘管,经久不愈。

【治疗】

宜中西医结合综合治疗。中医药治疗对手术后患者有良好的调治作用,对放疗、化疗有减毒增效作用,可提高患者生命质量,有助于控制转移或复发,或延长生存期。

1. 辨证论治

(1) 内治

1) 肝郁痰凝证

证候:情志抑郁,或性情急躁,胸闷胁胀,或伴经前乳房作胀,或少腹作胀;乳房部肿块皮色不变,质硬而边界不清;苔薄,脉弦。

治法:疏肝解郁,化痰散结。

方药:神效瓜蒌散合开郁散加减。

2) 冲任失调证

证候:月经紊乱,素有经前期乳房胀痛,或婚后未育,或有多次流产史;乳房结块坚硬,或术后患者伴对侧乳房多枚片块质软;舌质淡,苔薄,脉弦细。

治法:调摄冲任,理气散结。

方药:二仙汤合开郁散加减。

3) 正虚毒炽证

证候:乳房肿块扩大,溃后愈坚,渗流血水,不痛或剧痛;伴精神萎靡,面色晦暗或苍白,纳食量少,心悸失眠;舌质紫或有瘀斑,苔黄,脉弱无力。

治法:调补气血,清热解毒。

方药:八珍汤加减。酌加半枝莲、白花蛇舌草、石见穿、露蜂房。

4) 气血两亏证

证候:多见于晚期或手术或放疗或化疗后,形体消瘦,面色萎黄或㿠白,头晕目眩,神倦乏力,少气懒言,术后切口色黑或流脓,日久不愈;舌质淡,苔薄白,脉沉细。

治法:补益气血,养心安神。

方药:香贝养荣汤加减。

5)脾胃虚弱证

证候:手术或放疗或化疗后,神疲肢软,食欲不振,恶心欲呕,肢肿倦怠;舌质淡,苔薄白或腻,脉细。

治法:健脾和胃。

方药:参苓白术散加减。若见口腔黏膜糜烂、牙龈出血者,治宜清养胃阴,方用益胃汤加减。

6)气阴两虚证

证候:多见于手术或放疗或化疗后,形体消瘦,短气自汗或潮热盗汗,口干欲饮,纳谷不馨,夜寐易醒;舌红少苔,脉细或细数。

治法:益气健脾,养阴清热。

方药:四君子汤合知柏地黄汤加减。

7)邪毒旁窜证

证候:多见于晚期或手术或放疗或化疗后,形体消瘦,神疲乏力。局部或对侧乳房皮肤结节,质硬不移;或骨骼持续疼痛,如针扎锥刺,行动不便;或胸痛,咳嗽,痰中带血或咯血;或鼓胀,面目俱黄,胁痛腹胀,纳少呕恶,溲赤便结;或头痛,呕吐,神昏目糊,抽搐,甚者昏迷。

治法:扶正祛邪,化浊解毒。

方药:随证选用调元肾气丸加减;六味地黄汤合百合固金汤加减;茵陈蒿汤合归芍六君汤加减;羚羊钩藤饮加减。常加半枝莲、白花蛇舌草、蛇六谷、龙葵、干蟾皮等。

(2)外治:适用于有手术禁忌,或已有远处转移而不适宜手术者。初起用阿魏消痞膏外贴;溃后用海浮散、红油膏外敷;坏死组织脱落后,改用生肌散、生肌玉红膏外敷。

2. 其他治疗

(1)手术治疗、化疗、放疗:手术仍是本病治疗的首选方法,多采用改良根治术。近年来手术范围渐趋缩小,配以大剂量化疗、放疗,取得与根治术相似的疗效。新辅助放化疗、联合辅助放化疗及众多化疗新药的使用进一步提高了临床疗效。

(2)内分泌治疗:近年来在本病综合治疗中的地位不断上升,主要适用于雌激素受体和(或)孕激素受体阳性患者。起效较缓慢、作用持久、耐受性较好,一般需用药5年。主要药物有雌激素拮抗剂、芳香化酶抑制剂、LH-RH类似物及孕激素等。

(3)中成药:西黄丸,每次3g,每日2次;小金丹,每次0.6g,每日2次。

【预防与调护】

(1)加强防癌知识宣传,推广和普及乳房自我检查方法。

(2)重视乳腺癌高危人群的定期检查。

(3)积极治疗乳腺良性疾病。

(4)患病后要乐观开朗,积极配合治疗,定期复查。

(5)谨慎使用激素替代疗法及有关保健食品和用品。

表7-1 常见乳房肿块鉴别表

病名	乳核 (乳腺纤维腺瘤)	乳癖 (乳腺增生病)	乳衄 (乳腺大导管内乳头状瘤)	乳岩 (乳腺癌)
好发年龄	20~25岁	25~45岁	40~50岁	40~60岁
肿块特点	大多为单个,也可有多个,圆形或卵圆形,边缘清楚,表面光滑,质地坚实,生长比较缓慢	常为多个,双侧乳房散在分布,形状多样,片状、结节、条索,边缘清或不清,质地软或韧或有囊性感	多在乳晕部,单个绿豆大小,圆形肿块,边缘清楚,质地软或中等	多为单个,形状不规则,边缘不清楚,质地硬或不均匀,生长速度较快
疼痛	无	明显胀痛或刺痛,多与月经周期及情绪变化有关	少数可有压痛	初期无疼痛,中晚期可出现疼痛
与皮肤及周围组织粘连情况	无粘连	无粘连	无粘连	可有粘连,皮肤呈酒窝征或橘皮样变
活动度	用手推动时有滑脱感	活动	可活动	早期活动度可,中期及晚期无法推动
乳头及分泌物情况	乳头正常;无分泌物	乳头正常;常为挤压后双侧乳房多孔有分泌物溢出,多为乳汁样或浆液样	乳头正常;常有血性分泌物溢出,多为单孔	乳头可回缩或被牵拉;可有分泌物溢出,血性或水样,多为单孔
淋巴结肿大	无	无	无	同侧腋窝淋巴结肿大,质硬,活动差

第八章　瘿

> **导学**
>
> 瘿是发生在颈前部的甲状腺疾病。气滞、血瘀、痰凝是这些疾病的共同病因，其治疗应针对成因，采用理气开郁、活血化瘀、化痰软坚等治法。
>
> **本章的学习要求：**
>
> 掌握：瘿病的检查方法；气瘿、肉瘿的辨证和治疗；石瘿的临床特点。
>
> 熟悉：瘿痈、桥本甲状腺炎的辨证和治疗。
>
> 了解：瘿的含义及分类；气瘿的预防与调护。

瘿是指发生在颈前结喉部的肿块，相当于西医的甲状腺疾病。瘿病发病部位在颈前结喉两侧，或为结块，或为漫肿，多数皮色不变，能随吞咽动作而上下移动。亦可伴有心悸、震颤、突眼等症，女性可有月经量少，甚至闭经等症状。瘿病一般分为气瘿、肉瘿、石瘿、瘿痈四种。

瘿作为病名，首见于《山海经》。隋代巢元方《诸病源候论》中较详细地论述了瘿为颈部的肿块，其病因主要为水土瘴气和七情内伤，并将瘿病分为血瘿、息肉瘿、气瘿三种类型，开瘿病分类之先河；唐代孙思邈将瘿进一步分为"石瘿、气瘿、劳瘿、土瘿、忧瘿"五种，首次提出用动物甲状腺和含碘药物治疗瘿病；宋代陈言《三因极一病证方论·瘿瘤证治》云："坚硬不可移者，名曰石瘿。皮色不变者，即名肉瘿。筋脉露结者，名筋瘿。赤脉交络者，名血瘿。随忧愁消长者，名气瘿。"较为详细地论述了五瘿的分类和临床特征。

颈前属任脉所主，任脉起于少腹中极穴下，沿腹和胸部正中线直上，抵达咽喉，再上颊部，经过面部进入两目。颈部也属督脉之分支，督脉分支循少腹直上，贯脐中央，上贯心，入喉。任督两脉皆系于肝肾，且肝肾之经脉，皆循喉咙。所以，颈前部位与任、督脉和肝、肾经关系密切。

【病因病机】

正气不足，外邪侵入，积聚于经络、脏腑；或脏腑功能失调，均可导致气滞、血瘀、痰凝，而逐渐形成瘿病。

1. **气滞**　情志内伤是引发瘿病的一个重要原因，如《诸病源候论·瘿候》指出"瘿者，由忧恚气结所生"。由于长期的抑郁恼怒，或忧思疑虑，使气机郁滞，肝失条达，气滞日久，积聚成形，或气病及血，气聚血结，或气与痰湿相结，均可酿成肿块。足厥阴肝经属肝络胆，途经喉咙，故肿块蕴结于颈部喉结两侧而成瘿病。

2. **血瘀**　气为血之帅，血为气之母，气与血互相依存。气之于血，有温煦、化生、统摄的作用。气行则血行，气衰无以推动，血不行必凝结成瘀。久居水质缺碘地区的瘿病患者，大多因山瘴邪气而使气血虚少,导致瘀阻成块。

3. 痰凝　痰是一种病理产物,其生成与肺、脾、肾、肝关系密切。脾为生痰之源,肺为贮痰之器。肝气郁结、气机不畅,肾火不足、气化失司,皆可导致津液积聚为痰。足太阴脾经、手太阴肺经、足少阴肾经、足厥阴肝经均循行于喉颈部,痰循经结于颈部喉侧则为瘿。

【辨证】

1. 四诊

(1) 望诊

头面部:毛发是否稀疏,有无斑秃;眼球突出与否,结膜有无水肿、充血,有无眼睑下垂、瞳孔缩小、眼裂狭窄;面部表情是否呆滞或呈兴奋状态;伸舌时是否震颤。

颈部:颈部是否漫肿、红肿,有无手术瘢痕,色泽是否青紫,有无静脉怒张,肿块是否能随吞咽上下移动等。

(2) 问诊:发病时间,用过何种药物治疗,有无出汗、心慌、性情急躁等表现,做过何种检查等。

(3) 闻诊:① 测量血压是否正常,脉压是否增大。② 用听诊器听颈前甲状腺区,有无闻及连续性血管杂音,头向左右扭动时杂音是否消失或减弱等。

(4) 切诊:了解甲状腺是否肿大;若肿大,应明确是弥漫性还是结节性;如有结节,则需注意其部位、大小、数目、质地、活动度、压痛和有无波动感等情况。心脏叩诊判断心脏是否扩大。

2. 实验室及辅助检查　具体分为形态学检查、功能检查和免疫学检查3类。

(1) 甲状腺形态学检查

1) 甲状腺同位素扫描:可用于观察甲状腺的形态、位置、大小及功能状态。甲状腺结节根据其摄^{131}I的功能可分为4类。热结节多见于甲状腺瘤和结节性甲状腺肿,偶可见于慢性淋巴性甲状腺炎。温结节多见于甲状腺腺瘤、结节性甲状腺肿、慢性淋巴性甲状腺炎、亚急性甲状腺炎恢复期及某些甲状腺癌。冷、凉结节两者无本质区别,均可见于甲状腺囊肿、甲状腺腺瘤囊性变或内出血、甲状腺癌、结节性甲状腺肿、亚急性甲状腺炎、慢性淋巴性甲状腺炎,甲状腺结核等。

2) 组织学和细胞学检查:切取部分肿块组织或穿刺抽吸少量组织和细胞,进行组织学或细胞学检查。

(2) 甲状腺功能检查

1) 甲状腺激素的外周效应检查,包括基础代谢率、跟腱反射的测定等。

2) 甲状腺合成功能的检查,测定甲状腺摄取碘和合成、分泌甲状腺激素的能力。甲状腺摄^{131}I率反映甲状腺摄碘和合成、释放甲状腺激素的综合功能;过氯酸盐排泄试验主要是测定甲状腺素使I^-转化为有机碘的能力;PB^{131}I(血浆蛋白结合^{131}I)测定反映了甲状腺激素合成和分泌的速度。

3) 循环血液中甲状腺激素的测定,如血清总甲状腺素(TT_4)、血清总T_3(TT_3)、游离T_4(FT_4)和游离T_3(FT_3)等,协助判断甲状腺的功能状态。

(3) 甲状腺疾病的免疫学检查:弥漫性甲状腺功能亢进、自身免疫性甲状腺炎、特发性甲状腺功能低下等都是自身免疫性疾病,患者血清中有多种异常的免疫球蛋白、甲状腺细胞膜抗体、甲状腺刺激免疫球蛋白(TSI)、垂体致突眼物质(EPS)等。

【治疗】

一般以内治为主。历代医家在治疗瘿病时通常应用含碘丰富的植物药,如海藻、昆布、黄药子等,以及含甲状腺素的动物类药,如猪靥、羊靥等。这与现代非手术治疗甲状腺疾病的观点较接近,但伴有甲状腺功能亢进者要慎用或禁用这些含碘药物。

1. 理气解郁　颈部漫肿软绵或坚硬如石,胸胁胀痛,苔薄白,脉弦滑,发病与精神因素有关,如气瘿。宜用逍遥散。常用药物有柴胡、川楝子、延胡索、香附、青皮、陈皮、木香、八月札、砂仁、枳壳、郁金等。

2. 活血化瘀　肿块色紫坚硬,或肿块表面青筋盘曲及网布红丝,痛有定处,舌质紫暗,有瘀点瘀斑、脉涩或沉细,如石瘿。宜用桃红四物汤。常用药有桃仁、红花、赤芍、丹参、三棱、莪术、当归尾、泽兰、乳香、没药、土鳖虫、血竭等。

3. 化痰软坚　肿块按之坚实或有囊性感,不红不热,胸膈痞闷,舌苔薄腻,脉滑,如气瘿、肉瘿等。宜用海藻玉壶汤。常用药物有海藻、昆布、海带、夏枯草、海蛤壳、海浮石、生牡蛎、半夏、贝母、黄药子、山慈菇、白芥子等。

此外,尚有清热化痰、调摄冲任等治法。有关外治法,将在后面各节中叙述。

第一节　气　瘿

气瘿是以颈前结喉部漫肿,按之软而有囊性感,其内似有积气,又因其肿块可随喜怒而消长,因而得名,相当于西医的单纯性甲状腺肿(包括地方性甲状腺肿、散发性甲状腺肿和高碘性甲状腺肿)。好发于高原山区,或沿海地区。多见于妊娠期、哺乳期、青春期、绝经期的女性。

【病因病机】

1. 情志不遂　肝经循喉,脾经夹咽,气郁伤肝,思虑伤脾,以致气郁而痰湿内生,结于咽喉而成本病,肿块可随喜怒而消长。

2. 饮食因素　饮食因素是造成地方性甲状腺肿的主要原因。早在隋代,巢元方就在《诸病源候论·瘿候》中指出:"诸山水黑土中出泉流者,不可久居。常食令人作瘿病,动气增患。"现代研究证实,由于长期居住高原山区,饮用水缺乏碘,易患本病。除缺碘外,食用木薯、卷心菜、大头菜、油菜籽等多种食物、饮用被细菌及某些微量元素污染的饮水,以及过量的碘摄入均可引起甲状腺肿。

3. 冲任失调　由于青春期发育、哺乳、月经及外伤等易于耗伤气血,可致肝肾亏损出现冲任不调。若冲任失调、精气血亏损,则精血不养肝而产生气滞、气郁;气亏则不能化气利水而生成痰,以致痰气互结于结喉部,而发生甲状腺肿大。

除此以外,有些药物如二硫氰酸盐、过氯酸盐、对氨水杨酸、保泰松、间苯二酚、四环素、秋水仙素、磺胺类、硫脲类及碘化物等,都能不同程度地抑制甲状腺激素的合成,而发生甲状腺肿大。

【诊断】

1. 临床表现　地方性甲状腺肿,早期表现为甲状腺弥漫性肿大,日久可形成结节。漫肿或结节都可随吞咽动作上下移动。肿块质地柔软,表面光滑,但在广泛钙化时,可质地坚硬。肿块长大,尤其是向胸骨后发展时,则出现各种压迫症状。也可并发甲状腺功能亢进或甲状腺功能减退。

散发性和高碘性甲状腺肿,多见于青春期女性,甲状腺轻度弥漫性肿大,质软或稍韧,多无自觉症状,个别患者有颈部紧压感。

2. **实验室检查及其他辅助检查**

(1) 同位素检查:同位素扫描示甲状腺增大或有变形,放射性分布不均匀。甲状腺摄^{131}I高峰可前移。

(2) T_3、T_4和TSH的测定:代偿型可有T_4低而T_3正常或相对较高,T_3/T_4比值加大,TSH升高,仍可维持正常甲状腺功能。失代偿型,T_3、T_4和TSH值降低。

【鉴别诊断】

1. **肉瘿** 肿块多呈球状,边界清楚,质地柔韧,表面光滑。
2. **瘿痈** 气瘿伴囊肿出血而疼痛时要与瘿痈相鉴别。瘿痈急性发病,甲状腺不仅增大,而且变硬,有压痛,常伴发热、吞咽疼痛等全身症状。

【治疗】

1. **辨证论治**

内治

1) 肝郁气滞证

证候:颈部弥漫性肿大,伴面色㿠白,善太息,气短,食减体瘦,四肢困乏;舌质淡,苔薄,脉弱无力。

治法:疏肝解郁,健脾益气。

方药:四海舒郁丸加减。怀孕期或哺乳期可加菟丝子、首乌、补骨脂等。

2) 肝郁肾虚证

证候:颈部肿块皮宽质软,伴神情呆滞,倦怠畏寒,行动迟缓,肢冷,性欲下降;舌质淡,脉沉细。

治法:疏肝补肾。

方药:四海舒郁丸合右归饮。

2. **其他治疗**

(1) 手术治疗:地方性甲状腺肿,有较大结节,或有恶变可能,或出现压迫症状,或伴甲状腺功能亢进者,应行甲状腺次全切除术。

(2) 针灸治疗:取穴大杼、甲状腺周围、合谷,强刺激,不留针。每日1次,15日为1个疗程。

【预防与调护】

(1) 地方性甲状腺肿应坚持长期补充足够的碘,如碘化食盐法(加碘化钾,比例为万分之一到十万分之一),或经常食用海带等海产品;散发性甲状腺肿,应补充一定的甲状腺素,或适当食用动物甲状腺;高碘性甲状腺肿患者,应停用高碘饮食。

(2) 正确认识疾病,保持心情舒畅。

第二节 肉 瘿

肉瘿是生于颈前结喉部的肿块,可随吞咽上下活动,相当于西医的甲状腺腺瘤、结节性甲状腺肿和甲状腺囊肿。

【病因病机】

因情志抑郁,肝失条达,肝气郁结,气滞血瘀;或肝旺侮土,脾失健运,痰湿内蕴,痰浊血瘀随气而行,留注于结喉,聚而成形,即成肉瘿。

【诊断】

1. 临床表现

甲状腺腺瘤:多发生于20~40岁的青壮年,40岁以后发病逐渐减少。多数患者无自觉症状,往往无意中发现颈前肿物。肿瘤多为单发,圆形或椭圆形,表面光滑,边界清楚,质地韧实,与皮肤无粘连,无压痛,可随吞咽上下活动。肿瘤直径一般在1 cm左右,巨大者少见。巨大瘤体可产生邻近器官受压征象。有时因出血,瘤体会突然增大而伴有胀痛。肿块也可吸收或发生囊性变、钙化,或引起甲状腺功能亢进。若肿瘤迅速增大且活动受限,瘤体硬实而粗糙不平,出现声音嘶哑和呼吸困难,以及颈部淋巴结肿大,则应当考虑有恶变的可能(彩图41)。

结节性甲状腺肿:多见于女性。多发于年龄较大的患者。患者往往有长期甲状腺结节的病史,早期多无症状,或仅有轻微的心慌、消瘦、乏力。约一半以上患者有甲状腺功能亢进症状,但一般无突眼症。个别可以由无症状而突然发生甲状腺危象。

甲状腺囊肿:大多数可由单纯性甲状腺肿、结节性甲状腺肿和甲状腺瘤退变而来。多为柔软的结节,触诊有囊性感;当内容物较多而囊内压力较高时,也可很坚实。

2. 实验室及其他辅助检查

(1) 甲状腺腺瘤:常做B超检查,了解其性质、数目、大小等。甲状腺同位素扫描多为温结节,也可为热结节或冷结节。

(2) 结节性甲状腺肿:甲状腺同位素扫描大多为热结节。血清T_3、T_4和血清蛋白结合碘可以正常,也可以升高。

(3) 甲状腺囊肿:超声波检查可探及囊内容物性质。同位素扫描多为冷结节,也可表现为温结节。

【鉴别诊断】

甲状舌骨囊肿 位于颈前中线或其附近,由于和舌骨相连,也可随吞咽而活动。可做伸舌试验,若随舌的伸缩而上下移动,则为甲状舌骨囊肿。甲状腺腺瘤、甲状腺囊肿不能随舌的伸缩而上下移动。

【治疗】

1. 辨证论治

(1) 内治

1) 气滞痰凝证

证候:颈前一侧或双侧肿块,不红、不热、无痛,随吞咽上下移动;一般无明显全身症状,或感呼吸不畅、吞咽不利等;苔薄腻,脉弦滑。

治法:理气开郁,化痰软坚。

方药:逍遥散合海藻玉壶汤加减。可酌加黄药子、三棱、莪术、生牡蛎等软坚散结。

2) 气阴两虚证

证候：颈部肿块柔韧；伴性情急躁，易怒，怕热，易汗出，口苦，心悸，失眠、多梦，手颤，善食，消瘦或月经不调；舌红少苔，脉细数。

治法：益气养阴，软坚散结。

方药：生脉散合海藻玉壶汤加减。

(2) 外治：乌梅与甘遂 2∶1，共研末，每 30 g 混合末加入麝香 0.05 g，用醋调糊，敷贴于患处，每日 1 次，连用 1～2 个月。

2. 其他治疗

(1) 手术治疗：在应用中药治疗 3 个月后，如肿块无明显缩小，或伴有甲状腺功能亢进，或肿块坚硬的，宜考虑手术治疗。

(2) 针灸治疗：① 取定喘穴，隔日针刺 1 次，连针 15 次。② 沿甲状腺周围针刺，强刺激，不留针，每日或隔日 1 次，连续 15～30 日。

【预防与调护】

(1) 保持心情舒畅，忌恼怒。

(2) 肿块生长较快时，宜及时检查，以排除恶变。

第三节　瘿　痈

瘿痈是颈前结喉部炎症性疾患，相当于西医的急性、亚急性甲状腺炎，前者临床较少见。其临床特点为颈前结喉两侧结块，肿胀，灼热，疼痛。

【病因病机】

多因肝郁胃热，外感风温、风热，积热上壅，夹湿痰蕴结，以致气血凝滞而成。

【诊断】

1. 临床表现　多见于中年女性，起病前多有感冒、咽痛等病史。

颈部肿胀突然发生，或伴寒战高热，肿块迅速增大，边界不清，色红灼热，疼痛掣引至后枕部，颈部活动或吞咽时疼痛加剧。严重者可有声嘶、气促、吞咽困难。形成脓肿则呈跳痛，出现波动感。伴口渴、咽干等。

2. 实验室检查及其他辅助检查　急性期白细胞总数及中性粒细胞比例增高，免疫球蛋白可升高。B 超检查可协助诊断。

【鉴别诊断】

1. 颈痈　发病部位在颈的侧部，儿童多见。

2. 锁喉痈　颈部弥漫性红、肿、热、痛，张口困难，全身症状较危重，儿童多见。

【治疗】

1. 辨证论治

(1) 内治

1) 风热痰凝证

证候：颈前结喉部突发肿胀，疼痛明显；伴恶寒发热，头痛，口渴，咽干；苔薄黄，脉浮数或滑数。

治法：疏风清热、化痰消肿。

方药：牛蒡解肌汤加减。

2) 气滞痰凝证

证候：颈前结喉部肿块坚实，轻度作胀，重按方感疼痛；伴有喉间梗塞，痰多；苔黄腻，脉弦滑。

治法：清肝理气，化痰散结。

方药：柴胡清肝汤加减。

(2) 外治

初期：宜用箍围药，可选金黄散、四黄散、双柏散、玉露散，水或蜜调制外敷，每日2次或金黄膏外敷。

脓肿期：有波动感者，可切开引流。

后期：脓净后可用生肌散、红油膏去腐生新，促进收口愈合。

2. 其他治疗 若高热及中毒症状严重者，可配合抗生素治疗，并辅以必要的支持疗法。

【预防与调护】

(1) 注意避免上呼吸道感染。

(2) 病重者应卧床休息，并注意保持呼吸道通畅。

第四节 桥本甲状腺炎

桥本甲状腺炎又称为慢性淋巴细胞性甲状腺炎、自身免疫性甲状腺炎，是一种器官特异性自身免疫性疾病，归属于中医学"瘿痈"的范畴。其临床特点为甲状腺的弥漫性肿大，质地坚硬。多发于30～50岁女性。

【病因病机】

(1) 情志不畅，精神抑郁，则肝失条达，气郁于内。气机受阻则血行不畅，津液输布失常，日久则气滞血瘀痰凝。若兼受风热、寒湿之邪，则瘀滞更甚，蕴结于颈部而发为本病。

(2) 先天不足，素体肾气、肾阳虚弱，或因年老体衰，或房事不节，劳累过度，日久可伤及脾肾，导致脾肾阳虚或气阴两虚。若兼受寒湿之邪，寒湿困脾，更损脾肾阳气，阳虚则推动乏力，气滞血瘀，痰湿内生；阴虚则炼液成痰，痰火凝结，故痰瘀凝结于颈部而成本病。

西医学认为，本病是一种自身免疫性疾病，可能因为细菌、病毒或其他理化因素作用使正常甲状腺组织成分发生变异而具有抗原性；此外，可能是遗传免疫监视功能缺陷，自身稳定机制失调，把正常甲状腺组织作为抗原,产生相应抗体,发生自身免疫性反应。

【诊断】

1. **临床表现** 多发生于30~50岁女性。常有咽炎、上呼吸道感染等。起病隐匿,发展缓慢,常无特殊感觉。主要表现为甲状腺肿大,多数为弥漫性,少数可以为局限性。质地较硬,且有弹性感,边界清楚,无触痛,表面光滑或呈细颗粒状,往往无明显的结节。周围淋巴结不肿大。部分患者可有压迫症,表现为颈部压迫感,呼吸、吞咽困难,声音嘶哑等。早期少数患者可合并甲状腺功能亢进,但后期以甲状腺功能减退者居多。并可伴发甲状腺瘤或甲状腺癌,也可伴发其他自身免疫性疾病。

2. **实验室检查及其他辅助检查** ① 甲状腺球蛋白抗体和甲状腺微粒体抗体阳性(占60%~70%)。② 血清促甲状腺激素升高(占20%~30%)。③ 过氯酸钾排泌试验阳性(约占70%)。④ 甲状腺扫描、甲状腺放射性核素显像有不规则浓集或稀疏区(占50%~60%)。

【鉴别诊断】

甲状腺癌 肿块坚硬如石,肿块较大时出现不同程度的压迫症,与桥本甲状腺炎类似,但后者多无局部淋巴结肿大,肿块与周围组织不粘连,可随吞咽上下运动。并且血清中存在高滴度的抗甲状腺自身抗体,可以与甲状腺癌鉴别。

【治疗】

1. 辨证论治

(1) 内治

1) 肝气郁滞证

证候:肿块质中或质硬,随吞咽上下活动,咽喉有梗阻感;伴情绪抑郁,胸闷不舒,乏力倦怠,大便溏或不爽,女子月经不调;舌质红,苔薄黄,脉弦滑。

治法:疏肝理气,软坚散结。

方药:柴胡疏肝散加减。

2) 血瘀痰结证

证候:颈前肿块质地坚韧或坚硬如石,表面光滑或有结节感,能随吞咽运动,局部闷胀不适,有咽喉阻塞感及其他压迫感,轻度疼痛;伴纳差,便秘;舌质淡暗或紫暗,有瘀斑,苔微黄,脉沉细或弦滑。

治法:活血化瘀,化痰散结。

方药:桃红四物汤加减。

3) 气阴两虚证

证候:颈前肿块质中或质韧,有一定的压迫感;可见眼突,神疲乏力,心悸气短,怕热,多汗,易怒,口渴,食多,便溏,失眠多梦,形体消瘦;舌质红,苔少,脉细数无力。

治法:益气养阴,化痰散结。

方药:生脉饮加减。偏阴虚火旺者,宜养阴降火,方选知柏地黄汤加减。

4) 脾肾阳虚证

证候:肿块质地坚硬,有咽部梗阻及压迫感;伴形寒肢冷,神疲懒言,头面及四肢浮肿,腹胀纳差,腰膝疲软,女子月经不调;舌质胖嫩,边缘有齿痕,苔白,脉沉细弱。

治法：温补脾肾，散寒化痰。
方药：金匮肾气丸合阳和汤。
(2) 外治：可外贴冲和膏或阳和解凝膏。

2. 其他治疗

(1) 针刺治疗：常用穴位有合谷、曲池、夹脊穴(颈3～颈5)、气瘿穴、天突穴。每日1次，根据体质分别采用补泻手法。

(2) 灸法治疗：适宜于脾肾阳虚证型者。可选择肾俞、脾俞、关元、气海、三阴交、足三里、曲池、合谷等穴位，每次取3～5穴，可应用隔姜灸、隔蒜灸及艾条灸等方法。

(3) 西药治疗：后期出现甲状腺功能减退者，可口服甲状腺素治疗，如左甲状腺素25～50 μg，每日1次。

【预防与调护】

(1) 忌食生冷、寒凉，少吃油腻生痰之食物。
(2) 预防感冒及外伤感染。
(3) 节制房事。

第五节　石　瘿

石瘿是颈前有坚硬如石的肿块，相当于西医的甲状腺恶性肿瘤。其临床特点是肿块质地坚硬如石，不随吞咽运动而上下，或推之不动等。

【病因病机】

由于情志内伤，肝气郁滞，脾失健运，以致气郁、湿痰、瘀血凝滞而成。亦有由肉瘿日久发展转化而来。

【诊断】

1. 临床表现　初期，甲状腺部位肿块较小，不易发觉，一经发现肿块即质地坚硬，表面凹凸不平，吞咽时移动受限，甚至推之不移。也有由肉瘿多年不愈，肿块突然增大变硬，恶变而来。可有疼痛，牵引至耳、枕、肩部剧痛；可伴声音嘶哑，呼吸或吞咽困难等。晚期患者精神萎靡，形体消瘦。

本病发生的淋巴转移较为常见。血行转移多出现在肺和骨髓，后者常可引起病理性骨折。

2. 实验室及其他辅助检查

(1) 同位素扫描：只能反映结节的形态和有无摄碘功能，不能确定其性质。但有关资料表明甲状腺扫描图像中，热结节、温结节、凉结节、冷结节，甲状腺癌的可能性依次递增。无功能的冷结节比具有功能的热结节，甲状腺癌的发生率高5～6倍。

(2) B超检查：可以较精确地判断肿块的实性、囊性或囊实性，测定结节的数目或肿块的大小，以及检测颈部的肿大淋巴结。B超结合同位素扫描，可以提高甲状腺癌的诊断符合率。

(3) 穿刺细胞学或组织学检查可以明确诊断。

【鉴别诊断】

1. 结节性甲状腺肿　病史很长，多数表现为双侧腺叶弥漫性肿大，有多个大小不等的结节，表面光滑，B超检查多为囊性，可有明显钙化区，肿物很少产生压迫症状，即使很大也可活动。

2. 桥本甲状腺炎　女性多见，表现为双侧甲状腺对称性肿大，质硬，扪诊整个腺叶轮廓均坚实，扫描示甲状腺内碘分布普遍稀疏。测定甲状腺自身抗体效价升高。

【治疗】

1. 辨证论治

(1) 内治

1) 痰瘀互结证

证候：颈部肿块短期内增大较快，坚硬，高低不平，活动性差，但全身症状尚不明显；舌质淡红，苔薄，脉弦。

治法：解郁化痰，活血软坚。

方药：海藻玉壶汤加减。可加三棱、莪术、白花蛇舌草、山慈菇、蛇六谷等。

2) 瘀热伤阴证

证候：晚期石瘿，或溃破流血水，或发现转移性结块；伴形体消瘦，疲乏无力，胃纳不佳，或声音嘶哑；舌紫暗，或见瘀斑，脉沉或涩。

治法：和营养阴，消瘀止痛。

方药：通窍活血汤合养阴清肺汤加减。

(2) 外治：局部可外用冲和膏、阳和解凝膏、阿魏化痞膏，每日或2日1换。

2. 其他治疗

(1) 手术治疗：是本病的首选治疗措施。

(2) 化疗：化疗疗效不佳，主要适用于分化不良的甲状腺恶性肿瘤。可用环磷酰胺、5-氟尿嘧啶和长春新碱联合化疗。

(3) 局部放射治疗：用于术后预防性治疗，复发或切除不彻底的患者，髓样癌、未分化癌等分化不良者。

(4) TSH抑制治疗：术后需终身服用左甲状腺素，以预防甲状腺功能减退及抑制甲状腺癌复发。

【预防与调护】

(1) 甲状腺结节患者应定期检查。

(2) 保持心情舒畅，树立战胜疾病信心。

第九章 瘤、岩

导学

瘤、岩属外科体表良恶性肿瘤，应掌握这些疾病的基本概念、诊治原则，为开展中医外科肿瘤治疗打下必要的基础。

本章的学习要求：
掌握：血瘤、筋瘤、脂瘤、石疽的诊断和治疗。
熟悉：体表肿瘤的诊断及病因病机。
了解：瘤和岩的基本概念及命名。

瘤，留滞不去之义。凡瘀血、痰滞、浊气停留于人体组织之中所形成的赘生物称为瘤，包括气瘤、血瘤、筋瘤、肉瘤、脂瘤、骨瘤等。

早在殷代甲骨文上就有瘤的病名记载。在《灵枢》中，可查到多种瘤的名称，如筋瘤、肠瘤、脊瘤、肉瘤等。隋代《诸病源候论·瘤候》曰："瘤者，皮肉中忽肿起，初如梅李大，渐长大，不痛不痒，又不结强，言留结不散，谓之为瘤。"宋代陈言的《三因极一病证方论》中，将瘤分为骨瘤、脂瘤、气瘤、肉瘤、脓瘤、血瘤6种。《薛氏医案》《外科正宗》等文献，将瘤分为气瘤、血瘤、肉瘤、筋瘤、骨瘤5种，以后的文献也均按此沿袭。另有脂瘤，发生于皮肤、肌肉之间，内含脂类物质，临床上较为常见，也在本章论述。

岩，泛指发生于体表的恶性肿瘤，因其肿物赘生于人体，坚硬如石、形状不规则而得名。本章第五节将详细论述。

【病因病机】

关节瘤病，《灵枢·刺节真邪》论述道"寒与热相搏，久留而内著……有所结，气归之，卫气留之，不得反……凝结日以易甚"而成。说明是外感邪气，留结于体内，并与气、血、津、液等结而成。明代薛己《外科枢要·卷三·论瘤赘》则认为："夫瘤者，留也，随气血凝滞，皆因脏腑受伤，气血乖违。"陈实功《外科正宗·瘿瘤论》指出："夫人生瘿瘤之症，非阴阳正气结肿，乃五脏瘀血、浊气、痰滞所成。"这又指出了瘤是由于脏腑功能失调引起的一种疾病。总的来说，由于正气不足，以致外邪乘虚侵入，结聚于经络、脏腑，导致气滞、血瘀、痰凝而成瘤。

岩是一种全身性疾病的局部表现。其发病原因较为复杂，是内外因素结合，导致人体阴阳失衡、脏腑功能失调、经络阻塞、气血运行失常、气滞血瘀、痰凝毒聚而发病。陈士铎《洞天奥旨·疮疡内外论》说："天地之六气，无岁不有；人身之七情，何时不发，乃有病，有不病者，何也？盖气血旺而外邪不能感，气血衰而内正不能拒。"李士材《医宗必读·卷之七·积聚》也说："积之成也，正气不足,而后邪气踞之。"说明岩的病因分内、外二因,而内因(易感性、遗传因素)是主要的,在内因中精神因素是其重要发病因素。

1. **六淫邪毒** 六淫为四时不正之气,乘虚内侵,导致气血凝结,阻滞经络,影响内脏的正常功能,邪浊与郁气、积血相合为病,留积不散,久之结为瘤、岩。

2. **情志郁结** 七情所伤,情志抑郁不畅,内脏的气机失于正常运行,气滞日久,必致血瘀,气滞血瘀长期蕴结不散,可逐渐形成瘤、岩。

3. **脏腑失调** 脏腑功能失调,经络阻塞,邪气留滞而致气滞血瘀,痰凝毒聚,互相搏结而致瘤、岩。

4. **正气虚弱** 素体禀赋不足或操劳过度、损伤正气,久之则脾胃两亏、精气神俱亏,正虚邪滞而致气滞血瘀痰凝,胶着不散而成瘤岩。

5. **饮食不节** 恣食辛辣厚味,脾胃受损,水湿不化,津液不布,湿蕴日久而成湿毒;或兼受邪火熬灼,凝结成痰,痰浊积聚而为瘤、岩。

总之,体表岩瘤的病因病机特点是正气亏虚为本,气滞、血瘀、痰凝、湿热、阴毒结聚为标,本虚而标实。

【诊断】

1. **局部症状**

(1) 肿块

1) 肿块部位:以视诊和触诊明确体表肿块发生的部位和侵袭的范围。

2) 肿块表面:皮肤颜色是正常或潮红,表面有无结节,是平滑或凹凸不平,肿瘤与皮肤或基底组织有无粘连,皮肤及皮下静脉怒张情况,有无溃疡。良性肿瘤表面多平滑,恶性肿瘤表面多凹凸不平、静脉怒张明显或溃烂;皮肤基底细胞癌溃烂后多呈鼠咬状溃疡。

3) 肿块形状:良性肿瘤多为圆形或椭圆形,如纤维瘤、神经纤维瘤、腺瘤,而脂肪瘤呈分叶状、皮肤癌多为菜花状。

4) 肿块边界:良性肿瘤有完整包膜,边界清楚;恶性肿瘤呈浸润性生长,边界不清。

5) 肿块硬度:大多坚硬或韧实,其中央坏死液化者有囊性感;脂肪瘤质软,纤维瘤、纤维肉瘤、横纹肌肉瘤等质韧实;恶性淋巴瘤为橡皮样硬度,略带弹性;骨肉瘤一般较坚硬。

6) 肿块活动度:良性肿瘤呈膨胀性生长,与周围组织无粘连,活动度良好;恶性肿瘤早期可活动或活动度受限,但由于浸润性生长,侵入周围组织内,故在中、后期活动度很差或完全固定。

7) 压痛:肿块一般无痛,如溃烂、感染或压迫邻近神经者多有轻度、中度或重度压痛。

8) 皮温:肿块局部皮温增高,提示炎症或血管性肿瘤;富有血管的恶性肿瘤如骨肉瘤、血管肉瘤等,其患部皮肤及皮下血管充血,局部皮肤温度多较高。

(2) 肿块的溃疡:体表岩肿后期可发生溃疡或合并感染,每有腥臭分泌物或血性液排出。癌性溃疡的边缘隆起外翻,溃疡基底凹凸不平,坚实,易出血,有腐臭。另外有些经久不愈的炎性溃疡,也可发生癌变。

(3) 区域淋巴结受累情况:头、面、颈、胸、腹、背、臀、四肢、外生殖器、肛门等部位发生肿瘤者,除有上述肿块本身情况外,还应检查有关区域的淋巴结有无肿大,及其硬度、数目、分散或融合等,以判断淋巴结转移情况。

2. **全身症状** 初起多无全身症状,而恶性淋巴瘤等常以发热为主诉症状。当肿瘤转移至相关组织、器官时,则出现相应的症状,并随着病情的发展而日趋明显。晚期患者可出现恶病质。

3. **辅助检查** 包括X线、CT、MRI检查和细胞学检查、病理活检、放射性同位素检查、超声波检查及免疫检查等。

【治疗】

1. **内治** 体表岩瘤在早、中期或未溃之前尚是以实证为主,在后期或岩肿溃后则虚证为主。根据临床规律可分为如下证型。

(1) 气郁痰凝证

证候:局部结块硬肿,无痛,尚可活动,患部皮色不变;伴有胸闷,胁胀,腹胀,纳差,精神抑郁等;舌质淡红,苔薄白微黄腻,脉细弦。

治法:理气解郁,化痰散结。

方药:开郁散加减。

(2) 寒痰凝聚证

证候:局部肿块,质硬,无痛,表面光滑有弹性,肿块活动度较差,患部皮肤色白,皮温不高;伴周身倦怠,乏力,肢软,胸闷不舒,畏寒怕冷;舌质淡,苔白或白腻,脉沉而滑。

治法:温经散寒,化痰散结。

方药:阳和汤加减。

(3) 热毒蕴结证

证候:硬结肿块增大,压痛,患处皮肤色红,皮温较高;或肿块溃烂,状如翻花,时流血水,痛如火燎,分泌物有恶臭味;伴发热,心烦,口渴,尿黄,大便干结;舌质红少苔或苔黄,脉弦滑或滑数。

治法:清热解毒,软坚散结。

方药:五味消毒饮合当归芦荟丸。

(4) 气血瘀滞证

证候:肿块坚硬,表面高低不平,推之不动,自觉疼痛或刺痛或胀痛,局部青筋显露;伴胁胀不适,易烦躁;舌质暗红或有瘀斑,苔薄黄,脉弦或涩。

治法:活血化瘀,软坚散结。

方药:活血散瘀汤或散肿溃坚汤加减。

(5) 正虚邪实证

证候:岩肿晚期多见。肿块增大、增多,有邻近或远处转移;或岩肿溃烂,疮面灰暗、渗流血水,疮底高低不平,易出血,久不收口;伴形体消瘦,发热,面色㿠白,身体倦怠,肢软乏力,不思饮食等;舌质淡红,苔薄而微黄或少苔或无苔,脉细数。

治法:扶助正气为主,或扶正解毒。

方药:保元汤或生脉饮加半枝莲、露蜂房、蛇六谷、白花蛇舌草等。

2. **外治** 可辨证选用阳和解凝膏、冲和膏、回阳玉龙膏、太乙膏、玉露膏、金黄膏、阳毒内消散、阴毒内消散、桂麝散、红灵丹等外敷肿块。紫金锭、小金丸、新癀片等可以分别研末,以茶水调搽肿块部位。对于溃疡疮面,可选用红升丹、白降丹、三品一条枪药线等,使岩瘤分离、脱落,外盖藤黄膏。腐肉已尽可用生肌散、白玉膏。

3. 其他治疗

(1) 手术治疗：根据病情选择手术,以切除瘤体或转移灶。
(2) 激光与冷冻治疗：可使岩瘤坏死脱落。
(3) 放疗、化疗：可根据不同情况具体选用。

【预防与调护】

(1) 调节情志,节制烟酒,增强营养,加强锻炼,增强体质。
(2) 保护与改善环境,避免接触或吸入化学毒性物质。
(3) 合理用药,做好放射线防护工作。
(4) 提高警惕,对于肿块、溃疡等应及时检查,做到早发现、早诊断、早治疗。
(5) 重视患者精神护理与治疗,消除患者的紧张情绪和精神负担。

第一节　血　瘤

血瘤是因体表血络扩张、纵横丛集而形成的一种体表肿瘤,相当于西医的皮肤血管瘤,包括毛细血管瘤和海绵状血管瘤。其临床特点是肿块生于血管而皮色鲜红或紫暗,范围局限,质地柔软,边界清楚,触之如海绵状。血瘤病名首见于《外台秘要》,曰："皮肉中忽肿起,初如梅李,渐长大,不痒不痛,又不坚强,按之柔软,此血瘤也。"《类证治裁·卷之八·瘰疬结核瘿瘤马刀》说："血瘤者,自肌肉肿起,久而现赤缕,或皮色赤。"

【病因病机】

《医宗金鉴·外科心法要诀·红丝瘤》指出："先天肾中伏火,精有血丝,以气相传,生子故有此疾。"说明血瘤是先天性的疾病。《外科枢要·论瘤赘》曰："心理血而主脉……若劳役火动,阴血沸腾,外邪所搏而为肿者,其自肌肉肿起,久而有赤缕,或皮俱赤,名曰血瘤。"说明心火妄动,也可致血瘤。

心主血脉,脾统血,肝藏血,肾藏精,精血可相互转化;气为血之帅,血为气之母,各种致病因素引起心火妄动,肾伏郁火,肝郁火旺,脾不统血,都可能发生血瘤。

【诊断】

1. **毛细血管瘤**　多在出生后1~2个月内出现,部分在5岁左右自行消失,多发生在颜面、颈部,可单发,也可多发。多数表现为在表皮上突起呈草莓状肿块,界限清楚,质软可压缩,大小不等,色泽为鲜红色或紫红色,加压时不完全退色;另一种为鲜红斑痣,表现在皮肤上形成一个或数个大小不等,形状不一的紫红、深红或淡红色斑块,与周围皮肤界限清楚。

2. **海绵状血管瘤**　表现为质地柔软,似海绵,常呈局限性半球形,扁平或高出皮面的隆起物,肿物很大,有压缩性,可因体位下垂而充盈,或随患肢抬高而缩小,在瘤内有时可扪及颗粒状的静脉石硬结,外伤后可引起出血,继发感染,可形成慢性出血性溃疡。

【鉴别诊断】

1. **血痣** 血痣的大小不一,手指压迫检查时其色泽和大小无明显变化。
2. **筋瘤** 筋瘤为静脉曲张,多发生在下肢,瘤体呈青蓝色,如蚯蚓集结。

【治疗】

1. 辨证论治

(1) 内治

1) 心火妄动证

证候:瘤体色泽鲜红,按之灼热;伴烦躁不安,易口舌生疮,面赤口渴,小便短赤,大便秘结;舌质红,苔薄黄,脉数。

治法:清心泻火,凉血散瘀。

方药:芩连二母丸加减。

2) 肾伏郁火证

证候:多发生于初生婴儿,多见于面、颈部,瘤体色红质软,表面灼热;伴手足心热,盗汗,尿黄,便干;舌红苔少,脉细数。

治法:滋阴降火,凉血化瘀。

方药:凉血地黄汤加减。

3) 肝经火旺证

证候:血瘤呈痣状,或由扩张、迂回、曲折的血管构成瘤体,挤压后膨胀性较好;瘤体可因情志不遂而胀痛,胸胁不适,口苦咽干,小便短赤,大便秘结;舌红,苔黄而干,脉弦数或细数。

治法:清肝泄热,化瘀解毒。

方药:清肝芦荟汤加减。

4) 脾气虚弱证

证候:瘤体较小,边界清楚,或高出皮面,或深在皮下,表面色红,好发于下肢,质地脆薄,极易出血,无疼痛感;伴乏力,肢软,面色萎黄,精神差,纳食不佳;质淡,苔白,脉细。

治法:健脾益气,统血归脾。

方药:顺气归脾丸加减。

(2) 外治:① 对于浅表小面积非头面部和关节部的毛细血管瘤可用腐蚀药外敷,如五妙水仙膏或清凉膏合藤黄膏。② 若肿瘤出血可用云南白药掺敷伤口,肿瘤溃烂者可用生肌玉红膏纱条外敷。

2. 其他治疗

(1) 注射疗法:用消痔灵注射液加1%普鲁卡因1:1混合注入瘤体,缓慢注入,以注射到整个瘤体高起为止,每次用药3~6 ml,隔1周可再行注射。若瘤体尚未发硬萎缩,可用消痔灵2份、普鲁卡因1份混合,如前法进行注射。

(2) 手术治疗:瘤体较大者,经充分准备后,可行手术切除。

【预防与调护】

(1) 应保护瘤体,防止意外划破,造成出血或感染。

(2) 饮食宜清淡,忌辛辣香燥之品。

(3) 宜调畅情志,避免恼怒。

第二节 肉 瘤

肉瘤是皮下脂肪组织过度增生而形成的肿瘤,相当于西医的脂肪瘤,是一种良性肿瘤。与西医所称的肉瘤,如脂肪肉瘤、纤维肉瘤等软组织恶性肿瘤截然不同。其临床特点是扁平或分叶状肿块,生长缓慢,质地柔软,好发于颈、肩、背、大腿和臀部。肉瘤在《内经》称之为"肉疽",《肘后备急方》始称之为肉瘤。《外科正宗·瘿瘤论》说:"肉瘤者,软若绵,硬似馒,皮色不变,不紧不宽。"

【病因病机】
《外科正宗·瘿瘤论》说:"脾主肌肉,郁结伤脾,肌肉消薄,上气不行,逆于肉里而为肿,曰肉瘤。"

1. **情志内伤** 思虑伤脾,以致脾失健运,痰湿内生;郁怒伤肝,肝气郁结,气郁化火,且肝郁可乘脾,产生的郁气、郁火、郁痰交凝结聚而成肿块。

2. **饮食不节** 过食膏粱厚味和醇酒之品,伤及脾胃,脾胃运化失司,升降失调,水谷代谢障碍,痰湿之邪内生,循经注于皮肉,进而赘生积聚形成肉瘤。

【诊断】
1. **临床表现** 肉瘤大多发生于成年人,好发于颈、肩、背、大腿和臀部,大小不一,呈扁平团块状或分叶状,生长缓慢,多无自觉症状,触之柔软如绵,外观肿性似馒,用力可以压扁,与表面皮肤不粘连,推之可以移动但基底部较广泛。瘤体表面颜色都无明显改变。部分患者瘤体长到一定程度可自行停止生长。另有一种多发性肉瘤,常发生于四肢,胸或腹部皮下,呈多个较小的圆形或卵圆形结节,质地较一般肉瘤略硬,压之有轻度疼痛。

2. **实验室检查及其他辅助检查** 可用超声波检查及活组织病理检查。

【鉴别诊断】
1. **气瘤** 肢体多发性肉瘤,形态与气瘤相似,但气瘤的瘤体受到压力后,可被挤入皮下,肉瘤则不行。

2. **血瘤** 肉瘤和血瘤都为质地柔软的肿块,但血瘤皮色鲜红或暗红。而肉瘤的皮色如正常肤色。

【治疗】
1. **辨证论治**
(1) 内治
1) 肝郁痰凝证
证候:肉瘤为多发性,瘤体较小,质稍硬,有触痛;伴精神抑郁,心烦易怒,胸闷,喜叹息;舌质红,苔薄黄,脉弦。

治法：疏肝解郁，化痰散结。
方药：十全流气饮加减。
2) 脾虚痰凝证
证候：瘤体大，质软如绵，基底较宽，无触痛，喜温喜按，伴面色萎黄，精神疲惫，少气懒言；舌质淡，苔薄白，脉细滑。
治法：健脾宽中，燥湿化痰。
方药：归脾汤合二陈汤加减。
(2) 外治：局部可用消瘤二反膏或冲和膏加阴毒内消散或阳和解凝膏外敷。
2. **其他治疗** 瘤体较大者，可采用手术治疗。

【预防与调护】

(1) 注意保持心情舒畅。
(2) 忌食腥发之品及辛辣醇酒刺激之品。
(3) 发现肿块应采取正确检查方法，避免挤压等过度刺激。
(4) 肿块外用药不宜采用对皮肤有刺激的药物。

第三节 脂　　瘤

脂瘤亦称粉瘤，是皮脂腺中的皮脂淤积所形成的潴留性囊肿，相当于西医的皮脂腺囊肿。常易受外邪感染而导致化脓，故又有"脓瘤"之称。

脂瘤的病名首见于宋《三因极一病证方论》，明《外科启玄·卷之八·粉瘿瘤》描述本病时说："凡粉瘤大而必软，久久渐大，似乎有脓非脓，乃是粉浆于内。若不治之，日久大甚，亦被其累。"说明本病瘤体的内容物是一种粉浆样物质。以后《外科正宗》《外科真诠》《外科证治全书》等文献分别对其病因病机、好发部位、诊断方法、治疗方法、预后和转归等方面进行了论述。

【病因病机】

汗腺堵塞，疏于洗理，腠理津液滞聚不散，渐以成瘤；或脾失运化，湿浊化痰，痰气凝结而成。若被抓搔染毒，痰湿滑热，则脂瘤红、肿、热、痛，甚则酿脓、溃破，形成溃疡。

【诊断】

1. **临床表现** 多见于成年人，好发于皮脂腺丰富的头、面、耳后、项背、臀部等处。肿块位于皮肤表层内，小的如豆粒，大的如柑橘，界限清楚，呈圆形，质地坚实，与深部组织不粘连，但与皮肤粘连，表面皮肤因受压而紧张，有时略带青色，在肿物中央有针头大小的开口，略带黑色，挤之有白色豆腐渣样分泌物溢出，有臭味。肿物生长缓慢，一般无自觉症状。但局部不洁或外伤染毒，则可出现红肿热痛的表现，甚至形成脓肿，或囊肿周围的蜂窝组织炎。

2. **实验室及其他辅助检查** 可采用穿刺涂片检查及局部彩超检查。

【鉴别诊断】

1. **表皮样囊肿** 与皮脂腺囊肿很相似,但是表皮样囊肿肿块中心无小孔,也没有黑头粉刺样的小栓。

2. **皮脂腺瘤** 幼年发病,但亦可初生时即有或晚发。病变好发于鼻侧或鼻唇沟、颊部和头皮,密集而不融合,表现为针头至黄豆大或更大的,半球形,坚实性结节,呈皮肤色、黄白色或深棕红色,表面光滑或疣状,并常有毛细血管扩张。

【治疗】

1. 辨证论治

(1) 内治

1) 肝脾郁滞证

证候:肿块表面皮肤紧张,或略带青色,有黑头粉刺样小栓及小孔,轻度胀感;或细小肿物广泛分布于体表或成簇生长,表皮菲薄,可见囊中内容物;伴性情急躁,或有胸闷、腹胀;舌质淡红,苔薄白或薄黄,脉弦细。

治法:疏肝理脾,消导化积。

方药:保和丸加减。

2) 瘀毒结聚证

证候:肿块发生较久,或肿块体积大,局部红肿热痛,溃破流出脓样和脂垢样物质,感染控制后仍有脂水样脓溢出,感染亦可反复发作;或肿块基底坚硬,或瘤体硬化如核,或溃破渗流脓血;伴发热,心烦,纳食减退,大便干结,小便黄;舌质淡红,苔微黄腻或黄腻,脉弦滑数。

治法:清热利湿,解毒化瘀。

方药:四妙散加味。

(2) 外治:脂瘤染毒而未成脓者予金黄膏、玉露膏外敷。成脓者行十字切开引流,清除皮脂、脓液后用棉球蘸七三丹填塞腔内,待囊壁被腐蚀脱落后再予生肌散生肌收口,以免复发。

2. 其他治疗 择期手术治疗,做手术时应将囊肿和与之粘连的皮肤一起完整切除,不要将囊肿弄破,以避免复发和继发感染。若已成脓肿,则可切开引流,待愈后2~3个月再行切除术,也可应用抗生素或其他治疗,在炎症控制后再行手术切除。

【预防与调护】

(1) 不要强行挤压囊肿,以免囊肿壁破溃而手术不易切尽,导致复发。

(2) 对于已经感染溃破的脂瘤,应用丹药腐蚀囊壁,务必要彻底去除囊壁,否则愈合后还会复发。

(3) 采用内服、外治等疗法,正确治疗脂瘤慢性感染,避免感染因素及淤滞内容物的不良刺激而引起恶变。

第四节 筋　瘤

筋瘤是指发生于筋脉的肿块性疾病,相当于西医的下肢静脉曲张。其临床特点是青筋垒垒,盘曲成团,如蚯蚓聚结。《灵枢·刺节真邪》称本病为"筋瘤",《外科正宗·瘿瘤论》说"坚而色紫,垒垒青筋,盘曲甚者,结若蚯蚓"。

【病因病机】

先天肝肾不足,肝藏血,肝主筋,肝肾虚亏,火旺血燥,筋脉失濡养而薄弱,扩张充盈,屈曲交错成瘤。或长期从事站立负重工作,劳倦伤气,或多次妊娠,气滞血瘀,筋脉纵横,血壅于下,结成筋瘤。或骤受风寒或涉水淋雨,寒湿侵袭,凝结筋脉,筋挛血瘀,成块成瘤。

【诊断】

1. **临床表现**　静脉扩张瘀血,表皮呈青蓝色,青筋垒垒,盘曲成团,如蚯蚓聚结。质地柔软或因发炎后而变硬。每至下午自感患肢沉重作胀。如碰破曲张的静脉,流出大量的瘀血,经压迫结扎后方能止血。病程长者,可有皮肤萎缩,颜色褐黑,可伴发坠积性皮炎或慢性溃疡。

2. **实验室及其他辅助检查**　可应用彩超或肢体血流图检查作为辅助诊断。

【鉴别诊断】

1. **先天性静脉瘘**　① 多发于青年及儿童;② 患肢皮肤较热,汗毛粗而长;③ 患肢组织包括骨骼在内较健侧过长;④ 有时有搏动或可听到杂音;⑤ 有时伴有血管瘤;⑥ 绝大多数为单侧性。

2. **扁平足**　有下肢静脉曲张,同时有扁平足。前者治愈后,后者仍使患者行走不便。

【治疗】

1. **辨证论治**

(1) 内治

1) 肝郁气结证

证候:肿块长大较快,质地坚硬或有囊性感,肿块可呈条索状、结节状,手不能握,自觉疼痛且压痛明显,肿块长至后期可以溃破;或青筋扩张显露,易于出血;伴心烦,喜怒,两胁作胀,口干苦;舌质红,脉细弦。

治法:清泄肝火。

方药:清肝芦荟丸加减。

2) 寒湿凝滞证

证候:肿块生长缓慢,质地较软,圆形或条索状;很少有疼痛,或早期轻度疼痛,后期疼痛加重;伴畏寒、肢冷,或有腹胀纳差;苔白或白腻,脉细涩或沉细。

治法:温阳散寒理湿。

方药:阳和汤加减。

3) 中气下陷证

证候:下肢静脉曲张,青筋垒垒,盘曲成团,静脉扩张,下肢肿胀明显,但平卧可消失或消减,下肢沉重感,久之可溃破形成肉芽不鲜的慢性溃疡;伴酸胀不适,乏力,肢软;舌质淡,苔白或白腻,脉濡细。

治法:补中益气,和营利湿。

方药:补中益气汤加减。

(2) 外治:① 可将硬化剂注入曲张的静脉内,近年来认为较好的药物有两种:5%油酸-乙醇胺和1%~3%硫酸十四烷基钠。② 合并慢性溃疡者,可外用青蛤散调菜油外搽。

2. 其他治疗　保守治疗无效者可高位结扎大隐静脉。

【预防与调护】

(1) 避免手足关节外伤,一旦发生外伤应该及时正确治疗。

(2) 对于结核病患者,应增强营养,提高机体抵抗能力。对于合并溃疡者按疮疡病的治疗原则进行换药和护理。

(3) 下肢静脉曲张患者可用弹力绷带包扎,避免久站、久立、久行,宜抬高患肢,注意休息。

第五节　岩

岩是发生于体表的恶性肿物的统称,为外科疾病中最凶险者。因其质地坚硬,表面凸凹不平,形如岩石而得名。古代的"癌""岩""嵒""巖"等字义相同且通用。其临床特点是多发于中老年人,局部肿块坚硬,高低不平,皮色不变,推之不移,溃烂后如翻花石榴,色紫恶臭,疼痛剧烈,难于治愈,预后不良,故有绝症之称。中医学认为,岩是一种全身性疾病,是全身性疾病的局部表现。岩的发病原因较为复杂,但归纳起来不外乎外因和内因两个方面,外因为六淫不正之邪,内因是七情内伤和正气不足。由于致病因素的作用,导致机体阴阳失调,脏腑功能障碍,经络阻塞,气血运行失常,气血瘀滞,痰凝邪毒等相互交结而造成岩的发生。《诸病源候论·积聚候》说:"积聚者,由阴阳不和,脏腑虚弱,受于风邪,搏于脏腑之气所为也。"《医宗必读·积聚》说:"积之成者,正气不足,而后邪气踞之。"进一步指出正气不足是形成岩肿的内在因素。

(一) 辨证论治大法

辨证论治应重点掌握整体与局部统一的辨证关系,处理好扶正与祛邪,标本缓急等治疗原则。

1. **扶正与祛邪**　恶性肿瘤的治疗步骤,概括地说有二:一是祛邪。根据《素问·至真要大论》"寒者热之,热者寒之……坚者削之……结者散之,留者攻之"的理论,选用攻坚破积、活血化瘀、虫类搜剔、清热解毒等峻猛药物,以达到消除岩肿的目的。但这些药物使人体正气耗损,抗病力低下而致病情加重。故应遵照《素问·六气正纪大论》中:"大积大聚,其可犯也,衰其大半而止,过则死"的论述,不可滥施攻伐。正如《外科真诠》所言:"若妄行攻伐,是速其危也。"二是扶正。是应用补益药物,以扶助正气,提高机体抗病力,以利于扶正祛邪而消除岩肿。这是治疗恶性肿瘤的关键所在。在治疗恶性肿瘤时,还必须权衡扶正与祛邪的时机。《医宗必读·积聚》说:"正气与邪气势不两立,若低昂然,一胜则一负,邪气日昌,正气日削,不攻去之,丧亡从及矣!然攻之太急,正气转伤,初、中、末之三法,不可不讲也。初者,病邪初起,正气尚强,邪气尚浅,则任受攻;中者,受病渐久,邪气较深,正气较弱,任受且攻且补;末者,病魔经久,邪气侵凌,正气消残,则任受补。盖积之为义,日积月累,匪伊朝夕,所以去之亦当有渐,太亟则伤正气,正气伤则不能运化,而邪反固矣。"一般来说,岩症早期以祛邪为先,中期以攻补兼施,晚期重在扶正。总之,如何确定扶正与祛邪的主次,应根据患者体质强弱,病程长短,肿瘤大小,以及早期、晚期等具体情况,全面考虑而决定。

2. **标本缓急**　是指疾病的主次和轻重缓急,从而确定先后缓急的治疗步骤。在正常情况下,岩症先治本,即以祛邪的方药以消除岩肿。但疾病的发展是复杂的,如并发出血、发热等症时,则先当治其标,待标症缓解后,再以消除岩肿的方法以治其本。所谓"急则治标,缓则治本"的原则。如标本俱急,则宜标本兼顾。

(二) 中医药治疗恶性肿瘤的方向

从20世纪80年代以来,中医药治疗恶性肿瘤在延长患者生存期、提高患者生活质量以及减少肿瘤复发转移等方面颇有建树。

证型标准化是中医药治疗恶性肿瘤的研究焦点。证型标准化的前提是遵循辨证论治的原则,在此基础上,建立系统、规范的证型标准,使整体观念、辨证论治的原则能在临床工作中切实可行地得以应用,使临床疗效得以重复。这是客观评价中医药治疗恶性肿瘤的临床疗效的前提。

越来越多的学者认为应该建立新的肿瘤疗效评价体系,将生存率、带病生存期、生活质量等作为疗效评价的重点,合理评价中医药治疗在恶性肿瘤综合治疗中的地位和作用。

在总结临床疗效的基础上,要注重筛选和研制新的抗肿瘤药物,结合实验研究,分析探讨中医药治疗恶性肿瘤的机制。要发挥中医药治疗各种肿瘤并发症,抗多药耐药以及放化疗减毒增效的作用。加强多学科协作,充分利用现代科学技术,如单核苷酸多态性的监测,基因组学、蛋白组学的应用等,为中医药的深入研究和国际交流提供良好的平台。

附:石疽

石疽是发生于颈项、腰胯、膝间等处的恶性肿瘤,因其状如桃核,皮色不变,肿块坚硬有弹性或坚硬如石,难消难溃,不痒不痛而得名,属于阴疽的范畴,相当于西医的恶性淋巴瘤等。

《诸病源候论》称本病为石痈,《外科大成》《外科全生集》《外科理例》《疮疡经验全书》等都对石疽进行了论述。《医宗金鉴·外科心法要诀》阐明了石疽有上、中、下之分,分别定名为上石疽、中石疽、下石疽。指出上石疽"生于颈项两旁,形如桃李,皮色如常,坚硬如石,瞀痛不热";中石疽"生于腰胯之间,缠绵难以收功。其疽时觉木痛,难消难溃,坚硬如石,皮色不变";下石疽"生于膝间,无论膝盖及左右,俱可以生。坚硬如石,牵筋疼痛,肿如鸡卵,皮色不变"。

【病因病机】

多因先天不足或后天调摄不慎,而致肝肾亏损,精血不足。体虚则易感寒湿邪毒,使气机郁滞,痰浊内生;肝肾亏虚则虚火内炽,炼液成痰。若兼有情志内伤或饮食伤脾致肝脾气郁,产生郁气、郁火,郁久气滞血瘀痰凝。痰浊痰火与瘀血胶着凝聚,结于颈项、腰胯、膝间等处而发为岩肿。

【诊断】

恶性淋巴瘤患者多数在早期表现为无痛性颈部淋巴结肿大,以后其他部位的淋巴结亦陆续发现肿大。淋巴结可以黄豆到枣大,中等硬度,坚韧,一般与皮肤不粘连;初期和中期互不融合,可活动,晚期淋巴结可相互融合,大如拳头,且与皮肤粘连,患部皮肤可现青筋或黑斑;肿块溃破无脓,时流污浊血水,创面经久不愈。部分患者可以肝脾肿大为首发症状,但肝功能多无明显异常,少数患者可有脾功能亢进的表现。有的患者可以发热、皮肤瘙痒、盗汗及消瘦等全身症状为最早出现的临床表现。晚期可出现进行性贫血、持续性发热、多汗、体重下降临床表现。

其他恶性肿瘤的淋巴结转移可见局部或多处肿块坚硬如石,推之不移,皮色不变。肿块逐渐增多增大,融合成团或联结成串,隐隐作痛。溃后无脓,但流血水,其味臭秽,疼痛剧烈。伴形体消瘦,面色不华,胸闷烦躁,夜不安寐,终至气血衰竭而不治。

【治疗】

1. **内治**

(1) 寒痰凝聚证:肿块坚硬,或肿块融合成团,患部皮温不高,皮色晦暗,不痛不胀。伴形寒肢冷,乏力,纳差,腰膝酸软。舌质淡,舌苔白,脉沉迟。治拟温化寒痰,散结消肿。方用阳和汤加减。痰结难化者可选加二陈汤等。

(2) 气郁痰凝证:肿块发于颈侧及身体两侧肝胆经部位,多发性肿块,肿块质地坚硬而有弹性,无痛或轻度胀痛,患部皮色不变或有青筋显露。伴胸闷不舒,两胁胀满,口苦咽干,性情急躁。舌苔薄黄,舌尖红,脉弦滑或弦细。治拟疏肝解郁,化痰软坚。方用舒肝溃坚汤加减。

(3) 痰热瘀阻证:肿块融合成团而巨大,与周围组织粘连,周围组织同时肿胀发硬,有疼痛感,患部皮肤温度升高,皮色紫红或暗红。可伴发热不退,多汗,面色红赤,肝脾肿大等。舌苔少或薄黄苔,舌质红或绛,脉滑数。治拟清热化痰,解毒消肿。方用清肝芦荟丸加减。

(4) 气血亏损证:石疽巨大肿块溃破,渗流血水,致气血耗伤,而身体日渐消瘦,乏力,发热,多汗,少气懒言。舌质淡红,舌苔少,脉细数或细弱。治拟益气补血化痰。方用香贝养荣汤加减。

2. **外治** 寒痰凝聚证和气郁痰凝证的肿块,可外用阳和解凝膏掺黑退消盖贴。痰热瘀阻证肿块,可外用太乙膏掺红灵丹盖贴。肿块溃后,可用各半丹药线引流,并用藤黄膏外贴。

第十章 皮肤病和性传播疾病

导学

皮肤病病种较多,皮疹表现复杂多样,故掌握各种皮肤病皮疹特点是诊断皮肤病的关键。治疗以外治为主,配合内治,必要时中西医结合治疗。外用药及其剂型须根据皮疹和病情的不同而合理选用,注重预防与调护。

本章的学习要求:

掌握: 常见皮疹的特点,如原发性皮损与继发性皮损之不同;蛇串疮、疣、癣、湿疮、接触性皮炎、药毒、瘾疹、风瘙痒、牛皮癣、白疕、风热疮、白驳风、黄褐斑、粉刺、脂溢性皮炎、油风、淋病、梅毒等病的临床特点及其治疗。

熟悉: 皮肤病的病因病机、内治法及外用药的使用原则;热疮、黄水疮、虫咬皮炎、疥疮、日晒疮、猫眼疮、葡萄疫、瓜藤缠、紫癜风、酒齄鼻、红蝴蝶疮、艾滋病等的皮疹表现及其治疗。

了解: 各种皮肤病的鉴别诊断,西医学的病因及其治疗方法。

皮肤病是发生于人体皮肤、黏膜及皮肤附属器的疾病,性传播疾病是指通过性接触或类似性行为所感染的一组传染性疾病,简称为"性病",过去又称为"花柳病"。

皮肤病的病种很多,目前已认识的有 1 500 多种,常见病达 200～300 种,为中医外科学的重要组成部分。过去称梅毒、淋病、软下疳、性病性淋巴肉芽肿及腹股沟肉芽肿为"经典性病",1975 年世界卫生组织(WHO)正式决定使用性传播疾病(STD)来代替旧名,病种增加了非淋菌性尿道炎、生殖器疱疹、尖锐湿疣、艾滋病(AIDS)等达 20 多个病种,本章选入临床常见病种 30 个。

【皮肤结构】

皮肤是人体最大的器官,其重量约占体重的 5%,若包括皮下组织,其重量占体重的15%～16%。成人皮肤面积为 1.2～2 m^2,新生儿约为 0.21 m^2。皮肤的厚度,因人因部位而异,一般四肢内侧面、胸部、腹部较薄,四肢外侧面、背、手掌、足底等较厚。皮肤由表皮、真皮和皮下组织组成,表皮由下至上为基底层、棘层、颗粒层、透明层、角质层,真皮分为真皮浅层和真皮深层,皮下组织含有大量脂肪细胞。皮肤中还有许多血管、神经、肌肉等。此外,皮肤附属器包括毛发、指(趾)甲、汗腺、皮脂腺。

【病因病机】

皮肤病的病因病机归纳起来不外乎内因、外因两类。外因主要是风、湿、热、虫、毒,内因主要是七情内伤、饮食劳倦和肝肾亏损。其病机主要因气血不和、脏腑失调、邪毒结聚而致生风、生湿、化燥、致虚、致瘀、化热、伤阴等。性传播疾病主要由性接触染毒致病，属特殊病种，其病因病机在各病中分述。

1. **风邪致病**　多种皮肤病的发生与风邪侵袭有着密切关系，风邪可以单独直接致病，也可以与他邪合而致病。当人体腠理不密、卫气不固时，风邪乘虚入侵，阻于皮肤，邪毒结聚，内不得疏通，外不得表解，使营卫不和，气血运行失常，肌肤失于濡养，则可发生皮肤病。风邪所致皮肤病，其病变多具有发生迅速，骤起骤消，游走不定，泛发全身或多发头面，皮肤干燥、脱屑、痛痒等特点。常见皮损有风团、丘疹、脱屑等。若皮损色白，遇寒易发，苔薄白，脉浮紧者，为风寒；皮损色红，遇热易发，苔薄黄，脉浮数者，为风热。

2. **湿邪致病**　皮肤病以外湿居多，但有时外湿与内湿相合致病。湿邪侵入肌肤，郁结不散，与气血相搏，多发生疱疹、瘙痒、渗液、糜烂等。湿邪所致的皮肤病，其皮肤损害为水疱，或为多形性，或皮肤糜烂，常患病于下部，或浸淫四窜，滋水淋漓，病程缠绵，难以速愈。若与内湿相合，则常伴有胸闷、纳差、肢体沉重、苔白腻、脉濡缓等症状；若湿邪与寒邪相合，则伴有四肢乏力、肌肉疼痛、肢端发冷、苍白或紫暗、苔薄白、脉迟缓等症状。

3. **热邪致病**　热为阳邪，热为火之渐，火为热之甚，热微则痒，热盛则痛。外感热邪，或脏腑实热，蕴郁肌肤，不得外泄，熏蒸肌表，均可发生皮肤病。火热之邪性喜炎上，发病迅速，蔓延也快，故热邪致病多发于人体上部，热盛则灼烁肌肤而红热灼痛，化火则易灼伤营血，常伴身热、口渴、便秘、尿赤、苔黄、脉数等症状。

4. **虫邪致病**　由虫致生的皮肤病多种多样，虫不同则皮损也不相同。一为由寄生虫直接致病，如疥虫引起的疥疮，真菌则可引起头癣、手癣、足癣、体癣、甲癣等病；一为由昆虫的毒素侵入或过敏引起的皮肤病，如蚊虫、臭虫、蠓虫、虱子叮咬所致的损伤和虫咬皮炎。此外，由肠道寄生虫过敏及禽类寄生虫毒、桑毛虫毒、松毛虫毒等引起的皮肤病，在临床上较常见。由于古代条件所限，中医文献中将真菌所致皮肤病也归为虫蚀之患，或以虫来形容皮肤病的瘙痒，如"痒如虫行"，而皮损中实非有虫，应予以区别。由虫引起的皮肤病，其症状是皮肤瘙痒甚剧，有的表现为糜烂，有的能互相传染，有的可伴局部虫斑、脘腹疼痛、大便中可查到虫卵等。

5. **毒邪致病**　毒邪可分为食毒、药物毒、虫毒、漆毒等，由毒邪引起的皮肤病病机不外乎中毒或禀赋不耐对某物质过敏而成。发病前有食"毒"物史或曾内服某种药物，或接触某种物质，或有毒虫叮咬史，需经过一定的潜伏期后方发病。其症状是皮损表现为焮红、肿胀、丘疹、水疱、风团、糜烂等多种形态，或痒或痛，轻症则局限一处，重症则泛发全身，来势急而去也快。有病情严重者，皮肤暴肿，起大疱，破流滋水，皮肤层层剥脱，甚则危及生命，不可忽视。

6. **血瘀凝滞**　凡外感六淫、内伤七情，均可导致气机不畅。气为血帅，血随气行，气滞则血凝，久则成瘀。血瘀证候多见于慢性皮肤病，其特点是皮损色暗、紫红、青紫，或出现肌肤甲错、色素沉着、瘀斑、肥厚、结节、肿块、瘢痕、舌紫或有瘀点、脉弦涩等。

7. **血虚风燥**　多种慢性皮肤病因长期皮肤瘙痒，寝食不安，脾胃受纳运化失职，阴血失其生化之源，以致血虚生风化燥；或风湿郁久，化热化火，伤其阴血，阴血亏虚，导致血虚风燥，或本虚病久，导致血虚风燥。由于血虚则不能濡养肌肤，肤失濡润，血虚生风化燥，风邪逗留肌肤，表现为病期较长，皮损干燥、肥厚、粗糙、脱屑、痛痒，伴有头晕目眩、面色苍白、苔薄、脉濡等。常见于牛皮癣、白疕、慢性湿疮、风瘙痒、鱼鳞病等慢性皮肤病。

8. **肝肾不足**　肝血虚，爪甲失养，则指甲肥厚干燥变脆；肝虚血燥，筋气失荣，则生疣目；肝经火郁血滞，可致血痣。肾精不充，发失其养，则毛发干枯易脱；肾虚，本色上泛，则面生黧黑斑。因肝肾不足所致的皮肤病,大多呈慢性过程,其皮损有干燥、肥厚粗糙、脱屑或伴毛发枯槁、脱发、色素沉着,指甲受损,或伴生疣目、血痣等;且其皮肤病的发生、发展常同患者的生长、发育、妊娠、月经等有关。并伴有全身症状,如兼见头晕目眩、耳鸣、面部烘热、腰膝酸软、失眠多梦、遗精、舌红少津、苔少或光剥、脉弦细等,为肝肾阴虚;如兼见面色淡白、畏寒怕冷、四肢不温、腰膝酸软、头昏耳鸣、阳痿、舌苔白、舌体胖、边有齿痕、脉沉细等,为肾阳不足。

【辨证】

1. **辨皮肤病的常见症状** 皮肤病在发病过程中,可产生一系列的自觉症状和他觉症状,是皮肤病辨证的主要依据,亦是诊断皮肤病的重要依据。

(1) 自觉症状:皮肤病的自觉症状取决于皮肤病的性质、病情轻重和患者个体的差异等。最常见的症状是瘙痒,其次是疼痛,尚有灼热、麻木、蚁走感等。

1) 瘙痒:可由多种因素引起,但着重在风邪的辨证。一般急性皮肤病的瘙痒多由外风所致,故有症状流窜不定、泛发而起病迅速的特点,有风寒、风热、风湿热的不同。风寒所致瘙痒,遇寒加重而皮疹色白,兼畏寒、脉浮紧等;风热所致瘙痒,皮疹色红,遇热加重,可有恶风、口渴、脉浮数等;风湿热所致瘙痒,抓破有渗液或起水疱或起苔藓等。此外,营血有热所致瘙痒,皮损色红灼热,见丘疹、红斑、风团,瘙痒剧烈,抓破出血,并有心烦不安、舌红绛、脉细数等。

引起慢性皮肤病的瘙痒原因复杂,寒、湿、痰、瘀、虫淫、血虚风燥等因素均可。寒证瘙痒除因寒邪侵袭外,尚可由脾肾阳虚生内寒而致,兼见形寒肢冷、腹胀、大便溏稀、腰膝酸痛等症状,或呈寒性结节、溃疡等;湿热所致瘙痒可表现为慢性湿疮,少量流滋或出现水疱;瘀血所致瘙痒可见紫斑、色素沉着等;瘀血夹湿所致瘙痒剧烈,皮损结节坚硬,顽固难愈;痰浊所致瘙痒则常呈结节;血虚风燥所致瘙痒常有血痂或糠秕样脱屑,皮肤干裂,苔藓样变等;虫淫所致瘙痒,痒如虫行或蚁走,阵阵奇痒难忍,且多具传染性。

2) 疼痛:皮肤病有疼痛症状者不多,一般多由寒邪或热邪或痰凝血瘀,阻滞经络不通所致,"通则不痛,痛则不通"。寒证疼痛表现为局部青紫,疼痛遇寒加剧,得温则缓;热证疼痛有红肿、发热与疼痛性皮损;痰凝血瘀疼痛可有痰核结节或瘀斑、青紫,疼痛位置多固定不移。此外,在有些较重的皮肤病后期或年老体弱、气血虚衰的蛇串疮患者,虽皮肤损害已愈,但后遗疼痛,且较剧烈,属虚证兼气滞血瘀疼痛。

3) 灼热感、蚁走感、麻木感:为皮肤病较特殊的局部自觉症状。灼热感为热邪蕴结或火邪炽盛,炙灼肌肤的自觉感受,常见于急性皮肤病。蚁走感与瘙痒感颇为近似,但程度较轻,由虫淫或气血失和所致。麻木感常见于一些特殊的皮肤病如麻风病的皮损,有的慢性皮肤病后期也偶见麻木的症状,为血虚或湿痰瘀血阻络,导致经脉失养,或气血凝滞,经络不通所致。

(2) 他觉症状:皮肤病的他觉症状,以表现在患部的皮肤损害最具诊断意义。皮肤损害也称皮疹,可发于皮肤及黏膜。病变常有一定的形态,都由一些基本损害所构成,掌握这些基本损害的特点,对皮肤病的诊断、辨证治疗均很重要。

1) 原发性皮损:原发性皮损是皮肤病在其病变过程中,直接发生及初次出现的皮损,有斑疹、丘疹、风团、结节、疱疹、脓疱等。

斑疹:为皮肤局限性、明显的颜色变化,不隆起,也不凹陷。面积大而成片的称斑片,分为红斑、色素沉着斑、色素减退斑。红斑压之褪色者多属血热;压之不褪色者除血热外,尚兼血瘀;红斑稀疏者为热轻,密集者为热重,红而带紫为热毒炽盛;红斑常见于丹毒、药毒等皮肤病。色素沉着斑是肝肾不足、气血瘀滞所致,如黄褐斑。色素减退斑多由气血凝滞或血虚风邪所致,最常见者为白驳风。

丘疹:为高出皮面的实性丘形小粒,直径一般<0.5 cm,多为风热、血热所致。丘疹数目多少不一,有散在分布的,有的互相融合而成扁平隆起的片状损害称斑块。丘疹顶端扁平的称扁平丘疹,常见于牛皮癣、接触性皮炎、湿疮等。介于斑疹与丘疹之间,稍有隆起的皮损称斑丘疹。丘疹顶部有较小水疱或脓疱时,称丘疱疹或丘脓疱疹。

风团:为皮肤局限性水肿隆起,常突然发生,迅速消退,不留任何痕迹,发作时伴有剧痒。有红色与白色之分,红色者为风热所致,白色者为风寒所致。常见于瘾疹。

结节:为大小不一、境界清楚的实质性损害,质较硬,深在皮下或高出皮面,多由气血凝滞所致,常见于结节性红斑等病。

疱疹:为内有腔隙、含有液体、高出皮面的损害。水疱内含有血样液体者称血疱。水疱为白色,血疱为红色或紫红色。疱疹的疱壁一般较薄易破,破后形成糜烂,干燥后结痂脱屑。疱疹常发于红斑之上,多属湿热或热毒所致,常见于湿疮、接触性皮炎、虫咬皮炎等。

脓疱:疱内含有脓液,其色呈浑浊或为黄色,周围常有红晕,疱破后形成糜烂,溢出脓液,结脓痂。多因湿热或热毒炽盛所致,常见于脓疱疮等。

2) 继发性皮损:继发性皮损是原发性皮损经过搔抓、感染、治疗处理和在损害修复过程中演变而成,有鳞屑、糜烂、溃疡、痂、抓痕、皲裂、苔藓样变、瘢痕、色素沉着、皮肤萎缩。

鳞屑:为表皮角质层的脱落,大小、厚薄不一,小的呈糠秕状,大的为直径数厘米或更大的片状。急性病后见之,多属余热未清;慢性病见之,多由血虚生风、生燥,皮肤失却濡养所致。

糜烂:为局限性的表皮缺损,系由疱疹、脓疱的破裂,痂皮的脱落等露出的红色湿润面,多属湿热为患。糜烂因损害较浅,愈合较快,且不留瘢痕。

溃疡:为皮肤或黏膜深层真皮或皮下组织的局限性缺损。溃疡大小不一,疮面有脓液、浆液或血液,基底可有坏死组织。多为热盛肉腐而成,常见于疮疖、外伤染毒等溃烂后形成,愈后留有瘢痕。

痂:皮肤损害处的渗液、滋水、渗血或脓液与脱落组织及药物等混合干燥后即形成痂。脓痂为热毒未清;血痂为血热络伤,血溢所结;滋痂为湿热所致。

抓痕:因搔抓将表皮抓破、擦伤而形成的线状损害,表面结成血痂,伴皮肤瘙痒,多由风盛或内热所致。

皲裂:为皮肤上的线形裂口,多由血虚风燥所致。常见于脚癣皮损角化增厚者等。

苔藓样变:为皮肤增厚、粗糙、皮纹加宽、增深、干燥、局限性边界清楚的大片或小片损害,常为一些慢性瘙痒性皮肤病的主要表现,多由血虚风燥、肌肤失养所致。

色素沉着:为皮肤中色素增加所致,多呈褐色、暗褐色或黑褐色。色素沉着有的属原发皮损如黄褐斑、黑变病等,多由肝火、肾虚引起;有的属继发皮损,如一些慢性皮肤病之后期局部皮肤色素沉着,多因气血失和所致。

2. 辨皮肤病的性质 按照临床表现来分,皮肤病的性质主要分为急性、慢性两大类,急性者大多为实证,慢性者以虚证为主。

(1) 急性皮肤病:大多发病急骤,皮损表现为红、热、丘疹、疱疹、脓疱、糜烂等,伴有渗液或脓液。发病原因大多为风、湿、热、虫、毒,以实证为主。一般与肺、脾、心三脏的关系最为密切,《素问·至真要大论》指出:"诸痛痒疮,皆属于心。"因心主热,火之化,热甚则疮痛,热微则疮痒;《诸病源候论》说:"肺主气,候于皮毛;脾主肌肉。气虚则肤腠开,为风湿所乘;内热则脾气温,脾气温则肌肉生热也。湿热相搏,故头面身体皆生疮。"

(2) 慢性皮肤病:大多发病缓慢,皮损表现为苔藓样变、色素沉着、皲裂、鳞屑等,或伴有脱发、指(趾)甲变化。发病原因大多为血瘀或营血不足,肝肾亏损,冲任不调,以虚证为主。一般与肝、肾两脏关系最为密切,肝主藏血,血虚则生风生燥,肤失濡养而为病;肾主藏精,黑色属肾,发为肾之所华,肾精不足则可产生皮肤的色素改变和脱发等病。

【治疗】

治疗方法分内治、外治两大类,依据皮肤病发生的病因病机、皮损特点、患者体质、病情轻重,采用辨证论治、内外合治的原则进行治疗,以期达到早日康复的目的。但皮肤病是人体全身性疾病在皮肤上的表现,许多全身性疾病可反映在皮肤上;而皮肤上的局部刺激也可引起全身性病变。因此,中医治疗皮肤病主张"治外必本诸内",局部与整体并重。

1. 内治

(1) 祛风法

1) 疏风清热:用于风热证。方选银翘散、桑菊饮、消风散等。

2) 疏风散寒:用于风寒证。方选麻黄汤、桂枝汤、麻黄桂枝各半汤等。

3) 祛风胜湿:用于风湿证。方选独活寄生汤等。

4) 搜风潜镇:用于风邪久羁证、顽癣类皮肤病。常用药物如乌梢蛇、蝉衣、僵蚕、全蝎、蜈蚣等,用于血虚肝旺证或疣类皮肤病;或由皮肤病所引起的神经痛,方选天麻钩藤饮。

(2) 清热法

1) 清热解毒:用于实热证。方选五味消毒饮、黄连解毒汤等。

2) 清热凉血:用于血热证。方选犀角地黄汤、化斑解毒汤等。

(3) 祛湿法

1) 清热利湿:用于湿热证和暑湿证。方选茵陈蒿汤、龙胆泻肝汤、萆薢渗湿汤等。

2) 健脾化湿:用于脾湿证。方选除湿胃苓汤等。

3) 滋阴除湿:用于阴虚湿热证。方选滋阴除湿汤。

(4) 润燥法

1) 养血润燥:用于血虚风燥证。方选四物汤、当归饮子等。

2) 凉血润燥:用于血热风燥证。方选凉血消风散等。

(5) 活血法

1) 理气活血:用于气滞血瘀证。方选桃红四物汤、通络活血方等。

2) 活血化瘀:用于瘀血凝结证。方选通窍活血汤、血府逐瘀汤等。

(6) 温通法

1) 温阳通络:用于寒湿阻络证。方选当归四逆汤、独活寄生汤等。

2) 通络除痹:用于寒凝皮痹证。方选阳和汤、独活寄生汤等。

(7) 软坚法

1) 消痰软坚:用于痰核证。方选海藻玉壶汤等。

2) 活血软坚:用于痰瘀阻滞证。方选活血散瘀汤加减。

(8) 补肾法

1) 滋阴降火:用于阴虚内热证或肝肾阴虚证。方选知柏地黄汤、大补阴丸等。

2) 温补肾阳：用于脾肾阳虚证。方选肾气丸、右归丸。

2. 外治 皮肤病的病变部位多在皮肤或黏膜，采用各种外治法可以减轻患者的自觉症状，并使皮损迅速消退；有些皮肤病单用外治即可达到治疗目的。因此，外治法在皮肤病治疗中十分重要。在使用外治法时，同一皮肤病若皮损情况不同，外治方药也不同；不同性质的皮肤病，若皮损表现相同，处理则可以相仿。掌握外治的一些基本原则，临床上即可灵活运用。皮肤病外治法可分药物外治法和非药物外治法，本节重点论述药物外治疗法。

(1) 外用药物的剂型

1) 溶液：具有清洁、止痒、消肿、收敛、清热解毒的作用。适用于急性皮肤病，渗出较多或脓性分泌物多的皮损，或伴轻度痂皮性损害。可用于浸渍（湿敷）和熏洗，也可用于洗涤、浸浴或涂搽等。常用药物如苦参、黄柏、马齿苋、生地榆、野菊花、蒲公英、甘草等煎出液；或10％黄柏溶液、生理盐水等。溶液剂用于湿敷是治疗皮肤病常用的方法，适用于急性红肿、渗出、糜烂的皮损，或浅表溃疡。使用时将5～6层消毒纱布置于药液中浸透，稍挤拧至不滴水为度，敷于患处，一般每1～2 h换1次即可；如渗液不多，可4～5 h换1次。

2) 粉剂（又名散剂）：具有保护、吸收、蒸发、干燥、止痒的作用。适用于无渗液性的急性或亚急性的皮炎类皮肤病。常用药物如青黛散、六一散、九一丹、滑石粉、止痒扑粉等。用法为每日3～5次扑患处。

3) 洗剂（又名混悬剂）：有清凉、止痒、保护、干燥、消斑、解毒之功。适应证同粉剂。常用药物如三黄洗剂、炉甘石洗剂、颠倒散洗剂、痤疮洗剂等。如止痒可加1％薄荷脑、樟脑、冰片等；杀菌可加10％九一丹或5％～10％硫黄软膏。凡小儿面部皮损广泛或冬季最好不用薄荷脑、樟脑等。

4) 酊剂：具有收敛、散风、杀菌、止痒的作用。适用于脚湿气、鹅掌风、体癣、牛皮癣（神经性皮炎）等。常用药物如复方土槿皮酊、1号癣药水等。用棉签蘸药液，直接外涂皮损区，每日1～3次。凡急性炎症性皮肤病破皮糜烂者以及头面、会阴部皮肤薄嫩处禁用，用后易引起皮肤烧灼感及剧痛。

5) 油剂：具有润泽保护、解毒收敛、止痒生肌的作用。适用于亚急性皮肤病中有糜烂、渗出、鳞屑、脓疱、溃疡的皮损。常用药物如蛋黄油、紫草油、青黛散油、三石散油等。常用的植物油为麻油、菜籽油、花生油、茶油等。以麻油最佳，有清凉润肤之功。用法为每日外搽2～3次。

6) 软膏：具有保护、润滑、杀菌、止痒、去痂的作用。适用于一切慢性皮肤病具有结痂、皲裂、苔藓样变等皮损。常用药物如青黛膏、疯油膏、5％硫黄软膏等。用法为每日外搽2～3次，或涂于纱布上敷贴于患部再加包扎，去痂时宜涂得厚些。用于皲裂、苔藓样变皮时，可采用封包疗法，皮损上涂软膏后用保鲜膜包裹皮损，每日1次，5～6 h，也可采用热烘疗法。凡滋水较多、糜烂较重的皮损，不宜外涂或敷贴软膏。

(2) 外用药物使用原则：皮肤病的外用药物使用原则是要根据皮肤损害的表现来选择适当的剂型和药物。

1) 根据病情阶段用药：皮肤炎症在急性阶段，若仅有红斑、丘疹、水疱而无渗液，宜用洗剂、粉剂、乳剂；若有大量渗液或明显红肿，则用溶液湿敷为宜。皮肤炎症在亚急性阶段，渗液与糜烂很少，红肿减轻，有鳞屑和结痂，则用油剂为宜。皮肤炎症在慢性阶段，有浸润肥厚、角化过度时，则用软膏为主。可参照表10-1的外用药物剂型选择用药。

表 10-1　外用药物剂型选择应用表

皮 肤 损 害	选 用 剂 型
斑	洗剂、软膏
丘疹	洗剂
水疱	粉剂、洗剂
脓疱	粉剂、洗剂
结节	软膏
风团	洗剂
痂	油剂、软膏
抓痕	洗剂
鳞屑	油剂、软膏
糜烂	溶液湿敷(用于渗液多者);洗剂(用于渗液少者)
皲裂	软膏
苔藓样变	软膏

2) 注意控制感染：有感染时先用清热解毒中药或抗感染制剂控制感染,然后再针对原来皮损选用药物。

3) 用药宜先温和后强烈：先用性质比较温和的药物,尤其是儿童或女性患者不宜采用刺激性强、浓度高的药物。面部、阴部皮肤慎用刺激性强的药物。

4) 用药浓度宜先低后浓：先用低浓度制剂,根据病情需要再提高浓度。一般急性皮肤病用药宜温和安抚,顽固性慢性皮损可用刺激性较强和浓度较高的药物。

5) 随时注意药敏反应：一旦出现过敏现象,应立即停用,并给予及时处理。

6) 外用软膏时需注意：外涂软膏在第 2 次涂药时,需用棉花蘸上各种植物油或石蜡油轻轻揩去上一次所涂的药膏,然后再涂药膏,切不可用汽油或肥皂、热水擦洗。

3. 针刺治疗　针刺治疗皮肤病适用范围较广泛,容易推广和应用。

体针与耳针有止痒、止痛、镇静、安眠、消炎、促进毛发生长、调节血管舒缩及内分泌紊乱等作用。常用穴位如体针：上肢取穴曲池、列缺、合谷；下肢取穴血海、阴陵泉、三阴交；躯干取穴肺俞、心俞、膈俞、脾俞。耳针：取肺、皮质下、神门、肾上腺、交感等穴,或取病变相应的部位。其手法为：体针可提插重刺激,留针 15～20 min,每日 1 次；耳针可捻转后留针 20 min,每日 1 次,适用于湿疮、瘾疹、牛皮癣等。梅花针轻叩击 15～20 min,2 日 1 次,适用于油风、局限性神经性皮炎(牛皮癣)。

第一节　热　疮

热疮是发热后或高热过程中在皮肤黏膜交界处所发生的急性疱疹性皮肤病,相当于西医的单纯疱疹。其临床特点是皮损为成群的水疱,有的互相融合,多在1周后痊愈,易于复发。本病多见于高热患者的发病过程中,如感冒、猩红热、疟疾等。好发于口唇、鼻孔周围、面颊、外阴等皮肤黏膜交界处。《圣济总录》中说:"热疮本于热盛,风气因而乘之,故特谓之热疮。"以后历代医家均认为本病由风热所致,故本病又名热气疮。

【病因病机】
1. **肺胃热盛** 外感风温热毒,阻于肺胃二经,蕴蒸皮肤而生。
2. **湿热下注** 肝经湿热下注,阻于阴部而成疮。
3. **阴虚内热** 反复发作者,为热邪伤津、阴虚内热所致。

西医学认为,本病由人类单纯疱疹病毒(HSV)引起,该病毒可分为Ⅰ型病毒、Ⅱ型病毒两型,Ⅰ型病毒主要引起生殖器以外的皮肤黏膜感染,Ⅱ型病毒主要引起生殖器皮肤黏膜的感染及新生儿的感染,两型之间存在交叉免疫,近年来研究发现Ⅰ型病毒、Ⅱ型病毒分别与唇癌和宫颈癌有关。本病多在感冒、猩红热、疟疾等过程中发生,劳累、受凉、日晒、月经来潮、妊娠、肠胃功能障碍等常为诱发因素。

【诊断】
1. **临床表现** 本病好发于皮肤黏膜交界处,常见于口角、唇缘、鼻孔周围、面颊及外阴等部位。皮损初起为红斑,灼热而痒,继而形成针头大小簇集成群的水疱,内含透明浆液,破裂后露出糜烂面,逐渐干燥,结痂脱落而愈,留有轻微色素沉着(彩图42)。病程1~2周,易反复发作。

一般无全身不适感。发病前患处皮肤有发紧、烧灼、痒痛感。发于眼部者,常有刺痒、疼痛、怕冷、发热等风热毒盛的症状;发于口角唇缘或口腔黏膜者,可引起颌下或颈部臀核肿痛;发于外阴者,水疱易糜烂染毒,可伴有发热、便干、溲赤、尿频、尿痛、苔黄、脉数等湿热下注的症状;反复发作多年不愈者,常有咽干、口渴、舌红、脉数等阴虚内热的症状。

2. **实验室及其他辅助检查** 疱疹基底部刮取物、活检组织标本固定后染色镜检,见到多核巨细胞和核内嗜酸性包涵体,可初步判定为疱疹病毒感染。感染部位分泌物、疱液、唾液、脑脊液、血液标本,在一定条件下进行细胞培养,可分离出单纯疱疹病毒(HSV)。

【鉴别诊断】
1. **蛇串疮** 皮损为多个成群的水疱,多沿神经走向排列成带状,疱群间有正常皮肤间隔;刺痛明显;愈后多不再发。
2. **黄水疮** 好发于面部等暴露部位;初起为水疱,继而形成脓疱,疱破结痂较厚,呈灰黄色。

【治疗】
以清热解毒养阴为主要治法。初发以清热解毒治之;反复发作者,宜扶正祛邪并治。
辨证论治
(1) 内治
1) 肺胃热盛证
证候:群集小疱,灼热刺痒;伴轻度周身不适,心烦郁闷,大便干,小便黄;舌红,苔黄,脉弦数。
治法:疏风清热解毒。
方药:辛夷清肺饮加减。热盛者合竹叶石膏汤。

2) 湿热下注证

证候：疱疹发于外阴，灼热痛痒，水疱易破糜烂；可伴有发热，尿赤、尿频、尿痛；苔黄，脉数。

治法：清热利湿解毒。

方药：龙胆泻肝汤加减。热毒重伴疼痛者加板蓝根、紫草、延胡索等。

3) 阴虚内热证

证候：间歇发作，反复不愈；伴口干唇燥，午后微热；舌红，苔薄，脉细数。

治法：养阴清热解毒。

方药：增液汤加板蓝根、马齿苋、紫草、石斛、生薏苡仁。

(2) 外治：① 初起者局部乙醇消毒，用三棱针或一次性 5 号注射针头浅刺放出疱液。② 局部外用药以清热、解毒、燥湿、收敛为主，可用紫金锭磨水外搽，或青吹口散或油膏、黄连膏外涂，每日 2~3 次。

【预防与调护】

(1) 多饮水，饮食宜清淡，多吃蔬菜、水果，忌辛辣炙煿、肥甘厚味之品，保持大便通畅。

(2) 保持局部清洁，促使干燥结痂，防止继发感染。结痂后宜涂软膏，防其痂壳裂开。

(3) 对反复发作者，应尽量寻找并避免诱发因素。

附：生殖器疱疹

生殖器疱疹是由单纯疱疹病毒感染所引起的一种性传播疾病。主要损害男女生殖器的皮肤黏膜处，其特点是局部出现群集小疱、糜烂，自觉灼痛。本病多为性行为传播，据有关报道，欧美一些国家性活跃的青年中生殖器疱疹患者较多，其发病率甚至超过梅毒、淋病，目前在我国沿海地区发病率呈逐年上升趋势。迄今为止，治疗生殖器疱疹还没有像治疗淋病与梅毒那样有特效疗法，且本病与宫颈癌等发病有关联，故已成为世人关注的一种性传播疾病。中医称之为"阴部热疮""阴疮""阴疳""瘙疳"。

【病因病机】

本病发于外阴，病在下焦，与肝、脾、肾关系最密切。

1. **房事不洁** 男女之间婚外不洁的性生活是引起生殖器疱疹最主要直接原因。间接接触受污染物品虽亦可引起本病发生，但机会较少。

2. **外受湿热淫毒** 由于房事不洁，外阴皮肤黏膜腠理疏松或破损，淫毒之邪乘虚而入；湿热邪毒下注，蕴于前阴，郁久化热化火，以致出现水疱、糜烂和灼热疼痛；注于后阴则大便不爽。

3. **正虚邪恋** 由于湿热淫毒为阴邪，其性黏滞固着，易困结于下焦，形成伏邪，难以清解。每因过劳、饮食不节、房事过度而致湿热淫毒循经走窜，流于肌肤。邪毒久伏，反复发作易伤精耗气，引起肝肾阴虚，脾失健运，正虚邪恋，遇劳遇热则再发。

本病的病原体系单纯疱疹病毒(HSV)Ⅰ型20％~30％引起生殖系统感染，Ⅱ型80％以上引起生殖系统感染，偶可发生口腔及其周围的感染，而且Ⅱ型感染引起的生殖器疱疹复发率远比Ⅰ型高，它们与生殖系统某些恶性肿瘤相关，主要传播途径是性接触。人类是其天然宿主，两种病毒有相同抗原决定簇，机体能产生中和抗体清除部分病毒，但无法彻底清除，且无终身免疫力。病毒通过皮肤黏膜侵入机体，主要在原发部位细胞内复制而向周围播散，并侵入相关的神经干、神经节，

Ⅱ型主要潜伏在骶神经节,当机体抵抗力降低后,多数会在原发部位再次出现,引起病情复发。

【诊断】

1. **临床表现**

(1) 原发性生殖器疱疹:潜伏期2~7日。原发损害为1个或多个小而瘙痒的红斑、丘疹,迅速变成小水疱,3~5日后可形成脓疱,破溃后表面糜烂、溃疡、结痂,伴有疼痛。

皮损单发或融合,男性好发于包皮、龟头、冠状沟、阴茎,偶可见于尿道,女性常发生于外阴、大小阴唇、阴蒂、阴道、子宫颈。往往是旧的皮损消退,新的皮损又接着出现。常伴有发热、头痛、乏力、肌痛及腹股沟淋巴结肿大压痛等全身症状。若出现在尿道,可致排尿困难;发生在肛门、直肠,可出现腹痛、便秘、里急后重和肛门瘙痒等。

(2) 复发性生殖器疱疹:多在原发皮疹后1年内复发,一般复发间歇期3~4周至3~4个月。发热、受凉、早产、精神因素、消化不良、慢性病、疲劳等导致抵抗力低下常成为诱发的因素。复发性生殖器疱疹临床表现类似原发性生殖器疱疹,局部和全身症状都较轻。50%的患者在复发部位出现局部瘙痒、烧灼感及刺痛等前驱症状,一般7~10日皮损可消退愈合。

(3) 并发症:常见的并发症有脑膜炎、脑炎、骶神经根炎和脊髓脊膜炎、疱疹性指头炎,以及泌尿生殖系统广泛感染等。

2. **实验室检查及其他辅助检查** 参见热疮。

【鉴别诊断】

1. **硬下疳** 表现为无痛性溃疡与无痛性腹股沟淋巴结肿大,有时易与生殖器疱疹的溃疡和淋巴结肿大混淆,但硬下疳溃疡基底较硬,可检测到梅毒螺旋体,梅毒血清反应阳性。

2. **软下疳** 溃疡较深,疼痛,未经治疗不会自行消退;淋巴结肿大疼痛,可以溃破;溃疡分泌物量较多,呈灰黄色或脓样;可检查到软下疳菌。

3. **接触性皮炎** 有接触过敏史,无不洁性交史,在接触部位发生红肿、丘疹、丘疱疹、水疱,甚至大疱和糜烂;去除病因,处理得当,1~2周可痊愈。

【治疗】

目前尚无特效根治方法,治疗原则为缩短病程,减轻症状;防止继发感染和并发症;防止病情复发。中医强调辨证论治,扶正祛邪,既可提高机体抵抗力,又可直接灭活和清除病毒。西医治疗主要包括局部用药、抗病毒治疗和提高机体免疫力。

1. **辨证论治**

(1) 内治

1) 肝经湿热证

证候:生殖器部位出现红斑、群集小疱、糜烂或溃疡,甚至出现脓疱,灼热,轻痒或疼痛;伴口干口苦,小便黄,大便秘结,或腹股沟淋巴结肿痛;舌质红,苔黄腻,脉弦数。

治法:清热利湿,化浊解毒。

方药:龙胆泻肝汤加减。口干口苦者加玄参、知母、天花粉等;大便秘结者加大黄。

2) 阴虚邪恋证

证候:外生殖器反复出现潮红、水疱、糜烂、溃疡、灼痛,日久不愈,遇劳复发或加重;伴神疲乏力,腰膝酸软,心烦口干,五心烦热,失眠多梦;舌质红,苔少或薄腻,脉弦细数。

治法：滋阴降火，解毒除湿。

方药：知柏地黄丸加减。神疲乏力、腰膝酸软者加白术、桑寄生、巴戟天等；心烦口干、五心烦热者加天冬、麦冬、柴胡等；失眠多梦者加酸枣仁、合欢花、夜交藤等。

(2) 外治：马齿苋、野菊花、地榆、苦参各30 g，水煎外洗，每日2~3次；洗后外扑青黛散。

2. 其他治疗

(1) 阿昔洛韦是西医目前最常用的抗单纯疱疹病毒的药物，口服每次200 mg，每日4~5次。病情严重者可静脉滴注，每次5 mg/kg(应稀释到浓度1~6 mg/ml，1 h内注射完)，8 h 1次，共5日。还有万乃洛韦，口服每次300 mg，每日2次；或泛昔洛韦，口服每次500 mg，每日3次。此外，尚可选用其他抗病毒药，如阿糖腺苷、聚肌胞、左旋咪唑或干扰素等。

(2) 外治一般用0.25%~1%疱疹净软膏或5%~30%疱疹净溶液、3%~5%阿昔洛韦软膏、0.5%~3%酞丁胺溶液、5%阿昔洛韦霜、0.5%~1%新霉素软膏等外搽患部。对某些局部炎症反应明显的患者，可先用收敛剂，如1%~3%醋酸铅溶液、3%硼酸溶液外用清洁和湿敷；也可选用皮质类固醇外用药以减轻炎症反应。

【预防与调护】

(1) 树立正确的性观念、性道德，洁身自好，预防感染。

(2) 感染静止期性交时使用避孕套，感染活动期禁止性交。

(3) 早期妊娠妇女患生殖器疱疹应终止妊娠，晚期感染者宜施行剖宫产。

(4) 患者应注意局部清洁卫生。

(5) 保持心情舒畅，注意预防感冒、着凉、劳累，禁酒，少食辛辣刺激性饮食，以减少复发。

(6) 积极治疗其他疾病，加强营养，增强体质，提高机体抗病能力。

(7) 若性伴侣也患病，最好同时进行治疗。

第二节　蛇串疮

蛇串疮是一种皮肤上出现成簇水疱，呈身体单侧带状分布，痛如火燎的急性疱疹性皮肤病，相当于西医的带状疱疹。其临床特点是皮肤上出现红斑、水疱或丘疱疹，累累如串珠，排列成带状，沿一侧周围神经分布区出现，局部刺痛或伴臖核肿大。多数患者愈后很少复发，极少数患者可多次发病。好发于春秋季节，四季皆有。好发于成人，老年人病情尤重。本病最早见于隋代《诸病源候论》，其后医书多有记载，但病名各异，如明代《证治准绳》称为"火带疮""缠腰火丹"，明代《外科启玄》称为"蜘蛛疮"，清代《外科大成》称为"蛇串疮"。各代医家对本病病因病机的论述，所用的治法及方药在当今临床仍有实用价值。

【病因病机】

1. **肝经郁热**　由于情志内伤，肝气郁结，久而化火，肝经火毒蕴积，夹风邪上窜头面而发；或夹湿邪下注，发于阴部及下肢；火毒炽盛者多发于躯干。

2. **脾虚湿蕴** 饮食不节,脾失健运,蕴湿化热,湿热搏结肌肤。

3. **气滞血瘀** 年老体弱者,常因血虚肝旺,湿热毒蕴,导致气血凝滞,经络阻塞不通,以致疼痛剧烈,病程迁延。

总之,本病初期以湿热火毒为主,后期属正虚血瘀兼夹湿邪为患。

西医学认为,带状疱疹是由带状疱疹病毒(VZV)引起的。该病毒被儿童感染后多引起水痘。部分患者亦可为隐性感染,当病毒感染后进入体内,持久地以一种潜伏的形式长期存在于脊神经和颅神经的感觉神经节的神经元中,当机体免疫功能低下时,可导致潜伏病毒的再活动,而发生本病;该病毒被成人接触后,则多直接引起带状疱疹,这些患者大多有细胞免疫缺陷。

【诊断】

1. **临床表现** 好发于春秋季节,以成年患者居多。病程2周左右,老年人3~4周。

发病初期,其皮损为带状的红色斑丘疹,继而出现粟米至黄豆大小簇集成群的水疱,累累如串珠,聚集一处或数处,排列成带状,疱群之间间隔正常皮肤,疱液初澄明,数日后疱液混浊化脓,或部分破裂,重者有出血点、血疱或坏死。轻者无皮损,仅有刺痛感,或稍潮红,无典型的水疱。皮损好发于腰胁部、胸部或头面部,多发于身体一侧,常单侧性沿皮神经分布,一般不超过正中线(彩图43、彩图44)。发于头面部者中,尤以发于眼部和耳部者病情较重,疼痛剧烈,伴有附近臀核肿痛,甚至影响视力和听觉。

发病前患部皮肤常有感觉过敏,皮肤灼热刺痛,伴全身不适、疲乏无力、轻度发热等前驱症状,疼痛有的伴随皮疹同时出现,有的疼痛发生1~3日后或更长时间才出现皮疹。皮肤刺痛轻重不等,儿童疼痛轻微,年老体弱者疼痛剧烈,常扩大到皮损范围之外,部分中、老年患者皮损消退后可遗留顽固性神经痛,常持续数个月,甚至更长时间。

2. **实验室及其他辅助检查** 疱疹基底部刮取物、活检组织标本固定后染色镜检,见到多核巨细胞和核内嗜酸性包涵体,但与单纯疱疹病毒感染所见难以鉴别,须以荧光标记抗体特异染色检测病变细胞内VZV抗原。早期疱疹液和某些带状疱疹患者的脑脊液标本可分离到VZV。

【鉴别诊断】

1. **热疮** 多发生于皮肤黏膜交界处;皮疹为针头大小到绿豆大小的水疱,常为一群;1周左右痊愈,但易复发。

2. **接触性皮炎** 皮疹潮红、肿胀,有水疱,边界清楚,局限于接触部位,有明显的接触过敏物质史。

【治疗】

以清热利湿、行气止痛为主要治法。初期以清热利湿为主;后期以活血通络止痛为主;体虚者,以扶正祛邪与通络止痛并用。

1. **辨证论治**

(1) 内治

1) 肝经郁热证

证候:皮损鲜红,灼热刺痛,疱壁紧张;伴口苦咽干,心烦易怒,大便干燥或小便黄;舌质红,苔薄黄或黄厚,脉弦滑数。

治法:清泄肝火,解毒止痛。

方药:龙胆泻肝汤加减。发于头面者加牛蒡子、板蓝根、野菊花;有血疱者加水牛角粉、紫草、丹皮;疼痛明显者加延胡索、制乳香、制没药。

2)脾虚湿蕴证

证候:皮损色淡,疼痛不显,疱壁松弛;伴口不渴,食少腹胀,大便时溏;舌淡或正常,苔白或白腻,脉沉缓或滑。

治法:健脾利湿,解毒止痛。

方药:除湿胃苓汤加减。发于下肢者加牛膝、黄柏;水疱大而多者加土茯苓、萆薢、车前草。

3)气滞血瘀证

证候:皮疹减轻或消退后局部疼痛不止,放射到附近部位,痛不可忍,坐卧不安,重者可持续数个月或更长时间;舌暗,苔白,脉弦细。

治法:理气活血,通络止痛。

方药:柴胡疏肝散合桃红四物汤加减。心烦眠差者加珍珠母、牡蛎、栀子、酸枣仁;疼痛剧烈者加延胡索、制乳香、制没药、蜈蚣等。

(2)外治:① 初起用二味拔毒散调浓茶水外涂;或外敷玉露膏;或外搽双柏散、三黄洗剂、清凉乳剂(麻油加饱和石灰水上清液充分搅拌成乳状),每日3次;或鲜马齿苋、野菊花叶、玉簪花叶捣烂外敷。② 水疱破后,用黄连膏、四黄膏或青黛膏外涂;有坏死者,用九一丹或海浮散换药。③ 若水疱不破或水疱较大者,可用三棱针或注射针刺破,吸尽疱液或使疱液流出,以减轻胀痛不适感。

2. 其他治疗

(1)西医治疗

1)抗病毒药物:应及早应用阿昔洛韦 5 mg/kg 静脉滴注,每 8 h 1 次,5~7 日为 1 个疗程。此外,尚可用阿糖腺苷 15 mg/(kg·d),每日 1 次,缓慢静滴 12 h 以上;也可口服阿昔洛韦,每次 0.2 g,每日 5 次;或泛昔洛韦,每次 0.25 g,每日 3 次;或万乃洛韦,每次 0.3 g,每日 2 次。疗程均为 7~10 日。

2)糖皮质激素:最好是起病 5~7 日内应用。一般每日应用泼尼松 20~30 mg,分 2~3 次口服,连用 3~7 日。

3)药物止痛:可选用卡马西平等药物。

(2)针刺治疗:取穴内关、阳陵泉、足三里。局部皮疹周围卧针平刺,留针 30 min,每日 1 次。疼痛日久者加支沟,或加耳针刺肝区,埋针 3 日。或阿是穴强刺激。

【预防与调护】

(1)保持心情舒畅,以免肝郁气滞化火加重病情。

(2)忌食肥甘厚味和鱼腥之物,饮食宜清淡,多吃蔬菜、水果。

(3)忌用热水烫洗患处,内衣宜柔软宽松,以减少摩擦。

(4)皮损局部保持干燥、清洁,忌用刺激性强的软膏涂敷,以防皮损范围扩大或加重病情。

第三节 疣

疣是一种发生于皮肤浅表的良性赘生物。因其皮损形态及发病部位不同而有不同的命名。

如状如花蕊多发于手背、手指、头皮部的,称为疣目、千日疮、枯筋箭或瘊子;皮损为扁平丘疹,多发于颜面、手背、前臂等处的,称为扁瘊;皮损有脐凹状的丘疹,多发于胸背部,称为鼠乳;发于手掌、足跖部乳头状物的,称为跖疣;发于眼睑或颈部呈单个细软突起的,称为丝状疣,也称线瘊。本病西医亦称疣,一般分为寻常疣、扁平疣、传染性软疣、掌跖疣和丝状疣等。尖锐湿疣归入性传播疾病。

早在春秋时代《五十二病方》中即有"疣"的记载,在《灵枢·经脉》中就有"虚则生疣"的说法,以后诸书叙述则更为详细。

【病因病机】

本病初期多由风热毒邪搏于肌肤而生,由于怒动肝火,肝旺血燥,筋气不荣,肌肤不润所致。此外,跖疣多由局部气血凝滞而成,外伤、摩擦常为其诱因。

西医学认为,寻常疣、扁平疣、掌跖疣和丝状疣等是由人乳头瘤病毒(HPV)所致,而传染性软疣是由痘病毒所致。各种疣均可通过直接接触传染。人为其唯一的宿主,近年来发现本病可能与细胞免疫功能有关。

【诊断】

1. 临床表现

(1)疣目:相当于西医的寻常疣。多发于儿童及青年。

最初为一个针头大至绿豆大的疣状赘生物,呈半球形或多角形,突出表面,色灰白或污黄,表面蓬松枯槁,状如花蕊,粗糙而坚硬。以后体积渐次增大,发展成乳头状赘生物,此为原发性损害,称母疣。此后由于自身接种,数目增多,一般为2~3个,多则10余个至数十个不等,有时可呈群集状。好发于手背、手指,也可见于头面部(彩图45、彩图46)。病程慢性,有自然消退者。一般无自觉症状,常因搔抓、碰撞、摩擦破伤而易出血。生于甲下者,疼痛异常,宜早治。

(2)扁瘊:相当于西医的扁平疣。多发于青年男女,故又称青年扁平疣。

皮损为表面光滑的扁平丘疹,针头、米粒到黄豆大小,呈淡红色、褐色或正常皮肤颜色。数目很多,散在分布,或簇集成群,有的互相融合,常因搔抓沿表皮剥蚀处发生,而形成一串新的损害。好发于颜面部和手背(彩图47、彩图48)。一般无自觉症状,偶有瘙痒感,有时可自行消退,但也可复发。

(3)鼠乳:相当于西医的传染性软疣。多见于儿童。

皮损为半球形丘疹,米粒到黄豆、豌豆大小;中央有脐凹,表面有蜡样光泽,挑破顶端可挤压出白色乳酪样物质;数目不定,数个到数十个不等,呈散在性或簇集性分布,但不相互融合。好发于躯干和面部(彩图49)。有轻度传染性,愈后不留瘢痕,可自行消失。

(4)跖疣:相当于西医的掌跖疣。发生在手掌、足底或指(趾)间。

皮损为角化性丘疹,中央稍凹,外周有稍带黄色高起的角质环,除去表面角质后,或见疏松的白色乳头状角质物,掐或挑破后易出血,数目多时可融合成片(彩图50)。有明显的压痛,用手挤压则疼痛加剧。常在外伤部位发生,足部多汗者易生本病。

(5)丝状疣:中年妇女较多见。多生于颈项或眼睑部位。

皮损为单个细软的丝状突起,呈褐色或淡红色,可自行脱落,不久又可长出新的皮损。一般无自觉症状。

2. 实验室及其他辅助检查 皮损活检或脱落细胞标本中有人乳头瘤病毒感染的组织病理学

特点,或检测到病毒。

【鉴别诊断】

1. 扁平苔藓　须与扁瘊相鉴别。本病多发于四肢伸侧、背部、臀部;皮疹为多角形扁平丘疹,表面有蜡样光泽,多数丘疹可融合成斑片,色呈暗红色;一般瘙痒较重。

2. 鸡眼　与跖疣相鉴别。鸡眼多生于足底和趾间;损害为圆锥形的角质增生,表面为褐黄色鸡眼样的硬结嵌入皮肉;压痛明显,步履疼痛。

3. 胼胝　与跖疣相鉴别。胼胝也发于跖部受压迫处;为不整形角化斑片,中厚边薄,范围较大,表面光滑,皮纹清晰;疼痛不甚。

【治疗】

以清热解毒散结为主要治法。扁平疣、疣目数目较多时,宜内外合治,其余疣多以外治为主。

1. 辨证论治

(1) 内治

疣目

1) 风热血燥证

证候:疣目结节如豆,坚硬粗糙,大小不一,高出皮肤,色黄或红;舌红,苔薄,脉弦数。

治法:养血活血,清热解毒。

方药:治瘊方加板蓝根、夏枯草。

2) 湿热血瘀证

证候:疣目结节疏松,色灰或褐,大小不一,高出皮肤;舌暗红,苔薄,脉细。

治法:清化湿热,活血化瘀。

方药:马齿苋合剂加薏苡仁、冬瓜仁。

扁瘊

1) 风热蕴结证

证候:皮疹淡红,数目较多,或微痒,或不痒,病程短;伴口干不欲饮;舌红,苔薄白或薄黄,脉浮数或弦。

治法:疏风清热,解毒散结。

方药:马齿苋合剂加木贼草、郁金、浙贝母、板蓝根。

2) 热瘀互结证

证候:病程较长,皮疹较硬,大小不一,其色黄褐或暗红,不痒不痛;舌红或暗红,苔薄白,脉沉弦。

治法:活血化瘀,清热散结。

方药:桃红四物汤加生黄芪、板蓝根、紫草、马齿苋、浙贝母、薏苡仁。

(2) 外治:各种疣均可选用木贼草、板蓝根、马齿苋、香附、苦参、白鲜皮、薏苡仁等中药,煎汤趁热洗涤患处,每日2~3次,可使部分皮疹脱落。

疣目

1) 推疣法:用于治疗头大蒂小,明显高出皮面的疣。在疣的根部用棉花棒与皮肤平行或呈30°角,向前推进,用力不宜猛。有的疣体仅用此法即可推除,推除后创面压迫止血;或掺上桃花散少许,并用纱布盖贴,胶布固定。

2)鸦胆子散敷贴法:先用热水浸洗患部,用刀刮去表面的角质层,然后将鸦胆子仁5粒捣烂敷贴,用保鲜膜及胶布固定,3日换药1次。

3)荸荠或菱蒂摩擦法:荸荠削去皮,用白色果肉摩擦疣体,每日3~4次,每次摩擦至疣体角质层软化、脱掉、有微痛感及点状出血为止,一般数日可愈。或取菱蒂长约3 cm,洗去污垢,在患部不断涂擦,每次2~3 min,每日6~8次。

扁瘊

1)洗涤法:用内服方的第二煎汁外洗,以海螵蛸蘸药汁轻轻擦洗疣体使之微红为度。每日2~3次。

2)涂法:用鸦胆子仁油外涂患处,每日1次。用于治疗散在扁瘊,防止正常皮肤受损。

鼠乳

用消毒针头挑破患处,挤尽白色乳酪样物,再用碘酒或浓石炭酸溶液点患处。若损害较多,应分批治疗,注意保护周围皮肤。

跖疣

1)外敷法:用千金散局部外敷;亦可用乌梅肉(将乌梅用盐水浸泡1日,混为泥状)每次少许敷贴患处。

2)电灼法:在局部消毒麻醉下进行电灼,但不宜过深,以免影响愈合,或形成过大的瘢痕。

3)手术:常规消毒,局麻下先以刀尖在疣与正常组织交界处修割,然后用止血钳钳住疣体中央,向外拉出,可以见到一个疏松的软蕊,但软蕊周围不易挖净并容易复发,故术后可敷腐蚀药,如千金散或鸡眼膏。敷药时间不宜过长,一般5~7日即可;否则,腐蚀过深会影响愈合。

丝状疣

除采用推疣法外,亦可用细丝线或头发结扎疣的根底部,数日后即可自行脱落。数目少者,可用激光烧灼。

2. 其他治疗 可采用针灸疗法,适用于疣目、跖疣。

(1)艾灸治疗:疣目少者,可用艾炷着疣上灸之,每日1次,每次3壮,至脱落为止。

(2)针刺治疗:用针尖从疣顶部刺入达到基底部,四周再用针刺以加强刺激,针后挤出少许血液,有效者3~4日可萎缩,逐渐脱落。

【预防与调护】

(1)扁瘊忌搔抓,抓破后加重损害。
(2)疣目应避免摩擦和撞击,以防出血。
(3)跖疣应避免挤压。
(4)鼠乳应保持局部清洁,抓破后可自身接种,并应避免继发感染。

附:尖锐湿疣

尖锐湿疣是由人类乳头瘤病毒所引起的一种良性赘生物。其临床特点是在皮肤黏膜交界处,尤其是外阴、肛周出现淡红色或污秽色表皮赘生物。主要通过性接触传染,也可通过自身接种和接触污秽的内裤、浴巾、浴盆等方式间接传染。本病又称生殖器疣、性病疣,归属于中医"臊瘊""瘙瘊"的范畴。成年男女均可罹患,主要发生在性活跃的人群。有一定的自限性,部分病例治愈后复发,少数尖锐湿疣有癌变的可能。

【病因病机】

1. **湿热下注** 素有肝胆湿热,复因恣情纵欲,交媾不洁而感邪毒,湿热淫毒蕴结下焦,浸渍于二阴皮肤黏膜而成;或邪毒直中肝经,随肝经下注阴器而致;或过食肥甘酒醇,内生湿热,注于肛周会阴,复染疣毒,热毒互结,蕴于肌肤,凝滞血气,聚成疣疮。

2. **气滞血瘀** 湿热淫毒和秽浊之邪蕴结,搏结于二阴皮肤,致局部气滞血瘀,经络阻塞,凝滞不散,发为疣目。

3. **正虚邪恋** 若治疗不当,反复发作,湿气困脾,或劳累过度,房事不洁,均可导致脾气亏虚,运化失司,不能化湿行水,湿毒难去,缠绵难愈,反复发作;或发病日久,肝热水涸,肾气不荣,精亡而筋挛,发为疣赘。

本病的病原体系人类乳头瘤病毒(HPV),只侵犯人体皮肤黏膜。病毒通过局部细微损伤的皮肤黏膜而接种在该部,经过一定的潜伏期而出现赘生物。

【诊断】

1. **临床表现** 有与尖锐湿疣患者不洁性交或生活接触史。潜伏期1～12个月,平均3个月。

男性患者皮损多在阴茎龟头、冠状沟、系带;女性多在阴唇、阴蒂、子宫颈、阴道和肛门;同性恋者常见于肛门和直肠,亦有乳头、口唇、腋下、脐窝等处的报道。基本损害为淡红色或污秽色、柔软的表皮赘生物。赘生物大小不一,单个或群集分布,表面分叶或呈棘刺状,湿润,基底较窄或有蒂,但在阴茎体部可出现基底较宽的"无蒂疣"。由于皮损排列分布不同,外观上常表现为点状、线状、重叠状、乳头瘤状、鸡冠状、菜花状、蕈状等不同形态。本病常无自觉症状,部分患者可出现局部疼痛或瘙痒。疣体易擦烂出血,若继发感染,分泌物增多,可伴恶臭。巨大的尖锐湿疣多见于男性,且好发于阴茎和肛门附近(彩图51、彩图52),女性则见于外阴部,偶尔可转化为鳞状细胞癌。

2. **实验室检查**

(1) 醋酸白试验:用3%～5%的醋酸液涂擦或湿敷3～10 min,阳性者局部变白,病灶稍隆起,在放大镜下观察更明显。

(2) 组织病理学检查:有特异性。乳头瘤样增生,棘层高度肥厚,中上层细胞有明显的空泡形成,核浓缩,表皮嵴增粗延长,真皮内血管扩张,周围有炎性细胞浸润。

【鉴别诊断】

1. **假性湿疣** 又称绒毛状小阴唇,多发生于20～30岁的女性外阴,特别是小阴唇内侧和阴道前庭;皮损为直径1～2 mm大小的白色或淡红色小丘疹,表面光滑如鱼子状,群集分布;无自觉症状。

2. **阴茎珍珠状丘疹** 多见于青壮年;皮损为冠状沟部珍珠样半透明小丘疹,呈半球状、圆锥状或不规则状,色白或淡黄、淡红,沿冠状沟排列成一行或数行,或包绕一周,无自觉症状。

3. **扁平湿疣** 为梅毒常见的皮肤损害,皮损为扁平而湿润的丘疹,表面光滑,成片或成簇分布;损害内可找到梅毒螺旋体;梅毒血清反应强阳性。

【治疗】

以清热解毒、燥湿除疣为主要治法,也可运用抗病毒中草药施治。临床上常用中西医结合治疗去除疣体,并针对病原体进行治疗。

1. 辨证论治

(1) 内治

1) 肝经湿热证

证候:疣体红色或灰色,表面潮湿,易于糜烂、渗液,尿赤便结,口苦咽干;舌红苔黄腻,脉滑数。

治法:清热泻火,利湿化浊。

方药:龙胆泻肝汤加减。渗液较多者加薏苡仁、败酱草。

2) 气滞血瘀证

证候:疣体暗红或暗紫色,表面坚硬,时感会阴部或胸胁刺痛;舌质紫暗或偏暗,脉象沉涩。

治法:行气活血,化瘀消疣。

方药:桃红四物汤加减。疣体质硬难消者加炮山甲片、丝瓜络;会阴部刺痛明显者加炒三棱、赤芍、牛膝。

3) 脾虚湿浊证

证候:湿疣反复发作,疣体淡或灰色,或有渗液,神疲乏力,便溏;舌质淡,苔白腻,脉濡数。

治法:益气健脾,化湿消浊。

方药:除湿胃苓汤加减。神疲乏力明显者加党参、黄芪;渗出较多者加薏苡仁、土茯苓。

4) 肝肾亏虚

证候:疣体色红,腰膝酸软,头目眩晕,盗汗遗精,小便色黄量少,大便干燥;舌红少苔,脉细数。

治法:滋肾养肝,柔筋消疣。

方药:六味地黄丸加减。尿赤便结者加黄连、黄柏、土茯苓、大黄。

(2) 外治

1) 熏洗法:板蓝根、山豆根、木贼草、香附各 30 g;或白矾、皂矾各 12 g,侧柏叶 25 g,生薏苡仁 50 g,孩儿茶 15 g。煎水先熏后洗,每日 1~2 次。

2) 点涂法:五妙水仙膏点涂疣体;或鸦胆子仁捣烂涂敷或鸦胆子油点涂患处包扎,3~5 日换药 1 次。应注意保护周围正常皮肤。适用于疣体小而少者。

2. 其他治疗

(1) 西药内服或注射可选用阿昔洛韦、病毒唑、聚肌胞、干扰素等抗病毒药物和免疫增强剂。

(2) 西药外涂可根据病情选用足叶草酯素(疣脱欣)、1%~5% 5-氟尿嘧啶、30%~50%三氯醋酸或 3%~5%酞丁胺等涂敷于疣体表面。注意保护正常皮肤黏膜。

(3) 使用激光、冷冻、电灼疗法时注意不要过度治疗,避免损害正常皮肤黏膜和瘢痕形成,预防感染。

(4) 疣体较大者可手术切除。

【预防与调护】

(1) 禁止不洁性交,必要时使用避孕套。

(2) 注意洗浴用具及内衣裤的清洁卫生,保持阴部清洁。

(3) 积极治疗性伴侣,避免交叉感染。

第四节 黄水疮

黄水疮是一种有传染性的化脓性皮肤病,相当于西医的脓疱疮。其临床特点是皮损为红斑、浅在性脓疱和脓痂,有接触传染和自体接种的特性,常在托儿所、幼儿园或家庭中传播流行。本病中医古代文献又称为"滴脓疮""天疱疮"等,在古代医书中有较多记载,明清时期的多部医书提到本病具有传染性,其临床经验至今仍有一定的指导意义。

【病因病机】

1. 暑湿热蕴　夏秋季节,气候炎热,湿热交蒸,暑湿热邪袭于肌表,以致气机不畅,疏泄障碍,熏蒸皮肤而成。

2. 脾虚湿滞　若小儿机体虚弱,肌肤娇嫩,腠理不固,汗多湿重,暑邪湿毒侵袭,更易发病,且可相互传染。反复发作者,邪毒久羁,可造成脾气虚弱。

西医学认为,本病的病原菌主要为金黄色葡萄球菌或乙型溶血性链球菌,或两者混合感染,由于小儿皮肤娇嫩、皮脂较少,且皮肤容易污脏,常有轻微外伤,故容易感染。而成人发生脓疱疮的较少,往往是与患者接触,或是在理发店、浴池等地间接传染。

【诊断】

1. 临床表现　本病多发于夏秋季节,儿童尤为多见,有传染性。好发于头面、四肢等暴露部位,也可蔓延全身。

皮损初起为红斑,或为水疱,约黄豆、豌豆大小,经1~2日后,水疱变为脓疱,界限分明,四周有轻度红晕,疱壁极薄,内含透明液体,逐渐变混浊。脓疱较大者,疱壁由紧张渐变弛缓,由于体位关系,疱内脓液沉积为脓清及脓渣两层,形成半月状坠积性脓疱。疱壁破裂后,显出湿润而潮红的糜烂疮面,流出黄水,干燥后结成脓痂,痂皮逐渐脱落而愈,愈后不留瘢痕。脓液流溢之处又常引起新的脓疱发生。

皮损处自觉瘙痒,破后形成糜烂时疼痛,常可引起附近臀核的肿痛。一般无全身症状,或轻度不适;重者可有发热、口渴等全身症状。病程长短不一,少数可延至数个月,入冬后病情减轻或痊愈。重者易并发严重疾病,如败血症、肺炎、急性肾炎等,甚至危及生命。

2. 实验室及其他辅助检查　血常规检查白细胞总数及中性白细胞、淋巴细胞均可增高,部分患儿尿常规检查可见白细胞、红细胞、蛋白或各种细胞管型。

【鉴别诊断】

1. 水痘　多在冬春季流行;全身症状明显;皮疹以大小不等发亮的水疱为主,疱大者可见脐窝,可并见红斑、疱疹、结痂等各种不同皮损。

2. 脓窝疮　相当于西医的继发性脓皮病,多因虱病、疥疮、湿疹、虫咬性皮炎等继发感染而成;脓疱壁较厚,破后疱陷成窝,结成厚痂。

【治疗】

以清暑利湿为主要治法。实证以祛邪为主,虚证以健脾为主。

1. 辨证论治

(1) 内治

1) 暑湿热蕴证

证候:皮疹多而脓疱密集,色黄,四周有红晕,破后糜烂面鲜红,附近伴臖核肿大;或有发热,多有口干、便干、小便黄等;舌红,苔黄腻,脉濡数或滑数。

治法:清暑利湿解毒。

方药:清暑汤加减。若壮热者加黄连、黄芩、栀子、马齿苋;面目浮肿者加桑白皮、猪苓、藿香。

2) 脾虚湿滞证

证候:皮疹少而脓疱稀疏,色淡黄或淡白,四周红晕不显,破后糜烂面淡红;多有食少、面白无华、大便溏薄;舌淡,苔薄微腻,脉濡细。

治法:健脾渗湿。

方药:参苓白术散加减。食欲差者加砂仁、鸡内金;大便溏薄者加葛根、冬瓜仁、广藿香。

(2) 外治:以解毒、收敛、燥湿为原则。

1) 脓液多者,选用马齿苋、蒲公英、野菊花、千里光等适量煎水湿敷或外洗。

2) 脓液少者,用三黄洗剂加入5%九一丹混合摇匀外搽,每日3~4次。或青黛散或煅蚕豆荚灰外扑,或用麻油调搽,每日2~3次;颠倒散洗剂外搽,每日4~5次。

3) 局部糜烂者,用青黛散油外涂。

4) 痂皮多者,选用5%硫黄软膏或红油膏掺九一丹外敷。

2. 其他治疗 一般选用敏感的耐青霉素酶的半合成新型青霉素或广谱半合成青霉素,对青霉素过敏者可选用大环内酯类抗生素。

【预防与调护】

(1) 病变处禁止水洗,如清洗脓痂,可用10%黄柏溶液揩洗。病变部位应避免搔抓,以免加重病情。

(2) 炎夏季节每日洗澡1~2次,浴后扑痱子粉,保持皮肤清洁干燥。

(3) 幼儿园、托儿所在夏季应对儿童进行定期检查,发现患儿应立即隔离治疗,患儿接触过的衣服物品要进行消毒处理。流行期间,可服清凉饮料,如五花茶、银花露或菊花露,或绿豆汤、芦花汤等。

第五节 癣

癣是发生在表皮、毛发、指(趾)甲的浅部真菌性皮肤病,根据发生部位不同,名称各异。病发于头皮、毛发,则为"白秃疮""肥疮";病发于趾丫,则为"脚湿气";发于手掌部,则为"鹅掌风";发于指趾甲,则为"灰指甲";发于体表、股阴间,则为"圆癣""阴癣""紫白癜风"等。本病在隋代《诸病源候论》、明代《外科正宗》、清代《医宗金鉴·外科心法要诀》《疡科心得集》等均有详细记载。癣具有传染性、长期性和广泛性的特征,一直是皮肤病防治工作的重点。

【病因病机】

总由生活、起居不慎,感染真菌,复因风、湿、热邪外袭,郁于腠理,淫于皮肤所致。若风热盛,则表现为发落起疹,瘙痒脱屑;若湿热盛,则见渗流滋水,瘙痒结痂;若郁热化燥,气血不和,肤失营养所致,则见皮肤肥厚、燥裂、瘙痒。

西医学认为,癣为皮肤浅部真菌所引起,如头癣主要为黄癣菌、铁锈色小孢子菌、犬小孢子菌等引起;手脚癣、甲癣、体癣、股癣主要由红色毛癣菌、石膏样毛癣菌、絮状表皮癣菌、白念珠菌等引起;花斑癣是由花斑癣菌引起。可通过直接和间接接触而传染。

【诊断】

1. 临床表现

(1) 头癣:分为白秃疮(相当于西医的白癣)和肥疮(相当于西医的黄癣),主要见于儿童,现在临床已经十分少见。

(2) 鹅掌风:相当于西医的手癣。以成年人多见,男女老幼均可染病。多数为单侧发病,也可波及双手。夏天起水疱病情加重,冬天则皲裂疼痛明显。可反复发作。

皮疹特点是:初起为掌心或指缝水疱或掌部皮肤角化脱屑、水疱,水疱多透明如晶,散在或簇集,瘙痒难忍。水疱破后干涸,叠起白屑,中心向愈,四周继发疱疹,并可延及手背、腕部。若反复发作后,致手掌皮肤肥厚,枯槁干裂,疼痛,屈伸不利,宛如鹅掌(彩图53)。

(3) 脚湿气:相当于西医的脚癣。

若皮损处感染邪毒,足趾焮红肿痛,起疱糜烂渗液而臭者,称"臭田螺""田螺疮"。我国南方地区气温高而潮湿,发病率高。多发于成年人,儿童少见。夏秋病重,多起水疱、糜烂;冬春病减,多干燥裂口。

脚湿气主要发生在趾缝,也见于足底。以皮下水疱,趾间浸渍糜烂,渗流滋水,角化过度,脱屑,瘙痒等为特征。分为水疱型、糜烂型、脱屑型,但常以1~2种皮肤损害为主。损害若侵及指甲,可使甲板被蛀蚀变形,甲板增厚或萎缩翘起,色灰白而成灰指甲(甲癣)(彩图54)。

1) 水疱型:多发在足弓及趾的两侧,为成群或分散的深在性皮下水疱,瘙痒,疱壁厚,内容物清澈,不易破裂。数日后干燥脱屑或融合成多房性水疱,撕去疱壁可显示蜂窝状基底及鲜红色糜烂面。

2) 糜烂型:发生于趾缝间,尤以第3、第4趾间多见。表现为趾间潮湿,皮肤浸渍发白。如将白皮除去后,基底呈鲜红色。剧烈瘙痒,往往搓至皮烂疼痛、渗流血水方止。此型易并发感染。

3) 脱屑型:多发生于趾间、足跟两侧及足底。表现为角化过度,干燥,粗糙,脱屑,皲裂。常由水疱型发展而来,且老年患者居多。

水疱型和糜烂型常因抓破而继发感染,致小腿丹毒、红丝疔或足丫化脓,局部红肿,趾间糜烂,渗流腥臭滋水,胯下臖核肿痛,并可出现形寒发热、头痛骨楚等全身症状。

(4) 圆癣:相当于西医的体癣。因皮损多呈钱币状、圆形,故名"圆癣",亦称"铜钱癣"。发于股胯、外阴等处者,称阴癣(股癣)。以青壮年男性多见,多发于夏季,好发于面部、颈部、躯干及四肢近端。圆癣初起为丘疹或水疱,逐渐形成边界清楚的钱币形红斑,其上覆盖细薄鳞屑。病灶中央皮疹消退,呈自愈倾向,但向四周蔓延,有丘疹、水疱、脓疱、结痂等损害。圆癣的皮损特征为环形或多环形、边界清楚、中心消退、外围扩张的斑块,斑块一般为钱币大或更大,多发时可相互融合形成连环形。若发于腰间,常沿扎裤带处皮肤多汗潮湿处传播,形成带形损害(彩图55)。

阴癣发于胯间与阴部相连的皱褶处,向下可蔓延到阴囊,向后至臀间沟,向上可蔓延至下腹部。由于患部多汗潮湿,易受摩擦,故瘙痒明显,发展较快,皮肤损害基本同圆癣。

自觉瘙痒,搔抓日久皮肤可呈苔藓样变,病情多在夏季发作或扩大,入冬痊愈或减轻。

(5) 紫白癜风:相当于西医的花斑癣,俗称"汗斑"。常发于多汗体质青年,可在家庭中互相传染。

皮损好发于颈项、躯干,尤其是多汗部位和四肢近心端,为大小不一、边界清楚的圆形或不规则的无炎症性斑块,色淡褐、灰褐至深褐色,或轻度色素减退,或附少许糠秕状细鳞屑,常融合成片(彩图56)。有轻微痒感,常夏发冬愈,复发率高。

2. 实验室及其他辅助检查

(1) 真菌直接镜检:将取得的病变部鳞屑或分泌物,用氢氧化钾涂片镜检,方法简单、快速,较易掌握。但镜检仅能确定菌丝和孢子的有无,阳性表示真菌存在,且一次阴性不能完全否定。

(2) 真菌培养:可将取得的病变部鳞屑或分泌物做鉴定菌种的培养,深部真菌病需做病变组织的病理学检查。

【鉴别诊断】

1. **手部湿疮** 须与鹅掌风相鉴别。手部湿疮常对称发生,皮损多形性,边界不明显,痒剧,可反复发作。

2. **掌跖角化病** 须与鹅掌风、脚湿气脱屑型相鉴别。本病多自幼年即发病,手掌、足底有对称性的角化和皲裂,无水疱等炎症反应。

3. **白癜风** 须与紫白癜风相鉴别。白癜风皮损为纯白的色素脱失斑,白斑中毛发也白,边界明显,无痛痒,也不传染。

4. **风热疮** 须与紫白癜风相鉴别。风热疮有母斑存在,然后继发子斑,皮疹淡红色,皮损长轴沿肋骨方向排列,瘙痒剧烈,有自限性。

【治疗】

以杀虫止痒为主要治法,必须彻底治疗。以外治为主,若皮损广泛,自觉症状较重,或抓破染毒者,则宜内治、外治相结合。抗真菌西药治疗有一定优势。

1. 辨证论治

(1) 内治

1) 风湿毒聚证

证候:头癣、鹅掌风、脚湿气,症见皮损泛发,蔓延浸淫,或大部分头皮毛发受累,黄痂堆积,毛发脱而头秃;或手如鹅掌,皮肤粗糙,或皮下水疱;或趾丫糜烂、浸渍剧痒;苔薄白,脉濡。

治法:祛风除湿,杀虫止痒。

方药:消风散加地肤子、白鲜皮、威灵仙,或苦参汤加白鲜皮、威灵仙。

2) 湿热下注证

证候:脚湿气伴抓破染毒,症见足丫糜烂,渗流臭水或化脓,肿连足背,或见红丝上窜,胯下臖核肿痛;甚或形寒高热;舌红,苔黄腻,脉滑数。

治法:清热化湿,解毒消肿。

方药:湿重于热者用萆薢渗湿汤;湿热兼瘀者用五神汤;湿热并重者用龙胆泻肝汤。

(2) 外治

1) 鹅掌风、脚湿气

水疱型:可选用1号癣药水、2号癣药水、复方土槿皮酊外搽;二矾汤熏洗;鹅掌风浸泡方或藿黄浸剂(藿香30 g,黄精、大黄、皂矾各12 g,醋1 kg)浸泡。

糜烂型:可选1:1 500高锰酸钾溶液、3%硼酸溶液、二矾汤或半边莲60 g煎汤待温,浸泡15 min,次以皮脂膏或雄黄膏外搽。

脱屑型:可选用以上软膏外搽,浸泡剂浸泡。如角化增厚较剧,可选以10%水杨酸软膏厚涂,外用油纸包扎,每晚1次,使其角质剥脱,然后再用药。

2) 灰指甲:每日以小刀刮除病甲变脆部分,然后用棉花蘸2号癣药水或3%冰醋酸浸涂。或用鹅掌风浸泡方浸泡,白凤仙花捣烂敷病甲上,或采用拔甲方法。

3) 圆癣:可选用1号癣药水、2号癣药水、复方土槿皮酊等外搽。阴癣由于患部皮肤薄嫩,不宜选用刺激性强的外用药物,若皮损有糜烂痒痛者宜选用青黛膏外涂。

4) 紫白癜风:用密陀僧散,以茄子片蘸药涂搽患处,或用2号癣药水,或1%土槿皮酊外搽,每日2~3次。治愈后,继续用药1~2周,以防复发。

2. 其他治疗 内服药可选伊曲康唑、特比萘芬、氟康唑等。外用药物同时可选水杨酸苯甲酸酊、复方间苯二酚搽剂、10%冰醋酸溶液、1%~2%咪唑类霜剂或溶液、1%特比萘芬软膏等。每日1~2次,疗程2周以上。手足癣皮肤干燥甚至皲裂者,用软膏剂,局部封包疗效更好。花斑癣皮损面积广泛者,内服伊曲康唑至真菌培养阴性后改为每月服1次,每次0.2 g,以防止复发;外用可选5%~10%硫黄软膏、50%丙二醇及丙烯胺类霜剂或溶液。

【预防与调护】

(1) 注意个人、家庭及集体卫生。对幼儿园、学校、理发室、浴室、旅店等公共场所要加强卫生管理。

(2) 要针对不同癣病传染途径做好消毒灭菌工作。脚湿气患者要注意保持足部干燥,勿与他人共用洗脚盆、浴巾、鞋袜等,鞋袜宜干爽透风,并经常洗涤、曝晒;圆癣、阴癣、紫白癜风患者的内衣、裤、床单等要常换洗、曝晒,并宜煮沸消毒。

(3) 要早发现,早治疗,坚持治疗,巩固疗效。对患癣病的动物也要及时处理,以消除传染源。

第六节 虫咬皮炎

虫咬皮炎是被致病虫类叮咬,接触其毒液或虫体的毒毛而引起的一种皮炎。其临床特点是皮肤上呈丘疹样风团,上有针尖大小的痕点、丘疹或水疱,呈散在性分布。较常见的致病害虫有蠓、螨、隐翅虫、刺毛虫、跳蚤、虱类、臭虫、飞蛾、蜂等。

【病因病机】

人体皮肤被昆虫叮咬,接触其毒液,或接触虫体的有毒毛刺,邪毒侵入肌肤,与气血相搏;或禀性不耐,过敏而成本病。

【诊断】

本病多见于昆虫孳生的夏秋季节,好发于暴露部位。尤以小儿及青少年多见。

皮损以丘疹、风团或瘀点为多见,亦可出现红斑、丘疱疹或水疱,皮损中央常可见有刺吮点,散在分布或数个成群。由于搔抓而水疱破裂,引起糜烂,有的可继发感染,或局部臀核肿大。

自觉奇痒,灼热红肿或疼痛,一般无全身不适,严重者有畏寒发热、头痛、恶心、胸闷、呼吸困难等全身中毒症状。

因虫类不同,其皮损表现也有差异。

1. 螬虫皮炎 叮咬后局部出现痕点和黄豆大小的风团,奇痒,个别发生水疱,甚至引起丘疹性荨麻疹。

2. 螨虫皮炎 粟米到黄豆大小的红色丘疱疹,或为紫红色的肿块或风团,有时可见到虫咬的痕迹,或因搔抓而有抓痕和血痂。

3. 隐翅虫线状皮炎 皮损多呈线状或条索状红肿,上有密集的丘疹、水疱或脓疱。自觉灼热、疼痛(彩图57)。

4. 桑毛虫皮炎 皮损为绿豆到黄豆大小的红色斑丘疹、丘疱疹或风团,剧痒。

5. 松毛虫皮炎 皮损为斑疹、风团,间有丘疹、水疱、脓疱、皮下结节等。不少患者伴有关节红肿疼痛,甚至化脓。但脓液培养无细菌生长。

6. 蜂螫皮炎 伤处有烧灼感,或显著的痛痒感。如被群蜂同时螫伤,可产生大面积的肿胀。可伴有头晕、恶心、呕吐等症状,严重者可晕厥。

【治疗】

注重预防,发病后以外治为主,重者内、外合治。治法主要为清热解毒止痒。

1. 辨证论治

(1) 内治

热毒蕴结证

证候:皮疹较多,成片红肿,水疱较大,瘀斑明显,皮疹附近臀核肿大;伴畏寒,发热,头痛,恶心,胸闷;舌红,苔黄,脉数。

治法:清热解毒,消肿止痒。

主药:五味消毒饮合黄连解毒汤加地肤子、白鲜皮、紫荆皮。

(2) 外治

1) 初起红斑、丘疹、风团等皮损,用1%薄荷三黄洗剂(即三黄洗剂加薄荷脑1 g)外搽。

2) 生于毛发处者,剃毛后外搽50%百部酊杀虫止痒。

3) 感染邪毒,水疱破后糜烂红肿者,可用马齿苋煎汤湿敷,再用青黛散油剂涂搽;或外用颠倒散洗剂外搽。

4) 松毛虫、桑毛虫皮炎可用橡皮膏粘去毛刺,外涂5%碘酊。

5) 蜂螫皮炎应先拔去毒刺,火罐吸出毒汁,用紫金锭磨水外涂。

2. 其他治疗
(1) 外涂1%～2%薄荷或炉甘石洗剂或5%樟脑乙醇外涂止痒。隐翅虫皮炎外用肥皂水或1:5 000～1:8 000高锰酸钾溶液湿敷,再涂1:10聚维酮碘溶液。虱病可用1%γ-666霜。
(2) 可选抗组胺类药物止痒。

【预防与调护】
(1) 保持环境清洁卫生,消灭害虫。衣服、被褥应勤洗勤晒,防虫藏身。
(2) 儿童在户外玩耍,要涂抹防虫叮咬药物。
(3) 发病期间忌海鲜鱼腥发物,多饮水,多吃蔬菜、水果,保持大便通畅。

第七节 疥疮

疥疮是由疥虫(疥螨)寄生在人体皮肤所引起的一种接触传染性皮肤病。其临床特点是夜间剧痒,在皮损处有灰白色、浅黑色或普通皮色的隧道,可找到疥虫。俗称"虫疥""癞疥""干疤疥"等,继发感染者称"脓窠疥"。南北朝的《刘涓子鬼遗方》、隋代《诸病源候论》、明代《外科正宗》、清代《医宗金鉴·外科心法要诀》等均对疥疮的症状做了具体而形象的描述。

【病因病机】
可因使用患者用过而未经消毒的衣服、被席、用具等传染而得。其传染性很强,在一家人或集体宿舍中可相互传播。本病发生后,患者常伴有湿热之邪郁于肌肤的症状。

疥疮由疥虫引起,疥虫属螨类,寄生于人和哺乳动物的皮肤内,其属于蛛形纲、疥目,种类较多,一类为寄生于人的人型疥螨,也可侵犯动物;另一类为寄生于动物身上的动物疥螨,也可侵犯人。

【诊断】
1. 临床表现　本病传染性极强,冬春季多见,易在集体生活的人群中和家庭内流行。

皮损好发于皮肤薄嫩和皱褶处,如手指侧、指缝、腕肘关节屈侧、腋窝前缘、女性乳房下、少腹、外阴、腹股沟、大腿内侧等处。头面部和头皮、掌跖一般不易累及,但婴幼儿例外。

皮疹主要为红色小丘疹、丘疱疹、小水疱、隧道、结节和结痂。水疱常见于指缝。结节常见于阴囊、少腹等处。隧道为疥疮的特异性皮疹,长约0.5 mm,弯曲,微隆起,呈淡灰色或皮色,在隧道末端有1个针头大的灰白色或微红的小点,为疥虫隐藏的地方。如不及时治疗,迁延日久则全身遍布抓痕、结痂、黑色斑点,甚至脓疱。病久者男性皮损主要在阴茎、阴囊有结节;女性皮损主要在少腹、会阴部。

患者常有奇痒,遇热或夜间尤甚,常影响睡眠。
2. 实验室及其他辅助检查　刮取皮损部位,阳性标本可找到疥螨或椭圆形、淡黄色的薄壳虫卵。

【鉴别诊断】
1. 寻常痒疹　好发于四肢伸侧,丘疹较大,多数自幼童开始发病,常并发腹股沟淋巴结肿大。
2. 皮肤瘙痒症　好发于四肢,重者可延及全身;皮损主要为抓痕、血痂和脱屑,无疥疮特有的丘疹、水疱和隧道。

3. **丘疹性荨麻疹** 多见于儿童,好发于躯干与四肢;皮疹主要表现为红斑与风团,皮疹似梭形,顶部有小丘疹或小水疱。

4. **虱病** 主要表现为躯干或会阴部位皮肤瘙痒及血痂,指缝无皮疹;在衣缝处或毛发部位常可找到虱子或虫卵。

【治疗】

以杀虫止痒为主要治法。必须隔离治疗,以外治为主。若抓破染毒,需内、外合治。

1. **辨证论治**

(1) 内治

湿热蕴结证

证候:皮损以水疱为多,丘疱疹泛发,壁薄液多,破流滋水,浸淫糜烂,或脓疱多,或起红丝走窜,臀核肿痛;舌红,苔黄腻,脉滑数。

治法:清热化湿,解毒杀虫。

方药:黄连解毒汤合三妙丸加地肤子、白鲜皮、百部、苦参。

(2) 外治:硫黄治疗疥疮,古今皆为常用特效药物。临床上多与水银、雄黄等杀虫药配用,以油调敷,或与大枫子、蓖麻仁等有油脂之果仁捣膏用之。目前临床上常用浓度5%～20%的硫黄软膏,小儿用5%～10%、成人用10%～15%的浓度,若患病时间长,可用20%的浓度,但浓度不宜过高,否则易产生皮炎;亦可用含水银的制剂一扫光或雄黄膏等外搽。

涂药方法:先以花椒9 g、地肤子30 g煎汤外洗,或用温水肥皂洗涤全身后,再擦药。一般先擦好发部位,再涂全身。每日早、晚各涂1次,连续3日,第4日洗澡,换洗衣被,此为1个疗程。一般治1～2个疗程。因为疥虫卵在产生后1周左右才能发育为成虫,停药后观察1周左右,如无新皮损出现,即为痊愈。

2. **其他治疗** 优力肤、疥灵霜等外搽,每日1次。

【预防与调护】

(1) 加强卫生宣传及监督管理,对公共浴室、旅馆、车船上的衣被应定期严格消毒。

(2) 注意个人卫生,勤洗澡,勤换衣服,被褥常洗晒。

(3) 接触疥疮患者后,用肥皂水洗手。患者所用衣服、被褥、毛巾等均需煮沸消毒,或在阳光下充分暴晒,以便杀灭疥虫及虫卵。

(4) 彻底消灭传染源,注意消毒隔离。患者应分居,家中或集体中有相同病者宜同时治疗,以杜绝传染源。

(5) 发病期间忌食辛燥鱼腥发物。

第八节 日晒疮

日晒疮是皮肤受到中波紫外线过度照射后,局部发生急性光毒性反应造成的红斑损害,又称日光性皮炎。其临床特点是发生于夏季,以妇女、儿童皮肤嫩弱者及室外作业人员、高原地区居民、雪地勘探者等较多见。轻者在照射后数小时至10多个小时,皮肤暴露部位发生境界清楚的红斑,自觉灼热疼痛,触之痛甚。常2~3日后自愈。重者红斑色深、肿胀,出现水疱或大疱,破裂后糜烂,可伴发热、头痛、恶心,全身不适,数日后吸收,结痂,脱屑愈合。明代《外科启玄·日晒疮》认为:"三伏夏天,勤苦之人,劳于工作,不惜身命,受酷日暴晒,先疼后破而成疮者,非血气所生也。"清代《洞天奥旨·日晒疮》亦曰:"日晒疮乃夏天酷烈之日暴而成者也,必先痛后破,乃外热所伤,非内热所损也。"

【病因病机】

盛夏酷暑,日光暴晒,阳热毒邪,侵入体表,蕴郁肌肤,焦肤伤肌而致。毒热郁于肌肤,蕴热化湿,湿热俱盛,则生水疱、糜烂。若热毒入里,劫烁阴液则发热、头痛、恶心甚至谵妄。

本病主要是皮肤接受超过耐受量的中波紫外线(UVB290~320 nm)引起的光毒反应。在光毒反应中产生的单线态氧、超氧阴离子自由基等,能对角朊细胞和血管内皮细胞产生损伤,一些炎症细胞和介质也参与其炎症反应。

【诊断】

1. **临床表现** 暴晒后数小时至10多个小时,在暴露部位出现鲜红色斑,境界非常明显。与遮盖部位反差很大,轻度水肿或不肿,有烧灼刺痛感,2~3日内自然消退,留有少许脱屑和褐色色素沉着。重者红斑颜色更深,伴有水肿,继而出现水疱或大疱,疱壁紧张或较松,疱液澄清、淡黄色。自觉烧灼刺痛,触之痛甚。数日后水疱吸收或破裂,露出糜烂面不久干燥结痂脱屑,可遗留色素沉着或减退。各种症状在照射后第2日反应最强,数周后恢复。若皮损面积广泛,可引起发热、寒战、头痛、恶心,甚至谵妄或休克。

2. **实验室及其他辅助检查** 可做光生物学试验,以明确诊断。常用的有最小红斑量(MED)测定、光激发试验和光斑贴试验,以明确光敏性存在、光敏强度和接触敏感是否存在。

【鉴别诊断】

1. **植物性日光皮炎** 有进食灰菜等光敏植物史,曝光处弥漫性肿胀,以眼睑、口唇肿胀最重。而本病境界清楚,肿胀轻或不肿胀。

2. **多形性日光疹** 起病较缓,病程较长,常春夏季发病,秋冬季自愈或减轻,次年复发,皮疹呈多形性。

3. **接触性皮炎** 有过敏物质接触史,皮损限于接触部位,与日光照射无关。

【治疗】

以清热祛暑为主要治法,水疱明显者当除湿解毒。

1. **辨证论治**

(1) 内治

1) 阳毒袭表证

证候:暴晒后皮肤出现鲜红色斑,境界鲜明,灼热疼痛,触之痛甚;伴口渴喜冷,低热乏力;舌质红,苔薄黄,脉浮数。

治法:清热消暑,解毒止痛。

方药：新加香薷饮加减。

2) 热毒炽盛证

证候：红斑水肿色深，继而出现水疱、大疱、糜烂、渗液，烧灼疼痛或刺痛难忍；伴发热口渴，头痛，头昏，呕恶不适，甚或神昏谵妄。

治法：清热解毒，凉血燥湿。

方药：清瘟败毒饮加减。

(2) 外治：① 未溃者用三黄洗剂或黄连膏外涂，每日1～2次。② 疱破流滋及糜烂者，用马齿苋60 g或甘草60 g，枯矾10 g，浓煎取汁，冷湿敷后，外扑清凉粉。干燥结痂者，可薄涂玉露膏或青黛膏、地榆油，每日1～2次。

2. 其他治疗

(1) 西药治疗：轻者用炉甘石洗剂，或皮质类固醇激素霜外搽，口服抗组胺药。伴感染者可应用抗生素，伴高热等全身症状、中暑者给予补充水电解质及大量维生素。

(2) 针灸治疗：取下关、颊车、承浆、太阳、四白、外关、劳宫、合谷、太溪、昆仑等穴位，用泻法，留针10～15 min。

【预防与调护】

(1) 经常参加户外活动，增强身体对紫外线的耐受力。

(2) 夏季避免日光直接曝晒，外出时注意遮阳或使用防晒剂和避光剂。

(3) 忌食辛辣醇浆、鱼腥发物。

第九节 湿　疮

湿疮是一种过敏性炎症性皮肤病，相当于西医的湿疹。其临床特点是皮损对称分布，多形损害，剧烈瘙痒，有湿润倾向，反复发作，易成慢性等。根据病程可分为急性、亚急性、慢性三类。急性湿疮以丘疱疹为主，有渗出倾向；慢性湿疮以苔藓样变为主，易反复发作。本病男女老幼皆可发病，但以先天禀赋不耐者为多，无明显季节性，但冬季常复发。

古代中医文献中的"疮""癣""风"之中，包括各种湿疮及各部位的湿疮。根据皮损形态和发病部位不同，名称各异，如浸淫全身，滋水较多者，称浸淫疮；以丘疹为主者，称血风疮或粟疮；如发于耳部者，称旋耳疮；发于手足部者，称痞疮；发于阴囊部者，称肾囊风；发于脐部者，称脐疮；发于肘、膝弯曲部者，称四弯风；发于乳头者，称乳头风。

【病因病机】

由于禀赋不耐，饮食失节，或过食辛辣刺激、荤腥动风之物，脾胃受损，失其健运，湿热内生，又兼外受风邪，内外两邪相搏，风湿热邪浸淫肌肤所致。本病的发生与心、肺、肝、脾经的病变有密切的关系。

本病急性者，以湿热为主；亚急性者，多与脾虚湿恋有关；慢性者则多病久耗伤阴血，血虚风燥，乃致肌肤甲错；发于小腿者则常由经脉弛缓、青筋暴露，气血运行不畅，湿热蕴阻，肤失濡养所致。

西医学认为，本病的病因复杂，其发生与过敏体质，外来的各种物理、机械、化学、药物及羊毛羽绒等刺激，以及精神紧张、过度劳累、感染病灶、内分泌失调、代谢障碍、食鱼虾海鲜或牛羊肉等发物等有关。

【诊断】

1. 临床表现

(1) 急性湿疮：相当于西医的急性湿疹。

本病起病较快，皮损常为对称性、原发性和多形性（常有红斑、潮红、丘疹、丘疱疹、水疱、脓疱、流滋、结痂并存）。可发于身体的任何部位，亦可泛发全身，但常发于头面、耳后、手足、阴囊、外阴、肛门等，多呈对称分布。病变常为片状或弥漫性，无明显边界。皮损为多数密集的粟粒大小的丘疹、丘疱疹，基底潮红，由于搔抓，丘疹、丘疱疹或水疱顶端抓破后流滋水、糜烂及结痂，皮损中心较重，外周有散在丘疹、红斑、丘疱疹，故边界不清。如不转化为慢性，1～2个月脱去痂皮而愈。自觉瘙痒剧烈，搔抓、肥皂热水烫洗、饮酒、食辛辣发物均可使皮损加重，瘙痒加剧，重者影响睡眠。搔抓染毒多致糜烂、渗液、化脓，并可发疖、臀核肿大等。

(2) 亚急性湿疮：相当于西医的亚急性湿疹。

常由急性湿疮未能及时治疗，或处理失当，病程迁延所致。亦可初发即呈亚急性湿疮。皮损较急性湿疮轻，以丘疹、结痂、鳞屑为主，仅有少量水疱及轻度糜烂（彩图58）。自觉剧烈瘙痒，夜间尤甚。

(3) 慢性湿疮：相当于西医的慢性湿疹。

常由急性和亚急性湿疮处理不当，长期不愈，或反复发作而成。部分患者一开始即表现为慢性湿疮的症状。

皮损局限于某一部位，如小腿、手足、肘窝、膝窝、外阴、肛门等处。表现为皮肤肥厚粗糙，触之较硬，色暗红或紫褐，皮纹显著或呈苔藓样变。皮损表面常附有鳞屑，伴抓痕、血痂、色素沉着，部分皮损可出现新的丘疹或水疱，抓破后少量流滋水。发生于手足及关节部位者，常易出现皲裂，自觉疼痛，影响活动。患者自觉瘙痒，呈阵发性，夜间或精神紧张、饮酒、食辛辣发物时瘙痒加剧。病程较长，反复发作，时轻时重。

(4) 特殊部位湿疮：湿疮由于病因和性质有所不同，好发于某些特定部位，临床表现可有一定的特异性。

1) 耳部湿疮：又称旋耳疮。多发生在耳后皱襞处，也可见于耳轮上部及外耳道，皮损表现为红斑、流滋结痂及皲裂，有时带脂溢性，常两侧对称。

2) 头部湿疮：多由染发剂、生发剂、洗发剂等刺激所引起。呈弥漫性，甚至累及整个头皮，可流脓性滋水，覆以或多或少的黄痂，痂多时可将头发粘结成团，或化脓染毒，发生臭味，甚至可使头发脱落。

3) 面部湿疮：常见于额部、眉部、耳前等处。皮损为淡色或微红的斑，其上有或多或少的鳞屑，常对称分布，自觉瘙痒。由于面部经常洗擦或使用化妆品刺激，病情易反复发作。

4) 乳房湿疮：主要见于女性。损害局限于乳头，表现为潮湿、糜烂、流滋水，上覆以鳞屑，或结黄色痂皮，反复发作可出现皲裂、疼痛、自觉瘙痒，一般不化脓。

5) 脐部湿疮：皮损为位于脐窝的鲜红或暗红色斑片，或有糜烂、流滋水、结痂，皮损边界清楚，不累及外周正常皮肤,常有臭味,自觉瘙痒,病程较长。

6) 手部湿疮:由于手是暴露部位,接触致病因素机会较多,故手部湿疮极为常见。好发于手背及指端掌面,可蔓延至手背和手腕部,皮损形态多样,边界不清,表现为潮红、糜烂、流滋水、结痂。至慢性时,皮肤肥厚粗糙。因手指经常活动而皲裂,病程较长,顽固难愈(彩图59)。

7) 阴囊湿疮:为湿疮中常见的一种。局限于阴囊皮肤,有时可延至肛周,甚至阴茎部。有潮湿型和干燥型两种,前者表现为整个阴囊肿胀、潮红、轻度糜烂、流滋水、结痂,日久皮肤肥厚,皮色发亮,色素加深;后者潮红、肿胀不如前者,皮肤浸润变厚,呈灰色,上覆鳞屑,且有裂隙,因经常搔抓而有不规则小片色素消失,瘙痒剧烈,夜间更甚,常影响睡眠和工作。

8) 小腿湿疮:好发于小腿下内1/3侧,常伴有青筋暴露,皮损呈局限性暗红色,弥漫密集丘疹、丘疱疹,糜烂、流滋水,日久皮肤变厚,色素沉着。常伴发小腿溃疡。部分患者皮损中心色素减退可形成继发性白癜风。

9) 钱币状湿疮:是湿疮的一种特殊类型,因其皮损似钱币状而得名。常发于冬季,与皮肤干燥同时发生。皮损好发于手足背、四肢伸侧、肩、臀、乳房等处。皮损为红色小丘疹或丘疱疹,密集而呈钱币状,滋水较多。慢性者皮肤肥厚,表面有结痂及鳞屑,皮损的周围散发丘疹、水疱,常呈"卫星状"。自觉瘙痒剧烈,反复发作,不易治愈。

2. **实验室及其他辅助检查** 可通过皮肤斑贴试验或血液过敏原检查,寻找致敏原。

【鉴别诊断】

1. **接触性皮炎** 须与急性湿疮鉴别(表10-2)。

表10-2 急性湿疮与接触性皮炎鉴别

鉴别点	急性湿疮	接触性皮炎
病因	病因常不明确	常有明显的病因
部位	不固定,常对称发生	常限于接触部位
皮疹	多形性,丘疹、水疱等边界弥漫不清	较单一,有水肿、水疱,境界清楚
接触史	不明确	有
主要症状	瘙痒剧烈	痒或灼热感
转归	常有复发倾向	去除病因则较快痊愈,不再接触即不复发

2. **牛皮癣** 须与慢性湿疮相鉴别。本病好发于颈项、肘、尾骶部,皮损分布常不对称,有典型的苔藓样变,皮损倾向干燥,无多形性损害。

【治疗】

以清热利湿止痒为主要治法。急性者以清热利湿为主,慢性者以养血润肤为主。外治宜用温和的药物,以免加重病情。

1. 辨证论治

(1) 内治

1) 湿热浸淫证

证候:发病时间短,皮损面积大,色红灼热,丘疱疹密集,瘙痒剧烈,抓破滋水淋漓,浸淫成片;伴胸闷纳呆,身热不扬,腹胀便溏,小便黄;舌红,苔黄腻,脉滑数。

治法：清热利湿，解毒止痒。
方药：龙胆泻肝汤合五味消毒饮加减。胸闷纳呆、腹胀便溏者加苍术、茯苓皮、砂仁。
2) 脾虚湿蕴证
证候：发病较缓，皮损潮红，有丘疹，瘙痒，抓后糜烂渗出，可见鳞屑；伴纳少，腹胀便溏，易疲乏；舌淡胖，苔白腻，脉弦缓。
治法：健脾利湿止痒。
方药：除湿胃苓汤或参苓白术散加紫荆皮、地肤子、白鲜皮。
3) 血虚风燥证
证候：病程长久，反复发作，皮损色暗或色素沉着，或皮损粗糙肥厚，剧痒难忍，遇热或肥皂水后瘙痒加重；伴有口干不欲饮，纳差，腹胀；舌淡，苔白，脉弦细。
治法：养血润肤，祛风止痒。
方药：当归饮子或四物消风饮加丹参、鸡血藤、乌梢蛇。瘙痒不能入眠者加珍珠母、徐长卿、夜交藤、酸枣仁。

(2) 外治

1) 急性湿疮：初起仅有潮红、丘疹，或少数水疱而无渗液时，治宜清热安抚，避免刺激，可选用清热止痒的中药如苦参、黄柏、地肤子、荆芥等煎汤温洗，或用10%黄柏溶液、炉甘石洗剂外搽。若水疱破溃糜烂、渗出明显时，外治宜收敛、消炎，可选用黄柏、生地榆、马齿苋、野菊花等煎汤，或10%黄柏溶液、三黄洗剂等湿敷，或2%～3%硼酸水冷敷，再用青黛散麻油调搽。急性湿疮后期滋水减少时，外治宜保护皮损，避免刺激，促进角质新生，清除残余炎症，可选黄连膏、青黛膏外搽。

2) 亚急性湿疮：治宜消炎、止痒、燥湿、收敛，选用三黄洗剂、3%黑豆馏油、2%冰片、5%黑豆馏油软膏外搽。

3) 慢性湿疮：治以止痒、抑制表皮细胞增生、促进真皮炎症浸润吸收为主，可选用各种软膏剂、乳剂，根据瘙痒及皮肤肥厚程度加入不同浓度的止痒剂、角质促成和溶解剂，可外搽青黛膏、5%硫黄软膏、10%～20%黑豆馏油软膏。

2. 其他治疗

(1) 内服药：以抗炎、止痒为目的，选用抗组胺药、镇静剂。如氯苯那敏、苯海拉明、多塞平、酮替芬、阿司咪唑、氯雷他定、西替利嗪、咪唑斯汀等，可选其中1～2种药物应用。急性期可选用钙剂、维生素C、硫代硫酸钠等静脉给药，或用普鲁卡因静脉封闭疗法。合并感染者，加用抗生素。

(2) 外用药：急性期无渗液者用氧化锌油，渗出多者用3%硼酸溶液湿敷，当渗出减少时用糖皮质激素霜剂，可与油剂交替使用。亚急性期用糖皮质激素乳剂、糊剂。慢性期选用软膏、硬膏、涂膜剂。对顽固局限肥厚性损害可用糖皮质激素局部皮内注射，每周1次，4～6次为1个疗程。

【预防与调护】

(1) 急性湿疮忌用热水烫洗，忌用肥皂等刺激物洗患处。
(2) 湿疮患者应避免搔抓，以防感染。
(3) 湿疮患者应忌食辛辣、鱼、虾、鸡、鹅、牛、羊肉等发物，亦应忌食香菜、韭菜、芹菜、姜、葱、蒜等辛香之品。
(4) 急性湿疮或慢性湿疮急性发作期间，应暂缓预防注射各种疫苗和接种牛痘。

附：婴儿湿疮

婴儿湿疮是发于1～2岁婴儿的过敏性皮肤病，相当于西医的婴儿湿疹。其临床特点是好发在头面，重者可延及躯干和四肢，患儿常有家族过敏史，多见于人工哺育的婴儿。又称"奶癣""胎敛疮"。

【病因病机】

由于禀性不耐，脾胃运化失职，内有胎火湿热，外受风湿热邪，两者蕴阻肌肤而成；或因消化不良、食物过敏、衣服摩擦、肥皂水洗涤刺激等而诱发。

【诊断】

1. 临床表现 皮损好发于颜面，多自两颊开始，渐侵至额部、眉间、头皮，反复发作，严重者可侵延颈部、肩胛部，甚至遍及全身。皮损形态多样，分布大多对称，时轻时重。在面部者，初为簇集的或散在的红斑或丘疹；在头皮或眉部者，多有油腻性的鳞屑和黄色发亮的结痂。病轻者仅有红色斑片，伴少量的丘疹、小水疱和小片糜烂、流滋水；病重者，红斑鲜艳，水疱多，以糜烂、流滋水为主。转为亚急性者，水疱减少，暗红色斑片，丘疹稀疏，覆有鳞屑（彩图60）。若过分搔抓、摩擦、洗烫，则糜烂加重、流滋水增多，并可向颈部、躯干、四肢蔓延。常因皮肤破损而继发感染，引起附近臀核肿痛，伴有发热、食欲减退、便干溲赤等全身症状。自觉阵发性剧痒，遇暖尤甚，以致患儿常将头面部在枕上或母亲衣襟上摩擦，或用手搔抓，烦躁，哭闹不安，常影响进食和睡眠。

临床常根据发病年龄及皮损特点分为以下3型。

(1) 脂溢型：多发于出生后1～2个月的婴儿。皮损在前额、面颊、眉周围，呈小片红斑上覆黄色鳞屑，颈部、腋下、腹股沟常有轻度糜烂。停乳后可痊愈。

(2) 湿型(渗出型)：多发于饮食无度、消化不良、外形肥胖、3～6个月的婴儿。皮损有红斑、丘疹、水疱、糜烂、流滋水。易继发感染而有发热、纳呆、吵闹、臀核肿大等症状。

(3) 干型(干燥型)：多发于营养不良而瘦弱或皮肤干燥的1岁以上婴儿。皮损潮红、干燥、脱屑，或有丘疹和片状浸润，常反复发作，迁延难愈。

2. 实验室及其他辅助检查 血中嗜酸性粒细胞数可增高，免疫球蛋白IgE增高。

【治疗】

辨证论治

(1) 内治

1) 胎火湿热证

证候：皮肤潮红，红斑水疱，抓痒流滋水，甚则黄水淋漓、糜烂，结黄色痂皮；伴大便干，小便黄赤；苔黄腻，脉滑数。

治法：凉血清火，利湿止痒。

方药：消风导赤汤加减。脂溢性者加地骨皮、生山楂、白花蛇舌草；湿性者加土茯苓、车前草、苍术、黄柏；干性者加太子参、麦冬、女贞子。

2) 脾虚湿蕴证

证候：初起皮肤暗淡，继而出现成片水疱，瘙痒，抓破后结薄痂；多有消化不良，大便稀溏，或完谷不化；舌淡，苔白或白腻，脉缓。

治法：健脾利湿。
方药：小儿化湿汤加土茯苓、鱼腥草。
(2) 外治
1) 脂溢性和湿性：用生地榆、黄柏煎水或马齿苋合剂、2%硼酸水外用冷湿敷，待流滋水、糜烂减轻后，选用青黛散油、黄连油或蛋黄油外搽。
2) 干性：用三黄洗剂、黄柏霜外搽。

第十节 接触性皮炎

接触性皮炎是指因皮肤或黏膜接触某些外界致病物质所引起的皮肤急性或慢性炎症反应。其临床特点是发病前均有明显的接触某种物质的病史，好发于接触部位，皮疹上有红斑、丘疹、水疱、糜烂、渗出、结痂等。

中医文献中根据接触物质及其引起的症状特点不同而命名，如因漆刺激而引起者，称为漆疮；因贴膏药引起者，称为膏药风；接触花粉引起者，称为花粉疮；接触马桶引起者，称为马桶癣等。

【病因病机】

由于患者禀赋不耐，皮肤腠理不密，接触某些物质，如漆、药物、塑料、橡胶制品、染料和某些植物的花粉、叶、茎等，使毒邪侵入皮肤，蕴郁化热，邪热与气血相搏而发病。但体质因素是发病的主要原因，同一种物质，禀赋不耐者接触后发病，体质强盛者则不发病。

西医学认为，接触性皮炎分为原发刺激性接触性皮炎和变态反应性接触性皮炎两种，能引起接触性皮炎的接触物质很多，主要有动物性、植物性和化学性3种。本病的发病机制，目前尚未完全阐明。

【诊断】

1. **临床表现** 本病发生前有明显的接触史，均有一定的潜伏期，第1次在4～5日以上，再次接触发病时间缩短，多数在数小时或1日左右。一般急性发病，常见于暴露部位，如面、颈、四肢。皮损的形态、范围、严重程度取决于接触物质种类、性质、浓度和接触时间的久暂、接触部位与面积大小，以及机体对刺激物的反应程度。

皮损边界清楚，多局限于接触部位，形态与接触物大抵一致。皮疹一般为红斑、肿胀、丘疹、水疱或大疱、糜烂、渗出等，一个时期内以某一种皮损为主（彩图61、彩图62）。若发生在组织疏松部位，如眼睑、包皮、阴囊处则表现为皮肤局限性水肿，皮肤光亮，表面纹理消失，无明显边缘。若患者反应强烈，则皮疹不仅局限于接触部位，而且可播散到其他部位，甚至泛发全身。

自觉瘙痒，烧灼感，重者疼痛。少数患者伴有怕冷、发热、头痛、恶心等全身症状。

病因去除和恰当处理后可在1～2周内痊愈。若反复接触或处理不当，可转变为亚急性或慢性，皮损表现为肥厚粗糙，呈苔藓样变。

2. **实验室及其他辅助检查** 可做皮肤斑贴试验或血液过敏原检查，以寻找致敏原。

【鉴别诊断】
　　颜面丹毒　无异物接触史；全身症状严重，常有寒战、高热、头痛、恶心等症状；皮疹以水肿性红斑为主，形如云片，色若涂丹；自感灼热、疼痛而无瘙痒。

【治疗】
　　首先应避免接触过敏物质，否则治疗无效。以清热祛湿止痒为主要治法，急性者以清热祛湿为主，慢性者以养血润燥为主。
　　1. 辨证论治
　　(1) 内治
　　1) 风热蕴肤证
　　证候：起病较急，好发于头面部，皮损色红，肿胀轻，其上为红斑或丘疹，自觉瘙痒，灼热；伴心烦，口干，小便微黄；舌红，苔薄白或薄黄，脉浮数。
　　治法：疏风清热止痒。
　　方药：消风散加紫荆皮(花)、僵蚕。
　　2) 湿热毒蕴证
　　证候：起病急骤，皮损面积较广泛，其色鲜红肿胀，上有水疱或大疱，水疱破后则糜烂渗液，自觉灼热瘙痒；伴发热，口渴，大便干，小便短黄；舌红，苔黄，脉弦滑数。
　　治法：清热祛湿，凉血解毒。
　　方药：龙胆泻肝汤合化斑解毒汤加减。黄水多者加土茯苓、紫荆皮、马齿苋；红肿面积广泛者加酒制大黄、紫荆皮、桑白皮。
　　3) 血虚风燥证
　　证候：病程长，病情反复发作，皮损肥厚干燥有鳞屑，或呈苔藓样变，瘙痒剧烈，有抓痕及结痂；舌淡红，苔薄，脉弦细。
　　治法：养血润燥，祛风止痒。
　　方药：当归饮子合消风散加减。瘙痒甚者加僵蚕、紫荆皮、徐长卿。
　　(2) 外治：用药宜简单、温和、无刺激性。
　　1) 皮损以红斑、丘疹为主者，选用三黄洗剂或炉甘石洗剂外搽，或选用青黛散冷开水调涂，或1%～2%樟脑、5%薄荷脑粉剂外涂，每日5～6次。若有大量渗出、糜烂，选用绿茶、马齿苋、黄柏、羊蹄草、石韦、蒲公英、桑叶等组方煎水湿敷，或用3%硼酸溶液、10%黄柏溶液湿敷。漆疮可用鬼箭羽、冬桑叶、杉木屑煎水湿敷或洗涤。
　　2) 糜烂、结痂者，选用青黛膏、清凉油乳剂或2%间苯二酚硫黄糊剂等外搽。
　　3) 皮损肥厚粗糙，有鳞屑，或呈苔藓样者，选用软膏或霜剂，如3%黑豆馏油、糠馏油或皮质类固醇激素类软膏。
　　2. 其他治疗　酌情选用抗组胺药。

【预防与调护】
　　(1) 不宜用热水或肥皂水洗澡，避免摩擦搔抓，禁用刺激性强的外用药物。
　　(2) 多饮水，并给以易消化的饮食，忌食辛辣、油腻、鱼腥等发物。
　　(3) 避免继续接触过敏物质。

(4) 与职业有关者,应改进工序及操作过程,加强防护措施。

第十一节 药 毒

药毒是指药物通过口服、注射或皮肤黏膜直接用药等途径,进入人体内所引起的皮肤黏膜的急性炎症反应,相当于西医的药疹(亦称药物性皮炎)。其临床特点是发病前有用药史,具有一定的潜伏期,皮损形态多样,多数伴有一定的全身症状。中医学又称之为"中药毒",《诸病源候论》《千金方》等书有"解诸药毒篇",发病与患者的过敏体质有关。

【病因病机】

总由禀赋不耐,邪毒内侵所致。

1. 风热侵袭 风热之邪浸淫血脉,内不得疏泄,外不得透达,郁于肌肤腠理之间所致。

2. 湿毒蕴肤 湿热蕴蒸郁于肌肤而成。

3. 热毒入营 外邪郁久化火,血热妄行,溢于肌表;或是火毒炽盛,燔灼营血,外伤皮肤,内攻脏腑所致。

4. 气阴两虚 毒蕴日久而致阴液耗伤,气无所生,形成气阴两伤,病重而危殆。

任何一种药物在一定的条件下都有引起药毒的可能,常见以下几类药物。① 抗生素类:青霉素居首位,其次为头孢菌素类、链霉素、庆大霉素等。② 磺胺类:如复方新诺明、磺胺噻唑、长效磺胺、磺胺增效剂。随着新型磺胺药物的出现,磺胺引起的药毒又有所增多。③ 解热镇痛药类:如阿司匹林、氨基比林、吲哚美辛(消炎痛)、去痛片、保泰松等。④ 镇静催眠及抗癫痫药:如苯巴比妥、甲苯氨酯(安宁)、水合氯醛、卡马西平等。⑤ 异种血清制品及疫苗:如破伤风抗毒素、抗狂犬病血清、乙肝疫苗等。⑥ 中药类:如大青叶、板蓝根、穿心莲、鱼腥草、大黄、蟾蜍、地龙和外用的丹药等。

西医学认为,本病的发生机制是多方面的,有变态反应和非变态反应的中毒反应、光感作用,或菌群失调及酶系统紊乱等。其中,变态反应是发生药毒的主要因素。

【诊断】

本病症状多样,表现复杂,但基本上都有以下特征:① 发病前有用药史。② 有一定的潜伏期,第1次发病多在用药后5~20日内,重复用药在24 h内发生,短者甚至在用药后瞬间或数分钟之内发生。③ 发病突然,自觉灼热瘙痒,重者伴有发热,严重者可致肝肾功能及造血系统等损害。④ 皮损形态多样,对称性分布,可泛发或仅局限于局部。

1. 临床表现 常见以下类型。

(1) 荨麻疹样型:呈大小不等、形态不规则的风团,风团持续的时间长,瘙痒剧烈,重者出现眼睑、口唇、包皮及喉头等组织疏松部位的血管神经性水肿(彩图63),可伴有发热、关节疼痛。引起此型的常见药有青霉素、痢特灵、血清制品。

(2) 麻疹样或猩红热样型:皮疹为针头至米粒大小的丘疹或斑丘疹,散在或密集成片。有自上而下的发疹顺序,以躯干为多,也可扩展到四肢(彩图64)。皮损焮红灼热,伴有瘙痒。病情于停药后1~2周好转,继以糠状或片状脱屑,整个病程较短。引起此型的常见药物有青霉素(尤其氨苄青霉素)、链霉素、巴比妥类及解热镇痛剂等。

(3) 多形红斑样型:皮疹为黄豆或蚕豆大小水肿性红斑或丘疹,中央色稍深,或有水疱,呈虹膜现象。皮疹多对称发生在四肢,也可泛发全身,常有不同程度的瘙痒,并伴有发热、关节痛、腹痛等全身症状。重者,口、眼、肛门、外阴等处黏膜也常累及,发生水疱、糜烂,疼痛难忍,肝肾功能可受损(彩图65、彩图66)。引起此型的常见药物有磺胺类、解热止痛剂、青霉素等。

(4) 固定红斑型:此型较为特殊。皮疹为局限性、数目单个或多个的圆形或椭圆形水肿性红斑,色由鲜红变紫红,中央可有水疱,愈后留有色素沉着,可持续数个月(彩图67)。再次服用同种药物数小时后则在同一部位发生同样皮疹,此为该型的特征。发病次数越多,局部色素越深。多见于皮肤黏膜交界处,如口唇及口周、龟头、外阴,其次为四肢、躯干。消退时间一般为1~10天,但发生于阴部者常有糜烂、溃疡、灼痛,愈合缓慢。引起此型的常见药物有解热镇痛剂、磺胺类、四环素或巴比妥类。

(5) 湿疹皮炎样型:此型亦较特殊。常先由致敏的外用药引起局部接触性皮炎,以后由于机体的敏感性增高,再内服、注射或外用同一药物或成分类似的药物,即可发生此型药疹。皮疹多泛发性或对称性发生在躯干或四肢,自觉瘙痒,或伴有发热等全身症状。与一般湿疹相似,但停用致敏药后消退较快。引起此型的药物有磺胺类、青霉素类。

(6) 剥脱性皮炎型:此型较为严重,其特点为潜伏期长,初次发病潜伏期多在20日以上。皮损开始为麻疹样或猩红热样皮疹,多见于胸腹及四肢,伴有瘙痒。很快扩大融合成片,致全身弥漫性潮红、肿胀、渗液、结痂,黏膜可充血、水肿、糜烂。皮疹于2周左右开始消退,继以全身片状脱屑,有干脱和湿脱两种,前者手足可呈大片手套或袜套式剥脱,可反复发生,持续1个月或更长,重者毛发及指甲脱落;后者可出现水疱及广泛性糜烂,尤其是皱褶部位更易出现。在发病前先有皮肤瘙痒、全身不适、寒战高热、头痛等前驱症状,发病后高热可达39~40℃以上,畏寒战栗,口渴思饮,烦躁不安,严重者有浅表淋巴结肿大,肝肾功能损害,并可出现昏迷。引起此型的常见药物有链霉素、苯巴比妥、保太松、抗癫痫药物等。

(7) 大疱性表皮松解型:此型是本病中最严重的一种。皮疹为弥漫性紫红色斑,自觉灼痛,迅速增多扩大波及全身,并在斑片的基础上出现大小不等的松弛性水疱,并互相融合,形成皱纹纸样外观,疱液为淡黄色或血性,疱壁极薄,尼氏征阳性,大疱极易破裂,破裂后形成深红糜烂面,呈Ⅱ度烧伤样外观,口腔、支气管、食管、眼结膜等黏膜以及肝肾心等内脏均可同时受累。其特点是起病急剧,全身症状明显,严重者出现神志恍惚,甚至昏迷。引起此型的药物有磺胺类、解热镇痛剂等。

(8) 紫癜型:见"葡萄疫"。引起此型的药物有抗生素、利尿药、奎宁、巴比妥类。

本病大多呈急性经过,轻症一般在原因除去后即可治愈。根据病情轻重不同,病程可在数日或数周甚至数个月不等。重症的药毒,如重症多形性红斑型、剥脱性皮炎型和大疱性表皮松解型,由于同时伴有多个系统损害,往往预后较差,少数可因感染或全身衰竭而死亡。

2. 实验室及其他辅助检查

(1) 血常规检查见白细胞总数增多,常伴有嗜酸性粒细胞增高。但也有白细胞、红细胞、血小板减少者。

(2) 若多脏器受累者可见肝功能异常,血清转氨酶增高;尿常规出现血尿、蛋白尿;肾功能异常,血尿素氮增高、肌酐增高;心脏受累可见心电图异常。

【鉴别诊断】

1. **麻疹** 发病前有鼻流清涕、眼结膜充血、怕光、发热等，2～3日后口腔颊黏膜上可以见到白色科泼力克(koplik)斑。

2. **猩红热** 皮疹出现前全身症状明显，有怕冷、高热、头痛、咽干、喉痛等；典型者有杨梅舌、口周苍白圈等。

【治疗】

首先停用一切可疑药物，避免应用结构相似的药物。治疗以清热利湿解毒为主，重症宜中西医结合治疗。

1. 辨证论治

(1) 内治

1) 风热侵袭证

证候：皮损为红斑、丘疹、风团，来势快，多在上半身，分布稀疏或密集，局部焮热剧痒；伴恶寒发热，头痛鼻塞等；舌红，苔薄白或黄，脉浮数。麻疹样、猩红热样或荨麻疹样型初起阶段，多属于此型。

治法：疏风清热解毒。

方药：消风散加减。溲赤者加白茅根；皮疹焮红灼热加赤芍、丹皮。

2) 湿毒蕴肤证

证候：皮损为红斑、丘疹、风团、水疱，甚则糜烂、渗液、表皮剥脱；伴剧痒，烦躁，口干，便秘或便溏，溲赤，或有发热；舌红，苔薄白或黄，脉滑或数。湿疹皮炎样型多属此型。

治法：清热利湿解毒。

方药：萆薢渗湿汤加减。伴发热加柴胡、石膏、知母；肿胀糜烂者加白茅根、茵陈；剧烈瘙痒者加白鲜皮、地肤子；便秘者加生大黄。

3) 热毒入营证

证候：皮疹鲜红或紫红，甚则为紫斑、血疱，灼热痒痛；伴高热，神志不清，口唇焦燥，口渴不欲饮，大便干结，小便短赤；舌红绛，苔少或镜面舌，脉洪数。固定性红斑、重症多形性红斑型、剥脱性皮炎型和大疱性表皮松解型多属于此型。

治法：清营凉血解毒。

方药：清营汤加减。神昏谵语者加紫雪丹或安宫牛黄丸；血尿者加大小蓟、侧柏叶；热盛者加生石膏、丹皮、大青叶。

4) 气阴两虚证

证候：严重药疹后期大片脱屑；伴低热，神疲乏力，气短，口干唇燥，便干溲赤；舌红少苔，脉细数。

治法：益气养阴清热。

方药：增液汤合益胃汤加减。脾胃虚弱者加茯苓、白术、山药、党参等。

(2) 外治

1) 皮损潮红无渗液者，用马齿苋或大青叶煎汤外洗，或炉甘石洗剂外涂。

2) 皮损潮红肿胀、糜烂渗出者，用马齿苋或黄柏煎汤冷湿敷，青黛散麻油调敷；皮损脱屑干燥，用麻油或紫草油外擦；皮损结痂，用棉签蘸麻油或紫草油揩痂皮。

2. 其他治疗

(1) 轻型：使用抗组胺药物、维生素 C 和钙剂。

(2) 重症：宜早期足量使用糖皮质激素，如每日氢化可的松 300～400 mg 或地塞米松 10～20 mg，静脉滴注。待症状缓解后逐渐减量，并给予支持疗法，预防继发感染。

【预防与调护】

(1) 预防本病的关键是合理用药，避免滥用药物。用药前必须详细询问患者有无过敏史，应用青霉素及抗毒血清制剂前必须做过敏试验。

(2) 用药过程中要注意观察用药后的反应，遇到皮肤有皮疹或原有皮肤症状加剧，或局部全身感觉剧痒，应立即停药，及时诊断，及时处置。

(3) 轻型药毒，鼓励患者多饮开水，宜食清淡，忌食辛辣鱼腥发物。

(4) 皮疹忌用水洗或搔抓，局部禁用性质剧烈或浓度过大的药剂。

(5) 重型药毒应按危重患者进行护理。

(6) 必须尽力追查致敏药物，并告知患者，同时在病历上标明，避免以后应用。

第十二节 瘾 疹

瘾疹是一种以皮肤出现红色或苍白色风团，时隐时现为特征的瘙痒性、过敏性皮肤病，俗称"风疹块"，相当于西医的荨麻疹。其临床特点是风团突然发生，发无定处，瘙痒剧烈，迅速消退，不留任何痕迹。如发生在眼睑、口唇等组织疏松部位，水肿特别明显，则称"游风"。

瘾疹之名首见于《素问·四时刺逆从论》，曰"少阴有余病皮痹隐疹"。清代《医宗金鉴·外科心法要诀·卷七十四》曰"由汗出受风，或露卧乘凉，风邪多中表虚之人"，阐明其病因病机。

【病因病机】

总由禀赋不耐，人体对某些物质敏感所致。可因腥膻辛辣食物、药物、生物制品、感染病灶、肠寄生虫而发作，或因精神刺激、外界温度变化刺激等因素诱发。

(1) 风寒外侵，客于肌表，致营卫不和而成。

(2) 风热之邪，郁于腠理，引起营卫失调所致。

(3) 饮食不节，过食辛辣肥厚，或肠道寄生虫，使肠胃积热，湿热内生，复感风邪，内不得疏泄，外不得透达，郁于皮毛腠理之间而发。

(4) 平素体弱，气血不足，或久病气血耗伤，因血虚生风，气虚卫外不固，风邪乘虚侵袭所致。

(5) 情志内伤，冲任不调，肝肾不足，肌肤失养，生风化燥而发。

西医学认为，其发病机制尚不清楚，大体可分变态反应和非变态反应两种，某些与遗传有关。

【诊断】

1. 临床表现　本病可发生于任何年龄和季节。

发病突然，皮损可发生于任何部位，为大小不等的红色或白色的风团，形态不一，圆形、类圆形或不规则形,皮损可随搔抓而增多、增大,亦可相互融合成地图状或环形,境界清楚(彩图68、彩图69),一般迅速消退,不留任何痕迹,以后成批出现,时隐时现。发生在眼睑、口唇、阴部的游风,其局部不痒或有轻微的痒感,或麻木胀感,水肿经2~3日消退,也有持续更长时间者,消退后亦不留痕迹。

自觉灼热、剧烈瘙痒。部分患者可有怕冷、发热等症状;如侵犯消化道黏膜者,可伴有恶心、呕吐、腹痛、腹泻等症状;发生咽喉和支气管黏膜时可导致喉头水肿及呼吸困难,有明显气闷窒息感,甚至发生晕厥。皮肤划痕试验阳性(彩图70)。

若风团时多时少,反复发作,持续6周以上,常达数个月或数年之久,则为慢性。

2. 实验室及其他辅助检查 血常规可有嗜酸性粒细胞升高。有急性细菌感染时,白细胞总数及中性粒细胞的百分比增高。有病毒感染时,血中淋巴细胞增多。

【鉴别诊断】

丘疹性荨麻疹 夏季儿童多见,为风团性丘疹或小水疱,性质坚硬,搔破后结痂;好发于四肢、臀、腰等处,数日后才消退,消退后留有色素沉着斑。

【治疗】

首先积极寻找并去除病因,避免各种诱发因素。以内治为主,情况紧急时对症处理。

1. 辨证论治

(1) 内治

1) 风寒束表证

证候:风团色白,遇寒加重,得暖则缓;伴恶寒怕冷,口不渴;舌淡红,苔薄白,脉浮紧。

治法:疏风散寒止痒。

方药:桂枝麻黄各半汤加减。日久反复发作者,去麻黄,加炙黄芪、炒白术、防风。易于出汗、着风即起者,去麻黄,加龙骨、牡蛎、麻黄根。

2) 风热犯表证

证候:风团鲜红,灼热剧痒,遇热加重,得冷则缓;伴发热,恶寒,咽喉肿痛;舌质红,苔薄白或薄黄,脉浮数。

治法:疏风清热止痒。

方药:消风散加减。风团鲜红灼热者加丹皮、赤芍;口渴者加玄参、天花粉;瘙痒剧烈者加刺蒺藜、珍珠母。

3) 肠胃湿热证

证候:风团片大,色红,瘙痒剧烈;伴脘腹疼痛,恶心呕吐,神疲纳呆,大便秘结或泄泻;舌质红,苔黄腻,脉滑数。

治法:疏风解表,通腑泄热。

方药:防风通圣散合茵陈蒿汤加减。大便燥结者制大黄改用生大黄,加枳实;大便稀者去大黄,加薏苡仁;恶心呕吐者加半夏、茯苓、竹茹;有肠道寄生虫者加乌梅、使君子、槟榔。

4) 气血两虚证

证候:皮疹色淡红,反复发作,迁延日久,日轻夜重,或疲劳时加重;伴神疲乏力;舌质淡,苔薄,脉沉细。

治法:调补气血,息风潜阳。

方药：八珍汤加减。心烦失眠者加炒枣仁、夜交藤；瘙痒重者加何首乌、刺蒺藜、龙骨、牡蛎。
5) 冲任不调证
证候：风团色淡红，常于经前2～3日出现，经净后渐轻或消失，以少腹腰骶大腿内侧为多，下次经前又发作，如此反复；常伴月经不调或痛经；舌紫苔薄白，脉弦细。
治法：调摄冲任。
方药：四物汤合二仙汤加减。
(2) 外治：白矾、蚕沙、芒硝、荆芥、苦参各20g水煎外洗，每日数次。
2. 其他治疗
(1) 西医治疗：急性者可选用抗组胺制剂、钙剂、硫代硫酸钠等。严重者，尤其是并发喉头水肿或晕厥者需在短期内应用皮质类固醇激素。窒息者，必须及时行气管切开术。
(2) 针刺治疗：皮疹发于上半身者，取曲池、内关；发于下半身者，取血海、足三里、三阴交；发于全身者，配风市、风池、大椎、大肠俞等。耳针取肝区、脾区、肾上腺、皮质下、神门等。
(3) 神阙穴拔罐，每日1次，每次10～15 min。

【预防与调护】
(1) 禁用或禁食引起过敏的药物或食物，避免接触致敏物品，积极防治某些肠道寄生虫病。
(2) 忌食鱼腥虾蟹、牛羊肉、葱、蒜，忌饮酒等。
(3) 注意随气温变化及时调节生活起居，并加强体育锻炼。

第十三节　猫眼疮

猫眼疮是一种以靶形或虹膜状红斑为典型损害的自限性急性炎症性皮肤病，相当于西医的多形性红斑。其临床特点是发病急骤，皮损为红斑、丘疹、水疱等多形性损害，典型者出现虹膜样特征性红斑，常累及口腔、二阴，重者伴严重的内脏损害。在《诸病源候论·卷三十五·雁疮候》中称本病为"雁疮"。而"猫眼疮"之名首见于《医宗金鉴·外科心法要诀卷七十四·第二十七》，曰"猫眼疮名取象形，痛痒不常无血脓，光芒闪烁如猫眼，脾经湿热外寒凝"。

【病因病机】
本病的发生，与素体禀赋不耐、感受不耐之物有关，常因感染病灶、药物、食物（鱼、虾、蟹）等过敏所引起。
1. **外感风寒、寒凝络道**　素体阳气不足，卫外不固，风寒外侵，寒阻络道，营卫不和所致。
2. **风热外侵、湿热内生**　外感风热之邪，内因过食辛辣肥甘，损伤脾胃，湿浊内生，蕴久化热，风湿热蕴结肌肤而发。
3. **火毒炽盛、蕴阻肌肤**　素体湿热内蕴，复感毒邪，热毒内生，燔灼营血，以致火毒炽盛，蕴阻肌肤而发。
西医学认为，本病是机体对多种变应原产生的一种变态反应。

【诊断】

1. **临床表现** 本病好发于冬春两季,女性多于男性,以10～30岁者发病率最高。

前驱症状有头痛、低热、四肢倦怠、食欲不振、关节肌肉疼痛。皮损多形性,为红斑、丘疹、水疱、大疱、紫癜、风团互见。按病情特点,分为轻型和重型。

(1) 轻型:最为多见,以青年女性为多。皮损以红斑、丘疹为主,也可见水疱、大疱、紫癜或风团。初起为水肿性圆形红斑或淡红色的扁平丘疹,皮疹呈远心性扩展,1～2日内直径可达1～2 cm。特征性皮损为红斑中央略凹陷,其颜色较深,有时为一水疱、紫癜或坏死区,边缘为一轻度的水肿环,周围绕以鲜红色晕,称为靶形或虹膜状红斑(彩图71)猫眼疮。伴轻度瘙痒。多对称发于手足背、前臂、踝部、颜面、颈部。黏膜损害较轻或不累及。伴有轻度的瘙痒,无明显的全身症状。病程2～4周。本型易复发。

(2) 重型:多见于儿童,男性多于女性。起病急骤,前驱症状明显,畏寒、高热、头痛、咽痛、关节疼痛、全身不适等。皮损常广泛分布全身各处,为水肿性红斑、水疱、大疱、血疱和瘀斑等。自觉疼痛。黏膜损害发生早且严重,口腔、鼻咽、眼、尿道、肛门和呼吸道黏膜广泛累及,发生大片糜烂和坏死,其中眼损害可导致视力下降或失明。常伴有支气管炎、肺炎、消化道溃疡、心肌炎及肝肾损害等。病程3～6周,病死率5%～15%。

2. **实验室及其他辅助检查** 红细胞沉降率增快,抗"O"值增高,C反应蛋白阳性,白细胞计数及嗜酸性粒细胞增高。若肾脏受累可出现蛋白尿、血尿、尿素氮增高等。10%～30%病例可见肺部炎症变化。

【鉴别诊断】

1. **冻疮** 多见于冬季;好发于肢体末端显露部位,黏膜无损害;红斑浸润显著,中心无虹膜样改变;自觉瘙痒,遇热尤甚。

2. **药毒(多形红斑样型)** 有明确服药史,无季节性,也无一定好发部位。

3. **疱疹样皮炎** 群集水疱,环形排列,剧烈瘙痒,黏膜不被累及;多发于四肢、躯干;患者对碘过敏,以25%～50%碘化钾做斑贴试验,多数于24 h内局部红肿,并发生水疱。

【治疗】

1. **辨证论治**

(1) 内治

1) 寒湿阻络证

证候:好发于肢末,皮疹暗红或紫红,痒痛兼作,遇冷加重;伴恶风,形寒肢冷,腹痛便溏;舌质淡,苔薄白,脉濡缓。

治法:温经散寒,活血通络。

方药:桂枝汤合当归四逆汤加减。畏寒肢冷者加制附片、肉桂;关节疼痛者加羌活、独活、秦艽;水肿明显者加川防己、车前子、泽泻等;斑色紫暗者加丹参、赤芍。

2) 湿热蕴结证

证候:多发于夏季。皮损鲜红,可见水疱、大疱,可有黏膜损害,痒痛明显;伴发热,咽干,关节酸痛或身倦乏力,纳少泛恶,溲赤便秘;舌质红,苔黄腻,脉弦滑。

治法:祛风清热,解毒利湿。

方药:消风散合龙胆泻肝汤加减。咽喉疼痛者加板蓝根、玄参;关节疼痛者加秦艽、桑枝、鸡血藤;恶心泛呕者加半夏、厚朴;发热头痛者加藿香、佩兰;瘙痒甚者加白鲜皮、白蒺藜。

3) 火毒炽盛证

证候:起病急,全身泛发红斑、水疱、大疱、糜烂、出血及黏膜损害;伴高热恶寒,头痛无力,恶心呕吐,关节疼痛,大便秘结,小便黄赤;舌质红,苔黄,脉滑数。

治法:清热凉血,解毒利湿。

方药:清瘟败毒饮合导赤散加减。高热、口干唇燥者加天花粉;壮热不退者加羚羊角粉0.3 g冲服;便秘者加生大黄;泛恶者加姜半夏、陈皮、炒竹茹。

(2) 外治

1) 皮疹以红斑、丘疹、水疱、糜烂为主者,用三黄洗剂外搽;水疱、大疱有渗出者,以马齿苋、黄柏、地榆煎水冷湿敷,每次 20 min,每日 3~4 次。

2) 口腔黏膜糜烂者,可用蒲黄含漱,并用青吹口散外吹。

2. 其他治疗 轻症用抗组胺药、钙剂、维生素C。重症早期大量使用糖皮质激素滴注,并加强护理,保持水电解质平衡,选择适当抗生素预防和控制继发感染。

【预防与调护】

(1) 寻找并去除病因,如控制感染、停用致敏药物。

(2) 寒湿证者需注意保暖,避免寒冷刺激。

(3) 忌食辛辣鱼腥发物,忌烟酒。

(4) 重症者出现皮肤大疱破溃、糜烂者,应加强护理,皮损处及时换药,注意床上用品的消毒、更换,防止感染。

第十四节 葡萄疫

葡萄疫是指血管壁渗透性或脆性增高所致皮下出现瘀点或瘀斑为主要表现的一种血管炎,相当于西医的过敏性紫癜。其临床特点为紫癜,常伴有腹痛、关节痛和肾脏损害,一般无血液系统疾病。《外科正宗·卷四》中首称"葡萄疫",因皮肤"结成大小青紫斑点,色若葡萄"而命名。

【病因病机】

总由禀性不耐,邪伤脉络所致。

1. 热毒伤络 脏腑蕴热,脉络被热邪损伤,遂使血不循经,外溢于皮肤,或内渗于脏腑而成。

2. 湿热伤营 湿热之邪阻于肌表,蕴热化毒致血不循经,阻塞络道、关节、肠胃之间而发病。

3. 脾气亏虚 素体脾虚,中气下陷,脾不统血,血溢脉外而发斑。

西医学认为,本病是细菌、病毒、食物、药物等多种因素引起的自身免疫性反应,造成毛细血管及小动脉血管壁的通透性和脆性增加,导致皮肤黏膜、脏器出血及水肿。

【诊断】

1. 临床表现 本病主要见于儿童和青年,男女皆可发病。多数患者在发病前有上呼吸道感染或食鱼虾发物及服药过敏等病史。

部位以四肢伸侧为主,尤多见于小腿部,严重者可泛发到臀部和躯干。基本损害为针尖到黄豆大小的鲜红色瘀点或瘀斑,压之不退色,成批出现(彩图72),1周左右转为黄褐色。多一面消退,一面发新的皮损。紫癜可融合成片,严重可出现风团、多形红斑、水肿、血疱、溃疡或坏死。稍有瘙痒,可反复发作,1~2个月才能全部消退。临床上可分4型:

(1) 单纯型:仅有皮肤损害而无内脏损害,病前或有怕冷发热、咽喉疼痛等风热外感病史,一般无明显全身症状。

(2) 关节型:皮损可出现红斑、风团、血疱,并有膝、踝、肘、腕等多数关节的红肿疼痛。

(3) 腹型:除皮疹外,伴有恶心呕吐,腹痛腹泻甚至便血等,重者出现肠套叠。

(4) 肾型:皮损较重,伴有明显蛋白尿、血尿或管型尿,后期转为慢性肾炎、尿毒症,或同时有关节、胃肠道症状。

2. 实验室及其他辅助检查　白细胞有轻度至中度增高;嗜酸性粒细胞计数有时增高;血沉增快;肾病性者,尿中有红细胞、尿蛋白。血小板计数、出凝血时间、血块收缩时间均正常。

【鉴别诊断】

1. **血小板减少性紫癜**　除皮肤紫癜外,实验室检查血小板计数明显减少,出血时间延长,血块收缩时间延长。

2. **血友病**　有家族遗传史,可因轻微外伤而有严重出血,凝血时间延长。

3. **维生素C缺乏病**　外伤可造成皮肤发生瘀斑,维生素C治疗有显效。

【治疗】

1. 辨证论治

(1) 内治

1) 热毒发斑证

证候:多见于单纯型。起病急,皮疹为鲜红色较密集的瘀点或瘀斑,高出皮面;伴发热口干,咽痛,鼻衄,溲赤,便秘;舌质红绛,苔黄腻,脉洪数。

治法:清热凉血,化瘀消斑。

方药:犀角地黄汤合银翘散加减。瘙痒者加蝉衣粉。

2) 湿热伤络证

证候:多见于关节型、腹型和肾型。皮疹多见于下肢,为鲜红色较密集的瘀点、瘀斑或大片紫癜;伴关节红肿疼痛、肿胀,或恶心、呕吐、腹痛、便血,或血尿;舌质红,苔黄腻,脉滑数。

治法:清热利湿,通络消斑。

方药:犀角地黄汤加减。关节痛者加虎杖、桑枝、土茯苓;恶心呕吐者加黄连、姜半夏;腹痛者加炒延胡索、焦山楂、木香;血尿者加生蒲黄、大小蓟;蛋白尿者加白茅根、肥知母、黄柏、大小蓟。

3) 脾气亏虚证

证候:病程较长,反复发作,皮疹紫暗或暗淡,分布稀疏;伴面色萎黄,神疲乏力,纳呆;舌质淡,或有齿痕,苔薄,脉濡细。

治法:健脾益气,养血止血。

方药:归脾汤加减。

(2) 外治：若出现血疱、溃疡及坏死可外用紫草油。
2. 其他治疗
(1) 体针治疗：曲池、足三里、气海，配内关、天枢、筑宾、飞扬。手法的强刺激为主。
(2) 耳针治疗：取肾上腺、脾、内分泌、肺、枕部，两耳交替，每日1次。

【预防与调护】
(1) 积极寻找并消除可疑致病因素。
(2) 清淡饮食，多吃蔬菜水果，忌食辛辣发物。
(3) 注意休息，避免劳累。

第十五节　瓜藤缠

瓜藤缠是一种发生于下肢的结节红斑性皮肤血管炎性皮肤病，因数枚结节，犹如藤系瓜果绕腿胫生而得名，相当于西医的结节性红斑。其临床特点是散在性皮下结节，鲜红至紫红色，大小不等，疼痛或压痛，好发于小腿伸侧。《医宗金鉴·卷七十一·瓜藤缠》云："此证生于腿胫，流行不定，或发一二处，疮顶形似牛眼，根脚漫肿……若绕胫而发，即名瓜藤缠。"

【病因病机】
1. 湿热瘀阻　素体血分有热，外感湿邪，湿与热结，或脾虚生湿化热，湿热下注，瘀阻经络而发。
2. 寒湿入络　体虚之人，气血不足，卫外不固，寒湿之邪乘虚外袭，客于肌肤腠理，流于经络，气血瘀滞而发。
西医学认为，微生物感染、溴剂、碘剂、磺胺、避孕药等均可引起，亦可见于某些免疫性疾病。发病机制可能与Ⅲ型或Ⅳ型变态反应有关。

【诊断】
1. 临床表现　多见于女性，年龄在20~40岁。春、秋季节多发。
发病前可有低热（少数可高热）、倦怠、咽痛、食欲不振、肌痛或关节痛等前驱症状。
皮损突然发生，为对称性、鲜红色、略高出皮面的结节，大小不一，颜色由鲜红渐变为暗红。自觉疼痛，压之更甚。约经数日或数周，颜色及结节逐渐消退，不破溃，不留瘢痕，不萎缩。在缓解期，常残存数个小结节，新的结节可再次出现。好发于两小腿伸侧，少数可见小腿屈侧、大腿、臀部、上肢及面颈部（彩图73）。
部分患者可因劳累、外感风寒、妇女行经而复发。
2. 实验室检查及其他辅助检查　外周血白细胞总数正常或稍升高；红细胞沉降率加快。

【鉴别诊断】
1. 硬结性红斑　秋冬季节发病；好发于小腿屈侧；结节较大而深在，疼痛轻微，易溃破而发生溃疡，愈合后留有瘢痕；起病缓慢，病程较长；常有结核病史。

2. **皮肤变应性血管炎** 皮损为多形性,可有红斑、丘疹、斑丘疹、瘀斑、结节、溃疡、瘢痕等,常伴有条索状物,疼痛较轻;反复发作,病程较长。

3. **结节性梅毒疹** 多见于面部和四肢,为豌豆大小铜红色的结节,成群而不融合,呈环形、蛇形或星形,质硬,可溃破,愈后留有萎缩性瘢痕。

【治疗】

以活血化瘀为基础,结合病证,或清热利湿,或散寒祛湿。严重病例可用糖皮质激素治疗。

1. 辨证论治

(1) 内治

1) 湿热瘀阻证

证候:发病急骤,皮下结节,略高出皮面,灼热红肿;伴头痛、咽痛、关节痛、发热、口渴、便秘、溲赤;舌质微红,苔白或腻,脉滑微数。

治法:清热利湿,祛瘀通络。

方药:萆薢渗湿汤合桃红四物汤加减。畏寒发热、咽喉疼痛者加荆芥、牛蒡子、桔梗。

2) 寒湿入络证

证候:皮损暗红,反复缠绵;伴关节痛,遇寒加重,肢冷,便溏;舌淡,苔白腻,脉沉缓或迟。

治法:散寒祛湿,化瘀通络。

方药:当归四逆汤加减。关节疼痛者加羌活、独活、威灵仙、木瓜。

(2) 外治

1) 皮下结节较大、红肿疼痛者,外敷金黄膏、四黄膏或玉露膏。

2) 皮下结节色暗红、红肿不明显者,外敷冲和膏。

2. 其他治疗

(1) 西医治疗:有明显感染者可用抗生素治疗;疼痛明显者给予非甾体类抗炎药物;皮损广泛,炎症较重,疼痛剧烈者,可考虑使用糖皮质激素。

(2) 针刺治疗:取足三里、三阴交、昆仑、阳陵泉,实证用泻法,虚证用补法。隔日1次。

【预防与调护】

(1) 注意休息,适当抬高患肢,以减轻局部肿痛。

(2) 忌饮酒,勿食辛辣发物。

(3) 避风寒,防潮湿,以防复发。

第十六节 风瘙痒

风瘙痒是一种无原发皮损,而以瘙痒为主的皮肤感觉异常的皮肤病,亦称痒风,相当于西医的皮肤瘙痒症。其临床特点是皮肤阵发性剧烈瘙痒,搔抓后常出现抓痕、血痂、色素沉着、皮肤肥厚、苔藓样变等继发性损害。

早在《素问·至真要大论》中即有"诸痛痒疮,皆属于心"的记载,《外科证治全书·卷四》云:"痒风,遍身瘙痒,并无疮疥,搔之不止。"

临床上有局限性和泛发性两种。局限性者以阴部、肛门周围最为多见,泛发性者可泛发全身。发生在秋末及冬季,因气温骤冷所诱发者,称为冬季瘙痒症,一般春暖可愈;发于夏季,由温热所诱发者,称为夏季瘙痒症,入冬则轻。本节只叙述泛发全身者。

【病因病机】

1. 风热血热,蕴于肌肤　禀赋不耐,血热内蕴,外感之邪侵袭,蕴结肌肤生风致痒。
2. 气血亏虚,生风化燥　病久体弱,气血亏虚,风邪乘虚外侵,血虚则更易生风,肌肤失养所致。
3. 湿热内蕴,郁于皮肤　饮食不节,过食辛辣、油腻,损伤脾胃,运化失职,生湿化热,内不得疏泄,外不得透达,郁于皮肤腠理而发。

西医学认为,内因多与肝胆疾患、肾功能不全、内分泌障碍、内脏肿瘤、肠道寄生虫、神经精神因素等有关,外因与气候寒冷、干燥,饮食辛辣等因素有关。

【诊断】

1. 临床表现　好发于老年及青壮年。

多为阵发性瘙痒。瘙痒先由一处开始,迅速波及全身,夜间尤甚。每因饮酒、情绪变化、衣物被褥摩擦、冷热变化及搔抓后而发作或加重。无原发性皮肤损害,但由于搔抓剧烈,可致继发性皮肤损害,如抓痕和血痂,以及日久可出现的湿疹样变、苔藓样变、色素沉着等(彩图74)。患者常因瘙痒剧烈而影响睡眠,伴有头晕、失眠、食欲不振等症状。

2. 实验室及其他辅助检查　患有严重的风瘙痒疾病的患者,应注意检查肝功能、肾功能、空腹血糖等,以排除系统性疾患。

【鉴别诊断】

1. 疥疮　有原发性皮肤损害,如红色小丘疹、丘疱疹、小水疱、结节等。好发于皮肤皱褶处,隧道一端可挑出疥螨。
2. 虱病　虽有全身皮肤瘙痒,但主要发生在头部、阴部,并可找到成虫或虱卵,有传染性。

【治疗】

积极寻找并去除病因,治疗以止痒为主,配合祛风、清热、利湿、润燥等。

1. 辨证论治

(1) 内治

1) 风热血热证

证候:病属新起,青年患者多见。皮肤瘙痒剧烈,遇热更甚,皮肤抓破有血痂;伴心烦,口干,口渴,便秘,溲赤;舌质红,苔薄黄,脉浮数。

治法:疏风清热,凉血止痒。

方药:消风散合四物汤加减。血热盛者加丹皮、浮萍;风盛者加全蝎、防风;夜间痒甚者加蝉蜕、生龙骨、生牡蛎、珍珠母。

2) 湿热内蕴证

证候:瘙痒不止,抓破后滋水淋漓;伴口干口苦,胸胁胀满,纳谷不馨,便秘,溲赤;舌质红,苔黄腻,脉滑数或弦数。

治法:清热利湿止痒。

方药:龙胆泻肝汤加减。瘙痒剧烈者加白鲜皮、刺蒺藜;大便燥结者加大黄。

3) 血虚肝旺证

证候:病程日久,老年患者多见。皮肤干燥、脱屑,抓破后血痕及血痂;伴头昏眼花、失眠多梦;舌质红,苔薄,脉细数或弦数。

治法:养血平肝,祛风止痒。

方药:当归饮子加减。年老体弱者重用黄芪、党参;瘙痒甚者加全蝎、地骨皮;皮损肥厚者加阿胶、丹参;夜寐不安者加五味子。

(2) 外治

1) 周身皮肤瘙痒者,可选百部酊外擦。

2) 皮损有滋水者,用三黄洗剂外擦。

3) 各型瘙痒症,均可用药浴、熏洗或熏蒸疗法,药用苦参、黄柏、枯矾各 50 g,川椒、百部、防风、当归各 30 g,煎汤外洗患处。也可用矿泉浴。

4) 皮肤干燥发痒者,可用黄连膏等润肤膏外擦。

2. 其他治疗

(1) 西医治疗:主要为各种抗组胺药和镇静类药物,以镇静止痒。

(2) 耳针治疗:取枕部、神门、肺区、肾上腺,埋针或埋豆,每周1次。

【预防与调护】

(1) 忌饮酒类,少食鱼、虾、蟹等动风发物,多食蔬菜水果。

(2) 避免用力搔抓、摩擦或用热水烫洗等方式止痒,不用碱性强的肥皂洗澡。

(3) 内衣宜柔软、宽松,宜穿棉制品。

(4) 平素保持心情舒畅,避免劳累。

第十七节　牛皮癣

牛皮癣是一种皮肤肥厚而坚硬,状如牛领之皮的慢性瘙痒性皮肤病,相当于西医的神经性皮炎。因好发于颈项部,又称"摄领疮";因病缠绵顽固,亦称"顽癣"。其临床特点是阵发性剧烈瘙痒和皮肤的苔藓样变。《外科正宗·卷四·顽癣》曰:"牛皮癣如牛项之皮,顽硬且坚,抓之如朽木。"

【病因病机】

(1) 初起,为风湿热之邪阻滞肌肤,或衣领等外来机械刺激所引起。

(2) 情志不遂,郁闷不舒,肝火郁滞;或紧张劳累心火上炎,致气血运行失职,凝滞肌肤。

(3) 病久,阴液耗伤,营血不足,血虚生风化燥,皮肤失养而成。

西医学认为,本病发生与神经精神因素有明显的关系。

【诊断】

本病多见于青壮年。

发病部位大多见于颈项部、额部,其次为尾骶、肘窝、腘窝,亦可见于腰背、两髋、外阴、肛周、腹股沟及四肢等处。常呈对称性分布,亦可沿皮肤皱褶或皮神经分布而呈线状排列。

皮损初起有聚集倾向的干燥而坚实的扁平丘疹,皮色正常或淡褐色,表面光滑。久之融合成片,逐渐扩大,皮损增厚干燥成席纹状,稍有脱屑。日久,搔抓可致皮肤浸润肥厚,嵴沟明显,呈苔藓化。局限型皮损仅见于颈项等局部(彩图75、彩图76),泛发型分布较广泛,可泛发全身各处。

自觉阵发性奇痒,入夜尤甚,搔之不知痛楚。每当情绪波动时瘙痒加重。

呈慢性经过,易反复发生,时轻时重,夏季重,冬季缓解。

【鉴别诊断】

1. 慢性湿疮 由急性或亚急性湿疮转变而来,皮损也可苔藓化,但仍有丘疹、小水疱、点状糜烂、流滋水等,病变多在四肢,可呈对称性。

2. 原发性皮肤淀粉样变 多发生在背部和小腿的伸侧。皮损为高粱米大小的圆顶丘疹,色紫褐,质较硬,密集成群,角化粗糙。

3. 白疕 发于小腿伸侧的慢性局限性肥厚性白疕,类似牛皮癣,但白疕皮损呈淡红色,上覆银白色鳞屑,剥去鳞屑有薄膜现象和点状出血。

【治疗】

1. 辨证论治

(1) 内治

1) 风湿热蕴证

证候:皮损淡褐色片状,粗糙肥厚,剧痒时作,夜间尤甚;舌淡红,苔薄白或白腻,脉濡缓。

治法:祛风利湿,清热止痒。

方药:消风散加减。病久不愈者加丹参、三棱、莪术;剧痒难忍者加全蝎、蜈蚣。

2) 肝郁化火证

证候:皮疹色红;伴心烦易怒,失眠多梦,眩晕,心悸,口苦咽干;舌边尖红,脉弦数。

治法:疏肝理气,清肝泻火。

方药:龙胆泻肝汤加减。心烦失眠者加钩藤、珍珠母;瘙痒剧烈者加刺蒺藜、白鲜皮。

3) 血虚风燥证

证候:皮损色淡或灰白,状如枯木,肥厚粗糙似牛皮;伴心悸怔忡,失眠健忘,女子月经不调;舌质淡,苔薄,脉沉细。

治法:养血润燥,息风止痒。

方药:当归饮子加减。失眠健忘者加夜交藤、女贞子、石菖蒲;月经不调者加女贞子、旱莲草、泽兰;肥厚粗糙者加桃仁、红花、丹参。

(2) 外治

1) 皮疹早期,色红痒甚者,用三黄洗剂外擦,每日3~4次。

2) 病程日久,皮损肥厚,迟迟不消者,用油膏外涂后加热烘疗法,如外涂疯油膏,热烘10~20 min,烘后将药膏擦去。每日1次,4周为1个疗程。

3) 以醋泡过鸡蛋的蛋黄与蛋白搅匀,用棉棒蘸其液外搽。
4) 可用5%～10%土槿皮酊、1%～2%斑蝥酊外搽。

2. 其他治疗

(1) 西医治疗:① 有神经衰弱症状及瘙痒剧烈者,可应用镇静剂及抗组胺药。② 封闭疗法,局部用苯海拉明 25 mg,加 0.5% 普鲁卡因溶液至 25 ml,皮疹处皮下浸润注射,隔日 1 次。

(2) 针刺治疗:泛发型者,可选曲池、血海、大椎、足三里、合谷、三阴交等穴,隔日 1 次。

(3) 梅花针治疗:苔藓化明显者,可用梅花针在患处来回移动击刺,每日 1 次。

(4) 穴位注射疗法:用维生素 B_{12} 0.1 mg、0.25% 盐酸普鲁卡因 2 ml,取针刺穴位进行注射,每周 2 次,10 次为 1 个疗程。

【预防与调护】

(1) 避免精神刺激,保持情绪稳定。
(2) 少食辛辣食物,忌饮酒、忌喝浓茶及咖啡。
(3) 忌用手搔抓及热水烫洗,避免硬质衣领摩擦。

第十八节　白　疕

白疕是一种以红斑、丘疹、鳞屑损害为主要表现的慢性复发性炎症性皮肤病,相当于西医的银屑病。因抓去鳞屑,可见点状出血点,如匕首刺伤皮肤之状,故而称之。其临床特点是红斑基础上覆盖多层银白色鳞屑,刮去鳞屑有点状出血点,病程长,易复发。患病男性多于女性,城市高于农村,北方高于南方,大多呈冬重夏轻趋势,约有 30% 患者有家族史。因其形状如癣,脱屑如松皮,又名"松皮癣",亦称"干癣"。

【病因病机】

总由营血亏损,血热内蕴,化燥生风,肌肤失养而成。

(1) 初起,多由血分有热,复感风寒或风热,以致营卫不和,气血不畅,热蕴营血,阻于肌肤而生;或兼感湿邪,蕴阻肌肤,流窜关节不得宣泄而发。

(2) 病久,气血耗伤,营血不足,生风化燥,肌肤失养;或气血运行不畅,经脉受阻,气血凝结,肌肤失养而反复不愈;或加之先天禀赋不足,肝肾亏虚,营血亏损,致冲任失调而发;或由调治不当,毒邪乘虚而入里,热毒炽盛,气血两燔,内侵脏腑而致。

西医学认为,与遗传因素、感染因素、代谢障碍、内分泌因素有关。

【诊断】

1. 临床表现　本病好发于青壮年,大多冬季加重,夏季减轻,数年后与季节变化关系不明显。皮损以红斑、鳞屑、露滴样出血为特点。

根据白疕的临床特征,可分为寻常型、特殊型(包括关节型、红皮病型、脓疱型三种)。

(1) 寻常型:为临床上最多见的一型。大多急性发作。初起一般为炎性红色丘疹,约粟米至绿豆大小,以后可逐渐扩大或融合成棕红色的斑块,边界清楚,周围有红晕,基底浸润明显,表面覆盖多层干燥的鳞屑(彩图77)。轻轻刮去表面鳞屑,则渐露出一层淡红发亮的半透明薄膜,为薄膜现象。再刮去薄膜则有小出血点,为点状出血现象。红斑、白色鳞屑、发亮薄膜、点状出血为本病临床特征。

皮损形态多样,可为点滴状,多见于儿童,特别是扁桃体炎后发病者;也可为钱币状、地图状、环状、蛎壳状以及扁平苔藓样、慢性肥厚性等。

病变可发生在全身各处,但以头皮和四肢伸侧为多见。常对称分布,亦可局限某一部位。发生在头皮部的,为边界清楚、覆有厚的鳞屑的红斑,可融合满布头皮,把头发簇集成束状,但不脱发;在甲板上的损害为点状凹陷,状似顶针箍(彩图78),或凸凹不平,变黄增厚,甲床与甲板分离,其游离缘可翘起或破碎;在面部的皮损可呈小片红斑;在口腔黏膜上的损害呈灰白色环形斑片;在龟头上呈光滑干燥性红斑,上有细薄的白色鳞屑;在小腿前反复发作的皮损可有苔藓样变。

病程缓慢,反复发作,可分三期。① 进行期:新皮疹不断出现、扩大,颜色鲜红,鳞屑增多,正常皮肤在摩擦、外伤、虫咬、注射或针刺处均可引起皮疹的发生,这种现象称同形反应。一般在受伤的第3~18日发生皮损。② 静止期:病情保持静止阶段,基本无新皮疹出现,旧疹也不见消退。③ 消退期:皮损缩小、逐渐消失,也有从中心开始消退,遗留暂时性色素减退或色素沉着斑。

本病为慢性反复发作性皮肤病,少数轻型病例初次发病,可有自愈情况。但当反复患咽炎、扁桃体炎,或紧张劳累,或恣食腥膻发物、辛辣等往往诱发。病程经过缓慢,有的自幼发病,持续10余年或数十年,甚至有迁延终身者。

(2) 特殊型

1) 关节型:西医又称银屑病性关节炎,约占银屑病发病患者的1%。常有典型的皮损,同时伴有明显的关节症状,大小关节均可受累。轻者只侵犯指(趾)关节,亦可见脊柱。出现关节红肿、疼痛(彩图79),可出现骨质的破坏,可引起关节强直导致肌肉萎缩,皮疹往往为急性进行状态,多为广泛分布的蛎壳状。少数患者可有发热等全身症状。此型往往经年累月而不易治愈。

本型多与脓疱型并存,脓疱和指甲的损害常与关节症状相平行,同时加重,同时减轻。

2) 红皮病型:西医又称银屑病性剥脱性皮炎,多由外用药物刺激性引起,少数可由寻常型自行演变而来。表现为皮肤弥漫性潮红或紫红,甚至肿胀浸润,大量脱屑,仅有少数片状正常皮肤(称"皮岛"),伴有掌跖角化。此型病情顽固,常数个月或数十年不愈,即使治愈,亦易复发(彩图80)。

3) 脓疱型:临床上较少见,约占发病人数的0.77%,一般可分为泛发性和掌跖性两种。

泛发性脓疱型表现为皮疹初发多为炎性红斑,或在寻常型银屑病的皮损上出现密集的、针尖到粟粒大、黄白色浅在的小脓疱,表面覆盖少量鳞屑,2周左右消退,再发新脓疱。严重者可急性发病,全身出现密集脓疱,并融合成"脓湖",可伴有发热,关节肿痛,全身不适。可并发肝、肾等系统的损害,亦可因继发感染、电解质紊乱或衰竭而危及生命。

掌跖性脓疱型表现为皮损仅限于手、足部,掌跖出现对称性红斑,其上密集针尖至粟粒大小的脓疱,不易破溃,2周左右干燥结痂、脱皮(彩图81),脓疱常反复发生,顽固难愈,对一般治疗反应不佳。

以上各型可合并发生或互相转化。

2. 实验室及其他辅助检查

(1) 血常规可见白细胞增高,血沉加快。

(2) 脓疱型细菌培养阴性。

(3) 组织病理

1) 寻常型:表皮角化不全,静止期,角化过度比角化不全显著。角质内可见孟罗(munro)小脓肿,少数有海绵状脓肿。棘层肥厚,颗粒层变薄或缺如,表皮嵴延长,真皮乳头延长呈现棒状,内有弯曲而扩张的毛细血管。真皮轻至中度淋巴细胞浸润。

2) 脓疱型:表皮变化与寻常型相似,但海绵状脓疱较大,真皮炎症浸润较重。

3) 红皮病型:除银屑病的病理特征外,其变化与湿疹相似。

【鉴别诊断】

1. **慢性湿疮** 皮疹好发于四肢屈侧;皮损肥厚粗糙,有色素沉着,鳞屑较少;瘙痒剧烈。

2. **风热疮** 好发于躯干、四肢近端;皮疹为椭圆形红斑,上覆较薄细碎鳞屑,长轴与皮纹走向一致,无薄膜及筛状出血现象。

3. **面游风** 皮疹多发于头面;红斑边界不清,鳞屑多呈油腻性,无筛状出血;头发不呈现束状,病久有脱发现象。

【治疗】

1. 辨证论治

(1) 内治

1) 血热内蕴证

证候:多见于进行期。皮疹不断出现,发展迅速,多呈现点滴状,颜色鲜红,鳞屑增多,瘙痒剧烈,抓之有筛状出血点;伴口干舌燥,咽喉疼痛,心烦易怒,大便干燥,小便黄赤;舌质红,苔薄黄,脉弦滑或数。

治法:凉血清热。

方药:消风散合犀角地黄汤加减。咽喉肿痛者加板蓝根、山豆根、玄参;因感冒诱发者加金银花、连翘;大便秘结者加生大黄。

2) 血虚风燥证

证候:多见于静止期。病程较久,皮疹多呈斑片状,颜色淡红,鳞屑减少,干燥皲裂,自觉瘙痒;伴口咽干燥;舌质淡红,苔少,脉沉细。

治法:养血滋阴,润肤息风。

方药:当归饮子加减。脾虚者加白术、茯苓;风盛瘙痒明显者加白鲜皮、刺蒺藜、全蝎。

3) 气血瘀滞证

证候:多见于静止期或消退期。皮损反复不愈,皮疹多呈斑块状,鳞屑较厚,颜色暗红;舌质紫暗有瘀点、瘀斑,脉涩或细缓。

治法:活血化瘀,解毒通络。

方药:桃红四物汤加减。病程日久,反复不愈者加土茯苓、白花蛇舌草、全蝎、蜈蚣;皮损肥厚色暗者加三棱、莪术;月经色暗、经前加重者加益母草、泽兰。

4) 湿毒蕴积证

证候:多见于脓疱型。皮损多发生在腋窝、腹股沟等皱褶部位,红斑糜烂,痂屑黏厚,瘙痒剧烈;或掌跖红斑、脓疱、脱皮;或伴关节酸痛、肿胀、下肢沉重;舌质红,苔黄腻,脉滑。

治法:清利湿热,解毒通络。

方药:萆薢渗湿汤加减。脓疱泛发者加蒲公英、紫花地丁、半枝莲;关节肿痛明显者加羌活、秦艽、忍冬藤;瘙痒剧烈者加白鲜皮、地肤子。

5) 风寒湿痹证

证候：多见于关节型。皮疹红斑不鲜，鳞屑色白而厚，抓之易脱，关节肿痛，活动受限，甚至僵硬畸形；伴形寒肢冷；舌淡，苔白腻，脉濡滑。

治法：祛风除湿，散寒通络。

方药：独活寄生汤加减。

6) 火毒炽盛证

证候：全身皮肤潮红、肿胀、灼热痒痛，大量脱皮，或有密集小脓疱；伴壮热，口渴，头痛，畏寒，大便干燥，小便黄赤；舌红绛，苔黄腻，脉弦滑数。

治法：清热泻火，凉血解毒。

方药：清瘟败毒饮加减。寒战高热者加生玳瑁；皮屑增多、脱落、口干唇燥者加玄参、天花粉、石斛；大便燥结者加大黄。

(2) 外治：皮损广泛，勿用浓度大刺激性强的药物。

1) 进行期可用黄连膏，每日1次。

2) 静止期、退行期皮损可用内服煎剂的药渣煎水，待温洗浴浸泡患处，再外涂黄连膏。

2. 其他治疗

(1) 西医治疗：常选用抗生素、维生素类、免疫抑制剂、免疫调节剂、静脉封闭疗法及物理疗法。

(2) 针刺治疗：取大椎、肺俞、曲池、合谷、血海、三阴交；头面部加风池、迎香，下肢加足三里、丰隆。手法中等强度，留针30 min，每日1次，10次为1个疗程，症状好转后改为隔日1次。

(3) 耳针治疗：取肺、神门、内分泌、心、大肠穴等。耳穴埋针或压豆。

(4) 刺络拔罐治疗：取大椎、陶道、肝俞、脾俞，每日选1~2个穴，用三棱针点刺，然后在穴位上拔罐，留罐5~10 min，隔日1次，10次为1个疗程。

【预防与调护】

(1) 忌食辛辣腥膻发物，戒烟酒，多食新鲜蔬菜和水果。

(2) 预防感染和外伤，在秋冬及冬春季节交替之时，要特别注意预防感冒、咽炎、扁桃体炎。对反复发作的扁桃体肿大者，可考虑手术摘除。

(3) 避免过度紧张劳累，生活要有规律，保持情绪稳定。

(4) 急性期或红皮病型不宜用刺激性强的药物，忌热水洗浴。

第十九节 风热疮

风热疮是一种斑疹色红如玫瑰、脱屑如糠秕的急性自限性炎症性皮肤病，相当于西医的玫瑰糠疹。其临床特点是以皮疹长轴与皮肤纹理或肋骨方向一致的椭圆形淡红色鳞屑斑。风热疮之名首见于《外科秘录》。

【病因病机】

1. 外感风热，郁闭肌肤 风热外感，郁结肌肤腠理，不得宣泄而发。

2. 血分有热,化燥生风　过食辛辣炙煿,或情志抑郁化火,导致血分蕴热,热伤阴液而化燥生风,外泛肌肤而成。

西医学认为,其病因不明。

【诊断】

本病好发于青年和中年人,多见于春秋季节。

皮损有母斑、子斑之分。最先在躯干或四肢近端某处出现,约指盖大小或稍大的圆形或椭圆形的淡红色或黄红色鳞屑斑,称母斑,或称原发斑。这种母斑易被患者忽略,母斑出现1～2周后即在躯干及四肢近端出现多数与母斑相似而形状较小的红斑,称子斑或继发斑。皮损为或横或斜,椭圆形,长轴与皮纹走行一致,中心略有皱纹,边界清楚,边缘不整,略呈锯齿状,表面附有糠秕状细小鳞屑,多数孤立不相融合。子斑出现后,母斑颜色转为暗淡。斑疹颜色不一,自鲜红至褐色、褐黄或灰褐色不等,皮损好发于胸、腹、四肢近端、颈部(彩图82),尤以胸部两侧为多见(彩图83),少数也可见于股上部(彩图84),但颜面及小腿一般不发生,黏膜偶有累及。

自觉不同程度的瘙痒,部分患者初起可伴有周身不适、头痛、咽痛,轻度发热,颈或腋下淋巴结肿大等全身症状。

本病预后良好,一般4～6周可自然消退,皮肤恢复正常,不遗留任何痕迹;部分患者病程可迁延2～3个月,甚至更长时间才痊愈,可留较轻的色素沉着。愈后一般不复发。

【鉴别诊断】

1. 癣　一般皮疹数目不多,中心有自愈倾向,四周常有红晕、丘疹、小水疱等。
2. 紫白癜风　多发胸背、颈侧、肩胛等处;皮损为黄豆到蚕豆大小的斑片,微微发亮,先淡红或赤紫,将愈时呈灰白色的斑片。
3. 白疕　皮损为大小不等的红色斑片,其上堆积较厚的银白色的鳞屑,搔抓后有露水珠样点状出血;病程长,反复发作。

【治疗】

1. 辨证论治

(1) 内治

1) 风热蕴肤证

证候:发病急,皮损呈圆形或椭圆形淡红色斑片,中心有细微的皱纹,表面有糠秕状的鳞屑;伴心烦口渴,便干溲赤;舌红,苔白或薄黄,脉浮数。

治法:疏风清热止痒。

方药:消风散加减。瘙痒甚者加白鲜皮、地肤子。

2) 风热血燥证

证候:皮疹为鲜红或紫红色斑片,鳞屑较多,皮损范围较大,瘙痒较剧;伴抓痕、血痂等;舌红,苔少,脉弦数。

治法:清热凉血,养血润燥。

方药:凉血消风散加水牛角粉、丹皮。

(2) 外治:① 用三黄散洗剂外搽,或5%～10%的硫黄软膏外涂。② 用苦参30 g、蛇床子30 g、川椒12 g、明矾12 g,煎汤外洗。

2. 其他治疗　针刺可取合谷、曲池、大椎、肩髃、肩井、血海、足三里,用泻法,留针 10～15 min,每日 1 次,10 次为 1 个疗程。

【预防与调护】
(1) 保持心情舒畅,不食辛辣及鱼腥发物。
(2) 注意皮肤清洁,避免热水烫洗。
(3) 多饮水,保持大便通畅。
(4) 避免使用高浓度外用药。

第二十节　紫癜风

紫癜风是一种原因不明的皮肤黏膜的慢性炎症性皮肤病,可单独发生于皮肤或黏膜,也可同时或先后并发,相当于西医的"扁平苔藓"。其临床特点是皮疹色紫、多角、扁平,表面光滑、有蜡样光泽,丘疹中央有细小角栓,常累及黏膜。

【病因病机】
1. 风湿热侵　外感风湿热邪,搏于肌肤而泛发。
2. 血虚风燥　病久阴血不足,生风化燥,局部肌肤失养而生。
3. 阴虚血瘀　阴虚内热,虚火上炎,循经熏蒸于黏膜,致局部气血瘀阻而发。
4. 阴虚湿热　肝肾不足,湿热下注,瘀阻阴器而发。
西医学认为,本病病因不明,但多与免疫、遗传、药物、感染、吸烟等有关。

【诊断】
1. 临床表现　多见于女性 40 岁以上,男性 50 岁以上,女性多于男性。
损害以四肢、躯干为主,多见于腕部屈侧,小腿伸侧,口腔和阴部黏膜常累及。
典型皮损为针头大小紫红色多角形扁平丘疹,表面有蜡样光泽,可融合成环状、线状或形态不规则的斑片,皮沟深呈苔藓样变,部分丘疹中央可见细小角栓,若用液体石蜡涂拭表面,再用放大镜观察,可见灰白色、有光泽小点或浅细的网状条纹,为本病的特征性损害。初发皮疹为紫红色,日久色更深,或色淡接近正常肤色(彩图 85)。
泛发全身者少见,但发病迅速,皮疹色红,可有水肿或水疱,以后变紫,消退后留色素沉着。
局限性者多发于四肢,亦可见躯干、颈部、肛门附近,可见典型皮损。伴不同程度的瘙痒,全身症状不重。
黏膜损害者约占半数,其中部分患者只有黏膜损害而无皮疹。多发生在颊黏膜、舌、唇、牙龈等处,为树枝状或网状白色细纹或白色斑点、丘疹、斑块,可有水疱、糜烂、溃疡,疼痛明显(彩图 86)。长期刺激可发生癌变。
发于阴部者,以肛门、龟头处多见。发于龟头者,常为 0.3～0.5 cm 大小紫红色环状损害。部分患者在足跟部出现水疱、溃疡,压痛明显。

本病为慢性经过,约2/3患者在1~2年内可消退,消退后留色素沉着。

2. 实验室及其他辅助检查　病理检查有诊断价值,可见表皮角化过度、颗粒层增厚等。

【鉴别诊断】

1. 牛皮癣(神经性皮炎)　多发生在颈部,局部极易出现苔藓样变,并以局部剧烈瘙痒为特点。

2. 白疕　表面覆盖多层干燥的银白色鳞屑,刮去鳞屑后可见点状出血。

【治疗】

1. 辨证论治

(1) 内治

1) 风湿热侵证

证候:相当于全身泛发者。突然发病,皮疹广泛,色紫;伴发热恶风,头痛,关节酸楚;舌质淡,苔薄白,脉濡数。

治法:祛风清热,利湿止痒。

方药:消风散加地肤子、车前草、土茯苓。

2) 血虚风燥证

证候:相当于局限性者。病程较长,皮损干燥,呈片状、线状、环状排列,表面肥厚苔藓样变,瘙痒剧烈;舌质淡,苔薄白,脉沉细。

治法:养血活血,祛风润燥。

方药:当归饮子加减。依据皮损肥厚程度,可适当加三棱、莪术、穿山甲、生珍珠母、生石决明、生牡蛎。

3) 阴虚血瘀证

证候:多见于口腔黏膜扁平苔藓;伴头晕耳鸣,五心潮热,腰膝酸软;舌质红,少苔,脉细数。

治法:养阴清热,活血化瘀。

方药:知柏地黄汤加丹参、赤芍、穿山甲。

4) 阴虚湿热证

证候:可见发于阴部者;伴溲赤,尿道口刺痛;舌质淡,苔薄黄腻,脉滑数。

治法:滋阴除湿。

方药:滋阴除湿汤加减。

(2) 外治:① 皮疹泛发者,用三黄洗剂外搽。② 皮疹局限者,用一扫光外搽。③ 发于口腔及阴部黏膜者,用青吹口散涂于患处。

2. 其他治疗

(1) 西医治疗:抗组胺药、镇静剂、糖皮质激素、维A酸制剂、免疫抑制剂、免疫调节剂;局部可用封闭或物理疗法。

(2) 针刺治疗:线状扁平苔藓可根据皮疹分布部位所属经络,循经取穴,隔日1次,10次为1个疗程。

【预防与调护】

(1) 消除紧张情绪,保持心情舒畅。

(2) 忌用可能诱发本病的可疑药物。

(3) 宜清淡饮食,忌辛辣饮食和各种发物。

第二十一节 白驳风

白驳风是指皮肤上出现大小不同、形态各异的白色斑片的局限性色素脱失性皮肤病,相当于西医的白癜风。其临床特点是白斑边界清楚,可发生于任何部位、任何年龄,可局限亦可泛发;慢性过程,无自觉症状,诊断容易,治愈难,影响美容。白癜之名首见于隋代《诸病源候论·白癜候》。

【病因病机】

总由气血失和、脉络瘀阻所致。

1. **肝郁气滞** 情志内伤,肝气郁结,气机不畅,复感风邪,搏于肌肤而发。
2. **肝肾不足** 素体肝肾虚弱,或亡精失血,伤及肝肾,致肝肾不足,外邪侵入,郁于肌肤而致。
3. **气血瘀滞** 跌打损伤,化学灼伤,络脉瘀阻,毛窍闭塞,肌肤腠理失养而生。

西医学认为,本病原因不明。有学者认为,具有遗传体质的人,在多种因素,如精神、神经因素刺激下,免疫、代谢功能紊乱,使自身黑素细胞破坏,从而导致皮肤色素局限性脱失。

【诊断】

1. **临床表现** 皮损呈白色或乳白色斑点或斑片,逐渐扩大,边境清楚,周边色素反见增加,患处毛发也可变白。大小不等,形态各异,往往融合成片。可对称或单侧分布,甚至沿神经走行呈带状分布(彩图87、彩图88)。泛发全身者,仅存少许正常皮肤。患处皮肤光滑,无脱屑、萎缩等变化,有的皮损中心可出现色素岛状褐色斑点,称谓"晕痣"。

呈慢性过程,治疗至少3个月后判断疗效。自觉症状不明显,也不会有其他变症。

2. **实验室及其他辅助检查** 皮肤病理检查显示,表皮明显缺少黑素细胞及黑素颗粒。

【鉴别诊断】

1. **单纯糠疹** 皮损淡白或灰白,上覆少量灰白糠状鳞屑,边界不清;多发在面部,其他部位很少累及;儿童多见。
2. **花斑癣** 皮损淡白或紫白色,呈边界清楚的圆形或卵圆形,上覆细碎鳞屑,病变处毛发不变白色;皮损处镜检可找到真菌;多发在颈、躯干、双上肢。
3. **贫血痣** 皮损淡白,以手摩擦局部则周围皮肤发红而白斑不红,多发在躯干。

【治疗】

1. **辨证论治**

(1) 内治

1) 肝郁气滞证

证候:白斑散在,数目不定;伴心烦易怒,胸胁胀痛,夜寐不安,女子月经不调;舌质正常或淡红,苔薄,脉弦。

治法：疏肝理气，活血祛风。

方药：逍遥散加减。泛发伴瘙痒者加蝉蜕；心烦易怒者加丹皮、栀子；月经不调者加益母草；发于头面者加蔓荆子、菊花；发于下肢者加木瓜、牛膝。

2) 肝肾不足证

证候：多见于体虚或有家族史的患者。病史较长，白斑局限或泛发；伴头晕耳鸣，失眠健忘，腰膝酸软；舌质红，少苔，脉细弱。

治法：滋补肝肾，养血祛风。

方药：六味地黄汤加减。神疲乏力者加党参、白术；真阴亏损者加阿胶。

3) 气血瘀滞证

证候：多有外伤，病程长，白斑局限或泛发，边界清楚，局部可有刺痛；舌质紫暗或有瘀斑、瘀点，苔薄白，脉涩。

治法：活血化瘀，通经活络。

方药：通窍活血汤加减。跌打损伤后而发者加乳香、没药；局部有刺痛者加穿山甲、白芷；发于下肢者加木瓜、牛膝；病久者加苏木、刺蒺藜、补骨脂。

(2) 外治：① 30%补骨脂酊外用，同时配合日光照射 5～10 min，或紫外线照射 2～3 min，每日 1 次。② 密陀僧散干扑患处，或用醋调成糊状外擦。③ 用铁锈水或白茄子蘸硫黄细末擦患处。④ 远志肉 12 g，蜜糖 30 g。放瓷碗内，并用皮纸密封，放在蒸锅内蒸后取用，日搽 2～3 次。

2. 其他治疗

(1) 针刺治疗：① 梅花针治疗，局部弹刺，在白斑周围用较强刺激，有防止皮疹扩大的作用。可配合外用药涂擦，每日 1 次。② 耳针治疗，取肺、肾、内分泌、肾上腺，每次选 2～3 个穴，单耳埋针，双耳交替，每周轮换。

(2) 自血疗法：皮损范围较小者，可用针管从静脉抽血后，立即注射到白斑的皮下；使皮损处出现青紫时止，每周 2 次，10 次为 1 个疗程。

【预防与调护】

(1) 可进行适当的日光浴及理疗，注意光照的强度和时间，并在正常皮肤上搽避光剂和盖遮挡物，以免晒伤。

(2) 避免滥用外擦药物，尤其是刺激性强的药物，以防损伤肌肤。

(3) 坚持治疗，树立信心；愈后巩固治疗，防止复发。

(4) 少吃含维生素 C 高的蔬菜、水果，多吃豆类制品。

第二十二节　黄褐斑

黄褐斑是面部出现对称性褐色斑片的一种色素沉着性皮肤病。其临床特点是色斑对称分布，大小不定，形状不规则，边界清楚，无自觉症状，日晒后加重。因肝病引起者，称"肝斑"，因妊娠而发病者称"妊娠斑"。归属中医学"面尘""黧黑斑"的范畴。

【病因病机】

本病多与肝、脾、肾三脏关系密切,气血不能上荣于面为其主要病机。

1. 肝郁气滞　情志不畅,气郁化热,熏蒸于面,灼伤阴血而生。
2. 肝肾不足　冲任失调,肝肾不足,水火不济,虚火上炎所致。
3. 脾虚湿蕴　脾胃虚弱,运化失职,生湿化热,熏蒸颜面而致。
4. 气滞血瘀　久病伤营,营卫失和,气滞血瘀,面失所养而成。

西医学认为,本病的发病原因不十分明确,多数与内分泌失调有关,体内雌激素和孕激素增多,刺激局部黑素增加。

【诊断】

1. 临床表现　常见于孕妇或经血不调的妇女,男性亦可见。

始于孕后2～5个月,部分患者分娩后消退。对称发生于颜面,尤以两颊、额部、鼻、唇及颏等处为多见;皮损为淡褐色至深褐色、淡黑色斑片,大小不等,形状各异,孤立散在或融合成片,边缘较明显,多呈蝴蝶状。无自觉症状,慢性经过。

2. 实验室及其他辅助检查　皮肤组织病理显示表皮黑素细胞数目正常,基底细胞层黑素增多。

【鉴别诊断】

雀斑　皮疹分散而不融合,斑点较小;且夏重冬轻或消失;有家族史。

【治疗】

1. 辨证论治

(1) 内治

1) 肝郁气滞证

证候:女性多见,斑色深褐,弥漫分布;伴烦躁不安,胸胁胀满,经前乳房胀痛,月经不调,口苦咽干;舌质红,苔薄,脉弦细。

治法:疏肝理气,活血消斑。

方药:逍遥散加减。伴口苦咽干、大便秘结者加丹皮、栀子;月经不调者加女贞子、香附;斑色深褐而面色晦暗者加桃仁、红花、益母草。

2) 肝肾不足证

证候:斑色褐黑,面色晦暗;伴头晕耳鸣,腰膝酸软,失眠健忘,五心烦热;舌质红,少苔,脉细。

治法:补益肝肾,滋阴降火。

方药:六味地黄丸加减。阴虚火旺明显者加知母、黄柏;失眠多梦者加生龙骨、生牡蛎、珍珠母;斑日久色深者加丹参、白僵蚕。

3) 脾虚湿蕴证

证候:斑色灰褐,状如尘土附着;伴疲乏无力,纳呆困倦,月经色淡,白带量多;舌质淡胖边有齿痕,苔白腻,脉濡或细。

治法:健脾益气,祛湿消斑。

方药:参苓白术散加减。伴月经量少色淡者加当归、益母草。

4) 气滞血瘀证

证候：斑色灰褐或黑褐；多伴有慢性肝病，或月经色暗有血块，或痛经；舌质暗红有瘀斑，苔薄，脉涩。

治法：理气活血，化瘀消斑。

方药：桃红四物汤加减。胸胁胀痛者加柴胡、郁金；痛经者加香附、乌药、益母草；病程长者加白僵蚕、白芷。

（2）外治：① 用玉容散粉末搽面，早、晚各1次。② 用茯苓粉，每日1匙，洗面或外搽，早、晚各1次。③ 白附子、白芷、滑石各250 g共研细末，每日早晚蘸末擦面。

2. 其他治疗

（1）西医治疗：口服大剂量维生素C，每次1 g，每日3次；或静脉注射维生素C，每次1 g，隔日1次，好转后改为口服，每次0.2 g，每日3次。

（2）耳穴刺血治疗：取内分泌、皮质下、热穴，消毒皮肤后用三棱针尖刺破至微出血，再以消毒棉球敷盖。

（3）针刺治疗：取肝俞、肾俞、风池为主穴，迎香、太阳、曲池、血海为辅穴；肝郁加内关、太冲，脾虚加足三里、气海，肾虚加三阴交、阴陵泉。毫针刺入，留针20 min，每日1次，10次为1个疗程。

（4）按摩治疗：面部涂抹祛斑药物霜剂后，沿面部经络循行路线按摩，并按压穴位，促进局部皮肤血液循环。

（5）面膜疗法：清洁面部后，外擦祛斑中药霜剂，局部穴位按摩后，用温水调祛斑中药粉涂于面部，或用中药粉加石膏粉，30 min后清除。霜剂用赤芍、丹参、桃仁、红花、白及、僵蚕、白丁香、白附子等各等份研成粉末加乳剂基质配成霜。面膜用上药各等份研末混匀，取适量以蜂蜜调匀制成。

【预防与调护】

(1) 保持心情舒畅，避免忧思恼怒。
(2) 注意劳逸结合，保证睡眠充足。
(3) 避免日光直晒，慎用含香料的药物性化妆品，忌用刺激性药物及激素类药物。
(4) 多食含维生素C的蔬菜、水果，忌食辛辣、忌烟酒。

第二十三节　粉　刺

粉刺是一种颜面、胸背等处毛囊与皮脂腺的慢性炎症性皮肤病，相当于西医的痤疮。其临床特点是皮损丘疹如刺，可挤出白色碎米粉样汁。早在《诸病源候论·面疮候》中就有本病症状的描述。《医宗金鉴·肺风粉刺》的论述较为全面，曰："此证由肺经血热所成。每发于面鼻，起碎疙瘩，形如黍屑，色赤肿痛，破出白粉汁。日久皆成白屑，形如黍米白屑。宜内服枇杷清肺饮，外敷颠倒散，缓缓自收功也。"

【病因病机】

1. 肺经风热　素体阳热偏盛，肺经蕴热，复感风邪，熏蒸面部而发。

2. 肠胃湿热　过食辛辣肥甘,助湿化热,湿热互结,上蒸颜面而致。

3. 湿热痰瘀　脾虚失运,湿浊内生,郁久化热,灼津为痰,湿热浊痰互结而成。

西医学认为,与内分泌因素、毛囊皮脂腺导管角化异常、微生物感染、免疫因素等有关。

【诊断】

好发于颜面、颈、胸背或臀部。多发于青春发育期,皮疹易反复发生,常在饮食不节、月经前后加重。

皮损初起为针头大小的毛囊性丘疱,或为白头粉刺、黑头粉刺,可挤出白色或淡黄色脂栓,因感染而成红色小丘疱,顶端可出现小脓疱(彩图89)。愈后可留有暂时性色素沉着或轻度凹陷性瘢痕。

严重者称聚合型痤疮,病程长,不易治愈,男子多见,病位较深,出现紫红色丘疹、结节、脓肿、囊肿(彩图90),甚至破溃形成窦道和瘢痕,或呈橘皮样改变,常伴皮脂溢出。穿通性脓肿和不规则瘢痕同时存在是此型的特征。

自觉轻度瘙痒或无自觉症状,炎症明显时自感疼痛。

病程呈慢性经过,时轻时重,一般在青春期后可逐渐痊愈或减轻。

【鉴别诊断】

1. 酒齄鼻　多见于壮年;皮损分布以鼻准、鼻翼为主,两颊前额也可发生,绝不累及其他部位;无黑头粉刺,患部潮红、充血,常伴有毛细血管扩张。

2. 职业性痤疮　常发生于接触沥青、煤焦油及石油制品的工人;同工种的人往往多发生同样损害;丘疹密集,伴毛囊角化,除面部外,其他接触部位如手背、前臂、肘部亦有发生。

3. 颜面播散性粟粒性狼疮　多见于成年人;损害为粟粒大小淡红色、紫红色结节,表面光滑,对称分布于颊部、眼睑、鼻唇沟等处;以玻片压之可呈苹果酱色。

【治疗】

1. 辨证论治

(1) 内治

1) 肺经风热证

证候:丘疹色红,或有痒痛,或有脓疱;伴口干喜饮,便秘溲赤;舌质红,苔薄黄,脉弦滑。

治法:疏风清肺。

方药:枇杷清肺饮加减。伴口渴喜饮者加生石膏、天花粉;大便秘结者加生大黄;脓疱多者加紫花地丁、白花蛇舌草;经前加重者加香附、益母草、当归。

2) 肠胃湿热证

证候:颜面、胸背部皮肤油腻,皮疹红肿疼痛,或有脓疱;伴口臭,便秘溲黄;舌红,苔黄腻,脉滑数。

治法:清热除湿。

方药:茵陈蒿汤加减。伴腹胀、舌苔厚腻者加生山楂、鸡内金、枳实;脓疱多者加白花蛇舌草、野菊花、金银花。

3) 痰湿瘀滞证

证候:皮疹颜色暗红,以结节、脓肿、囊肿、瘢痕为主,或见窦道,经久难愈;伴纳呆腹胀;舌质暗红,苔黄腻,脉弦滑。

治法:除湿化痰,活血散结。

方药:二陈汤合桃红四物汤加减。妇女伴痛经者加益母草、泽兰;伴囊肿成脓者加贝母、穿山甲、野菊花、皂角刺;伴结节、囊肿难消者加三棱、莪术、皂角刺、夏枯草。

(2) 外治:① 皮疹较多者,可用茶调颠倒散涂患处,每日2次,或每晚涂1次,次日晨洗去。② 脓肿、囊肿、结节较甚者,可外敷金黄膏,每日1~2次。

2. 其他治疗

(1) 西医治疗:内服抗生素类、维生素B族、维生素A、维A酸类、锌制剂等。配合外用0.05%维A酸霜,每日1~2次,以及2%红霉素软膏、5%硫黄霜,连用1~2个月。

(2) 针灸治疗

1) 体针:大椎、合谷、四白、太白、太阳、下关、颊车;肺经风热证加曲池、肺俞,肠胃湿热证加大肠俞、足三里、丰隆,月经不调者加膈俞、三阴交。中等刺激,留针30 min,每日1次,10次为1个疗程。

2) 耳穴压豆:取肺、内分泌、交感、脑点、面颊、额区;皮脂溢出加脾,便秘加大肠,月经不调加子宫、肝。每次取穴4~5个,2~3日换豆1次,5次为1个疗程。

【预防与调护】

(1) 洗面宜用温水,忌用冷水,以防毛孔收缩,皮脂分泌受阻;皮脂较多时,可用硫黄皂洗面,每日3~4次。

(2) 忌食辛辣刺激性食物,如辣椒、酒类;少食油类、甜食;多食新鲜蔬菜、水果,保持大便通畅。

(3) 忌用手挤压粉刺,以免炎症扩散,愈后遗留凹陷瘢痕。

(4) 不要乱用化妆品,尤其粉质化妆品易堵塞毛孔,造成皮脂淤积而成粉刺。

第二十四节 脂溢性皮炎

脂溢性皮炎是由皮脂分泌过多而引起的一种慢性浅表性炎性皮肤病。其临床特点是自头部开始至颜面皮肤多脂油腻,淡红色斑片,叠起白屑,脱去又生。中医又称"面游风""白屑风"。《外科正宗》曰:"白屑风多生于头、面、耳、项、发中,初起微痒,久则渐生白屑,叠叠飞起,脱之又生。此皆起于热体当风,风热所化。"

【病因病机】

本病主要因素体湿热内蕴,感受风邪所致。

1. 风热血燥　风热外袭,久伤阴血,阴伤血燥,或平素血燥,复感风热,血虚生风,风热燥邪蕴阻肌肤,肌肤失于濡养而致。

2. 肠胃湿热　恣食辛辣肥甘厚腻,致脾失健运,湿热内生,蕴阻肌肤而成。

西医学对其发病原因及机制尚不清楚,但本病是在皮脂溢出的基础上所引起的皮肤继发炎症,可能与遗传有关。

【诊断】

患者以青壮年为多,男性多于女性,乳儿期也有发生。

多发于皮脂丰富部位,如头皮、前额、眉弓、鼻唇沟、胡须部,常自头皮开始,向下蔓延至颈后、腋窝、胸部、肩胛部、脐窝、腹股沟等部位,重者泛发全身,皮损形态多样。

1. **干性型** 皮损为大小不一的斑片,基底微红,上有片状白色糠秕状鳞屑,在头皮部可堆叠很厚,头皮瘙痒剧烈,梳头或搔抓时头屑易于脱落而呈白屑纷飞状,毛发干枯,伴有脱发。

2. **湿性型** 多为皮脂分泌旺盛,皮损红斑、糜烂、流滋,有油腻性痂屑,常有臭味。在耳后和鼻部可有皲裂,眉毛因搔抓折断而稀疏,头部损害早期出油,或头屑多,瘙痒,继而头发细软、脱落、秃顶(彩图91)。严重者泛发全身,成为湿疹样皮损。

病程缓慢,常有急性发作。乳儿期多在出生后1个月发生,一般患儿会在3~4周内痊愈,若持续不愈,常与婴儿异位皮炎并发,也可继发细菌或白念珠菌感染。

【鉴别诊断】

1. **慢性湿疮** 皮损无油腻性鳞屑,皮肤粗糙增厚,易成苔藓样变。
2. **白疕** 皮损颜色较鲜红,鳞屑呈银白色,无油腻感,搔抓后红斑上有点状出血点,发于头皮可见束状发,但不脱发;大多冬重夏轻。
3. **白秃疮** 多见于儿童;头部有灰白色鳞屑斑片,其上有长短不齐的断发,发根有白色菌鞘;真菌检查呈阳性。

【治疗】

1. 辨证论治

(1) 内治

1) 风热血燥证

证候:多发于头面部,为基底微红的斑片,干燥、脱屑,瘙痒,受风加重,或头皮瘙痒,头屑多,毛发干枯脱落;伴口干口渴,大便干燥;舌质偏红,苔薄白,脉细数。

治法:祛风清热,养血润燥。

方药:消风散合当归饮子加减。皮损颜色较红者加丹皮、金银花、青蒿;瘙痒重者加白鲜皮、刺蒺藜;皮损干燥明显者加玄参、麦冬、天花粉。

2) 肠胃湿热证

证候:皮损为潮红斑片,有油腻痂屑,甚至糜烂、渗出;伴口苦,口黏,脘腹痞满,小便短赤,大便臭秽;舌质红,苔黄腻,脉滑数。

治法:健脾除湿,通腑泻热。

方药:参苓白术散合茵陈蒿汤加减。糜烂渗出较重者加土茯苓、苦参、马齿苋;热盛者加桑白皮、黄芩。

(2) 外治:① 干性发于头皮者,用白屑风酊外搽,每日2次。② 干性发于面部者,用痤疮洗剂或颠倒散洗剂外搽,每日2次。③ 湿性渗出明显者,可用马齿苋、黄柏等煎汤冷湿敷,每次30 min,每日2~3次,后用青黛膏外搽。

2. 其他治疗

(1) 全身治疗:口服维生素 B_2、维生素 B_6 或复合维生素 B 等;镇静剂、抗组胺药;抗真菌药。

(2) 局部治疗：头部用2%酮康唑洗液洗头，每周2次。

【预防与调护】
(1) 忌食荤腥、油腻，少食辛辣甜食，少饮浓茶、咖啡、酒等，多食水果、蔬菜。
(2) 生活有规律，睡眠充足，保持大便通畅。
(3) 避免搔抓，忌用刺激性强的肥皂洗涤。

第二十五节　酒齇鼻

　　酒齇鼻是一种主要发生在鼻及鼻周围，以红斑和毛细血管扩张为临床特征的慢性皮肤病，因鼻部色紫红如酒渣故名，西医亦称酒渣鼻。其临床特点是鼻及鼻周围皮肤持续性红斑和毛细血管扩张，伴丘疹、脓疱、鼻赘。
　　本病首见于《诸病源候论·齇候》。《外科大成》曰："酒齇鼻者，先由肺经血热内蒸，次遇风寒外束，血瘀凝结而成，故先紫而后黑也。治须宣肺气，化滞血，使营卫流通，以滋新血，乃可得愈。"

【病因病机】
1. **肺胃热盛**　由肺胃积热上蒸，复遇风寒外袭，血瘀凝结而成。
2. **热毒蕴肤**　嗜酒之人，酒气熏蒸，复遇风寒之邪，交阻肌肤所致。
3. **气滞血瘀**　病久邪气稽留，气血运行受阻，致气滞血瘀，凝滞肌肤而成。
　　西医学认为，本病的发病原因尚不清楚，可能与皮脂溢出和毛囊虫寄生有关，寒冷刺激、情绪激动及精神紧张、内分泌障碍等均可作为促使发病的因素。

【诊断】
　　多发于中年以后的男女或嗜酒之人。
　　皮损以红斑为主，好发于鼻尖、鼻翼、两颊、前额等部位，少数鼻部正常而只发于两颊和额部。依据临床症状可分为3型。
1. **红斑型**　颜面中部特别是鼻尖部出现红斑，开始为暂时性，时起时消，寒冷、饮酒、进食辛辣刺激性食物及情绪波动时红斑更为明显，以后红斑持久不退，并伴有毛细血管扩张，呈细丝状，分布如树枝。
2. **丘疹脓疱型**　病情继续发展时，在红斑基础上出现痤疮样丘疹或小脓疱，但无明显的黑头粉刺形成。毛细血管扩张更为明显，如红丝缠绕，纵横交错，皮色由鲜红变为紫褐，自觉轻度瘙痒（彩图92）。病程迁延数年不愈，极少数最终发展成鼻赘。
3. **鼻赘型**　临床上较少见，多为病程长久者。鼻部结缔组织增生，皮脂腺异常增大，致鼻尖部肥大，形成大小不等的结节状隆起，称为鼻赘。且皮肤增厚，表面凹凸不平，毛细血管扩张更明显。

【鉴别诊断】
1. **粉刺**　多发生于青春期男女；常见于颜面、上胸、背部，鼻部常不侵犯；皮损为散在性红色丘疹，可伴有黑头粉刺。

2. **面游风** 分布部位较为广泛,不只局限于面部;有油腻鳞屑,不发生毛细血管扩张;常有不同程度的瘙痒。

【治疗】

宜内治外治相结合,以清泄肺胃、理气活血为主要治法。

1. 辨证论治

(1) 内治

1) 肺胃热盛证

证候:多见于红斑型。红斑多发于鼻尖或两翼,压之退色;常嗜酒,口干,便秘;舌质红,苔薄黄,脉弦滑。

治法:清泄肺胃积热。

方药:枇杷清肺饮加减。

2) 热毒蕴肤证

证候:多见于丘疹脓疱型。在红斑上出现痤疮样丘疹、脓疱,毛细血管扩张明显,局部灼热;伴口干,便秘;舌质红,苔黄,脉数。

治法:清热解毒凉血。

方药:黄连解毒汤合凉血四物汤加减。酒气熏蒸所致者加制大黄、苦参片。

3) 气滞血瘀证

证候:多见于鼻赘型。鼻部组织增生,呈结节状,毛孔扩张;舌质略红,脉沉缓。

治法:活血化瘀散结。

方药:通窍活血汤加减。

(2) 外治:① 鼻部有红斑、丘疹者,可选用一扫光或颠倒散洗剂外搽,每日3次。② 鼻部有脓疱者,可选用四黄膏外涂,每日2~3次。③ 鼻赘形成者,可先用三棱针刺破放血,颠倒散外敷。

2. 其他治疗

(1) 西医治疗:内服B族维生素、甲硝唑、四环素等;外用1%甲硝唑霜等外搽。也可以用冷冻疗法、多功能电离子手术治疗机去除毛细血管扩张。

(2) 针刺治疗:取印堂、迎香、地仓、承浆、颧髎、大迎、合谷、曲池,取坐位,轻度捻转,留针20~30 min,每日1次。

【预防与调护】

(1) 避免过冷、过热、不洁物等刺激及精神紧张。

(2) 忌食辛辣酒类等刺激性食物和肥甘厚腻之品。

(3) 保持大便通畅。

第二十六节 油 风

油风是一种头发突然发生斑块状脱落的慢性皮肤病,相当于西医的斑秃。其临床特点是脱发区皮肤变薄,光亮,无炎症反应,无自觉症状。《外科正宗·油风》云:"油风,乃血虚不能随气荣养肌肤,故毛发根空,脱落成片,皮肤光亮,痒如虫行,此皆风热乘虚攻注而然。"又名"鬼舐头""鬼剃头"。

【病因病机】

1. **血热风燥** 过食辛辣厚味,或肝郁化火,损阴耗血,血热生风,风热上窜巅顶,毛发失于阴血濡养而突然脱落。

2. **气滞血瘀** 跌仆损伤,瘀血阻络,血不畅达,发脱不生。

3. **气血两虚** 肝藏血,发为血之余,肾主骨,其荣在发,久病致气血两虚,肝肾不足,精不化血,血不养发,发无生长之源,毛根空虚而发落成片。

【诊断】

可发生于任何年龄,但多见于青年,男女均可发病。

头发突然成片迅速脱落,脱发区皮肤光滑,边缘的头发松动,容易拔出,拔出时可见发根近端萎缩,呈上粗下细的感叹号(!)样。脱发区呈圆形、椭圆形或不规则形(彩图93、彩图94)。数目不等,大小不一,可相互连接成片,或头发全部脱光而称全秃。严重者,眉毛、胡须、腋毛、阴毛甚至毳毛等全身毛发脱落,称普秃。

一般无自觉症状,多在无意中发现。常在过度劳累、睡眠不足、精神紧张或受刺激后发生。

病程较长,可持续数个月或数年,多数能自愈,但也有反复发作或边长边脱者。开始长新发时,往往纤细柔软,呈灰白色毳毛,类似毫毛,以后逐渐变粗变黑,最后与正常毛发相同。

【鉴别诊断】

1. **面游风** 头发呈稀疏、散在性脱落,脱发多从额角开始,延及前头及颅顶部;头皮覆有糠秕状或油腻性鳞屑;常有不同程度的瘙痒。

2. **白秃疮** 好发于儿童;为不完全脱发,毛发多数折断,残留毛根,附有白色鳞屑和结痂;断发中易查到真菌。

3. **肥疮** 多见于儿童;头部有典型的碟形癣痂,其间有毛发穿过,头皮有萎缩性的瘢痕,其上有残发;真菌检查阳性。

【治疗】

实证以清以通为主,血热清则血循其经,血瘀祛则新血易生;虚证以补以摄为要,精血得补则毛发易生。选用适当的外治或针刺法能促进毛发生长。

1. **辨证论治**

(1) 内治

1) 血热风燥证

证候:头发突然成片脱落;伴头皮瘙痒,头部烘热,心烦易怒,急躁不安;舌质红,苔薄,脉弦。

治法:凉血息风,养阴护发。

方药:四物汤合六味地黄汤加减。若风热偏胜、脱发迅猛者,宜养血散风、清热护发,方用神应养真丹。

2) 气滞血瘀证

证候:病程较长,头发脱落前先有头痛或胸胁疼痛等症;伴夜多恶梦,烦热难眠;舌质暗红,有瘀点、瘀斑,苔薄,脉沉细。
治法:通窍活血。
方药:通窍活血汤加减。

3) 气血两虚证

证候:多在病后或产后头发呈斑块状脱落,并呈渐进性加重,范围由小而大,毛发稀疏枯槁,触摸易脱;伴唇白,心悸,气短懒言,倦怠乏力;舌质淡,苔薄白,脉细弱。

治法:益气补血。
方药:八珍汤加减。

4) 肝肾不足证

证候:病程日久,平素头发焦黄或花白,发病时呈大片均匀脱落,甚或全身毛发脱落;伴头昏,耳鸣,目眩,腰膝酸软;舌淡,苔薄,脉沉细。

治法:滋补肝肾。
方药:七宝美髯丹加减。

(2) 外治:① 鲜毛姜(或生姜)切片,烤热后涂擦脱发区,每日数次。② 5%~10%斑蝥酊、10%补骨脂酊、10%辣椒酊外搽,每日数次。

2. 其他治疗

(1) 西医治疗:① 全身疗法,对迅速广泛脱发(包括全秃和普秃)可口服泼尼松,每日15~30 mg,数周后逐渐减量,维持数个月,一般两个月内开始长发。但停药后有的患者很快复发,且长期应用会出现皮质类固醇的副作用。② 局部疗法,可外用强效皮质类固醇或局部多点皮内或皮下注射曲安西龙,每次不应超过 4 ml,每 4~6 周重复一次。或外用 1%~3%米诺地尔酊剂涂搽患部,每日 2 次,治疗 2 个月可有新发生长。

(2) 针刺治疗:取百会、头维、生发穴(风池与风府连线中点),配翳明、上星、太阳、风池、鱼腰透丝竹空。实证用泻法,虚证用补法。每次取 3~5 穴,每日或隔日 1 次。如病期延长,可在脱发区和沿头太阳膀胱经循行部位用梅花针移动叩击,每日 1 次。

【预防与调护】

(1) 保持心情舒畅,切忌烦躁、忧愁、动怒等。
(2) 生活有规律,要劳逸结合,保证睡眠。
(3) 加强营养,多食富含维生素的食物,纠正偏食的不良习惯。
(4) 注意头发卫生,加强头发护理,不用碱性强的洗发液,少用电吹风吹烫头发。

第二十七节 红蝴蝶疮

红蝴蝶疮是一种原因不明,可累及皮肤和全身多脏器的自身免疫性疾病,相当于西医的红斑狼疮,可分为盘状红蝴蝶疮和系统性红蝴蝶疮。其临床特点是盘状红蝴蝶疮好发于面颊部,主要表现为皮肤损害,多为慢性局限性;系统性红蝴蝶疮临床表现复杂,除有皮肤损害外,常同时累及全身多脏器、多系统。在中医文献中尚未找到类似红斑狼疮的记载,但从临床表现来看,归属于中医学"温毒发斑""痹证""水肿""心悸"等范畴。

【病因病机】

总由先天禀赋不足,肝肾亏虚而成。

1. 热毒炽盛　热毒蕴结,内传脏腑,外阻于皮肤。兼因腠理不密,外热入侵,热毒入里,两热相搏,上泛头面,则面生盘状红蝴蝶疮;热毒内传脏腑,瘀阻于肌肉、关节,则发系统性红蝴蝶疮。

2. 阴虚火旺　邪热炽盛,伤及阴液致阴虚火旺、虚火上炎。

3. 脾虚肝旺　病久气血两伤,致脾虚肝旺。

4. 脾肾阳虚　病程后期,每多阴损及阳,以致脾肾两虚,气化失权。

5. 气滞血瘀　肝气郁结,久而化火,致气血凝滞,郁结肌肤。

本病六淫侵袭、劳倦内伤、七情郁结、妊娠分娩、日光暴晒、某些内服药物都可成为本病发病的诱因。

西医学认为,本病是一种自身免疫性疾病,其发病原因及发病机制尚不清楚,但与遗传因素、病毒感染、某些环境因素、物理因素、性激素有一定的关系。

【诊断】

1. 临床表现　分为盘状红蝴蝶疮与系统性红蝴蝶疮,以后者多见。

盘状红蝴蝶疮(DLE)

多见于青年女性,男女之比约为1:3。

皮损局限于头、面部称为局限型。尤以两颊、鼻部为著,其次为头项、两耳、眼睑、额角,亦可发于手背、指侧、唇红部、肩胛部等处。初为针尖至黄豆大小或更大微高起的鲜红或桃红色斑,呈圆形或不规则形,境界清楚,边缘略高起,中央轻度萎缩,形如盘状,表面覆有灰褐色的黏着性鳞屑,鳞屑下有角质栓,嵌入毛囊口内,毛囊口多开放,犹如筛孔,皮损周围有色素沉着,伴毛细血管扩张(彩图95)。两颊部和鼻部的皮损可相互融合,呈蝶形外观。黏膜亦可累及,主要发生在唇部,表现除鳞屑红斑外,可发生糜烂、溃疡。少数不典型的面部皮损类似脂溢性皮炎;有的水肿明显,颇似多形性红斑;有的炎症轻微,只有表面粗糙、角化、肥厚;有的在面部有红丝缠绕。

部分患者可同时在颜面、头皮、手背、足跗、躯干等多处部位发生,此型称之为播散型盘状红蝴蝶疮(彩图96)。

一般无自觉症状,进展时或日光曝晒后可有轻度瘙痒感,少数患者可有低热、乏力及关节痛等全身症状。本病呈慢性经过,1%～5%的盘状红蝴蝶疮可发展为系统性红蝴蝶疮或继发皮肤癌变。

系统性红蝴蝶疮(SLE)

病变呈进行性经过,多见于青年及中年女性,男女之比约为1:10。

本病早期表现多种多样,症状多不明显,初起可单个器官受累,或多个系统同时被侵犯。常表现为不规则发热,关节疼痛,食欲减退,伴体重减轻、皮肤红斑等。

(1) 局部症状:主要表现为皮肤、黏膜损害。约80%的患者出现对称性的皮损,典型者在开始时与盘状红蝴蝶疮皮损相似,在两颊和鼻部出现蝶形水肿性红斑,为不规则形,色鲜红或紫红,边界清楚或模糊,有时可见鳞屑,病情缓解时红斑消退,留有棕色色素沉着,较少出现萎缩现象。皮损发生在指甲周围皮肤及甲下者,常为出血性紫红色斑片,高热时红肿光亮,时隐时现;发生在口唇者,则为下唇部红斑性唇炎的表现。皮损严重者,可有全身泛发性多形性红斑、紫红斑、水疱等,口腔、外阴黏膜有糜烂,头发可逐渐稀疏或脱落。

(2) 全身症状

1) 发热:约92%的患者有不规则发热,多数呈低热,急性活动期出现高热,甚至可达40～41℃。

2) 关节、肌肉疼痛:约90%的患者有关节疼痛,可侵犯四肢大小关节,多为游走性,软组织可有肿胀,但很少发生积液和潮红。约50%有肌痛,少数出现肌炎。

3) 肾脏损害:几乎所有的系统性红蝴蝶疮皆累及肾脏,但有临床表现的约占75%,肾脏损害为较早的、常见的、重要的内脏损害,可见到各种肾炎的表现,早期尿中有蛋白质、管型和红、白细胞,后期肾功能损害可出现尿毒症、肾病综合征表现。

4) 心血管系统病变:约有70%的患者有心血管系统的病变,以心包炎、心肌炎、心包积液较为常见。有时伴发血栓性静脉炎、血栓闭塞性脉管炎。手部遇冷时有雷诺现象,常为本病的早期表现。

5) 呼吸系统病变:约有30%患者有胸膜炎和间质性肺炎,出现呼吸功能障碍。

6) 消化系统病变:约有40%的患者有恶心呕吐、腹痛腹泻、便血等消化道症状。约30%的患者有肝脏损害,呈慢性肝炎样表现。

7) 神经系统病变:后期约有25%的患者可出现各种精神、神经症状,如抑郁失眠、精神分裂症样改变,严重者可出现抽搐、症状性癫痫。

8) 血液系统病变:6%～15%的患者可有自身免疫性溶血性贫血;40%的患者白细胞减少;20%的患者出现血小板减少性紫癜,严重者可出现全身各系统出血。

9) 淋巴系统及脾病变:约20%的患者出现淋巴结肿大,质软无压痛;15%患者出现脾肿大。

10) 其他病变:约有20%的病例有眼底病变,如视乳头水肿、视网膜病变。

系统性红蝴蝶疮因其主要是多脏器、多系统的损害,病情呈进行性加重,所以预后不良。其发病年龄组越低,预后就越差。

2. 实验室检查

(1) 一般检查:血常规呈中度贫血,白细胞及血小板减少,血沉加快,尿中有蛋白质及红、白细胞和管型,蛋白电泳白蛋白减少,γ球蛋白、$α_2$球蛋白增多,白、球蛋白比倒置。

(2) 免疫学检查:① 狼疮细胞阳性率在60%左右,对诊断SLE有重要价值。② 抗核抗体(ANA)检查,阳性率在90%以上,其中抗双链DNA抗体(dsDNA)特异性高,阳性率为95%,效价与病情轻重成正比,是诊断SLE的标记抗体之一。③ 补体测定:血清总补体及C_3、C_4的检测,C_3低下是表示SLE活动的指标之一;C_4低下提示SLE的活动性和SLE患者易感性。④ 狼疮带试验检查,用直接免疫荧光法观察患者皮肤的表皮与真皮交接处,可见IgG、IgM、C_3呈颗粒样带状沉积。DLE阳性率为50%～90%;SLE阳性率为50%,在系统性红蝴蝶疮的正常皮肤非暴露部位阳性率为50%,阳光直射部位阳性率达70%,皮损部位高达90%以上,是确诊红斑狼疮的一项重要检查手段。

【鉴别诊断】

1. 风湿性关节炎 关节肿痛明显,可出现风湿结节;无系统性红蝴蝶疮特有的皮肤改变,对光线不敏感;抗风湿因子大多为阳性;红斑狼疮细胞及抗核抗体检查阴性。

2. **类风湿关节炎** 关节疼痛,可有关节畸形;无红斑狼疮特有的皮损;类风湿因子大多呈阳性;狼疮细胞检查多呈阴性。

3. **皮肌炎** 多从面部开始;皮损为以双眼睑为中心的紫蓝色水肿性红斑,多发性肌炎症状明显;肌酶、尿肌酸含量异常。

【治疗】

多从补益肝肾、活血化瘀、祛风解毒入手。但本病病情复杂,宜采用中西医结合治疗。

1. 辨证论治

(1) 内治

1) 热毒炽盛证

证候:相当于系统性红蝴蝶疮急性活动期。面部蝶形红斑,色鲜艳,皮肤紫斑,关节肌肉疼痛;伴高热,烦躁口渴,抽搐,大便干结,小便短赤;舌质红绛,苔黄腻,脉洪数或细数。

治法:清热凉血,化斑解毒。

方药:犀角地黄汤合黄连解毒汤加减。高热神昏者加安宫牛黄丸,或服紫雪丹、至宝丹。

2) 阴虚火旺证

证候:斑疹暗红,关节痛,足跟痛;伴不规则发热或持续性低热,手足心热,心烦失眠,疲乏无力,自汗盗汗,面潮红,月经量少或闭经;舌质红,苔薄,脉细数。

治法:滋阴降火。

方药:六味地黄丸合大补阴丸、清骨散加减。

3) 脾肾阳虚证

证候:眼睑、下肢浮肿,胸胁胀满,尿少或尿闭,面色无华;伴腰膝酸软,面热肢冷,口干不渴;舌质淡胖,边有齿痕,苔少,脉沉细。

治法:温肾助阳,健脾利水。

方药:附桂八味丸合真武汤加减。

4) 脾虚肝旺证

证候:皮肤紫斑;伴胸胁胀满,腹胀纳呆,头昏头痛,耳鸣失眠,月经不调或闭经;舌紫暗或有瘀斑,脉细弦。

治法:健脾益气,疏肝解郁。

方药:四君子汤合丹栀逍遥散加减。

5) 气滞血瘀证

证候:多见于盘状局限型红蝴蝶疮;红斑暗滞,角质栓形成及皮肤萎缩;伴倦怠乏力;舌质暗红,苔白或光面舌,脉沉细涩。

治法:疏肝理气,活血化瘀。

方药:逍遥散合血府逐瘀汤加减。

(2) 外治:皮损处涂白玉膏或黄柏霜,每日1~2次。

2. 其他治疗

(1) 西药治疗:对急性发作或重型病例,宜选用皮质类固醇激素、免疫抑制剂等进行治疗。

(2) 中成药治疗:昆明山海棠片,每片50 mg,每次2~4片,口服,每日3次;雷公藤多苷片,按每日1~1.2 mg/kg,分2~3次口服。

【预防与调护】

(1) 树立与疾病做斗争的坚强信心。

(2) 避免日光曝晒,夏日应特别注意避免阳光直接照射,外出时应戴遮阳帽或撑遮阳伞,也可外搽避光药物。

(3) 避免感冒、受凉,严冬季节对暴露部位应适当予以保护,如戴手套、穿厚袜及戴口罩等。

(4) 避免各种诱发因素,对易于诱发本病的药物如青霉素、链霉素、磺胺类、普鲁卡因酰胺、肼苯哒嗪及避孕药等应避免使用,皮损处忌涂有刺激性的外用药。

(5) 忌食辛辣等刺激性食品,忌饮酒;有水肿者应限制钠盐的摄取;注意加强饮食营养,多食富含维生素的蔬菜、水果。

(6) 注意劳逸结合,加强身体锻炼,避免劳累,病情严重者应卧床休息。

(7) 肾脏受损害者,应忌食豆类及豆制品等含植物蛋白高的食品,以免加重肾脏负担。

第二十八节 淋 病

淋病是由淋病双球菌(简称淋球菌)所引起的泌尿生殖系感染的性传播疾病。其临床特点是尿道刺痛、尿道口排出脓性分泌物,主要通过性交传染,极少数也可通过污染的衣物等间接传染。本病中医称之为"毒淋"或"花柳毒淋"。隋代巢元方《诸病源候论》一书把淋证分为"五淋"和"二浊"。《备急千金要方》中论述更为详细:"凡气淋之为病,溺艰涩常有余沥;石淋之为病,茎中痛,尿不得卒出;膏淋之为病,尿似膏自出;劳淋之为病,引气冲下;热淋之为病,热即发,甚则尿血。"从症状看淋病与热淋、膏淋、劳淋临床表现相近。

【病因病机】

1. **湿热毒蕴** 因宿娼恋色或误用秽浊湿热之邪污染之器具,湿热污秽之气,从下焦前阴窍口侵入,阻滞于膀胱及肝经,局部气血运行不畅,湿热熏蒸,精败肉腐,损伤溺窍,气化不利,脂脓随之而出,则小便如膏脂。湿热蕴结下焦,经气不疏,膀胱气化失司,故尿急、尿痛或排尿困难。

2. **正虚邪恋** 湿热秽浊之气久恋,耗气伤津,阻滞气血,久病及肾,肾阴亏虚,瘀结内阻,正虚邪恋,虚实夹杂,病程缠绵。

3. **脾肾虚损** 由于淫欲不节,房劳过度或者久治不愈,下元疲惫,耗伤肾气,使之升清无能,固摄无权,精微脂液下流而成精浊。病情较重,病程较长。

本病的病原体为淋球菌,系革兰阴性球菌,多寄生在淋病患者的泌尿生殖系统。淋球菌表面含有黏附因子,它不但能黏附和侵入黏膜上皮,而且能引起黏膜上皮细胞的损伤、坏死和脱落,造成皮下结缔组织或黏膜下层的扩散性感染病灶,菌毛和淋球菌表面的白细胞协同因子能对抗机体吞噬细胞的吞噬作用,同时还可抵抗抗体和补体的杀伤作用,这样淋球菌就能在感染病灶内大量生长繁殖,并可沿泌尿生殖系统蔓延扩散。

【诊断】

1. 临床表现　有不洁性交或间接接触传染史。潜伏期一般为2～10日,平均3～5日。

(1) 男性淋病:一般症状和体征较明显。

1) 急性淋病:尿道口红肿发痒及轻度刺痛,继而有稀薄黏液流出,引起排尿不适,24 h后症状加剧。排尿开始时尿道外口刺痛或灼热痛,排尿后疼痛减轻。尿道口溢脓,开始为浆液性分泌物,以后逐渐出现黄色黏稠的脓性分泌物,能自行流出,污染内裤,也有的于尿道口处脓液集聚成半球状,特别是清晨起床后分泌物的量较多,有时脓痂堵住尿道外口,尿液呈乳白混浊样。若有包皮过长,可引起包皮炎、包皮龟头炎,严重时可并发包茎、尿道黏膜外翻、腹股沟淋巴结肿大。部分患者可有尿频、尿急、夜尿增多。当病变上行蔓延至后尿道时,可出现终末血尿、血精、会阴部轻度坠胀等现象。

全身症状一般较轻,少数患者可伴有发热(38℃左右)、全身不适、食欲不振等。

2) 慢性淋病:多由急性淋病治疗不当,或在急性期嗜酒及与配偶性交等因素而转为慢性;也有因患者体质虚弱或伴贫血、结核,病情一开始即呈慢性经过。

慢性淋病患者表现为尿痛轻微,排尿时仅感尿道灼热或轻度刺痛,常可见终末血尿。尿道外口不见排脓,挤压阴茎根部或用手指压迫会阴部,尿道外口仅见少量稀薄浆液性分泌物。患者多有慢性腰痛,会阴部胀感,夜间遗精,精液带血。淋病反复发作者,可出现尿道狭窄,少数可引起输精管狭窄或梗塞,发生精液囊肿。

男性淋病可合并淋病性前列腺炎、附睾炎、精囊炎、膀胱炎等。

(2) 女性淋病:大多数患者可无症状,有症状者往往不太明显,多在出现严重病变,或娩出感染淋病的新生儿时才被发现。

1) 急性淋病的主要类型有:

淋菌性宫颈炎:表现为大量脓性白带,子宫颈充血、触痛,若阴道脓性分泌物较多者,常有外阴刺痒和烧灼感。因常与尿道炎并见,故也可有尿频、尿急等症状。

淋菌性尿道炎:表现为尿道口充血、压痛,并有脓性分泌物,轻度尿频、尿急、尿痛,排尿时有烧灼感,挤压尿道旁腺有脓性分泌物。

淋菌性前庭大腺炎:表现有前庭大腺红、肿、热、痛,严重时形成脓肿,触痛明显。全身症状有高热、畏寒等。

2) 慢性淋病:常由急性转变而来。一般症状较轻,部分患者有下腹坠胀,腰酸背痛,白带较多,下腹疼痛,月经过多,少数可引起不孕、宫外孕等。常见:① 幼女淋菌性外阴阴道炎则表现为外阴红肿、灼痛,阴道及尿道有黄绿色脓性分泌物等。② 女性淋病若炎症波及盆腔等处,则易并发盆腔炎、输卵管炎、子宫内膜炎等,偶可继发卵巢脓肿、盆腔脓肿、腹膜炎等。③ 播散性淋病常出现淋菌性关节炎、淋菌性败血症、脑膜炎、心内膜炎及心包炎等。④ 其他部位的淋病主要有新生儿淋菌性结膜炎、咽炎、直肠炎等。

2. 实验室检查及其他辅助检查　采取病损处分泌物或穿刺液涂片做革兰染色,在多形核白细胞内找到革兰染色阴性的淋球菌,可作初步诊断。经培养检查即可确诊。

【鉴别诊断】

1. 非淋菌性尿道炎　主要由沙眼衣原体和解脲支原体感染所引起。其潜伏期较长;尿道炎症较轻,尿道分泌物少;分泌物查不到淋球菌,有条件的可做衣原体、支原体检测。

2. 念珠菌性尿道炎　病史较长,多有反复感染史;尿道口、龟头、包皮潮红,可有白色垢物;明显痛痒;实验室检查可见念珠菌丝。

【治疗】

西医以抗生素治疗为主,按规范方案及时、足量用药。中西医结合治疗淋病,特别是对慢性淋病和有合并症状淋病的治疗,具有一定的优势。

1. 辨证论治

(1) 内治

1) 湿热毒蕴证(急性淋病)

证候:尿道口红肿,尿液混浊如脂,尿道口溢脓,尿急,尿频,尿痛,淋沥不止,严重者尿道黏膜水肿,附近淋巴结红肿疼痛,女性子宫颈充血、触痛,并有脓性分泌物,可有前庭大腺红肿热痛;可伴发热等全身症状;舌红,苔黄腻,脉滑数。

治法:清热利湿,解毒化浊。

方药:龙胆泻肝汤加减。脓性分泌物多者加土茯苓、红藤、萆薢等;伴发热、热毒入络者合清营汤加减。

2) 阴虚毒恋证(慢性淋病)

证候:小便不畅、短涩、淋沥不尽,女性带下多,或尿道口见少许黏液,酒后或疲劳易复发;伴腰酸腿软,五心烦热,食少纳差;舌红,苔少,脉细数。

治法:滋阴降火,利湿祛浊。

方药:知柏地黄丸加减。有脓性分泌物者加土茯苓、萆薢;腰酸腿软者加旱莲草、菟丝子。

(2) 外治:可选用土茯苓、地肤子、苦参、芒硝各 30 g,煎水外洗局部,每日 3 次。

2. 其他治疗　临床上应选用抗生素早期足量治疗。① 普鲁卡因青霉素 G480 万 U,1 次肌内注射;氨苄西林 3.5 g,1 次口服或肌内注射,并加服丙磺舒 1.0 g。② 壮观霉素(淋必治)2 g,1 次肌内注射;或头孢三嗪(菌必治)250 mg,1 次肌内注射。急性期且为初次感染者,给药 1~2 次即可,慢性者应给药 7 日以上。③ 诺氟沙星 800 mg,1 次口服,或 800 mg,每日 2 次;氧氟沙星 400 mg,1 次口服,或每日 2 次,共服 10 日。

【预防与调护】

(1) 杜绝不洁性交,提倡性交时使用避孕套。

(2) 及时规范治疗,并同时治疗性伴侣。

(3) 患病期间暂停性行为,并注意个人卫生。

(4) 忌烟酒、辛辣刺激性食物。

附:非淋菌性尿道炎

非淋菌性尿道炎是一种由淋球菌以外的多种病原微生物引起的泌尿生殖器黏膜非化脓性炎症。主要通过性接触传播,以性活跃期的中青年多见。归属中医学"淋证""淋浊"的范畴。病原微生物以沙眼衣原体、解脲支原体为多见。另外,阴道滴虫、白念珠菌、单纯疱疹病毒、巨细胞病毒等均可导致本病的发生。

下焦湿热、肝郁气滞、肝肾亏损,导致膀胱功能失调,三焦水道通调不利,为本病的主要病因病机。

本病临床表现似淋病而症轻。男性主要表现为尿道炎,可有尿频、尿急、尿痛、尿道刺痒、尿道口潮红,有清稀的黏液性分泌物,亦可并发附睾炎和前列腺炎。女性尿道炎症状常轻微,甚至无症状,可有宫颈炎、子宫颈充血、水肿、糜烂、分泌物增多,还可并发前庭大腺炎、阴道炎、子宫内膜炎等。如治疗不当,反复发作可导致不育症,部分患者可发生 Reiter 征(其特征为非化脓性关节炎、尿道炎及结膜炎)。实验室检查:尿道、子宫颈分泌物涂片革兰染色,高倍显微镜视野下,多形核白细胞数>5个,淋球菌检查及培养阴性,有条件可分离培养衣原体、支原体等病原微生物。

中药内治分为3个证型:① 湿热阻滞证,治宜清热利湿、化浊通淋,方用草薢分清饮或八正散加减。② 肝郁气滞证,治宜疏肝解郁、理气通淋,方用橘核丸加减。③ 阴虚湿热证,治宜滋阴补肾、清热利湿,方用知柏地黄丸加减。外治可选用蚤休、贯众、败酱草、蒲公英等煎水外洗。另可酌情选用红霉素、强力霉素、美满霉素、阿奇霉素、氧氟沙星、环丙沙星等内服。

第二十九节 梅 毒

梅毒是由梅毒螺旋体所引起的一种全身性、慢性的性传播疾病,几乎可侵犯全身各组织与器官。早期主要表现为皮肤黏膜损害,晚期可造成骨骼及眼部、心血管、中枢神经系统等多器官组织的病变。临床表现多种多样,病程较长。同时,梅毒又可能多年无症状而呈潜伏状态。梅毒主要通过性交传染,也可通过胎盘传给下一代发生先天梅毒。偶尔也通过接吻、哺乳,或接触患者污染的衣物、输血等途径间接传染。本病归属于中医学"霉疮""疳疮""花柳病"等范畴。中医文献中最早记载本病治疗的是《岭南卫生方》。明代《本草纲目》中用水银、土茯苓等治疗梅毒。明代《霉疮秘录》指出本病由性交传染,为世界最早使用砷剂治疗梅毒的记载。

【病因病机】

1. 精化染毒 指不洁性交传染,阴器直接感受淫秽邪毒而致病。肝脉绕阴器循行,肾开窍于二阴。不洁性交,淫秽邪毒入侵,肝肾二脉直接受邪,并伤及冲、督脉。外则毒发皮毛,伤及玉器,疮重,大而硬实;内则毒入骨髓、关窍,侵及脏腑。随处可生,发无定处,证候复杂。《医宗金鉴》云:"精化者,由交媾不洁,精泄时,毒气乘肝肾之虚而入于里,此为欲染,先从下部见之。"

2. 气化染毒 指非性交传染,如接触患者,接吻、授乳、同厕、同寝、共食等而感受梅疮毒气。病位主要在脾肺二经受毒,疮轻细小而干,毒气少入侵骨髓、关窍、脏腑。《医宗金鉴》说:"气化者,或遇生此疮之人,鼻闻其气,或误食不洁之物,或登圊受梅毒不洁之气,为脾肺受毒,故先从上部见之。"

3. 胎传遗毒 系父母患梅毒,遗毒于胎儿所致。既有父母先患梅毒而后结胎,称之禀受,多病重;又有先结胎,父母后患梅毒,毒气由母而传于胎儿,称之为染受,多病轻。

本病的病原体为梅毒螺旋体,亦称苍白螺旋体。由直接或间接途径,梅毒螺旋体经黏膜或破损皮肤进入机体后即在侵入处组织中繁殖,于外生殖器处形成硬下疳,成为一期梅毒。由于局部免疫反应,部分螺旋体被消灭,局部损害逐渐消退,成为一期潜伏梅毒。硬下疳消退后约6周,潜伏的螺旋体大量繁殖,进入血液循环,侵入多种组织内,全身皮肤黏膜广泛出现梅毒疹,成为二期梅毒。由于机体的免疫力,皮肤黏膜的梅毒疹也可消退。但当机体的抵抗力低下时,未被消灭的螺旋体仍然可以引起皮损的再发,成为二期复发性梅毒。一、二期梅毒统称为早期梅毒。2～4年后进入晚期,此期可为无症状的晚期隐性梅毒。如有复发,则可侵犯任何组织,如皮肤黏膜、神经系统及心血管系统等重要脏器,受累组织内梅毒螺旋体虽少,但具有极大的破坏性而致组织缺损及功能障碍,成为三期梅毒。孕妇患者,其病原体可经胎盘进入胎儿血循环,导致胎传梅毒。

【诊断】

1. 临床表现　一般有不洁性交史,或性伴侣有梅毒病史。

(1) 一期梅毒:主要表现为疳疮(硬下疳),发生于不洁性交后2～4周,常发生在外生殖器部位,少数发生在唇、咽、子宫颈等处,男性多发生在阴茎的包皮、冠状沟、系带或龟头上,同性恋男性常见于肛门部或直肠;女性多在大小阴唇或子宫颈上。硬下疳常为单个,偶为多个,初为丘疹或浸润性红斑,继之轻度糜烂或成浅表性溃疡,其上有少量黏液性分泌物或覆盖灰色薄痂,边缘隆起,边缘及基底部呈软骨样硬度,无痛无痒,直径1～2cm,圆形,呈牛肉色,局部淋巴结肿大。疳疮不经治疗,可在3～8周内自然消失,而淋巴结肿大持续较久。

(2) 二期梅毒:主要表现为杨梅疮,一般发生在感染后7～10周或硬下疳出现后6～8周。早期症状有流感样综合征,表现为头痛、恶寒、低热、食欲差、乏力、肌肉及骨关节疼痛、全身淋巴结肿大,继而出现皮肤黏膜损害、骨损害、眼梅毒、神经梅毒等。

1) 二期梅毒皮肤黏膜损害:其特点是分布广泛、对称,自觉症状轻微,破坏性小,传染性强。主要表现有下列几种。

皮损:可有斑疹(玫瑰疹)、斑丘疹、丘疹鳞屑性梅毒疹、毛囊疹、脓疱疹、蛎壳状疹、溃疡疹等,这些损害可以单独或合并出现。

扁平湿疣:好发于肛门周围、外生殖器等皮肤互相摩擦和潮湿的部位。稍高出皮面,界限清楚,表面湿烂,其颗粒密聚如菜花,覆有灰白色薄膜,内含大量的梅毒螺旋体。

梅毒性白斑:好发于妇女的颈部、躯干、四肢、外阴及肛周。为局限性色素脱失斑,可持续数月。

梅毒性脱发:脱发呈虫蚀状。

黏膜损害:为黏膜红肿及糜烂,黏膜斑内含大量的梅毒螺旋体。

2) 二期梅毒骨损害:可发生骨膜炎及关节炎,晚上和休息时疼痛较重,白天及活动时较轻。多发生在四肢的长骨和大关节,也可发生于骨骼肌的附着点,如尺骨鹰嘴、髂骨嵴及乳突等处。

3) 二期眼梅毒:可发生虹膜炎、虹膜睫状体炎、视神经炎和视网膜炎等。

也可出现二期神经梅毒等。

(3) 三期梅毒:亦称晚期梅毒,主要表现为杨梅结毒。此期特点为病程长,易复发,除皮肤黏膜损害外,常侵犯多个脏器。

1) 三期皮肤梅毒损害:多为局限性、孤立性、浸润性斑块或结节,发展缓慢,破坏性大,愈后留有瘢痕。常见的有:

结节性梅毒疹:多见于面部和四肢,为豌豆大小铜红色的结节,成群而不融合,呈环形、蛇形或星形,质硬,可溃破,愈后留有萎缩性瘢痕。

树胶样肿:先为无痛性皮下结节,继之中心软化溃破,溃疡基底不平,为紫红色肉芽,分泌如树胶样黏稠脓汁,持续数个月至2年,愈后留下瘢痕。

近关节结节:为发生于肘、膝、髋等大关节附近的皮下结节,对称发生,其表现无炎症,坚硬,压迫时稍有痛感,无其他自觉症状,发展缓慢,不溃破,治疗后可逐渐消失。

2) 三期黏膜梅毒:主要见于口、鼻腔,为深红色的浸润型,上腭及鼻中隔黏膜树胶肿可侵犯骨质,产生骨坏死,死骨排出,形成上腭、鼻中隔穿孔及马鞍鼻,引起吞咽困难及发声障碍,少数可发生喉树胶肿而引起呼吸困难、声音嘶哑。

3) 三期骨梅毒:以骨膜炎为多见,常侵犯长骨,损害较少,疼痛较轻,病程缓慢。其次为骨树胶肿,常见于扁骨,如颅骨,可形成死骨及皮肤溃疡。

4) 三期眼梅毒:可发生虹膜睫状体炎、视网膜炎及角膜炎等。

5) 三期心血管梅毒:主要有梅毒性主动脉炎、梅毒性主动脉瓣闭锁不全、梅毒性主动脉瘤和梅毒性冠状动脉口狭窄等。

6) 三期神经梅毒、脑膜梅毒、脑血管梅毒及脊髓脑膜血管梅毒和脑实质梅毒:可见麻痹性痴呆、脊髓痨、视神经萎缩等。

(4) 潜伏梅毒(隐性梅毒):梅毒未经治疗或用药剂量不足,无临床症状,血清反应阳性,排除其他可引起血清反应阳性的疾病存在,脑脊液正常,这类患者称为潜伏梅毒。若感染期限在2年以内者称为早期潜伏梅毒,早期潜伏梅毒随时可发生二期复发损害,有传染性;病期在2年以上者称为晚期潜伏梅毒,少有复发,少有传染性,但女性患者仍可经过胎盘而传给胎儿,发生胎传梅毒。

(5) 胎传梅毒(先天梅毒):胎传梅毒是母体内的梅毒螺旋体由血液通过胎盘传入到胎儿血液中,导致胎儿感染的梅毒。多发生在妊娠4个月后。发病<2岁者称早期胎传梅毒,>2岁者称晚期胎传梅毒。胎传梅毒不发生硬下疳,常有严重的内脏损害,对患儿的健康影响很大,病死率高。

1) 早期胎传梅毒:多在出生后2周~3个月内出现症状。表现为消瘦,皮肤松弛多皱褶,哭声嘶哑,发育迟缓,常因鼻炎而导致呼吸、哺乳困难。皮肤损害可表现为斑疹、斑丘疹、水疱、大疱、脓疱等,多分布在头面、肢端、口周皮肤,口周可见皲裂,愈后留有辐射状瘢痕。此外,也可发生甲周炎、甲床炎、无发、骨髓炎、骨软骨炎、贫血、血小板减少等。大部分患儿可有脾肿大、肝肿大,少数出现活动性神经梅毒。

2) 晚期胎传梅毒:患儿发育不良,智力低下,可有前额圆凸、镰刀胫、胡氏齿、桑椹齿、马鞍鼻,锁骨胸骨关节骨质肥厚,视网膜炎、角膜炎、神经性耳聋,脑脊液异常,肝脾肿大,鼻或腭树胶肿导致口腔及鼻中隔穿孔和鼻畸形。皮肤黏膜损害与成人相似。

3) 胎传潜伏梅毒:胎传梅毒未经治疗,无临床症状而血清反应呈阳性。

2. **实验室检查** 梅毒螺旋体抗原血清试验阳性,或蛋白印迹试验阳性,均有利于诊断。聚合酶链反应检查梅毒螺旋体核糖核酸阳性,或取自硬下疳、病损皮肤、黏膜损害的表面分泌物、肿大的淋巴结穿刺液在暗视野显微镜下查到梅毒螺旋体,均可确诊。

【鉴别诊断】

1. **硬下疳与软下疳** 后者病原菌为杜克雷嗜血杆菌,潜伏期短,发病急,炎症明显,基底柔软,溃疡较深,表面有脓性分泌物,疼痛剧烈,常多发。

2. **梅毒玫瑰疹与风热疮(玫瑰糠疹)** 后者皮损为椭圆形,红色或紫红色斑,其长轴与皮纹平行,附有糠状鳞屑,常可见较大母斑,自觉瘙痒,淋巴结无肿大,梅毒血清反应阴性。

3. **梅毒扁平湿疣与尖锐湿疣** 后者疣状赘生物呈菜花状或乳头状隆起,基底较细,呈淡红色,梅毒血清反应阴性。

【治疗】

首选青霉素类药物治疗,按驱梅方案实施。中医药治疗梅毒一般作为驱梅治疗中的辅助疗法。

1. 辨证论治

(1) 内治

1) 肝经湿热证

证候:多见于一期梅毒。外生殖器疳疮质硬而润,或伴有横痃,杨梅疮多在下肢、腹部、阴部;兼见口苦口干,小便黄赤,大便秘结;舌质红,苔黄腻,脉弦滑。

治法:清热利湿,解毒驱梅。

方药:龙胆泻肝汤加减。疳疮明显者加金银花、土茯苓、虎杖。

2) 血热蕴毒证

证候:多见于二期梅毒。周身起杨梅疮,色如玫瑰,不痛不痒,或见丘疹、脓疱、鳞屑;兼见口干咽燥,口舌生疮,大便秘结;舌质红绛,苔薄黄或少苔,脉细滑或细数。

治法:凉血解毒,泻热散瘀。

方药:清营汤合桃红四物汤加减。

3) 毒结筋骨证

证候:见于杨梅结毒。患病日久,在四肢、头面、鼻咽部出现树胶肿;伴关节、骨筋作痛,行走不便,肌肉消瘦,疼痛夜甚;舌质暗,苔薄白或灰或黄,脉沉细涩。

治法:活血解毒,通络止痛。

方药:五虎汤加减。

4) 肝肾亏损证

证候:见于三期梅毒脊髓痨者。患病可达数十年之久,逐渐两足瘫痪或痿弱不行,肌肤麻木或虫行作痒,筋骨窜痛,伴腰膝酸软,小便困难;舌质淡,苔薄白,脉沉细弱。

治法:滋补肝肾,填髓息风。

方药:地黄饮子加减。

5) 心肾亏虚证

证候:见于心血管梅毒患者。心慌气短,神疲乏力,下肢浮肿,唇甲青紫,腰膝酸软,动则气喘;舌质淡有齿痕,苔薄白而润,脉沉弱或结代。

治法:养心补肾,祛瘀通阳。

方药:苓桂术甘汤加减。

(2) 外治:① 疳疮可选用鹅黄散或珍珠散敷于患处,每日3次。② 横痃、杨梅结毒未溃时,选用冲和膏,醋、酒各半调成糊状外敷;溃破时,先用五五丹掺在疮面上,外敷玉红膏,每日1次;待其腐脓除尽,再用生肌散掺在疮面上,敷玉红膏,每日1次。③ 杨梅疮可用土茯苓、蛇床子、川椒、蒲公英、莱菔子、白鲜皮煎汤外洗,每日1次。

2. 其他治疗 一旦确诊为梅毒,应及早实施西医驱梅疗法,并足量、规范用药。

(1) 早期梅毒:水剂普鲁卡因青霉素G每日80万U,肌内注射,每日1次,连续10日;苄星青霉素240万U,分两侧臀部肌内注射,每周1次,共2周;四环素或红霉素,每日2g,分4次口服,连续15日,肝肾功能不全者禁用。

(2) 晚期梅毒:水剂普鲁卡因青霉素G每日80万U,肌内注射,每日1次,连续15日为1个疗程,也可考虑给第二个疗程,疗程间停药 2 周;苄星青霉素 240 万 U,肌内注射,每周 1 次,共 3 次;四环素或红霉素,每日 2 g,分 4 次口服,连续服 30 日为 1 个疗程。

(3) 胎传梅毒:普鲁卡因青霉素 G,每日 5 万 U/kg,肌内注射,连续 10 日;苄星青霉素 5 万 U/kg,肌内注射,1 次即可(对较大儿童的青霉素用量不应超过成人同期患者的治疗量)。对青霉素过敏者,可选用红霉素 7.5~25 mg/kg,口服,每日 4 次。

【预防与调护】

(1) 加强梅毒危害及其防治常识的宣传教育。
(2) 严禁卖淫、嫖娼,对旅馆、浴池、游泳池等公共场所加强卫生管理和性病监测。
(3) 做好孕妇胎前检查工作,对梅毒患者要避孕,或及早终止妊娠。
(4) 对高危人群定期检查工作,做到早发现、早治疗。
(5) 坚持查出必治、治必彻底的原则,建立随访追踪制度。
(6) 夫妇双方共同治疗。

第三十节 艾 滋 病

艾滋病的全称是获得性免疫缺陷综合征,是由人类免疫缺陷病毒(简称 HIV)所致的传染病,主要通过性接触及血液、血液制品和母婴传播传染。HIV 能特异性侵犯 T4 细胞(CD4)引起机体细胞免疫系统严重缺陷,导致各种机会性顽固感染、恶性肿瘤的发生,并对机体各系统尤其是神经系统造成致命的损害,由于传染性强,病死率高,已引起全人类的高度重视。本病归属于中医学"疫疠""虚劳""瘰疬"等范畴。

【病因病机】

艾滋病的病因包括邪毒外袭和正气不足两个方面。邪毒为疫疠之气,具有强烈的传染性,正气不足主要为肾不藏精、肾亏体弱。由性接触传染者,多为伐精纵欲者,其肾精处于匮乏状态,易为邪毒所入;而吸毒者所用兴奋致幻之品为燥烈耗气伤精之品,久则使人肾精亏乏,易为邪毒所犯;或原有气血亏虚,输入夹邪毒之血液而为病。

1. **肺肾两虚** 房劳不节,淫欲无度,暗耗肾精,肾阴不足,虚火煎熬,消灼肺津,而致气阴两亏;肺为娇脏,易受外邪,风热毒邪耗灼肺金,则肺阴亏虚,久之则肺肾之阴日渐枯竭。

2. **脾胃虚弱** 脾胃为后天之本,气血生化之源,疫疠淫毒损伤正气,致气血无以化生,体质日渐衰弱,中焦运化失职,则见纳呆、腹泻诸症。

3. **脾肾两亏** 脾为后天之本,肾为先天之本。疫疠淫毒久积体内,耗损正气,致先天、后天失养,气血阴阳俱损,则病势日深,危及生命。

4. **气虚血瘀** 气为血之帅,气行则血行,气虚则血涩于脉,脉络瘀阻,疫疠淫毒损伤肺、脾、肾诸脏,首先损伤各脏之气,以致出现气虚无力推动血液运行、气虚血瘀的病理机制。瘀血阻滞,又反过来影响气血生化,出现气虚与血瘀的恶性循环。各脏腑之气亏损,则滋生痰、湿、寒、热等,与瘀血相搏,则渐生肿瘤。

5. **窍闭痰蒙** 疾病后期,各脏腑功能失调,气血阴阳亏损,各种病理产物(如痰浊、瘀血、邪热)积聚,正不胜邪,邪盛正衰,痰热邪毒内陷心包,蒙闭清窍,则出现本虚标实之危重情况。

总之,邪毒侵袭、正气不足,以及正气日虚、邪气渐盛是本病的基本病机。"疫疠"和"虚劳"并存共处是其特点,邪盛与正虚共存、夹杂,终致正气衰竭,五脏受损,阴阳离绝。

艾滋病的病原体为 HIV,为逆转录 C 型 RNA 病毒,主要是通过精液、血液及含有血液的分泌物经血流和破损的皮肤与黏膜传播。

【诊断】

1. **临床表现** 潜伏期长短不一,可由 6 个月至 5 年或更久。感染 HIV 后,由于细胞免疫缺陷的程度不同,临床症状可分为 3 个阶段。

(1) 艾滋病病毒感染:新近感染的患者约 90% 可完全没有症状,即为病毒的携带者,是艾滋病的传染源。有的早期出现类似传染性单核细胞增多症的症状,有的发展为慢性淋巴结病综合征,表现为除腹股沟部位外,全身淋巴结或至少有 2 处以上持续肿大 3 个月以上。

(2) 艾滋病相关综合征:约占患者人数的 10%,患者有一定程度的 T 细胞免疫功能缺陷所致的临床症状和慢性淋巴结综合征,有较长期的发热(38℃3 个月以上),体重减轻 10% 以上,疲乏、夜间盗汗及持续腹泻等,同时常有非致命性的真菌、病毒或细菌性感染,如口腔白念珠菌病、皮肤单纯疱疹、带状疱疹和脓皮病等。

(3) 艾滋病:约 1% 的 HIV 感染者可发展为艾滋病,其临床表现为严重的细胞免疫缺陷而致的条件性病原体感染和少见的恶性肿瘤,较常见的有卡氏肺囊虫肺炎和卡波西肉瘤。

2. **实验室检查**

(1) 免疫学检查 T4 淋巴细胞减少;外周血淋巴细胞显著减少,低于 $1\times 10^9/L$,T4/T8<1(正常为 1.75~2.1);自然杀伤细胞(NK)活性下降;B 淋巴细胞功能失调。

(2) HIV 检测常用的有:① 细胞培养分离病毒,检测 HIV 抗原;② 检测逆转录酶;③ 检测病毒核酶等。由于操作复杂,价格昂贵,不作为常规筛选之用。

(3) HIV 抗体检测:这类方法是确定有无 HIV 病毒感染的最简便方法,但高危人群若阴性应在 2 个月后复查。常用的方法有酶联免疫吸附法(ELISA)、间接免疫荧光法(IIF)、明胶颗粒凝集试验(PA)、免疫 EP 迹检测法(WB法)、放射免疫沉淀试验(RIE),其中前 3 种用于筛选检查,后 2 种用于明确诊断。

【治疗】

艾滋病的治疗目前尚无特效的疗法。西医的免疫调节剂、抗病毒制剂及综合疗法的实施,已能部分控制病情的发展,延长患者的存活时间,提高患者的生存质量;中医中药和其他自然疗法已运用于艾滋病的预防和治疗,抗 HIV 病毒及提高机体免疫功能的中药得以筛选并推向临床;针灸的整体调节功能在治疗中也发挥一定的作用。由于本病病程迁延,变化多端,涉及多个脏腑,强调中医辨证论治尤为重要。

1. **辨证论治**

(1) 肺卫受邪证

证候:见于急性感染期。发热,微畏寒,微咳,身痛,乏力,咽痛;舌质淡红,苔薄白或薄黄,脉浮。

治法：宣肺祛风,清热解毒。

方药：银翘散加减。急性感染期症状明显者加土茯苓、夏枯草；若寒邪为患者选用荆防败毒散加减。

(2) 肺肾阴虚证

证候：多见于以呼吸系统症状为主的艾滋病早、中期患者,尤以卡氏肺囊虫肺炎、肺孢子肺炎、肺结核较多见。发热、咳嗽,无痰或少量黏痰,或痰中带血,气短胸痛,动则气喘,全身乏力,消瘦,口干咽痛,盗汗,周身可见淡红色皮疹,伴轻度瘙痒；舌红,少苔,脉沉细数。

治法：滋补肺肾,解毒化痰。

方药：百合固金汤合瓜蒌贝母汤加减。发热、咳嗽者加虎杖、夏枯草、土大黄等。

(3) 脾胃虚弱证

证候：多见于以消化系统症状为主者。腹泻久治不愈,腹泻呈稀水状便,少数夹有脓血和黏液,里急后重不明显,可有腹痛；兼见发热,消瘦,全身乏力,食欲不振,恶心呕吐,吞咽困难,或腹胀肠鸣,口腔内生鹅口疮；舌质淡有齿痕,苔白腻,脉濡细。

治法：扶正祛邪,培补脾胃。

方药：补中益气汤合参苓白术散加减。方中酌加土茯苓、田基黄、猫爪草等。

(4) 脾肾亏虚证

证候：多见于晚期患者,预后较差。发热或低热,形体极度消瘦,神情倦怠,心悸气短,头晕目眩,腰膝酸痛,四肢厥逆,食欲不振,恶心,呃逆频作,腹泻剧烈,五更泄泻,毛发枯槁,面色苍白；舌质淡或胖,苔白,脉细无力。

治法：温补脾肾,益气回阳。

方药：肾气丸合四神丸加减。方中酌加猪苓、炙甘草等。

(5) 气虚血瘀证

证候：以卡波西肉瘤多见。周身乏力,气短懒言,面色苍白,饮食不香,四肢、躯干部出现多发性肿瘤,瘤色紫暗,易于出血,淋巴结肿大；舌质暗,脉沉细无力。

治法：补气化瘀,活血清热。

方药：补阳还五汤、犀角地黄汤合消瘰丸加减。

(6) 窍闭痰蒙证

证候：多见于出现中枢神经病症的晚期患者。发热,头痛,恶心呕吐,神志不清,或神昏谵语,项强惊厥,四肢抽搐,或伴癫痫或痴呆；舌质暗或胖,或干枯,苔黄腻,脉细数或滑。

治法：清热化痰,开窍通闭。

方药：安宫牛黄丸、紫雪丹、至宝丹加减。若为寒甚者,用苏合香丸豁痰开窍。痰闭清除后,缓则治其本,可用生脉散益气养阴。

2. 常用有效中药辨病施治

(1) 抗 HIV 有效的中药：甘草、人参、党参、黄芪、白术、茯苓、当归、大枣、枸杞子、杜仲、淫羊藿、苦参、柴胡、刺五加、香菇、丹参、黄连、金银花、黄芩、天花粉、紫花地丁、夏枯草、穿心莲、牛蒡子、螃蜞菊、紫草、狗脊、贯众、千里光、丁公藤、苦瓜、龙胆草、蒲公英、麻黄、水牛角、漏芦、巴豆、槟榔、白头翁、防风、麝香、白屈菜、姜黄、桑白皮、大蒜、山豆根、连翘、鱼腥草、大青叶、白花蛇舌草、野菊花、知母、板蓝根、十大功劳叶等。

(2) 促进单核细胞吞噬能力的中药：人参、党参、黄芪、紫河车、淫羊藿、五加皮、白术、黄精、灵芝、蒲公英、金银花、丹参、桃仁、赤芍、川芎、香菇、茯苓、甘草。

(3) 促进巨噬细胞吞噬作用的中药：黄芪、党参、人参、白术、灵芝、猪苓、香菇、当归、地黄、蝮蛇、淫羊藿、补骨脂、刺五加、杜仲。

(4) 增加T细胞的中药：人参、灵芝、茯苓、香菇、白术、薏苡仁、黄精、天冬、女贞子、淫羊藿。

(5) 提高细胞免疫力的中药：人参、党参、黄芪、黄精、白术、山药、灵芝、阿胶、菟丝子、淫羊藿、旱莲草、当归、红花、仙鹤草、丹参、生地、女贞子、枸杞子、白芍、川芎、五味子、金银花、黄连。

(6) 提高体液免疫能力的中药：人参、党参、黄芪、白术、灵芝、黄精、山药、旱莲草、菟丝子、阿胶、淫羊藿、丹参、红花、川芎、当归、仙鹤草、生地、女贞子、枸杞子、白芍、金银花、五味子。

(7) 延长抗体存活及促进其生成的中药：麦冬、玄参、沙参、鳖甲、鸡血藤、阿胶、女贞子等可延长抗体存活时间；肉桂、附子、仙茅、淫羊藿、锁阳、菟丝子可促进抗体生成，提高淋巴细胞转化作用。

3. **其他治疗**

(1) 针刺治疗：针灸可以调动机体的免疫系统，提高抗病能力。可选关元、命门、腰俞、脾俞、足三里、内关、合谷、曲池、百会、阴陵泉、阳陵泉、风池、委中、列缺等穴位。

(2) 抗HIV西药治疗：目前尚无特效药物。首推叠氮胸苷（AZT）疗效较好，因其口服吸收好，并能通过血脑屏障，其作用机制是抑制逆转录酶，阻断HIV复制，但不能杀灭病毒，故停药后又复发。用法：5 mg/kg，每4 h 1次。其次，可用2′-3′双脱氧肌苷（DDI）、2′-3′双脱氧胞嘧啶核苷（DDC）。主张联合用药，既可发挥其协同作用，也有利于减轻某一药物的毒副作用。此外，还有苏拉明、三氮唑核苷等。

(3) 免疫调节剂治疗：可选用白细胞介素-2、干扰素、丙种球蛋白、转移因子、香菇多糖、异丙肌苷等。

(4) 合并条件性感染和恶性肿瘤，可采取相应处理。

【预防与调护】

(1) 加强对艾滋病防治知识的宣传普及。

(2) 加强性道德观念的教育，杜绝不洁性行为，避免与HIV感染者、艾滋病患者及高危人群发生性接触。

(3) 禁止静脉吸毒者共用注射器，严格加强普通人群注射消毒管理，提倡使用一次性用品。

(4) 使用进口血液、血液成分制品时一定要进行HIV检测。

(5) 严格选择供血者，HIV检测应作为供血者的常规检查项目，防止血源传染。

(6) 艾滋病患者或HIV阳性者应避孕，已出生婴儿不用母乳喂养。

(7) 加强入境检疫，严防艾滋病传入。

(8) 加强心理治疗，创造良好环境，不歧视患者。

第十一章 肛肠疾病

导学

肛肠疾病的发生多与风、湿、燥、热、气虚、血虚、血瘀等有关。治疗多以外治、手术为主，内治调理为辅。

本章的学习要求：

掌握：肛肠疾病的检查方法；痔、肛裂、肛痈、肛漏、脱肛、便秘的诊断和治疗；锁肛痔、息肉痔的临床特点。

熟悉：肛隐窝炎、肛痈、肛漏的关系；息肉痔与锁肛痔的关系；锁肛痔、息肉痔的诊断和治疗。

了解：痔的新概念及治疗新进展；肛隐窝炎的诊治；肛肠疾病的预防和调护。

肛肠疾病是指与肛门、直肠、结肠有关的疾病，常见的有痔、肛隐窝炎、肛裂、肛痈、肛漏、脱肛、息肉痔、锁肛痔等，在中医文献中上述疾病统归于痔疮或痔瘘的范畴。由于便秘与肛门、直肠、结肠的生理、病理有关，故也放在本章节讨论。

中医文献对肛肠疾病的记载最早见于《五十二病方》，其中就有"牡痔""牝痔""脉痔""血痔"和"朐痒"（肛门痒）、"巢者"（肛门瘘管）、"人州出"（脱肛）等。还介绍了多种治疗方法，如治牡痔的结扎切除法，治疗肛瘘的牵引切除法，以及肛瘘探查法，还有治疗痔疮的熏痔法、熨痔法等。

《内经》对肛肠解剖、生理、病理等有详细论述。如《灵枢·肠胃》记述了回肠（结肠）、广肠（直肠）的长度、大小、走行。《素问·灵兰秘典论》说："大肠者，传道之官，变化出焉。"《素问·五脏别论》说："魄门亦为五脏使，水谷不得久藏。"在《素问·生气通天论》记载："因而饱食，筋脉横解，肠澼为痔。"提出了痔的病因病机是由于饮食不节，肠胃的气血瘀滞，筋脉和血管懈纵弛缓而成，这与现代对痔的病因病理的认识是一致的。《内经》还对肠道息肉、肿瘤、便血、泄泻、肠澼、肠覃、肠道寄生虫等肛肠疾病的病因病机进行了论述。此后，历代医家对于肛肠的解剖、生理、病因病机及辨证、治疗都进行了补充和完善，并形成了一个完整的体系，为肛肠病学的发展奠定了良好基础。

【解剖生理】

肛管长约 3 cm，其外端为肛门，上端与直肠相连接，周围有内、外括约肌环绕。肛管的表层覆以肛管皮肤，表面光滑，无汗腺、皮脂腺和毛囊。肛门括约肌分为外括约肌与内括约肌。外括约肌有皮下部、浅部和深部 3 部分，皮下部是环状肌束，不附着于尾骨，围绕肛管下端，位于内括约肌的外下方，两括约肌之间形成一环形的沟，称括约肌间沟，恰与肛门白线相当。皮下部常在手术时被切断，不致引起肛门失禁。浅部位于皮下部的外上方，在后方与尾骨连接构成肛尾韧带，在内括约肌水平面分为两束,围绕肛管再合而为一止于会阴。深部位于浅部的上外侧,也是环状肌束,不附着于尾骨。内括约肌为不随意肌,是直肠末端环状肌的肥大部分,围绕肛管的上2/3。肛提肌薄而阔,起于骨盆的前壁和侧壁,分耻骨直肠肌、耻骨尾骨肌和髂骨尾骨肌3部分。肛门外括约肌深部与浅部、直肠纵肌、肛门内括约肌、耻骨直肠肌,共同组成一肌环,环绕肛管直肠连接处的肠壁外,称肛管直肠环。此环如手术时被切断,有可能引起大便失禁。

直肠上端在第三骶椎平面与乙状结肠相接,向下沿骶尾骨前面下行,终于齿线与肛管连接,全长约12 cm。直肠上部与骶骨曲度一致形成骶曲;同时由于直肠肠腔大小在上端与乙状结肠相同,下端则扩大为直肠壶腹,而壶腹前壁向前膨出,与肛管几乎成直角而形成会阴曲。以上为乙状结肠镜检查时必须注意的解剖特点。直肠上1/3前面与两侧为腹膜所遮盖,中1/3前面腹膜向前反折成为直肠膀胱或直肠子宫陷凹,下1/3完全在腹腔之外,因此部分直肠无腹膜层遮盖。其直肠肌层的内环肌,在直肠末端肥厚成为肛门内括约肌。直肠腔内有3个半月形的黏膜皱襞,内有环肌纤维,称为直肠瓣。直肠末端黏膜齿线处有6~10个纵行皱褶,称为直肠柱。两个直肠柱下端之间有半月形黏膜皱襞,称肛门瓣。肛门瓣与直肠柱之间的肠壁黏膜形成向上开口的袋状间隙,称肛隐窝或肛窦。肛隐窝底部有肛腺导管的开口,其腺体在肛管直肠周围的组织内。正常情况下腺体所分泌的黏液,可在排便时附着在粪便表面,起到润滑保护肛管的作用。但当肛隐窝感染时,感染物也可通过肛腺导管进入肛腺内,而发生肛管直肠周围间隙脓肿或肛漏。直肠柱的基底部共有2~6个三角形乳头状突起,称肛乳头,其长度一般≤2 mm,局部炎症的刺激可使其增大,临床称之为肛乳头肥大(图11-1,图11-2)。

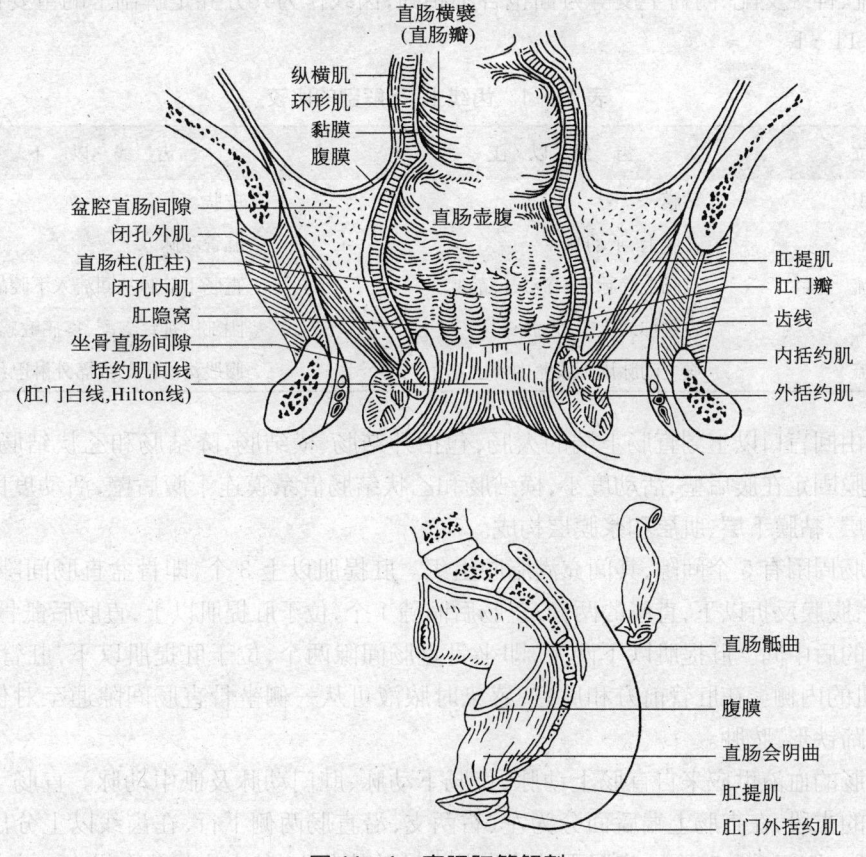

图11-1　直肠肛管解剖

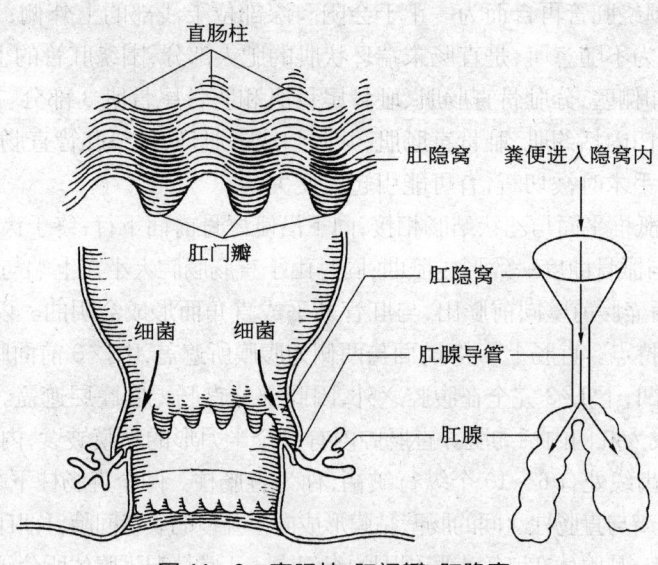

图 11-2 直肠柱、肛门瓣、肛隐窝

肛管直肠为消化道的末端,是通于体外的出口。直肠起源于内胚层,肛管起源于外胚层。直肠与肛管交界处形成了一条不整齐的界线,称为齿线。由于齿线上下组织起源不同,因此在血液供应、淋巴回流、神经支配、内衬上皮等方面也各不相同,齿线作为其分界是解剖上的重要标志。其主要区别见表 11-1。

表 11-1 齿线上、下解剖的比较

部 位	齿 线 以 上	齿 线 以 下
组 织	黏膜	皮肤
动脉供应	直肠上、下动脉	肛管动脉
静脉回流	直肠上静脉丛回流入门静脉	直肠下静脉丛回流入下腔静脉
神经支配	自主神经支配,无痛觉	阴部内神经支配,疼痛敏感
淋巴回流	腹主动脉周围或髂内淋巴结	腹股沟淋巴结或髂外淋巴结

结肠是由回盲口以上到直肠上端的大肠,包括升结肠、横结肠、降结肠和乙状结肠,升结肠和降结肠借腹膜固定在腹后壁,活动度小,横结肠和乙状结肠借系膜连于腹后壁,活动度比较大。结肠壁由黏膜层、黏膜下层、肌层和浆膜层构成。

肛管直肠周围有 5 个间隙,其间充满脂肪组织。肛提肌以上 3 个,即骨盆直肠间隙两个,位于肛提肌以上,腹膜反折以下,直肠的两旁;直肠后间隙 1 个,位于肛提肌以上,直肠后骶骨前,两侧骨盆直肠间隙的后中间。肛提肌以下两个,即坐骨直肠间隙两个,位于肛提肌以下,肛管的两旁,坐骨、闭孔内肌的内侧。在肛管前方和后方,感染时脓液可从一侧坐骨直肠间隙通至对侧坐骨直肠间隙,形成"蹄铁形"脓肿。

肛管直肠的血液供应来自直肠上动脉、直肠下动脉、肛门动脉及骶中动脉。直肠上动脉是肠系膜下动脉的末段,在直肠上端后面分为左、右两支,沿直肠两侧下行,在齿线以上分出许多小支与直肠下动脉、肛门动脉吻合。直肠下动脉为髂内动脉的分支,其大小与分布没有一定的规律。肛门动脉由阴部内动脉分出,在肛管分为数小支。骶中动脉是腹主动脉分叉上方后壁发出的分支,一般很小,与直肠上动脉、直肠下动脉吻合。结肠的血液供应来自肠系膜上动脉和肠系膜下动脉。

静脉的排列与动脉相似,主要回流至两个静脉丛,以齿线为界,齿线上为痔内静脉丛(直肠上静脉丛),分布在右前、右后、左侧者最为显著,是内痔的好发部位,又称母痔区。直肠上静脉丛向上,经直肠上静脉、肠系膜下静脉,入脾静脉、门静脉。这些静脉无瓣膜,穿过肌层时易受压迫,使直肠上静脉丛扩张而形成内痔。齿线下为痔外静脉丛(直肠下静脉丛),汇集直肠下静脉、肛门静脉后流入髂内静脉。直肠上静脉丛和直肠下静脉丛在肛门白线附近互相交通,使门静脉系统与体静脉系统相通,在门静脉高压患者,此处是一侧支循环,故门静脉高压者"痔出血"不宜手术治疗。结肠的静脉血流经肠系膜上、下静脉回流(图11-3)。

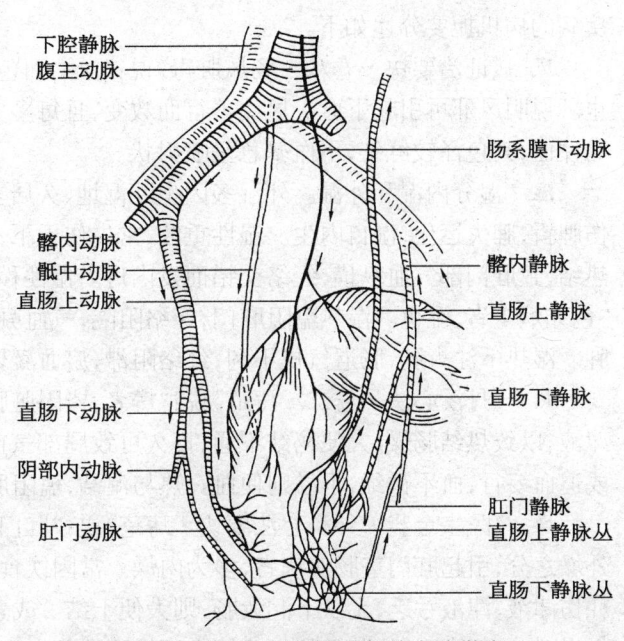

图11-3 肛门直肠部位的血液供应

肛管直肠的淋巴组织分为上、下两组,上组在齿线以上,包括直肠黏膜下层、肌层、浆膜下和肠壁外淋巴网。这些淋巴网的淋巴液主要流向三个方向:向上至直肠后骶骨前淋巴结,再至乙状结肠系膜根部淋巴结,最后至腹主动脉周围淋巴结;向旁至肛提肌上淋巴结,再至闭孔淋巴结,最后至髂内淋巴结;向下至坐骨直肠窝淋巴结,然后穿过肛提肌至髂内淋巴结。下组在齿线以下包括外括约肌、肛管及肛门周围皮下淋巴网,经会阴部汇流至腹股沟淋巴结。上、下组淋巴网经过吻合支可以相通。结肠的淋巴结分为3组:第一组为结肠旁淋巴结,沿升结肠和降结肠的内侧缘,以及横结肠和乙状结肠的系膜缘排列;第二组为结肠中间淋巴结,沿右结肠动脉、中结肠动脉、左结肠动脉和乙状结肠动脉分群排列;第三组为结肠终末淋巴结,沿肠系膜上、下动脉排列。

直肠受交感、副交感神经支配,属于自主神经系统。肛管受阴部内神经的支配,其分支分布至肛提肌、外括约肌、肛管及肛门周围皮肤。所以齿线以上组织对痛感迟钝,而肛管和肛门周围皮肤感觉异常敏锐,肛门部刺激可以引起反射性肛提肌和外括约肌痉挛。另外,膀胱颈部的肌肉也受阴部神经支配,因此,肛门部疾病或手术可引起小便困难、尿潴留等。结肠受内脏神经支配,升结肠和横结肠右2/3的交感神经来自腹腔节和肠系膜上节,副交感神经来自迷走神经;横结肠左1/3、降结肠和乙状结肠的交感神经来自肠系膜下节,副交感神经来自盆腔内脏神经。一般来说,交感神经抑制肠腺分泌和肠壁平滑肌收缩,而副交感神经促进肠腺分泌的肠壁肌层收缩。

肛管与直肠的主要生理功能是排便、吸收水分和部分药物。在正常情况下,粪便储存于乙状结肠内,直肠内无粪便。结肠只是吸收部分水分、电解质和维生素,运送和储存食物残渣,并提供细菌酵解的场所。排便是由于结肠出现总蠕动,粪便下行至直肠内,使直肠下端膨胀而引起便意,同时外括约肌因反射性抑制而松弛,肛提肌收缩使粪便排出。

【病因病机】

肛肠疾病常见的发病因素有风、湿、热、燥、气虚、血虚、血瘀等,现将各种因素致病特点及引起疾病的病机扼要分述如下。

风 《证治要诀·卷八·肠风脏毒》说:"血清而色鲜者,为肠风。"《见闻录》说:"纯下清血者,风也。"说明风邪可引起下血。风性善行而数变,且每多夹热,热伤肠络,血不循经而下溢,故风邪引起的便血,其色泽较鲜红,下血暴急呈喷射状。

湿 湿分内湿和外湿。外湿多因坐卧湿地、久居雾露潮湿之处而发病。内湿多因饮食不节,损伤脾胃,脾失运化,湿自内生。湿性重浊,常先伤于下,故肛门直肠疾病中因湿而发病的较多。湿与热结,致肛门部气血纵横,经络交错而发内痔。湿性秽浊,热伤络脉,下血如烟尘,正如《见闻录》说:"色如烟尘者,湿也。"湿热蕴阻肛门,经络阻隔,气血凝滞,热盛肉腐而成脓,易形成肛门直肠周围脓肿。湿热下注大肠,肠道气机不利,经络阻滞,瘀血凝聚,发为直肠息肉。

热 《丹溪心法·卷二·痔疮》说:"痔者,皆因脏腑本虚,外伤风湿,内蕴热毒。"热积肠道,耗伤津液,以致热结肠燥,大便秘结不通,日久可致局部气血不畅,瘀滞不散,结而为痔。热盛灼伤肠络或迫血妄行,血不循经,下溢则便血。热与湿结,蕴阻肛门而发肛周脓肿。

燥 《医宗金鉴·外科心法要诀·痔疮》说:"肛门围绕,折纹破裂,便结者,火燥也。"燥有内燥、外燥之分,引起肛门直肠疾病者,多为内燥。常因饮食不节、恣饮醇酒、过食辛辣等,以致燥热内结,耗伤津液,津液亏乏,无以下润大肠,则大便干结。或素有血虚,血虚津乏,肠道失于濡润,而致大便干燥、临厕努责,常使肛门裂伤或擦伤痔核而致便血等。

气虚 《疮疡经验全书·卷三·痔漏图说》说:"又有妇人产育过多,力尽血枯,气虚下陷,及小儿久痢,皆能使肛门突出。"说明气虚在肛门直肠疾病中也是发病因素之一。以后天脾胃虚弱、中气不足为主,又有妇人生育过多,小儿久泻久痢,老年气血衰退,以及某些慢性疾病等,都能导致中气不足,气虚下陷,无以摄纳而引起直肠脱垂不收、内痔脱出不纳。气虚推动无力,粪便排出不畅则便难。肛门直肠周围脓肿溃后气血不足,气虚无力祛邪,则脓水稀薄。

血虚 失血过多或脾胃虚弱,生血乏源,皆致血虚。肛门直肠疾病中,常因痔疮长期便血而血虚,气随血脱,血虚则气也虚,气虚无以摄血又致出血,更致血虚,如此往复,形成恶性循环。血虚生燥,无以润滑肠道,则大便燥结,努责排便,擦伤痔核而便血。气血相依,血虚则气不足,故肛漏溃后久不敛口,术后腐肉不脱,新肌生长缓慢。

血瘀 或久坐久立,或负重远行,或生育过多,或久泻久痢,或排便努挣,或气虚失摄等,均可导致血液瘀滞肛门不散;或血络损伤,血离经脉,溢于肛门皮下,瘀血凝聚成块,发为血栓外痔等。

总之,上述各种因素,可单独致病,或多种因素同时存在。在病程中,有实证,有虚证,有的则为虚实夹杂。所以在辨证时,要"审证求因",进行全面分析。

【检查】

1. **检查时注意事项** 检查时,医生必须轻柔,勿使患者感到痛苦,并事先告诉患者,给予适当的解释和安慰。不可在患者毫无思想准备的情况下突然进行,以免患者恐惧而不协作。做肛门直肠检查时要取适当的姿势,然后告诉患者张口做深呼吸或排便动作。在指套或肛门镜上涂以润滑剂,先在肛门口轻轻按摩,待肛门部松弛时再徐徐插入。

2. **体位** 在进行检查和治疗时,常用下述几种体位。各种体位均有一定的优点,应根据检查和治疗的要求选用不同的体位。

(1) 侧卧位：患者向左或右侧卧，双腿充分向前屈曲，靠近腹部，使臀部及肛门充分暴露，是常用的检查与治疗的体位(图11-4)。

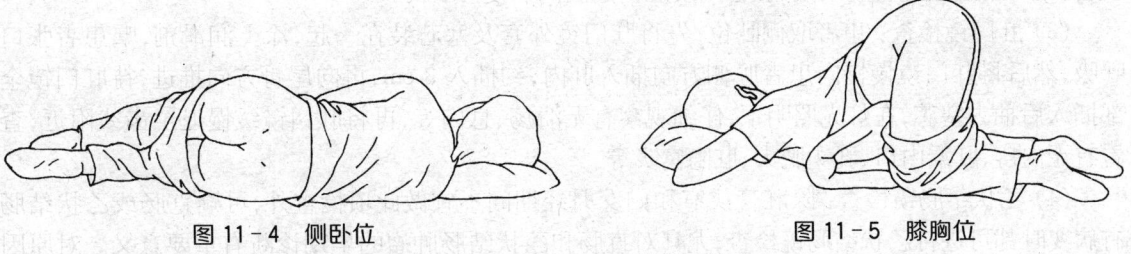

图11-4 侧卧位　　　　　　　　　图11-5 膝胸位

(2) 膝胸位：患者跪伏在检查床上，胸部贴近床面，臀部抬高使肛门充分露出。适用于检查直肠下部、直肠前壁和身体矮小肥胖者(图11-5)。

(3) 截石位：患者仰卧，两腿屈曲，放在腿架上，将臀部移到手术台边缘，使肛门暴露良好。是肛门直肠手术时常用体位(图11-6)。

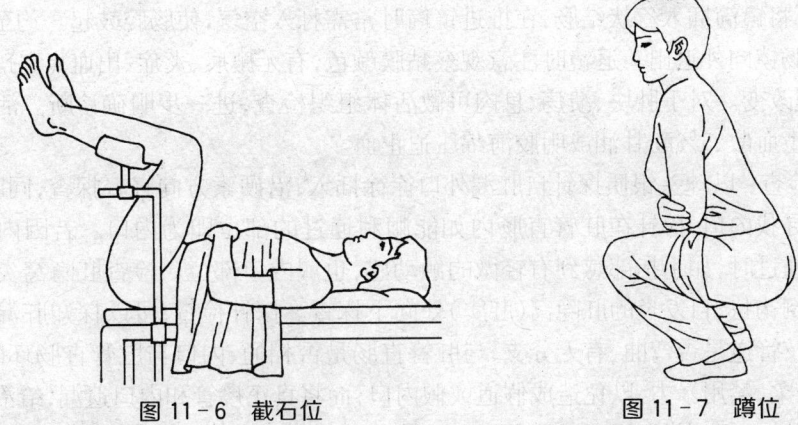

图11-6 截石位　　　　　　　　　图11-7 蹲位

(4) 蹲位：患者做蹲踞并向下用力增加腹压。适用于Ⅱ、Ⅲ期内痔、脱肛、息肉痔患者(图11-7)。

(5) 倒置位：患者俯卧床上，髋关节弯曲，两膝跪于床端，臀部抬高，头部稍低。是肛门直肠手术时常用体位。

(6) 弯腰扶椅位：患者向前弯腰，双手扶椅，露出臀部。此种体位方便，不需要特殊设备，适用于团体检查。

3. 检查方法　根据病情需要，可选择一种或多种检查方法。

(1) 肛门视诊：患者取侧卧位，医生用双手将患者臀部分开，首先检查肛门周围有无内痔、外痔、息肉脱出、直肠脱出及瘘管外口等。然后嘱患者像排大便一样屏气，医生用手牵引肛缘，将肛门自然张开，或用吸肛器吸出。观察内痔位置、数目、大小、色泽、有无出血点，同时也可以看到有无肛裂等情况。

(2) 直肠指诊：患者取侧卧位，并做深呼吸放松肛门。医生以戴有手套或指套的右手示指涂上润滑剂，轻轻插入肛门，进行触诊检查。查看肛管和直肠下端有无异常改变，如皮肤变硬、波动感、硬结、狭窄、括约肌紧张度。若触及波动感，多见于肛门直肠周围脓肿；若触及柔软、光滑、活动、带蒂的肿物，多为直肠息肉；若摸到凹凸不平结节，质硬底宽，与下层组织粘连，推之不动，同时指套上有褐色血液黏附着,应考虑为直肠癌;若手指插入引起肛门剧烈疼痛,可能为肛裂,不应再勉强插入。指诊后指套带有黏液、脓液或血液者,必要时应送实验室检查。直肠指诊在肛肠检查中十分重要,常可早期发现直肠下段、肛管以及肛门周围的病变。

(3) 肛门镜检查:患者取侧卧位,先将肛门镜外套及塞芯装在一起,涂上润滑剂,嘱患者张口呼吸,然后将肛门镜慢慢向患者腹侧方向插入肛内,约插入 3 cm,再向尾骨方向推进,待肛门镜全部插入后抽去塞芯,在灯光照明下,仔细观察有无溃疡、息肉等,再将肛门镜缓慢退至齿线附近,查看有无内痔、肛漏内口、乳头肥大、肛隐窝炎等。

(4) 乙状结肠镜检查:除肛管狭窄和妇女月经期间不宜做此项检查外,可疑直肠或乙状结肠有病变时都可进行乙状结肠镜检查,尤其对直肠和乙状结肠肿瘤的早期诊断有重要意义。对原因不明的便血、黏液便、脓血便、慢性腹泻、肛管直肠疼痛、粪便变形等症,应做乙状结肠镜检查,以明确诊断。操作方法:在检查前清洁灌肠,镜检时将涂上润滑剂的镜筒缓缓插入肛内,开始时指向脐部,约进入 3 cm 时再向尾骨方向推进,当插入直肠约 5 cm 的深度时拿掉闭孔器,开亮电灯,装上接目镜和橡皮球,打入空气。一面察看,一面把乙状结肠镜缓缓地插入直肠壶腹,再将镜端指向骶骨,距肛门 8 cm 处可见直肠瓣,距肛门 15 cm 处可见肠腔缩窄,即直肠与乙状结肠交界部位。再调转方向,在直视下将镜筒插入乙状结肠,在推进镜筒时常需打入空气,使肠腔鼓起。约至 30 cm 深度,慢慢将乙状结肠镜向外退出。退镜时注意观察黏膜颜色,有无瘢痕、炎症、出血点、分泌物、结节、溃疡、肿块等病理改变。对于肿块、溃疡、息肉可做活体组织检查,进一步明确诊断。活检处的伤口,可用棉球蘸上止血散、5%酚甘油或明胶海绵压迫止血。

(5) 探针检查:以球头银质探针自肛漏外口徐徐插入,沿硬索方向轻轻探查,同时以左手示指插入肛内协助寻找内口,探针在肛管直肠内如能顺利通过的部位即为内口。若因内口过小,探针的球头部不能通过时,如手指部感到有轻微的触动感,也属内口部位。检查肛隐窝炎时,可将球头银质探针弯成倒钩状,自发炎的肛隐窝(肛窦)处向下探查。探针检查,可以探知肛漏管道的走向、深度、长度、以及管道是否弯曲、有无分支,与肛管直肠是否相通、内口与肛管直肠环的关系等。操作时应耐心、轻柔,禁用暴力,以免造成假道或假内口,而将真正瘘管和内口遗漏,给治疗造成困难。

(6) X 线检查:钡剂灌肠可观察直肠和结肠形状以及是否通过顺利,有无梗阻或狭窄,直肠和结肠的外部病变,如骶骨前畸胎瘤,可见有直肠移位。复杂性肛漏,瘘管通道不清,内口不明的可做碘化油或 15%碘化钠水溶液从外口注入造影。

(7) 其他检查:如直肠腔内超声、肛门直肠压力测定、排粪造影、结肠传输试验、电子结肠镜等,已越来越广泛应用于临床。

【辨证】

1. 辨症状　肛肠疾病常见的症状有便血、肿痛、脱垂、坠胀、流脓、便秘、便频、分泌物等,由于病因不同,表现的症状及轻重程度也不一致。

(1) 便血:便血是内痔、肛裂、直肠息肉、直肠癌的共有症状。血不与大便相混,附于大便表面,或便时点滴而下,或一线如箭,血多而无疼痛者,多为内痔;便血少而有肛门周期性疼痛者,多为肛裂;儿童便血,大便次数和性质无明显改变者,多为直肠息肉;血与黏液相混,其色晦暗,肛门坠胀者,应考虑有直肠癌的可能。便血鲜红,血出如箭,伴口渴、便秘、溲赤、舌红、脉数等,多属风热肠燥;便血色淡,伴面色无华、心悸、神疲、乏力、便秘、舌淡、脉沉细等,多属血虚肠燥。

(2) 肿痛:肿胀高突,疼痛剧烈,伴有胸闷腹胀、体倦身重、食欲不振、发热、苔黄腻、脉濡数等,多为湿热阻滞,常见于肛旁脓肿、内痔嵌顿、外痔水肿、血栓外痔等。微肿微痛,伴发热不高、神疲乏力、头晕心悸、盗汗便溏或干结、舌淡或红、苔黄或腻、脉濡细等,多为气阴不足兼湿热下注之虚中夹实证,多见于肛旁脓肿而症状不明显者或结核性肛周感染。

(3) 脱垂:脱垂是Ⅱ、Ⅲ期内痔,直肠息肉,直肠脱垂的共有症状。脱垂而不宜自行回纳,伴有面色无华、头晕眼花、心悸气短、自汗盗汗、舌淡、脉沉细弱等,多为气血虚弱,中气下陷,无以摄纳。内痔脱出,嵌于肛外,红肿疼痛,不易复位者,多为湿热下迫;若复因染毒,热毒熏灼则局部糜烂坏死,可伴有寒热烦渴、便秘、溲赤、舌红、苔黄或腻、脉弦数等。

(4) 坠胀:坠胀是便秘、肛隐窝炎、直肠炎患者常有的症状。坠胀伴有排便不畅、无脓血黏液者,多见于出口梗阻型便秘;伴有脓血或黏液者,多见于锁肛痔、肛隐窝炎、直肠炎等。坠胀伴有乏力、气短、舌淡、脉沉细弱等症状,多为中气不足,升提无力;坠胀伴身重体倦、食欲不振、溲赤、苔黄或腻、脉弦或数者,多为湿热下注大肠,蕴阻肛门。

(5) 流脓:脓出黄稠带粪臭,伴有发热、口苦、身重体倦、食欲不振、溲赤、苔黄或腻、脉弦或数等,多为湿热蕴阻肛门,热盛肉腐而成脓,常见于肛旁脓肿或肛漏。脓出稀薄不臭,或微带粪臭,淋漓不尽,疮口潜行,周围有空腔,不易敛合,伴低热盗汗、面色萎黄、神疲纳呆、舌淡红、脉濡细等,多为气阴两亏兼湿热下注之证,多见于肛旁脓肿而症状不明显者或结核性肛漏。

(6) 便秘:便秘是痔、肛裂、肛旁脓肿、肛管直肠癌的常见症状。腹满胀痛,拒按,大便秘结,伴口臭、心烦、身热溲赤、舌红、苔黄燥、脉数等,多属肠胃实热。腹满作胀,喜按而便不润,伴面色㿠白、头晕心悸、神疲乏力、舌淡、脉细无力等,多属血虚肠燥或脾虚不运。

(7) 便频:突然便次增多,伴有腹痛、呕吐,多为急性肠炎。便意频繁,但排出困难,无脓血黏液者,多为出口梗阻型便秘。便次增多,伴有脓血黏液、里急后重,应考虑溃疡性结直肠炎、直肠癌等。舌淡,苔薄白,脉沉细无力,多属脾胃虚弱,脾失健运。舌红,苔黄或腻,脉弦滑有力,多为湿热下注所致。

(8) 分泌物:局部肿痛,灼热,分泌物稠、臭,口干,纳呆,胸闷不舒,便溏或干结,溲赤,舌红,苔黄腻,脉弦数,多为湿热下注或热毒蕴结所致,常见于内痔嵌顿、直肠脱垂嵌顿及肛漏等实证。分泌物清稀不臭,多为气血不足之象,常见于脱肛、内痔脱垂或肛漏等虚证。

2. 辨部位 肛门直肠疾病常有其好发部位,了解这些情况有助于诊断治疗。以膀胱截石位表示,内痔好发于肛门齿线以上3、7、11点处(亦称母痔区);赘皮外痔多发生于6、12点处;环形的结缔组织外痔多见于经产妇;血栓外痔好发于肛缘3、9点处;肛裂好发于6、12点处。肛漏瘘管外口发生于3、9点前面的,其管道多为直行;发生于3、9点后面的,其管道往往弯曲,且内口多在6点附近。凡瘘管外口距肛缘近的(≤4 cm),其管道也短(指通向肛内),凡瘘管外口距肛缘较远的(>4 cm),则其管道也长。环肛而生的马蹄形肛漏,其内口往往在6点附近。

截石位标记法 以时钟面的12等分标记,将肛门分为12个部位,前面会阴部位为12点,后面尾骶部为6点,右面中央为3点,左面中央为9点,依此类推。检查时发现某一部位有病变,则在相应的截石位图上做一标记。

【治疗】

肛肠疾病的治疗,以外治手术为主,内治调理为辅。但在一些特殊情况下,内治也有重要作用。

1. 内治 一般适用于Ⅰ期内痔或年老体弱不能耐受手术者;或Ⅱ、Ⅲ期内痔兼有其他严重疾病者,如心、肝、肾及血液病、腹部肿瘤等;或血栓性外痔初起和一切肛门直肠炎症初起阶段;便秘等。

清热凉血：适用于风热肠燥便血，血栓外痔初期。方用凉血地黄汤或槐角丸加减。

清热利湿：适用于肛门直肠周围脓肿实证。方用萆薢渗湿汤或龙胆泻肝汤加减。

清热解毒：适用于肛周脓肿实证、外痔肿痛。方用黄连解毒汤或仙方活命饮加减。

清热通腑：适用于热结肠燥便秘。方用大承气汤或脾约麻仁丸加减。

活血化瘀：适用于血栓性外痔后期等。方用桃红四物汤加减。

健脾渗湿：适用于脾虚湿盛。方用参苓白术散加减。

养血补血：适用于素体气血不足或久病气血虚弱之便血或肛门直肠周围脓肿后期。方用四物汤或八珍汤加减。

生津润燥：适用于血虚津乏便秘。方用润肠汤或脾约麻仁丸加减。

补中益气：适用于小儿或年老体弱或经产妇气虚下陷之直肠脱垂或内痔脱出等。方用补中益气汤加减。

2. 外治 熏洗法和敷药法适用于内痔脱出或嵌顿、术后水肿、炎性外痔、结缔组织性外痔肿痛、血栓性外痔初期、脱肛以及手术后创面处理等。

熏洗法：以药物加水煮沸，先熏后洗，或用毛巾蘸药汁趁热敷患处，冷则再换。常用五倍子汤或苦参汤加减。具有活血消肿，止痛止痒，收敛等作用。

敷药法：每次大便后，先坐浴，再以药物敷于患处，必要时每日1~2次。根据病情选用九华膏、五倍子散、黄连膏、消痔膏（散）等，具有消炎止痛、生肌收敛止血等作用。此外，尚有清热消肿的金黄膏（散）、提脓化腐的九一丹和生肌收口的生肌散、白玉膏等。

手术：详见各病中。现介绍腰俞麻醉如下。① 适应证：肛门直肠的大小手术，如复杂性肛漏切除术、肛门直肠周围脓肿根治术、内外痔切除术、肛门括约肌修补术、直肠固定术等。② 禁忌证：骶尾骨畸形，腰俞穴局部感染者。③ 常用药物：2%普鲁卡因10~30 ml 或 1%~2%利多卡因10~30 ml。手术时间较长者，可酌情加1∶1 000肾上腺素，每100 ml 4~6滴。④ 操作方法：患者取侧卧位，尽量暴露腰骶部，寻找腰俞穴。其解剖标志是第四骶骨棘突和左、右骶骨角，三点构成的三角形，相当于骶裂孔的位置。骶裂孔表面覆盖韧带和皮肤，肥胖者标志不易摸清。局部常规消毒铺巾，医生戴无菌手套，左手摸清骶裂孔的位置，垂直进针，针通过骶尾韧带即有落空感，抽吸无回血，推药阻力不大，证实位置准确，可缓缓推药15~30 ml，待3~5 min后发挥麻醉效果，一般可维持1.5 h。如果加用肾上腺素，可维持2 h左右。⑤ 注意事项：麻醉药用普鲁卡因者，先做普鲁卡因皮试。进针后，针口斜面应向尾骨尖，使药液扩散范围小，以增强麻醉效果。注射麻醉药时，应抽吸无回血后方可注射，注射麻醉药的速度不宜过快，防止麻醉药直接注入血管，引起药物毒性反应。如遇有药物毒性反应，令患者平卧数分钟，症状即可消失，无需特殊处理，严重者可肌注苯巴比妥钠0.1 g 或静脉注射50%葡萄糖溶液40~60 ml。

【预防与调护】

(1) 保持大便通畅，不要久忍不便，每日定时排便，临厕不宜久蹲努责，不宜长期服泻剂。

(2) 注意饮食卫生，少食辛辣刺激食物，多食蔬菜水果，保持大便通畅。

(3) 便纸要柔软，防止擦伤感染，养成便后坐浴习惯，保持肛门局部的清洁卫生。

(4) 加强锻炼，增强体质，促进全身气血流畅和增加肠道蠕动。采用导引法、提肛运动等方法加强肛门功能锻炼，是防治肛门直肠疾病的有效方法之一。

(5) 对与肛门部有关的疾病应及时治疗。如肛门部附近的疖、痈、湿疹等,要及时治疗,防止诱发肛漏。如有蛲虫、滴虫等,应及时驱虫,防止诱发湿疹、肛裂、肛门瘙痒等。

第一节 痔

痔又称痔疮,是常见多发病,男女老幼皆可发病,故古有"十人九痔"之说,其中20岁以上的成年人最为多见。根据其发病部位的不同,分内痔、外痔和混合痔。

内 痔

发生于肛门齿线以上,直肠末端黏膜下的静脉丛扩大、曲张所形成的柔软静脉团称为内痔。内痔是肛门直肠最常见的疾病,好发于截石位的3、7、11点处,发生在此处的内痔称为母痔,其余部位发生的内痔均称为子痔。其临床特点是便血,痔核脱出,肛门不适感。

【病因病机】

多因脏腑本虚,兼因久坐久立,负重远行,或长期便秘,或泻痢日久,或临厕久蹲,或饮食不节,过食辛辣醇酒厚味,都可导致脏腑功能失调,风湿燥热下迫大肠,瘀阻魄门,瘀血浊气结滞不散,筋脉懈纵而成痔。日久气虚,中气下陷,不能摄纳则痔核脱出。

西医学对痔的病因病理的认识,尚无一致的定论,目前较为认同的是"静脉曲张""血管增生""肛垫下移"3种学说。

【诊断】

1. **临床表现** 初期常以无痛性便血为主要症状,血色鲜红,血液与大便不相混合,多在排便时出现手纸带血、滴血或射血。出血呈间歇性,饮酒、过劳、便秘、腹泻等诱因常使症状加重,出血严重者可出现继发性贫血。随着痔核增大,在排便时可脱出,若不及时回纳,可形成内痔嵌顿。患者常伴有大便秘结,内痔持续脱出时有分泌物溢出,并可有肛门坠胀感。

指诊可触及柔软、表面光滑、无压痛的黏膜隆起;肛门镜下见齿线上黏膜呈半球状隆起,色暗紫或深红,表面可有糜烂或出血点。

由于病程的长短不同,可分为4期。① Ⅰ期内痔:痔核较小,不脱出,以便血为主。② Ⅱ期内痔:痔核较大,大便时可脱出肛外,便后自行回纳,便血或多或少。③ Ⅲ期内痔:痔核更大,大便时痔核脱出肛外,甚至行走、咳嗽、喷嚏、站立时也会脱出,不能自行回纳,须用手推回,或平卧、热敷后才能回纳;便血不多或不出血(彩图97)。④ Ⅳ期内痔:即嵌顿性内痔。痔核脱出,不能及时回纳,嵌顿于外,因充血、水肿和血栓形成,以致肿痛、糜烂和坏死(彩图98)。

2. **实验室及其他辅助检查** 白细胞及中性粒细胞一般无明显变化,长期便血不及时治疗,可引起红细胞及血红蛋白下降,甚至贫血。

【鉴别诊断】

1. **直肠脱垂** 脱出物呈环状或螺旋状,表面光滑,色淡红,无静脉曲张,一般不出血,脱出后有黏液分泌。

2. **直肠息肉** 多见于儿童,脱出物为肉红色,一般为单个,有长蒂,头圆,表面光滑,质地较痔核硬,可活动,容易出血,以便血、滴血为主,但多无射血现象。

3. **肛乳头肥大** 脱出物呈锥形或鼓槌状,灰白色,表面为上皮,质地较硬,一般无便血,常有疼痛或肛门坠胀,过度肥大者,便后可脱出肛门外。

4. **肛裂** 排便时肛门周期性疼痛,伴出血,便秘时尤甚。局部检查可见肛管部位有明显的裂口,多在截石位6或12点处。

5. **直肠癌** 中年以上多见,粪便中混有脓血、黏液或腐臭的分泌物,大便变扁或变细,便次增多,里急后重。指检可触及菜花状块物,或凹凸不平溃疡,易出血,质地坚硬,不能推动,细胞学检查或病理切片可以确诊。

6. **下消化道出血** 溃疡性结肠炎、克罗恩病、直肠血管瘤、憩室、家族性息肉病等,常有不同程度的便血,需行乙状结肠镜、电子结肠镜或钡剂灌肠造影才能鉴别。

【治疗】

1. 辨证论治

(1) 内治:多适用于Ⅰ、Ⅱ期内痔;或内痔嵌顿伴有继发感染;或年老体弱;或内痔兼有其他严重慢性疾病不宜手术治疗者。

1) 风伤肠络证

证候:大便带血、滴血或喷射状出血,血色鲜红,或有肛门瘙痒等;舌质红,苔薄白或薄黄,脉浮数。

治法:清热凉血祛风。

方药:凉血地黄汤加减。大便秘结者加槟榔、大黄等。

2) 湿热下注证

证候:便血色鲜,量较多,肛内肿物外脱,可自行回缩,肛门灼热;舌质红,苔黄腻,脉弦数。

治法:清热利湿止血。

方药:脏连丸加减。出血多者加地榆炭、仙鹤草等;灼热较甚者加白头翁、秦艽等。

3) 气滞血瘀证

证候:肛内肿物脱出,甚或嵌顿,肛管紧缩,坠胀疼痛,甚则肛缘水肿、血栓形成,触痛明显;舌质红或暗红,苔白或黄,脉弦细涩。

治法:清热利湿,祛风活血。

方药:止痛如神汤加减。肿物紫暗明显者加红花、丹皮;肿物淡红光亮者加龙胆草、木通等。

4) 脾虚气陷证

证候:肛门松弛,痔核脱出需手法复位,便血色鲜或淡;面白少华,神疲乏力,少气懒言,纳少便溏;舌质淡,边有齿痕,苔薄白,脉弱。

治法:补中益气,升阳举陷。

方药:补中益气汤加减。大便干结者加肉苁蓉、火麻仁;血虚者合四物汤。

(2) 外治:适用于各期内痔。

1) 熏洗法:适用于各期内痔及术后。以药物加水煮沸,先熏后洗,或用毛巾蘸药液趁热湿敷患处,冷则更换。具有活血止痛、收敛消肿等作用。常用五倍子汤、苦参汤等。

2) 外敷法：适用于各期内痔及术后。将药物敷于患处。具有消肿止痛、收敛止血、祛腐生肌等作用。根据不同病情可选用油膏或散剂，如九华膏、黄连膏、消痔膏（散）、五倍子散等。

3) 塞药法：适用于各期内痔及术后。将药物制成栓剂，塞入肛内。具有消肿、止痛、止血的作用。如痔疮栓等。

4) 枯痔法：适用于Ⅱ、Ⅲ期内痔。即以药物敷于脱出肛外的内痔痔核表面。具有强腐蚀作用，能使痔核干枯坏死，达到痔核脱落痊愈的目的。枯痔散用于痔核表面鲜红色或青紫色的疗效更佳，用时需用棉纸把痔核同周围皮肤隔离。痔核表面呈灰白色者用灰皂散也能收到疗效，但灰皂散的副作用较大，涂药时容易伤及正常组织，对较大的内痔挤在一起时，难于上药，对混合痔容易引起肿胀疼痛，此法目前已少采用。

2. 手术治疗

(1) 注射法：是目前治疗内痔的常用方法，按其所起的作用不同，分硬化萎缩和坏死枯脱两种方法。由于坏死枯脱疗法术后常有大出血、感染、直肠狭窄等并发症，故目前国内外普遍应用硬化萎缩疗法。

适应证：Ⅰ、Ⅱ、Ⅲ期内痔；内痔兼有贫血者；混合痔的内痔部分。

禁忌证：Ⅳ期内痔；外痔；内痔伴肛门周围急慢性炎症或腹泻；内痔伴有严重肺结核或高血压、肝、肾疾病及血液病患者；因腹腔肿瘤引起的内痔和妊娠期妇女。

常用药物：5%～10%石炭酸甘油，5%鱼肝油酸钠，4%～6%明矾液，消痔灵（可使痔核硬化萎缩），枯痔液，新六号枯痔注射液（可使痔核枯脱坏死）等。

操作方法

1) 硬化萎缩注射法：取侧卧位，一般不用麻醉，在肛门镜直视下局部常规消毒，以1 ml针筒（5号针头）抽取5%苯酚甘油或4%～6%明矾液，于痔核上距齿线0.5 cm处的黏膜下层，针头斜向上15°进行注射，每个痔核注射0.3～0.5 ml，总量不超过1 ml，一般每次注射不超过3个痔核。注射后当日避免过多活动，并不宜排便，相隔7天后再进行注射，一般需要3～4次治疗。对止血有明显的效果。但要防止注射部位过浅，可引起黏膜溃烂，注射过深则易引起肌层组织发生硬化。

2) 消痔灵注射法：取侧卧位或截石位，肛门部常规消毒后，腰俞麻醉或局部浸润麻醉，在肛门镜下或将内痔暴露于肛门外，检查内痔的部位、数目，并行直肠指诊，确定母痔区有无动脉搏动。黏膜常规消毒后用不同浓度的消痔灵液分四步注射：第一步是痔上动脉区注射，用1:1浓度（即消痔灵液用1%普鲁卡因液稀释1倍）注射1～2 ml。第二步是痔区黏膜下层注射，用2:1浓度在痔核中部进针，刺入黏膜下层后成扇形注射，使药液尽量充满黏膜下层血管丛中。注入药量多少的标志以痔核弥漫肿胀为度，一般注射3～5 ml。第三步是痔区黏膜固有层注射，当第二步注射完毕，缓慢退针，多数病例有落空感，可作为针尖退到黏膜肌板上的标志，注药后黏膜呈水泡状，一般注射1～2 ml。第四步是洞状静脉区注射，用1:1浓度，在齿线上0.1 cm处进针，刺入痔体的斜上方0.5～1 cm，成扇形注射，一般注药1～3 ml。一次注射总量15～30 ml。注射完毕，肛管内放入凡士林纱条，外盖纱布，胶布固定。本疗法是目前治疗内痔较好的注射方法（图11-8）。

3) 坏死枯脱注射法：取截石位，在腰俞麻醉或局部浸润麻醉下，使肛门部充分暴露，常规消毒，将内痔翻出肛门外，用蚊式止血钳于齿线上方将痔核夹住一部分拉出固定，右手持盛有枯痔注射液的注射器，在齿线上0.3～0.5 cm处，刺入痔核黏膜下层，缓缓将药液由低向高，呈柱状注入痔核内，用量1～5 ml，使痔核略微膨大变色为度。同法逐个将所有的内痔进行注射后，痔核推回肛门内。

注意事项：① 注射时必须注意严格消毒，每次注射都须再次消毒。② 必须用5号针头进行注射，否则针孔大，易出血。③ 进针后应先做回血试验，注射药液宜缓缓进行。④ 进针的针头勿向痔核内各方乱刺，以免过多损伤痔内血管，引起出血，致使痔核肿大，增加局部的液体渗出，延长痔核的枯脱时间。⑤ 注意勿使药液注入外痔区，或注射位置过低，使药液向肛管扩散，造成肛门周围水肿和疼痛。⑥ 操作时应先注射小的痔核，再注射大的痔核，以免小痔核被大痔核挤压、遮盖，从而增加操作的困难。

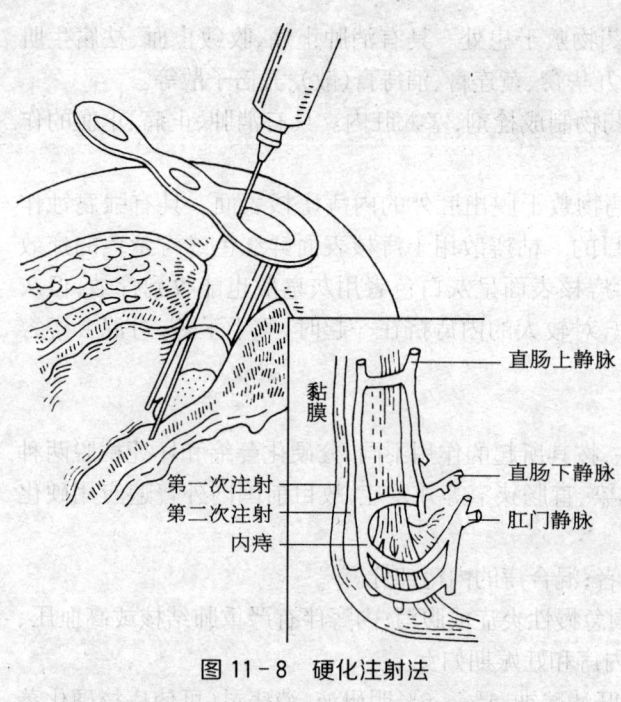

图 11-8 硬化注射法

(2) 插药疗法（枯痔钉疗法）：该疗法是治疗内痔的一种传统的、有效的方法。枯痔钉具有腐蚀作用，能使痔核干枯坏死，达到痊愈的目的。本方法具有疗效确切、操作简单、痛苦少等优点，但对痔核表面呈灰白色（纤维化）、质地较硬的Ⅲ期内痔疗效较差。枯痔钉的配方有含砒和无砒两种。含砒枯痔钉毒性较大，使用不当易致砒中毒，故目前已很少使用。

适应证：各期内痔及混合痔的内痔部分。

禁忌证：各种急性疾病；严重的慢性疾病；肛门直肠急性炎症；腹泻；恶性肿瘤；有出血倾向者。

操作方法：术前嘱患者排空大便或灌肠1次。取侧卧位或截石位，充分暴露肛门，将内痔缓缓翻出肛外，以左手示、中指拉紧和固定痔核，行表面消毒。右手拇、示指捏住枯痔钉的尾段，距齿线上 0.3～0.5 cm 处，沿肠壁纵轴成 25°～35°方向行旋转插入黏膜下痔核中心，深约1 cm，插钉多少视痔核大小而定，一般每痔一次插 4～6 根，间距 0.3～0.5 cm。剪去多余的药钉，但应使钉外露 1 mm 才能保持固定和防止插口出血，药钉插毕后，即将痔核推回肛门内，同时塞入黄连膏，7 日左右痔核萎缩脱落。

注意事项：① 插钉不要重叠，深浅要适当，过深可致括约肌坏死，引起肛门疼痛。太浅则药钉容易脱落，导致插口出血。② 先插小的痔核，后插大的痔核。若有出血者，先在出血点插钉1根即可止血。③ 一次插钉总数量不超过 20 根。

术后处理：① 术后24 h嘱患者不解大便，以防枯痔钉滑脱出血。若大便后内痔脱出，应立即推回，以免水肿嵌顿疼痛。② 治疗过程中，酌情给予止血、消炎、通便等中西药物。

(3) 结扎疗法：结扎疗法是中医传统的外治法，除丝线结扎外，也可用药制丝线，纸裹药线缠扎痔核根部以阻断痔核的气血流通，使痔核坏死脱落，遗留创面修复自愈。结扎疗法治疗痔疮，早在宋代《太平圣惠方》中就有记载："用蜘蛛丝，缠系痔鼠乳头不觉自落。"由于其适应证广，操作简单，远期疗效比较理想，所以目前是治疗内痔最广泛使用的方法之一。临床上常用的有单纯结扎法、贯穿结扎法和胶圈套扎法。

1) 单纯结扎法

适应证：Ⅰ、Ⅱ内痔。

禁忌证：肛门周围有急性脓肿或湿疮者；内痔伴有痢疾或腹泻者，因腹腔肿瘤引起的内痔；内痔伴有严重肺结核、高血压和肝、肾脏疾病或血液病的患者；临产期孕妇。

术前准备：① 用等渗盐水或 1% 软皂水 300 ml 行清洁灌肠，如在门诊手术者，嘱先排空大便。② 肛门周围备皮，并用 1∶5 000 高锰酸钾溶液冲洗、拭净。

操作方法：① 患者取侧卧位（患侧在下）或截石位，尽量暴露臀部，局部浸润麻醉或腰俞麻醉下，肛管及直肠下段常规消毒，再用双手示指扩肛，使痔核暴露。② 用右手弯血管钳夹住痔核基底部，左手组织钳夹住痔核向肛外同一方向牵引，并在齿线下方剪一小口，用 10 号丝线在弯血管钳下方剪口处结扎，同法处理其他部位的痔。术后肛内纳入痔疮栓一枚或九华膏、红油膏适量，纱布覆盖，胶布固定。

2) 贯穿结扎法

适应证：Ⅱ、Ⅲ 期内痔，对纤维型内痔更为适宜。

禁忌证：同单纯结扎法。

术前准备：同单纯结扎法。

操作方法：① 准备同单纯结扎法。② 用右手弯血管钳夹住痔核基底部，左手组织钳夹住痔核向肛外同一方向牵引，用持针钳夹住已穿有丝线的缝针，将双线从痔核基底部中央稍偏上穿过。③ 将已贯穿痔核的双线交叉放置，并用剪刀沿齿线剪一浅表裂缝，再分段进行"8"字形结扎或"回"字形结扎。④ 结扎完毕后，用弯血管钳挤压被结扎的痔核，也可在被结扎的痔核内注射 6% 明矾溶液，加速痔核坏死。⑤ 将存留在肛外的线端剪去，再将痔核送回肛内，术后肛内纳入痔疮栓一枚或挤入九华膏、红油膏适量，纱布覆盖，胶布固定(图 11-9)。

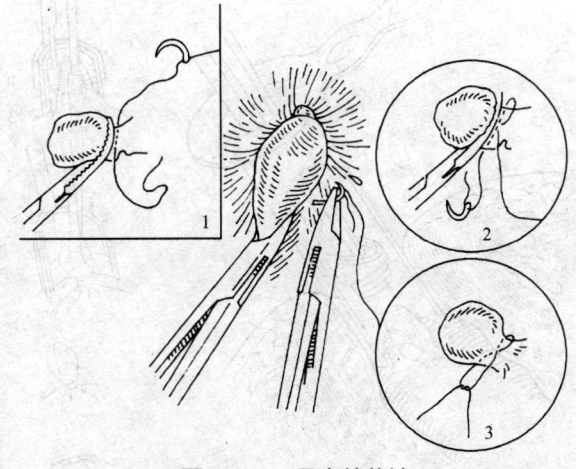

图 11-9 贯穿结扎法

环状内痔采取分段结扎，先将环形内痔划分为几个痔块，在所划分的痔块的一侧，用两把止血钳夹起黏膜，于中间剪开，同法处理痔块的另一侧。然后用弯血管钳夹住痔块基底部，同时去掉痔块两侧的止血钳，于齿线附近剪开一小口用圆针 10 号丝线贯穿"8"字形结扎。同法处理其他痔块。

注意事项：① 结扎内痔时，宜先结扎小的痔核，后结扎大的痔核。② 缝针穿过痔核基底部时，不可穿入肌层，否则结扎后可引起肌层坏死或并发肛门直肠周围脓肿。③ 结扎术后当日禁止排便，若便后痔核脱出时，应立即将痔核送回肛内，以免发生水肿，加剧疼痛反应。④ 在结扎后的 7～9 日，为痔核脱落阶段，嘱患者减少行动，大便时不宜用力努挣，以避免大出血。

3) 胶圈套扎法：本法是通过器械将小乳胶圈套入痔核根部，利用胶圈较强的弹性阻止血液循环，促使痔核缺血、坏死、脱落，从而治愈内痔。

适应证：Ⅱ、Ⅲ 期内痔及混合痔的内痔部分。

禁忌证：同单纯结扎法。

应用器械：① 斜面肛门镜。② 组织钳。③ 特制乳胶圈，壁厚 0.3 cm，内径 0.2 cm，长 0.3 cm。

亦可用自行车气门芯胶管代用。④ 套扎器械的主件,包括套圈及杆两部分,用不锈钢制成。套圈,为一圆环,圆径1 cm,内外两圈,内圈高0.5 cm,外圈高0.3 cm,内圈固定不活动,以圈套痔核。外圈能上下移动,内圈套装小胶圈,按压杆部时,外圈推动小胶圈,滑出内圈到痔核根部,套扎住痔核;杆部为一长20 cm带柄的金属杆,分上、下两杆,上杆与外套圈连接,下杆固定不活动,按压上杆时,外套圈下移,推出小胶圈;扩胶圈器,是将小胶圈套装于内套圈之用,该器为一圆锥体,底部大小以适能嵌入内套圈,用时将小胶圈自尖端套入,逐渐扩大,滑入内套圈后,即取去扩胶圈器。

操作方法:① 让患者排便后,取膝胸位或侧卧位。② 先做直肠指诊,以排除其他病变。③ 插入肛门镜,检查痔核位置及数目,选定套扎部位。④ 使用长棉花签,清洁套扎部位,常规消毒手术野,充分暴露痔核区,由助手固定肛门镜,医生左手持套扎器套住痔核,右手持组织钳,经套扎圈钳夹痔核根部,将痔核牵拉入套扎器内,按压套扎器柄,使套圈的外套向痔核根部移动。将胶圈推出扎到痔核根部,然后松开组织钳,与套扎器一并取出,最后退出肛门镜(图11-10)。术后处理同单纯结扎法。

(4) 术后常见反应及处理方法

疼痛:手术后用1%盐酸普鲁卡因10 ml,于中髎或下髎穴封闭(每侧5 ml),或口服去痛片,影响睡眠时可肌注苯巴比妥钠0.1 g。

小便困难:嘱患者术后多饮白开水;或用车前子15 g水煎代茶;下腹部热敷或针刺三阴交、关元、中极,留针15~30 min;或用1%

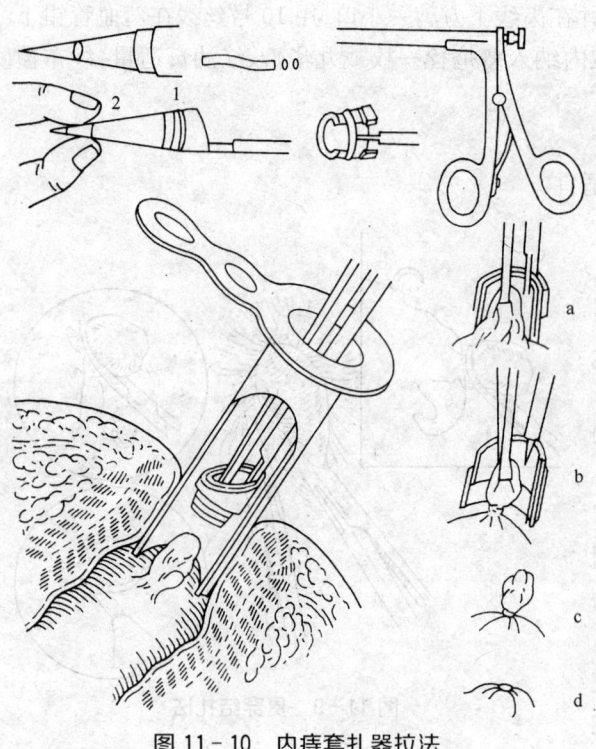

图11-10 内痔套扎器拉法

普鲁卡因10 ml长强穴封闭;或听流水声引导;必要时行导尿术。

出血:内痔结扎不牢而脱落,或内痔枯萎脱落,均可出现创面渗血,甚至小动脉出血。对于创面渗血,可用凡士林纱条或明胶海绵填塞压迫,或用桃花散或云南白药外敷;至于小动脉出血,必须显露出血点,进行缝扎,彻底止血。

发热:一般因组织坏死、吸收而引起的发热不超过38℃,除加强观察外,无需特殊处理。局部感染引起的发热,应用清热解毒药或抗生素等。

水肿:以芒硝30 g煎水熏洗,每日1~2次;或用1:5 000高锰酸钾溶液坐浴,外敷消痔膏或黄连膏,也可用热水袋外敷。

外 痔

外痔是指发生于肛管齿线之下,由肛缘皮肤的感染;或痔外静脉丛破裂出血;或反复感染、结缔组织增生;或痔外静脉丛扩大曲张而成。其临床特点是自觉肛门坠胀、疼痛,有异物感。由于临床症状、病理特点及其过程不同,可分为炎性外痔、血栓性外痔、结缔组织性外痔、静脉曲张性外痔四种。

炎性外痔

肛缘皮肤由于炎症刺激,使其产生红、肿、疼痛的肛缘外肿物(彩图99)。

【病因病机】

饮食不节,过食辛甘厚味,内蕴热毒,外伤风湿或破损染毒,以致气血、湿热结聚肛门,日久成痔。

【诊断】

1. 临床表现　多因过食辛辣,过饮醇酿,腹泻,便秘,手术等因素而诱发,起病时,肛缘皮肤突然肿胀疼痛,伴肛门异物感,排便、坐位、行走、甚至咳嗽等动作时均可加重疼痛。

专科检查可见肛缘皮肤肿胀明显、光亮、色淡红或淡白,触痛明显,内无硬结。

2. 实验室及其他辅助检查　白细胞及中性粒细胞一般无明显变化或有轻微增高。

【鉴别诊断】

1. 血栓性外痔　大多发生于肛门左右两侧,突然肿起,形如葡萄,色呈青紫,按之坚硬光滑,疼痛较剧烈,痔体不随腹压增加而增大。

2. 结缔组织性外痔　为肛缘松皮样赘生物,按之质地较软,排便及腹压增加时赘生物无变化。

【治疗】

1. 辨证论治

(1) 内治

湿热蕴结证

证候:肛缘肿物肿胀、疼痛、咳嗽、行走、坐位均可使疼痛加重,溲赤,便干;舌质红,苔薄黄或黄腻,脉滑数或浮数。

治法:清热,祛风,利湿。

方药:止痛如神汤加减。便秘者加大黄、槟榔等;溲赤者加木通、滑石等。

(2) 外治:用苦参汤熏洗,外敷消痔膏或黄连膏。

2. 其他治疗　远红外、微波或超短波治疗。

血栓性外痔

血栓性外痔是指痔外静脉破裂出血,血液凝结于皮下,血栓形成而致的圆形肿物。其临床特点是肛门部突然剧烈疼痛,并有暗紫色肿块(彩图100)。

【病因病机】

由于内热血燥,或便时努挣,或用力负重,致肛缘皮下的痔外静脉破裂,血溢脉外,瘀积皮下,而致血栓形成。

【诊断】

1. 临床表现　好发于干燥季节,患者以中年男子占多数,病前有便秘、饮酒或用力负重等诱因。起病时,肛门部突然剧烈疼痛,排便、坐下、走路,甚至咳嗽等动作时均可加重疼痛。

专科检查时在肛缘皮肤表面隆起一暗紫色圆形结节,界限清楚,质地韧,可移动,触痛明显。

2. 实验室及其他辅助检查　白细胞及中性粒细胞一般无明显变化或有轻微增高。

【鉴别诊断】

1. **Ⅳ期内痔（嵌顿性内痔）** 齿线上内痔脱出、嵌顿，疼痛时间较长，皮瓣水肿，消退缓慢，表面糜烂，伴感染时有分泌物和臭味。

2. **静脉曲张性外痔** 痔外静脉丛发生扩大、曲张、瘀血，使肛缘皮肤一部分形成圆形或椭圆形的柔软团块，痔体可随腹压增加而增大，一般无疼痛。

【治疗】

1. 辨证论治

（1）内治

血热瘀阻证

证候：肛缘肿物突起，肿痛剧烈难忍，肛门坠胀疼痛，局部可触及硬结节，其色暗紫；伴便秘，口渴，烦热；舌紫，苔淡黄，脉弦涩。

治法：清热凉血，消肿止痛。

方药：凉血地黄汤加减。肿块较硬者加桃仁、红花；便秘者加大黄、槟榔。

（2）外治：用苦参汤熏洗，外敷消痔膏或黄连膏。

2. 其他治疗 疼痛较重时可行血栓剥离术。① 适应证：血栓外痔较大，血块不易吸收，炎症水肿局限者。② 操作方法：取侧卧位（患侧在下方），局部常规消毒。局部浸润麻醉后，在肿块中央做放射状或梭形切口，用血管钳将血块分离，并摘除，然后修剪创口两侧皮瓣，使创口引流通畅，术后用凡士林纱条嵌入创口，外盖无菌纱布，胶布固定。每次便后坐浴并常规换药，直至痊愈。

结缔组织性外痔

结缔组织性外痔是由急、慢性炎症反复刺激，使肛缘的皮肤增生、肥大而成，痔内无曲张静脉丛。其主要临床特点为肛门异物感（彩图101）。

【病因病机】

炎性外痔、血栓性外痔、陈旧性肛裂、湿疹等反复发作，内痔反复脱出或妊娠分娩、负重努挣，导致邪毒外侵，湿热下注，使局部气血运行不畅，筋脉阻滞，瘀结不散，日久结缔组织增生肥大，结为皮赘。

【诊断】

1. **临床表现** 肛缘处赘生皮瓣，逐渐增大，质地柔软，一般无疼痛，不出血，仅觉肛门有异物感，偶有染毒而肿胀时，才觉疼痛，肿胀消失后，赘皮依然存在；若发生于截石位6、12点处的外痔，常由肛裂引起；若发生于截石位3、7、11点处的外痔，多伴有内痔；若呈环状或花冠状的，多发生于经产妇。

专科检查时可见肛缘呈不规则或环形松皮样赘生物，色泽同肛缘皮肤，质地柔软，无触压痛。

2. **实验室及其他辅助检查** 白细胞及中性粒细胞一般无明显变化。

【鉴别诊断】

1. **血栓性外痔** 多发生于肛门左右两侧，突然肿起，形如葡萄，色青紫，按之较硬，光滑，疼痛剧烈。

2. **静脉曲张性外痔** 肛缘齿线下静脉曲张，触之柔软，在腹压增加时，肿块随之增大，便后或经按摩后肿块体积可缩小。

【治疗】

一般不需治疗,当外痔染毒发炎肿痛时,可外用熏洗法,如苦参汤加减;或外敷消痔膏、黄连膏等。

对反复炎症或赘皮较大影响清洁卫生者,可考虑在无炎症的情况下行外痔切除术。① 适应证:结缔组织性外痔反复发炎者;赘皮外痔较大有明显异物感者。② 操作方法:取截石位或侧卧位,在局部浸润麻醉或腰俞麻醉下,局部常规消毒,用组织钳提起外痔组织,以剪刀环绕其痔根四周做一梭形切口,切口上端向肛管,将痔体由括约肌浅面分离,切除痔组织,结扎出血点,修剪皮缘,外敷桃花散或云南白药,凡士林纱条敷盖,无菌纱布包扎。每次便后用苦参汤或1∶5 000高锰酸钾液坐浴,创面外敷红油膏或黄连膏,直至痊愈。

静脉曲张性外痔

静脉曲张性外痔是痔外静脉丛发生扩大、曲张,在肛缘形成圆形或椭圆形的柔软团块。肛门部坠胀不适感为其主要表现特点。

【病因病机】

多因Ⅱ、Ⅲ期内痔反复脱出,或妊娠分娩,负重努挣,腹压增加,致筋脉横解,瘀结不散而成。

【诊断】

1. 临床表现 一般无任何临床症状,在肛缘可触及圆形或椭圆形肿物,质地柔软。在排便或下蹲等腹压增加时,肿物体积增大,并呈暗紫色,便后或经按摩后肿物体积缩小变软。一般无疼痛,或仅有坠胀不适感。若便后肿物不缩小,可致周围组织水肿而引起疼痛。有静脉曲张性外痔的患者,多伴有内痔。

专科检查时可看到肛缘有圆形或椭圆形肿物,色紫暗,触之柔软,无疼痛。嘱患者做排便动作或下蹲等腹压增加时,可见肿物体积增大,暗紫色加重,提肛或经按摩后肿物体积缩小变软。

2. 实验室及其他辅助检查 白细胞及中性粒细胞一般无明显变化。

【鉴别诊断】

参见炎性外痔。

【治疗】

1. 辨证论治

(1) 内治:一般不需内治,若染毒者可按下述证型治疗。

湿热下注证

证候:便后肛门缘肿物隆起不缩小,坠胀明显,甚则灼热疼痛或有滋水,便干,溲赤;舌红,苔黄腻,脉滑数。

治法:清热利湿,活血散瘀。

方药:萆薢化毒汤合活血散瘀汤加减。

(2) 外治:肿胀明显时,可用苦参汤熏洗,黄连膏外敷。

2. 其他治疗 彻底治疗应做静脉丛剥离切除术。① 适应证:单纯性静脉曲张性外痔;静脉曲张性混合痔的外痔部分。② 操作方法:取截石位或侧卧位,在局部浸润麻醉或腰俞麻醉下,局部常规消毒,用组织钳提起外痔组织,以剪刀环绕其痔根四周做一梭形切口,切口上端必须指向肛门中心呈放射状,再用剪刀分离皮下曲张的静脉丛,将皮肤连同皮下组织一并切除。术后用凡士林纱条填塞创面引流。每次便后用苦参汤或 1∶5 000 高锰酸钾液坐浴,创面外敷红油膏或黄连膏,无菌纱布包扎至痊愈。

混 合 痔

混合痔是指同一方位的内、外痔静脉丛曲张,相互沟通吻合,使内痔部分和外痔部分形成一整体者。其临床特点是内痔、外痔的双重特点(彩图102)。

【病因病机】

多因Ⅱ、Ⅲ期内痔反复脱出,或妊娠分娩,负重努挣,腹压增加,致筋脉横解,瘀结不散而成。

【诊断】

1. 临床表现　　大便时滴血或射血,量或多或少,色鲜,便时常有肿物脱出,能自行回纳或需用手法复位,若合并染毒则会嵌顿肿痛。

参见内痔及外痔专科检查,混合痔多发生于截石位 3、7、11 点处,以 11 点处最多见,内、外痔相连,无明显分界。

2. 实验室及其他辅助检查　　白细胞及中性粒细胞一般无明显变化或略有增高,内痔出血量多或长期出血者,可有红细胞或血红蛋白下降,甚至贫血。

【治疗】

1. 辨证论治

(1) 内治:参见内痔辨证治疗。

(2) 外治:参见内、外痔外治法。

2. 其他治疗　　必要时可选用外痔剥离、内痔结扎术。取侧卧位或截石位,局部常规消毒,局部浸润麻醉或腰俞麻醉,将混合痔充分暴露,在其外痔部分做"V"字形皮肤切口,用剪刀锐性剥离外痔皮下静脉丛,至齿线处。然后用弯血管钳夹住被剥离的外痔静脉丛和内痔基底部,在内痔基底正中用圆针 10 号丝线贯穿作"8"字形结扎,距结扎线 1 cm,剪去"V"字形内的皮肤及静脉丛,使在肛门部呈放射状切口,同法处理其他痔核后,创面用红油膏纱布掺桃花散或云南白药引流,外用塔纱敷盖,胶布固定。术后当日禁止排便,每次便后用苦参汤或 1∶5 000 高锰酸钾溶液或温开水坐浴,纳入痔疮栓一枚,外敷黄连膏,直至痊愈。

若混合痔的外痔静脉丛不很明显,可在外痔中间做一放射状切口,然后用剪刀锐性剥离静脉丛,修剪两侧皮瓣,成一小"V"字形切口。外痔剥离时要选好切口,照顾外痔部分的整体关系,手术中注意保留适当的黏膜和皮肤,以防术后肛门直肠狭窄。术后处理参见内痔贯穿结扎法。

【预防与调护】

(1) 保持大便通畅,养成每日定时排便的习惯,蹲厕时间不宜过长。

(2) 注意饮食调和,多喝开水,多食蔬菜水果,少食辛辣刺激性食物。

(3) 避免久坐久立,进行适当的活动和肛门功能锻炼。

(4) 患内痔后应及时诊疗,防止进一步发展。

(5) 保持肛门局部清洁卫生。

(6) 防止便秘或腹泻的发生。

第二节 肛隐窝炎

肛隐窝炎是肛隐窝发生的急慢性炎症性疾病,又称肛窦炎,常并发肛乳头炎、肛乳头肥大。其临床特点是肛门部坠胀隐痛和肛门潮湿。肛隐窝炎是肛周化脓性疾病的重要诱因,因此对本病进行早期诊断、积极治疗具有重要的意义。

【病因病机】

多因饮食不节,过食醇酒厚味,辛辣炙煿;或虫积骚扰,湿热内生,下注肛门;或因肠燥便秘,破损染毒而成。

【诊断】

1. 临床表现　自觉肛门部不适,排便时因粪便压迫肛隐窝,可感觉肛门疼痛,一般不甚剧烈,数分钟内消失。若括约肌受刺激致挛缩则疼痛加剧,常可出现不排便时的短时间阵发性刺痛,并波及臀部和股后侧。急性期常伴便秘,粪便表面常带少许黏液,或于粪便前流出,有时混有血丝。若并发肛乳头肥大,并从肛门脱出,可使肛门潮湿瘙痒。

肛门指检可见肛门口紧缩感,肛隐窝发生炎处有明显压痛、硬结或凹陷,或可触及肿大、压痛的肛乳头。

2. 实验室及其他辅助检查

(1) 肛门镜检查:可见肛隐窝和肛乳头红肿,并有脓性分泌物,或有红色肉芽肿。

(2) 探针检查:探查肛隐窝时,肛隐窝变深超过 0.5 cm,并有脓液附着。

【鉴别诊断】

1. 肛裂　疼痛特点为特殊的周期性。检查可见肛管有纵行裂口。

2. 直肠息肉　若并发肛乳头肥大时,则需与直肠息肉相鉴别。直肠息肉在齿线以上的直肠黏膜处,有蒂或无蒂,色鲜红或紫红,易出血。

【治疗】

积极治疗本病,对预防肛痈、肛漏有重要意义,可先采用保守治疗,无效或有合并症时,即采用手术治疗。

1. 辨证论治

(1) 内治

湿热下注证

证候:常见肛门坠胀不适,或可出现灼热刺痛,便时加剧,粪便夹有黏液,肛门湿痒;伴口干,便秘;苔黄腻,脉滑数。

治法:清热利湿。

方药：止痛如神汤或凉血地黄汤加减。
(2) 外治
1) 熏洗法：用苦参汤煎水先熏后洗，每日2次。
2) 塞药法：痔疮宁栓，每日坐浴后塞入肛内，每日2次。或用红油膏、九华膏挤入肛内。
2. 手术治疗　肛隐窝内已成脓者，或伴有肛乳头肥大、内盲瘘者，宜手术治疗。
(1) 切开引流术
适应证：单纯肛隐窝炎或化脓者；或有内盲瘘者。
操作方法：肛门部皮肤常规消毒，在局部浸润麻醉或腰俞麻醉下，取截石位或侧卧位，在双叶肛门镜下，暴露病灶，沿肛隐窝做纵行切口，使引流通畅，创口用红油膏纱条或黄连膏纱条压迫止血并引流。术后每日便后坐浴、换药。
(2) 切除术
适应证：本病伴肛乳头肥大者。
操作方法：准备同上，在双叶肛门镜下，暴露病灶，将肛隐窝、肛门瓣做梭形切口，并剥离至肛乳头根部，用弯血管钳夹住肛乳头基底部，贯穿结扎切除，创口用药及术后处理同上。

【预防与调护】
(1) 保持排便通畅及肛门清洁，及时治疗慢性肠道炎症、便秘及腹泻等。
(2) 少食醇酒厚味，辛辣炙煿。
(3) 养成良好的卫生习惯，防止虫积骚扰。

第三节　肛　痈

肛痈是指肛管直肠周围间隙发生急、慢性感染而形成的脓肿，相当于西医的肛门直肠周围脓肿。由于发生的部位不同，可有不同的名称，如肛门旁皮下脓肿、坐骨直肠间隙脓肿、骨盆直肠间隙脓肿(图11-11)。中医对本病也有不同的称谓，如脏毒、悬痈、坐马痈、跨马痈、穿裆发等。其临床特点是多发病急骤，疼痛剧烈，伴高热，破溃后多形成肛漏。本病最早的论述见于《灵枢·痈疽》，云："发于尻，名曰锐疽，其状赤坚大，急治之，不治三十日死矣。"所谓锐疽即肛痈。《外科精要》首次将本病命名为"痈"，谓"谷道前后生痈，谓之悬痈"。

【病因病机】
多因过食肥甘、辛辣、醇酒等物，致湿热内生，下注大肠，蕴阻肛门；或肛门破损染毒，致经络阻塞，气血凝滞而成。也有因肺、脾、肾亏损，湿热乘虚下注而成。
西医学认为，本病系由于肛隐窝感染后，炎症可由肛腺管向肛管直肠周围间隙组织蔓延而成。

【诊断】
1. 临床表现　发病男性多于女性，尤以青壮年为多。主要表现为肛门周围疼痛、肿胀、有结块，伴有不同程度发热、倦怠等全身症状。

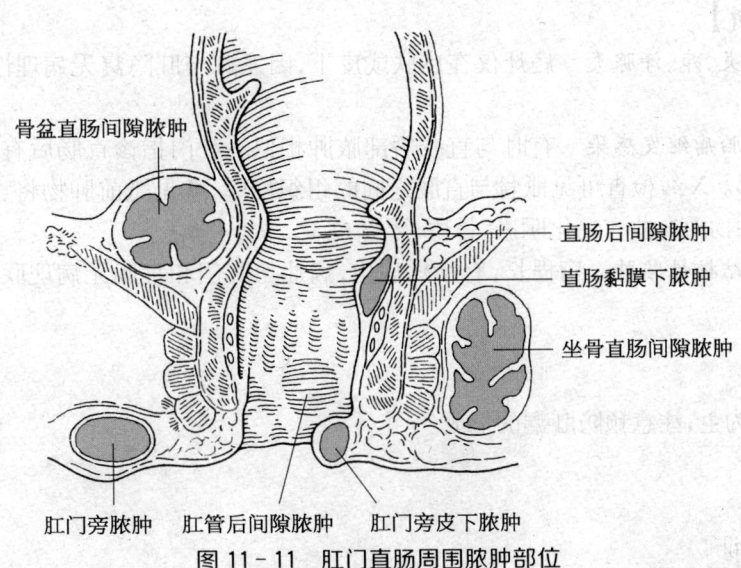
图 11-11 肛门直肠周围脓肿部位

由于脓肿的部位和深浅不同,症状也有差异。如肛提肌以上的间隙脓肿,病变部位深隐,全身症状重,而局部症状轻;肛提肌以下的间隙脓肿,病变部位浅,局部红、肿、热、痛明显,而全身症状较轻。

(1) 肛门旁皮下脓肿:发生于肛门周围的皮下组织内,局部红、肿、热、痛明显,脓成按之有波动感,全身症状轻微。

(2) 黏膜下脓肿:发于黏膜下层,主要在直肠下段,其远端可达肛门瓣平面,向上则往往超过肛管直肠环。初起常觉直肠部沉重或饱满感,当脓肿扩大时,可有钝性酸痛或跳痛,大便时加重。偶有里急后重感。全身症状可有发热、头痛、食欲不振等。直肠指检,在直肠壁上可触及一具有波动性的卵圆形包块,并明显突入肠腔。肛门镜检查,可见直肠壁上有一表面平滑而又规则的突起。穿刺可以抽出脓液。

(3) 坐骨直肠间隙脓肿:发于肛门和坐骨结节之间,感染区域比肛门皮下脓肿广泛而深。初起仅感肛门部不适或微痛,逐渐出现发热、畏寒、头痛、食欲不振等,随后局部症状加剧,肛门有灼痛或跳痛,在排便、咳嗽、行走时疼痛加剧,甚则坐卧不安。直肠指检,肛管患侧饱满,有明显压痛,或有波动感。

(4) 骨盆直肠间隙脓肿:位于肛提肌以上,腹膜以下,病变部位深隐,局部症状不明显,有时仅有直肠下坠感,但全身症状明显。直肠指检,可触及患侧直肠壁处隆起、压痛及波动感。

(5) 直肠后间隙脓肿:症状与骨盆直肠间隙脓肿相同,但直肠内的坠胀感更加明显,骶尾部可产生钝痛,并可放射至下肢,在尾骨与肛门之间有明显的深部压痛。直肠指检,直肠后方肠壁处有触痛、隆起和波动感。

本病一般 5~7 日成脓,若成脓期逾月,溃后脓出灰色稀薄,不臭或微臭,无发热或低热,应考虑结核性脓肿。

2. 实验室及其他辅助检查

(1) 血常规:白细胞及中性粒细胞可有不同程度的增加。

(2) 超声波检查:有助于了解肛痈的大小、位置及与肛门括约肌和肛提肌的关系。

【鉴别诊断】

1. **肛周毛囊炎、疖、汗腺炎** 病灶仅在皮肤或皮下,因发病与肛隐窝无病理性关系,破溃后不会形成肛漏。

2. **骶骨前畸胎瘤继发感染** 有时与直肠后部脓肿相似。肛门指诊直肠后有肿块,光滑,无明显压痛,有囊性感。X线检查可见骶骨与直肠之间的组织增厚,或见骶前肿物将直肠推向前方,使骶直间隙增大,肿物内有散在钙化阴影、骨质、牙齿。

3. **骶髂关节结核性脓肿** 病程长,有结核病史,病灶与肛门和直肠无病理联系。X线检查可见骨质改变。

【治疗】

治疗以手术为主,注意预防肛漏的形成。

1. 辨证论治

(1) 内治

1) 热毒蕴结证

证候:肛门周围突然肿痛,持续加剧;肛周红肿,触痛明显,质硬,皮肤焮热;伴有恶寒,发热,便秘,溲赤;舌红,苔薄黄,脉数。

治法:清热解毒。

方药:仙方活命饮、黄连解毒汤加减。若有湿热之象者可合用萆薢渗湿汤。

2) 火毒炽盛证

证候:肛周肿痛剧烈,持续数日,痛如鸡啄,难以入寐;肛周红肿,按之有波动感或穿刺有脓;伴恶寒发热,口干便秘,小便困难;舌红,苔黄,脉弦滑。

治法:清热解毒透脓。

方药:透脓散加减。

3) 阴虚毒恋证

证候:肛周肿痛,皮色暗红,成脓时间长,溃后脓出稀薄,疮口难敛;伴有午后潮热,心烦口干,盗汗;舌红,苔少,脉细数。

治法:养阴清热,祛湿解毒。

方药:青蒿鳖甲汤合三妙丸加减。肺虚者加沙参、麦冬;脾虚者加白术、山药、扁豆;肾虚者加龟版、玄参,生地改熟地。

(2) 外治

初起:实证用金黄膏、黄连膏外敷,病变部位深隐者,可用金黄散调糊灌肠;虚证用冲和膏或阳和解凝膏外敷。

成脓:宜早期切开引流,并根据脓肿部位深浅和病情缓急选择手术方法。

溃后:用九一丹纱条引流,脓尽改用生肌散纱条。日久成漏者,按肛漏处理。

2. 手术治疗

(1) 脓肿一次切开法

适应证:浅部脓肿。

操作方法:取截石位,在腰俞麻醉或局部浸润麻醉下,局部常规消毒,于脓肿处切口,切口呈放射状,长度应与脓肿等长,使引流通畅,同时寻找齿线处感染的肛隐窝或内口,将切口与内口之间的组织切开,并搔刮清除,以避免形成肛漏。

(2) 一次切开挂线法

适应证:高位脓肿,如由肛隐窝感染而致坐骨直肠间隙脓肿、骨盆直肠间隙脓肿、直肠后间隙脓肿及马蹄形脓肿等。

操作方法:取截石位,在腰俞麻醉下,局部常规消毒,于脓肿波动明显处,或穿刺抽脓,确定部位,做放射状或弧形切口,充分排脓后,以示指分离脓腔间隔,然后用过氧化氢溶液或生理盐水冲洗脓腔,修剪切口扩大成梭形(可切取脓腔壁送病理检查)。然后用银质球头探针,自脓肿切口探入并沿脓腔底部轻柔地探查内口,另一示指伸入肛内引导协助寻找内口,探通内口后,将银质球头探针引出,以橡皮筋结扎于球头部,通过脓腔拉出切口,将橡皮筋两端收拢,并使之有一定张力后结扎,创口内填塞红油膏纱条,外敷纱布,宽胶布固定(图11-12)。

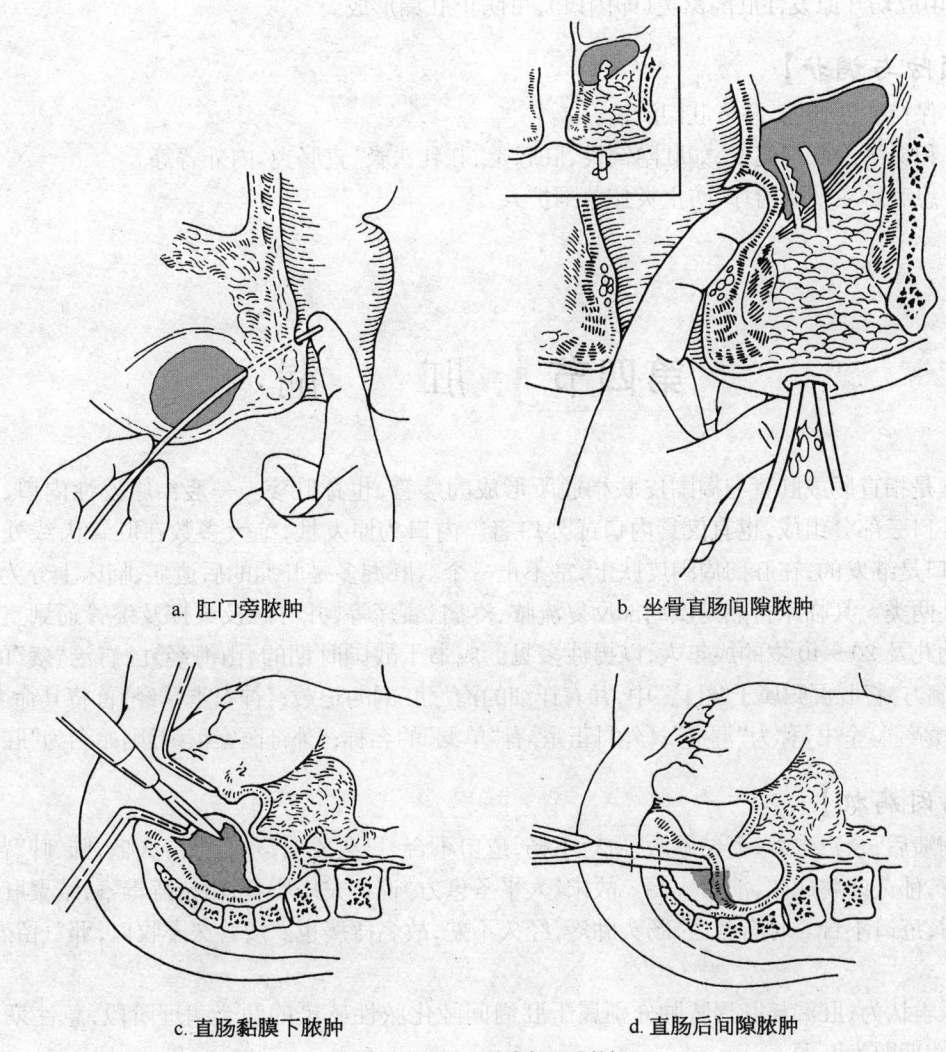

a. 肛门旁脓肿　　　　　　　　b. 坐骨直肠间隙脓肿

c. 直肠黏膜下脓肿　　　　　　d. 直肠后间隙脓肿

图 11-12　肛痈切开引流

(3) 分次手术

适应证:体质虚弱或不愿住院治疗的深部脓肿。

操作方法：切口应在压痛或波动明显部位，尽可能靠近肛门，切口呈弧状或放射状，须有足够长度，用红油膏纱布条引流，以保持引流通畅。待形成肛漏后，再按肛漏处理。病变炎症局限和全身情况良好者，如发现内口，可采用切开挂线法，以免二次手术。

(4) 术后处理：酌情应用清热解毒、托里排脓的中药或抗生素，以及缓泻剂。每次便后用苦参汤或1∶5 000高锰酸钾液坐浴，换药。挂线者，一般约10日自行脱落，可酌情紧线或剪除，此时创面已修复浅平，再经换药后，可迅速愈合，无肛门失禁等后遗症。各种方式的手术后，须注意有无高热、寒战等，如有则应及时处理。

(5) 手术中的注意事项：① 定位要准确，一般在脓肿切开引流前应先穿刺，待抽出脓液后，再行切开引流。② 切口，浅部脓肿可行放射状切口，深部脓肿应行弧形切口，避免损伤括约肌。③ 引流要彻底，切开脓肿后要用手指去探查脓腔，分开脓腔内的纤维间隔以利引流。④ 预防肛漏形成，术中应切开原发性肛隐窝炎(即内口)，可防止肛漏形成。

【预防与调护】

(1) 保持大便通畅，注意肛门清洁。
(2) 积极防治肛门病变，如肛隐窝炎、肛腺炎、肛乳头炎、直肠炎、内外痔等。
(3) 患病后应及早治疗，防止炎症范围扩大。

第四节　肛　　漏

肛漏是指直肠或肛管与周围皮肤相通所形成的瘘管，也称肛瘘。一般由原发性内口、瘘管和继发性外口三部分组成，也有仅具内口或外口者。内口为原发性，绝大多数在肛管齿线处的肛隐窝内；外口是继发的，在肛门周围皮肤上，常不止一个。肛漏多是肛痈的后遗症，临床上分为化脓性或结核性两类。其临床特点是以局部反复流脓、疼痛、瘙痒等，并可触及或探及瘘管通到直肠。好发于婴幼儿及20～40岁的成年人，以男性多见。成书于战国时期的《山海经》已有治"瘘"的记载；《五十二病方》将肛漏归属于"牡痔"中，并有详细的治疗肛漏的记载；《神农本草经》首将其命名为"痔漏"；《疮疡经验全书》称为"漏疮"；《外科正宗》有"单漏"的名称；《外证医案汇编》则始名为"肛漏"。

【病因病机】

肛痈溃后，余毒未尽，蕴结不散，血行不畅，疮口不合，日久成漏；亦有虚劳久嗽，肺、脾、肾亏损，邪乘于下，郁久肉腐成脓，溃后成漏。故宋《太平圣惠方》说："夫痔瘘者，由诸痔毒气，结聚肛边……穿穴之后，疮口不合。时有脓血，肠头肿疼，经久不差，故名痔瘘也。"瘘管久不收口，邪气留恋，可耗伤气血。

西医学认为，肛漏与肛周脓肿分别属于肛周间隙化脓性感染的两个病理阶段，急性期为肛周脓肿，慢性期即为肛漏。

【诊断】

1. 临床表现　本病可发生于各种年龄和不同性别，但以成年人为多见。通常有肛痈反复发作史,并有自行溃破或曾作切开引流的病史。

(1) 流脓:局部间歇性或持续性流脓,久不收口。一般初期形成的漏流脓较多,有粪臭味,色黄而稠;久之,则脓水稀少,或时有时无;若过于疲劳,则脓水增多,有时可有粪便流出;若脓液已少而突然又增多,兼有肛门部疼痛者,常表示有急性感染或有新的支管形成。

(2) 疼痛:当瘘管通畅时,一般不觉疼痛,而仅有局部坠胀感。若外口自行闭合,脓液积聚,可出现局部疼痛,或有寒热;若溃破后脓水流出,症状可迅速减轻或消失。但也有因内口较大,粪便流入管道致其堵塞或感染而引起疼痛,尤其是排便时疼痛加剧。

(3) 瘙痒:由于脓液不断刺激肛门周围皮肤而引起瘙痒,有时可伴发肛周湿疮。

肛门视诊可见外口,外口凸起较小者多为化脓性;外口较大,凹陷,周围皮肤暗紫,皮下有穿凿性者,应考虑复杂性或结核性肛漏。低位肛漏可在肛周皮下触及硬索,高位或结核性者一般不易触及。以探针探查,常可找到内口。

临床上将肛漏分为以下两类(图 11-13)。① 单纯性肛漏:指肛门旁皮肤仅有一个外口,直通入齿线上肛隐窝之内口者,称为完全漏,又称内外漏。另外,还有只有外口或内口与瘘管相连的窦道,也属单纯性肛漏的范围,又称其为外盲瘘或内盲瘘者。② 复杂性肛漏:指在肛门内、外有 3 个以上的开口;或管道穿通 2 个以上间隙;或管道多而支管横生;或管道绕肛门而生,形如马蹄者,如马蹄形肛漏。

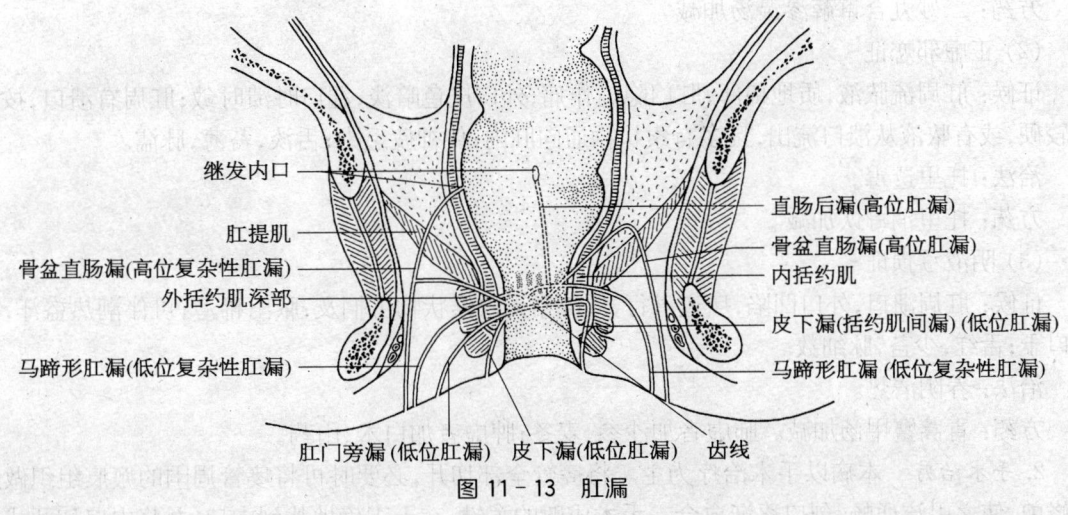

图 11-13 肛漏

1975 年全国首届肛肠学术会议制定了肛漏的高低位统一分类标准,以外括约肌深部划线为标志,漏管经过齿线以上者为高位,在齿线以下者为低位,其分类如下。① 低位单纯性肛漏:只有 1 个瘘管,并通过外括约肌深部以下,内口在肛隐窝附近。② 低位复杂性肛漏:漏管在外括约肌深部以下,有 2 个以上外口,或 2 条以上管道,内口在肛隐窝附近。③ 高位单纯性肛漏:仅有 1 条管道,瘘管穿过外括约肌深部以上,内口位于肛隐窝附近。④ 高位复杂性肛漏:有 2 个以上外口及管道有分支窦道,其主管道通过外括约肌深部以上,有 1 个或两个以上内口者。

观察肛漏的发展,可将肛门两侧的坐骨结节划一条横线,当漏管外口在横线之前距离肛缘 4 cm 以内,内口在齿线处与外口位置相对,其管道多为直行;如外口在距离肛缘 4 cm 以外,或外口在横线之后,内口多在后正中齿线处,其漏管多为弯曲或马蹄形。

2. 实验室及其他辅助检查 X 线碘油造形术可显示瘘管走行、深浅、有无分支及内口的位置,与直肠及周围脏器的关系等,为手术提供可靠的依据。

【鉴别诊断】

1. **肛门部化脓性汗腺炎** 是皮肤及皮下组织的慢性炎性疾病,可在肛周皮下形成瘘管及外口,常流脓,并不断向四周蔓延。检查时可见肛周皮下多处瘘管及外口,皮色暗褐而硬,肛管内无内口。

2. **骶前畸胎瘤溃破** 骶前畸胎瘤是胚胎发育异常的先天性疾病,多在青壮年时期发病,初期无明显症状,如肿瘤增大压迫直肠可发生排便困难。若继发感染,可从肛门后溃破而在肛门后尾骨前有外口,但肛门指诊常可触及骶前有囊性肿物感,而无内口。手术可见腔内有毛发、牙齿、骨质等。

【治疗】

一般以手术治疗为主,内治法多用于手术前后以增强体质,减轻症状,控制炎症发展。

1. 辨证论治

(1) 湿热下注证

证候:肛周经常流脓液,脓质稠厚,肛门胀痛,局部灼热;肛周有溃口,按之有索状物通向肛内;舌红,苔黄,脉弦或滑。

治法:清热利湿。

方药:二妙丸合萆薢渗湿汤加减。

(2) 正虚邪恋证

证候:肛周流脓液,质地稀薄,肛门隐隐作痛,外口皮色暗淡,漏口时溃时敛;肛周有溃口,按之质较硬,或有脓液从溃口流出,且多有索状物通向肛内;伴神疲乏力;舌淡,苔薄,脉濡。

治法:托里透毒。

方药:托里消毒饮加减。

(3) 阴液亏损证

证候:肛周溃口,外口凹陷,瘘道潜行,局部常无硬索状物可扪及,脓出稀薄;可伴潮热盗汗,心烦口干;舌红,少苔,脉细数。

治法:养阴清热。

方药:青蒿鳖甲汤加减。肺虚者加沙参、麦冬;脾虚者加白术、山药。

2. 手术治疗

本病以手术治疗为主。将瘘管全部切开,必要时可将瘘管周围的瘢痕组织做适当修剪,使之引流通畅,创口逐渐愈合。手术成败的关键,在于正确地找到内口,并将内口切开或切除,否则瘘管就不能愈合,即使暂时愈合,日久又会复发。目前常用的手术疗法,有挂线疗法、切开疗法、切开与挂线相结合等3种。

(1) 挂线疗法:此法早在明代就已采用。《古今医统》说:"药线日下,肠肌随长,僻处即补,水逐线流,未穿疮孔,鹅管内消。"简要叙述了本疗法简便、经济,不影响肛门功能,具有瘢痕小、引流通畅等优点。其机制是利用结扎线的机械作用,以其紧缚所产生的压力或收缩力,缓慢勒开管道,给断端以生长和周围组织产生炎性粘连的机会,从而防止了肛管直肠环突然断裂回缩而引起的肛门失禁。目前多以橡皮筋代替丝线,可缩短疗程,减轻术后疼痛。

适应证:适用于距离肛门4 cm以内,有内、外口的低位肛漏;亦作为复杂性肛漏切开疗法或切除疗法的辅助方法。

禁忌证:肛门周围有皮肤病患者;瘘管仍有酿脓现象存在者;有严重的肺结核病、梅毒等,或极度虚弱者;有癌变者。

操作方法:取侧卧位(病侧在下)或截石位,腰俞麻醉或局部浸润麻醉下,局部常规消毒,先在银质球头探针尾端缚扎一橡皮筋,再将探针从瘘管外口轻轻地向内探入,将示指伸入肛管,协助探针,在肛管齿线附近找到内口,并由内口将探针引出后,将探针弯曲,从肛门拉出。使橡皮筋经过外口进入瘘管,并由内口引出,提起橡皮筋,切开瘘管内、外口之间的皮肤及皮下组织,拉紧橡皮筋,紧贴皮下切口用血管钳夹住,在血管钳下方用粗丝线收紧橡皮筋并双重结扎之,然后在结扎线外1.5 cm处剪去多余的橡皮筋。松开血管钳,用红油膏纱布条填塞创口压迫止血,外垫纱布,宽胶布固定(图11-14)。

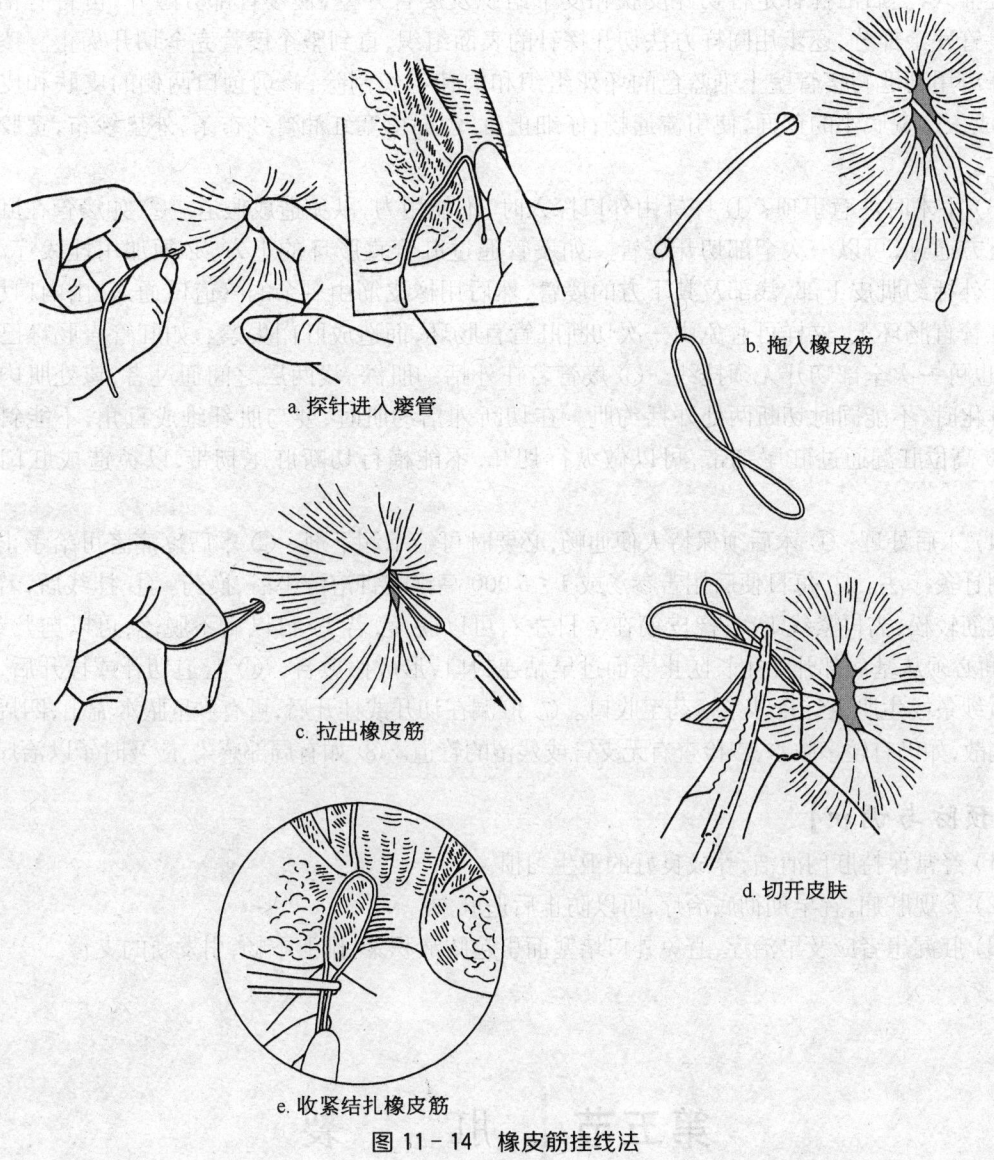

a. 探针进入瘘管　　b. 拖入橡皮筋　　c. 拉出橡皮筋　　d. 切开皮肤　　e. 收紧结扎橡皮筋

图 11-14　橡皮筋挂线法

若以药线挂线,将药线收紧,打1~2个扣活结,以备以后紧线;也可将药线的一端穿入另一段药线内,由肛门引出,使线瘘管周围成为双股线,然后收紧,打一活结,每隔1~2日紧线1次,直至挂线脱落。

(2) 切开疗法

适应证：低位单纯性肛漏和低位复杂性肛漏，对高位肛漏切开时必须配合挂线疗法，以免造成肛门失禁。

禁忌证：同挂线疗法。

操作方法：取截石位或侧卧位（病侧在下），腰俞麻醉或局部浸润麻醉下，局部常规消毒后，先在肛门内塞入一块生理盐水纱布，再用钝头针头注射器，由瘘管外口注入1%亚甲蓝或甲紫溶液，如纱布染有颜色，则可有助于寻找内口，也便于在手术时辨认瘘管走向；将有槽探针从瘘管外口轻轻插入，然后沿探针走行切开皮肤和皮下组织及瘘管外壁，使瘘管部分敞开，再将有槽探针插入瘘管残余部分，逐步用同样方法切开探针的表面组织，直到整个瘘管完全切开为止。瘘管全部敞开后用刮匙将瘘管壁上染蓝色的坏死组织和肉芽组织刮除，修剪创口两侧的皮肤和皮下组织，形成一口宽底小的创面，使引流通畅；仔细止血，创面填塞红油膏纱布条，外垫纱布，宽胶布压迫固定。

(3) 手术时注意事项：① 探针由外口探入时，不能用力，以免造成假道。② 如瘘管在肛管直肠环下方通过，可以一次全部切开瘘管。如瘘管通过肛管直肠环的上方，必须加用挂线疗法，即先切开外括约肌皮下部、浅部及其下方的瘘管，然后用橡皮筋由剩余的管道口通入，由内口引出，缚在肛管直肠环上，这样可避免由一次切断肛管直肠环，而造成肛门失禁。如肛管直肠环已纤维化者，也可一次全部切开无须挂线。③ 瘘管若在外括约肌深、浅两层之间通过者，该处肌肉未形成纤维化时，不能同时切断两处外括约肌。在切断外括约肌时，要与肌纤维成直角，不能斜角切断。④ 高位肛漏通过肛尾韧带，可以做纵行切开，不能横行切断肛尾韧带，以免造成肛门向前移位。

(4) 术后处理：① 术后须保持大便通畅，必要时可给予润下剂。② 术后疼痛者可给予止痛剂或采用针灸疗法。③ 每日便后用苦参汤或1：5 000高锰酸钾溶液坐浴、换药。④ 挂线后，若结扎的橡皮筋较松，需再紧线1次；橡皮筋在7日左右可以脱落，若10日以后不脱落，可以剪开组织。⑤ 创面必须从基底部开始生长防止表面过早粘连封口，形成假愈合。⑥ 管道切开或挂开后，改用生肌散纱条或生肌玉红膏纱条换药至收口。⑦ 肛漏在切开或挂开后，可有少量脓水流出，四周肿胀逐渐消散，如仍有较多脓水，应检查有无支管或残留的管道。⑧ 如局部感染，应及时予以治疗。

【预防与调护】

(1) 经常保持肛门清洁，养成良好的卫生习惯。

(2) 发现肛痈，宜早期彻底治疗，可以防止后遗肛漏。

(3) 肛漏患者应及早治疗，避免外口堵塞而引起脓液积聚，排泄不畅，引发新的支管。

第五节 肛　裂

肛管皮肤全层裂开并形成感染性溃疡者称为肛裂。多见于20～40岁的青壮年，好发于截石位

6、12点处,而发于12点处的又多见于女性。其主要临床特点是肛门周期性疼痛,便秘,出血。在肛门部疾病中,其发病率仅次于痔。中医将本病称为"钩肠痔""裂痔""脉痔"等。

【病因病机】

《医宗金鉴·外科心法要诀》记载:"肛门围绕、折纹破裂、便结者,火燥也。"说明阴虚津液不足或脏腑热结肠燥,而致大便秘结,粪便粗硬,排便努挣,使肛门皮肤裂伤,湿热蕴阻,染毒而成。

西医学认为,肛裂的发生与解剖、外伤、感染及内括约肌痉挛等因素有关。

【诊断】

1. 临床表现　主要症状为便时疼痛,呈阵发性刀割样疼痛或灼痛,排便后数分钟到10余分钟内疼痛减轻或消失,称为疼痛间歇期。随后又因括约肌持续性痉挛而剧烈疼痛,往往持续数小时方能逐渐缓解。病情严重时,咳嗽、喷嚏都可引起疼痛,并向骨盆及下肢放射。同时可见大便时出血,一般为滴血,但量少或仅附着于粪便表面。患者常有习惯性便秘,干燥粪便常使肛门皮肤撕裂而引起肛裂,又因恐惧大便时的肛裂疼痛而不愿定时排便,产生"惧便感",又使便秘加重,形成恶性循环。

专科检查以肛门视诊为主,用两拇指将肛缘皮肤向两侧轻轻分开,并嘱患者放松肛门,可见肛管有纵形裂口或纵行梭形溃疡,多位于截石位6点或12点处,常伴有赘皮外痔、肛乳头肥大等。必要时可在局部浸润麻醉下行直肠指诊及肛门镜检查。

根据不同病程及局部表现,可将肛裂分为两期。① 早期肛裂:发病时间较短,仅在肛管皮肤上见有一小的梭形溃疡,创面浅而色鲜红,边缘整齐,有弹性。② 陈旧性肛裂:病程较长,反复发作,溃疡色淡白,底深,边缘呈"缸口"增厚,底部形成平整较硬的灰白组织(栉膜带)。由于裂口周围组织的慢性炎症,常可伴发结缔组织性外痔(又称赘皮痔)、单口内瘘、肛乳头肥大、肛隐窝炎、肛乳头炎等。因此,裂口、栉膜带、结缔组织性外痔、肥大乳头、单口内瘘、肛隐窝炎、肛乳头炎等局部的病理改变,就成为陈旧性肛裂的特征。

2. 实验室及其他辅助检查　白细胞及中性粒细胞一般无明显变化或略有增高。

【鉴别诊断】

1. 结核性溃疡　溃疡的形状不规则,溃疡面可见干酪样坏死物,疼痛不明显,无裂痔,出血量少,多有结核病史。

2. 肛门皲裂　多由肛门湿疹、肛门瘙痒等继发,裂口为多发,位置不定,一般较表浅,疼痛轻,出血少,无赘皮外痔和肛乳头肥大等并发症。

3. 早期上皮癌　溃疡边缘和基底不规则,表面覆盖坏死组织,持续性疼痛,组织病理学检查,可见癌细胞,多为鳞状上皮癌。

4. 梅毒性溃疡　多有性病史,溃疡不痛,位于肛门侧面,对触诊不敏感。溃疡呈圆形或梭形,微微隆起,较硬,有少量分泌物,可伴有双侧腹股沟淋巴结肿大。

【治疗】

应以纠正便秘、止痛和促进溃疡愈合为目的。早期肛裂一般采用保守治疗,而陈旧性肛裂必须采用手术治疗才能彻底治愈。

1. **辨证论治**
(1) 内治
1) 血热肠燥证

证候：大便二三日一行，质干硬，便时肛门疼痛，便时滴血或手纸染血，裂口色红；伴腹部胀满，溲黄；舌偏红，脉弦数。

治法：清热润肠通便。

方药：凉血地黄汤合脾约麻仁丸加减。出血较多者加侧柏炭；大便干硬者酌加番泻叶。

2) 阴虚津亏证

证候：大便干结，数日一行，便时疼痛，点滴下血，裂口深红；伴口干咽燥，五心烦热；舌红，苔少或无苔，脉细数。

治法：养阴清热润肠。

方药：润肠汤加减。便头干者加肉苁蓉；口干较甚者加天花粉、石斛。

3) 气滞血瘀证

证候：肛门刺痛明显，便时便后尤甚，肛门紧缩，裂口色紫暗；舌紫暗，脉弦或涩。

治法：理气活血，润肠通便。

方药：六磨汤加红花、桃仁、赤芍等。

(2) 外治

1) 早期肛裂：每次便后用苦参汤或花椒食盐水坐浴，也可用 1∶5 000 高锰酸钾液坐浴，有促进血液循环、保持局部清洁、减少刺激的作用。坐浴后用生肌玉红膏蘸生肌散涂于裂口，每日 1～2 次。

2) 陈旧性肛裂：可用七三丹或枯痔散等腐蚀药搽于裂口，2～3 日腐脱后，改用生肌白玉膏或生肌散收口。或用 5% 石炭酸甘油涂擦患处后，再用 75% 乙醇擦去。也可选用封闭疗法，于长强穴用 0.5%～1% 普鲁卡因，或 1% 利多卡因，或 0.25% 布比卡因，均 5～10 ml 做扇形注射，隔日 1 次，5 次为 1 个疗程。亦可于裂口基底部注入长效止痛液（亚甲蓝 0.2 g，盐酸普鲁卡因 2 g，加水至 100 ml，过滤消毒）3～5 ml，每周 1 次。

2. **手术治疗** 陈旧性肛裂和非手术疗法治疗无效的早期肛裂，可考虑手术治疗，并根据不同情况选择不同的手术方法。

(1) 扩肛法

适应证：适用于早期肛裂，无结缔组织外痔及肛乳头肥大等合并症者。

操作方法：取截石位或侧卧位，局部浸润麻醉或腰俞麻醉下，肛内常规消毒，医生戴橡胶手套，并将双手示指和中指涂上润滑剂，先用右手示指插入肛内，再插入左示指，两手腕部交叉，两手示指掌侧向外侧扩张肛管，以后逐渐伸入两中指，持续扩张肛管 3～4 min，使肛管内外括约肌松弛，术后即可止痛。肛裂创面扩大并开放、引流通畅，创面很快愈合。手术中注意勿用暴力快速扩张肛管，以免撕裂黏膜和皮肤。术后，每次便后用温水或苦参汤或 1∶5 000 高锰酸钾溶液坐浴，肛内纳入痔疮栓一枚或注入九华膏适量，外盖纱布，胶布固定。

(2) 切开法

适应证：适用于陈旧性肛裂，伴有结缔组织性外痔、肛乳头肥大等。

操作方法：取侧卧位或截石位，局部浸润麻醉或腰俞麻醉下，肛内常规消毒，在肛裂正中纵形切口，上至齿线，切断栉膜带及部分内括约肌环形纤维，下端向下适当延长，切断部分外括约肌皮下部纤维,使引流通畅,同时将赘皮外痔、肥大肛乳头等一并切除,修剪溃疡边缘发硬的瘢痕组织,成一底小顶大的"V"字形开放创口,用红油膏纱条嵌压创面,再用纱布覆盖固定。术后,每次便后用温水或苦参汤或1∶5 000高锰酸钾溶液坐浴,用九华膏或黄连膏纱条换药至痊愈。

(3) 肛裂侧切术

适应证:适用于不伴有结缔组织外痔、皮下瘘等的陈旧性肛裂。

操作方法:取侧卧位或截石位,局部浸润麻醉或腰俞麻醉下,肛内常规消毒,在肛门一侧距肛缘1.5 cm处做一纵形切口,深达皮下,以血管钳显露内括约肌及栉膜带,在直视下用两把血管钳夹住内括约肌下缘后剪断之,切口一般不缝合,以红油膏纱条嵌压引流。术后处理同切开疗法。

(4) 纵切横缝法

适应证:适应于陈旧性肛裂伴有肛管狭窄者。

操作方法:取侧卧位或截石位,局部浸润麻醉或腰俞麻醉下,肛内常规消毒,沿肛裂正中做一纵形切口,上至齿线上0.5 cm,下至肛缘外0.5 cm,切断栉膜带及部分内括约肌纤维,如有潜行性皮下瘘管、赘皮痔、肛乳头肥大、肛隐窝炎也一并切除,修剪裂口创缘,再游离切口下端的皮肤,以减少张力,彻底止血,然后用细丝线从切口上端进针,稍带基底部组织,再从切口下端皮肤穿出,对拉切口两端丝线结扎,使纵切口变成横缝合,一般缝合3~4针,外盖红油膏纱布,纱布压迫,胶布固定。术后应嘱患者进流质饮食或软食2日,控制大便1~2日。便后用中药坐浴或1∶5 000高锰酸钾液坐浴,肛内注入九华膏换药,5~7日拆线。

【预防与调护】

(1) 养成良好的排便习惯,及时治疗便秘。

(2) 饮食中应多含蔬菜水果,防止大便干燥,避免粗硬粪便擦伤肛门。

(3) 注意肛门清洁,避免感染。

(4) 肛裂发生后宜及早治疗,防止继发其他肛门疾病。

第六节 脱 肛

脱肛是直肠黏膜、肛管、直肠全层和部分乙状结肠向下移位,脱出肛门外的一种疾病,相当于西医的直肠脱垂。其临床特点是以直肠黏膜及直肠反复脱出肛门外伴肛门松弛。其病名最早在《五十二病方》称为"人州出",《灵枢·邪气脏腑病形》称为"肠癖",而"脱肛"的病名则首见于《神农本草经》。

【病因病机】

小儿气血未旺,老年人气血衰退,中气不足,或妇女分娩用力耗气,气血亏损,以及慢性泻痢、习惯性便秘、长期咳嗽,均易导致气虚下陷,固摄失司,以致直肠肛管向外脱出。

西医学认为,全身功能状况尤其是神经系统功能减退对脱肛的发生有重大影响,但局部因素如解剖结构缺陷和功能不全、肠源性疾病、腹压增高等,也是造成脱肛的重要条件。

【诊断】

脱肛分为显性和隐性(又称直肠黏膜内脱垂)两种,这里主要介绍显性脱垂。

1. **临床表现** 多见于幼儿、老年人、久病体弱者及身高瘦弱者。女性因骨盆下口较大及多次分娩等因素,发病率高于男性。

(1)脱出:初起便时脱出,便后自行缩回而消失。继则脱出物逐渐增长、变粗,便时脱出,便后不能自行还纳,需卧床或用手助其复位。最后不仅便时脱出,而且行走、咳嗽、下蹲等因素都能使直肠下移外翻脱出,难于复位。

(2)分泌物增加:早期直肠脱垂的黏膜有少量黏液分泌,由于反复脱垂,复位困难,脱垂部暴露时间较长,容易受到刺激,致使分泌物增多;继因肛门括约肌松弛,分泌物沿肛管流出,致使肛周皮肤潮湿、瘙痒、糜烂。

(3)坠胀和疼痛:由于反复发作,脱垂的长度和宽度逐渐增大,出现坠胀感,或有里急后重感。严重者可有腹部或下腹部钝痛,其痛多向下肢放散,引起尿频。部分患者有一侧或双侧髋部疼痛,可向下延伸至小腿。

(4)排便紊乱:为常见症状。便秘是造成排便紊乱的主因之一,这与患者惧怕排便、久忍大便有关。加之反复脱出,局部受到刺激和损伤,产生炎症或溃疡,又可引起腹泻,从而出现便秘与腹泻交替的排便紊乱症状。

(5)绞窄:绞窄多发生于全层脱垂的成年患者。脱垂后未能及时复位,脱垂部发生血液循环障碍,出现脱出部肠管急剧肿胀,大量渗液,黏膜色泽由淡红色变成暗红色,最后成紫色,甚则表浅部分出现黑色糜烂坏死,伴有大小便困难,局部疼痛坠胀,体温升高,食欲不振,坐卧不宁等症状。

(6)脱垂处穿孔:穿孔可自行发生,也可因复位时发生。

观察脱垂物的外貌及长度,还纳的难易;触诊其软硬度和弹性,还纳的难易;肛门松弛情况,轻度松弛者,肛门自然闭合,视诊不易分辨,重度松弛者,于膝胸位检查时,肛门可自然张开而形成一空洞。松弛越重,空洞越大;指检,触其脱垂物的软硬度和弹性,肛门松弛情况。

脱肛分类有以下标准。① Ⅰ度:为直肠黏膜脱出,脱出物淡红色,长3~5 cm,触之柔软,无弹性,不易出血,便后可自行回纳。② Ⅱ度:为直肠全层脱出,脱出物长5~10 cm,呈圆锥状,淡红色,表面为环状而有层次的黏膜皱襞,触之较厚,有弹性,肛门松弛,便后有时需用手回复。③ Ⅲ度:直肠及部分乙状结肠脱出,长达10 cm以上,呈圆柱形,触之很厚,肛门松弛无力。

2. **实验室及其他辅助检查** 直肠镜可看到直肠内黏膜壅塞;排粪造影可见脱垂起始部位及返折点。

【鉴别诊断】

内痔脱出 应与Ⅰ度直肠脱垂相鉴别。内痔脱出时痔核分颗脱出,无环状黏膜皱襞,暗红色或青紫色,容易出血。

【治疗】

内治、外治及针灸可以加强盆腔内张力,增强对直肠支持固定作用。对Ⅰ度直肠脱垂,尤其对儿童可收到较好疗效。但对于Ⅱ、Ⅲ度脱肛仅能改善症状,很难彻底治愈。注射与手术治疗,主要是加强直肠与周围组织或直肠各层组织粘连固定,使直肠不再下脱。

1. 辨证论治
(1) 内治
1) 脾虚气陷证
证候：便时肛内肿物脱出，轻重不一，色淡红；伴有肛门坠胀，大便带血，神疲乏力，食欲不振，甚则头昏耳鸣，腰膝酸软；舌淡、苔薄白，脉细弱。
治法：补气升提，收敛固涩。
方药：补中益气汤加减。脱垂较重、不能自行还纳者宜重用升麻、柴胡、党参、黄芪；腰酸耳鸣者加山萸肉、覆盆子、诃子。

2) 湿热下注证
证候：肛内肿物脱出，色紫暗或深红，甚则表面溃破、糜烂，肛门坠痛，肛内指检有灼热感；舌红，苔黄腻，脉弦数。
治法：清热利湿。
方药：萆薢渗湿汤加减。出血多者加地榆、槐花、侧柏炭。

(2) 外治：① 以苦参汤加石榴皮、枯矾、五倍子，煎水熏洗，每日2次。② 五倍子散或马勃散外敷。

2. 其他治疗
(1) 注射治疗：将药液注入直肠黏膜下层或直肠周围，使分离的直肠黏膜与肌层粘连固定，或使直肠与周围组织粘连固定。

1) 黏膜下注射法：此法分为黏膜下层点状注射法和柱状注射法2种。
适应证：Ⅰ、Ⅱ度脱肛。
禁忌证：直肠炎、腹泻、肛周炎及持续性腹压增加疾病。
药物：6%～8%明矾溶液。
操作方法：取侧卧位或截石位，局部消毒后，将直肠黏膜暴露肛外，或在肛门镜下，齿线上1 cm，环形选择2～3个平面，或纵行选择4～6行。每个平面或每行选择4～6点，各点距离相互交错，每点注药0.2～0.3 ml，不要过深刺入肌层，或过浅注入黏膜内，以免无效或坏死。总量一般为6～10 ml，注射完毕，用塔形纱布压迫固定。柱状注射，在暴露肛外直肠黏膜3、6、9、12点齿线上1 cm，黏膜下层行柱状注射。长短视脱出长度而定，每柱药量2～3 ml，注射完毕，送回肛内。注射当日适当休息，不宜剧烈活动。流质饮食，控制大便1～3日。一般1次注射后可收到满意效果，若疗效不佳，7～10日后再注射1次。

2) 直肠周围注射法
适应证：Ⅱ、Ⅲ度脱肛。
禁忌证：肠炎、腹泻、肛门周围急性炎症。
药物：6%～8%明矾溶液。
术前准备：术前晚上和术前各灌肠1次。
操作方法：取截石位，在腰俞麻醉或局部浸润麻醉下，局部和肛内消毒，医生戴无菌手套，选定在距离肛缘1.5 cm，截石位3、6、9三个进针点，然后用细长腰穿针头和20 ml注射器，吸入注射药液，选3点处刺入皮肤、皮下，进入坐骨直肠窝，进入4～5 cm，针尖遇到阻力，即达肛提肌，穿过肛提肌，进入骨盆直肠间隙。此时，另一手示指伸入直肠内，确定针尖在直肠壁外（为了保证针尖不刺入直肠壁内，以针尖在直肠壁外可以自由滑动为准），再将针深入2～3 mm，然后缓慢注入药物6～

8 ml,使药液呈扇形均匀散开。用同法注射对侧,最后在6点处注射,沿直肠后壁进针,刺入4~5 cm,到直肠后间隙,注药4~5 ml,三点共注射药量16~20 ml。注射完毕,局部消毒后,用无菌纱布覆盖。卧床休息,控制大便3日。注射后1~3 h内肛门周围胀痛,一般可自行缓解。术后2~3日,时有低热,如不超过38℃,局部无感染者为吸收热,可不予特殊处理。如超过38℃,局部有红、肿等感染性炎症改变时,应给予抗生素治疗(图11-15)。

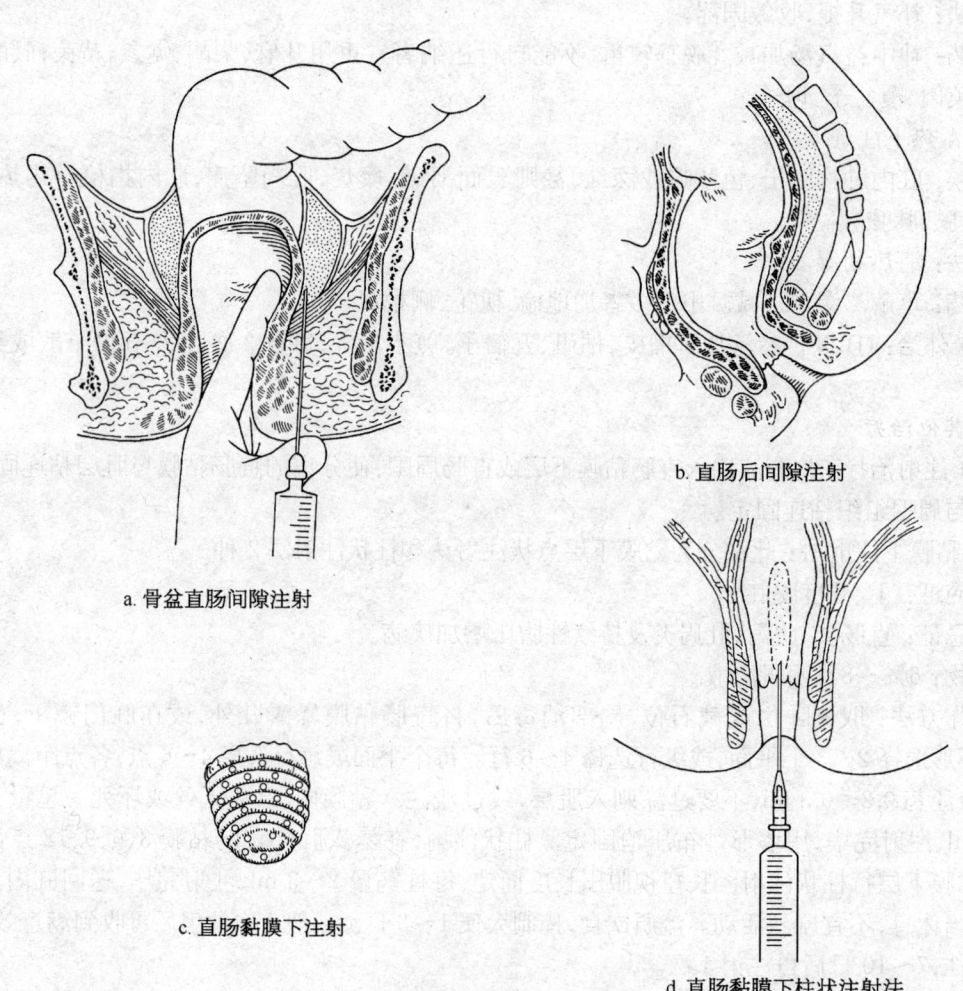

图11-15 直肠脱垂注射疗法

(2) 针灸治疗:① 体针及电针,取长强、百会、足三里、承山、八髎、提肛等穴。② 梅花针,在肛门周围外括约肌部位点刺。

此外,还有直肠瘢痕支持固定术、肛门紧缩术和直肠悬吊术等手术方法。

【预防与调护】

(1) 患脱肛后,应及时治疗,防止发展到严重程度。
(2) 避免负重远行,积极治疗慢性腹泻、便秘、咳嗽等,防止腹压过度增高。
(3) 局部可采用丁字形托带垫棉固定,或每日进行提肛运动锻炼。

第七节 息肉痔

息肉痔是指发生于直肠黏膜上的赘生物,是一种常见的直肠良性肿瘤,相当于西医的直肠息肉(彩图103)。可分为单发性和多发性两种,前者多见于儿童,后者多见于青壮年。其临床特点为肿物蒂小质嫩,其色鲜红,便后出血。若很多息肉积聚在一段或全段大肠者,称息肉病。本病少数可恶变,尤以多发性息肉者恶变较多。中医将直肠息肉统称为痔,历代中医文献所记载的"息肉痔""悬胆痔""垂珠痔""樱桃痔"等均指直肠息肉而言。

【病因病机】
总因湿热下迫大肠,肠道气机不利,经络阻滞,瘀血浊气凝聚而成。

西医学认为,本病的发生可能与遗传、饮食、慢性炎症刺激等有关。

【诊断】
1. **临床表现** 因息肉大小及位置高低的不同,临床表现也不尽相同。位置较高的小息肉一般无症状;低位带蒂息肉,大便时可脱出肛门外,小的能自行回纳,大的便后需用手推回,常伴有排便不畅,下坠,或有里急后重感。多发性息肉常伴腹痛、腹泻,排出带血性黏液便,久之则体重减轻,体弱无力,消瘦,贫血等。

若息肉并发溃疡及感染,可有大便次数增加,便后有里急后重,便后出血伴血性黏液排出。

肛门指诊对低位息肉有重要诊断价值,可扪及圆形柔软肿物,表面光滑,活动度大,有长蒂时常有肿物出没不定的情况。多发性息肉,则可触及直肠腔内有葡萄串样大小不等的球形肿物,指套染血或附有血性黏液。直肠镜或乙状结肠镜检查并取活体组织行病理检查,进一步明确诊断。气钡双重造影检查能发现早期微小病变,可确定息肉的部位与数目。

2. **实验室及其他辅助检查**

(1) 血常规:白细胞及中性粒细胞一般无明显变化或略有增高,息肉出血量多或长期出血者,可有红细胞或血红蛋白下降,甚至贫血。

(2) 肠镜检查:可见直肠内有单个或多个有蒂肿物,或呈葡萄串样大小不等的球形肿物,色紫暗,或有出血点,组织病理学检查可明确诊断。

(3) 钡灌肠造影:直肠腔内可见有单个或多个龛影。

【鉴别诊断】
1. **直肠癌** 可有大便习惯的改变,大便变细、变扁,便血,色紫暗,气味恶臭,伴里急后重。直肠指检可触及基底不平,质硬推之不移的肿块,组织病理学检查可明确诊断。

2. **肛乳头肥大** 发生在齿线肛隐窝附近,常单个发生,质较硬,呈灰白色,光面光滑,多无便血,组织病理学检查可以明确性质。

3. **内痔** 两者均有脱出、便血。但内痔位于直肠末端近齿线处,呈圆形或椭圆形,基底较宽而无蒂,便血量多,多见于成年人。

【治疗】

本病应采用综合治疗,对保守治疗效果不佳者,可采用手术切除或镜下套扎或烧灼等治疗。

1. 辨证论治

(1) 内治

1) 风伤肠络证

证候:便血鲜红,滴血,带血;息肉表面充血明显,脱出或不脱出肛外;舌质红,苔薄白或薄黄,脉浮数。

治法:清热凉血,祛风止血。

方药:槐角丸加减。便血量多者加丹皮、生地、侧柏炭。

2) 气滞血瘀证

证候:肿物脱出肛外,不能回纳,疼痛甚,息肉表面紫暗;舌紫,脉涩。

治法:活血化瘀,软坚散结。

方药:少腹逐瘀汤加减。息肉较大或多发者加半枝莲、半边莲、白花蛇舌草。

3) 脾气亏虚证

证候:肿物易于脱出肛外,表面增生粗糙,或有少量出血,肛门松弛;舌质淡,苔薄,脉弱。

治法:补益脾胃。

方药:参苓白术散加减。出血量多者加阿胶、鸡血藤等。

(2) 外治:灌肠法适用于多发性息肉,选用具有收敛、软坚散结作用之药液:① 6%明矾液50 ml,保留灌肠,每日1次。② 乌梅、海浮石各12 g,五倍子6 g,牡蛎、夏枯草各30 g,紫草、贯众各15 g,浓煎为150～200 ml,每次取50 ml,保留灌肠,每日1次。

2. 其他治疗

(1) 注射疗法

适应证:适用于小儿无蒂息肉。

药物:6%～8%明矾液或5%鱼肝油酸钠。

操作方法:取侧卧位,局部常规消毒,局部浸润麻醉后,在肛门镜下找到息肉,消毒,将药液注入息肉基底部,一般用药0.3～0.5 ml。术后防止便秘,每日服麻仁丸9 g。

(2) 结扎法

适应证:适用于低位带蒂息肉。

操作方法:取侧卧位或截石位,局部常规消毒,局部浸润麻醉并扩肛后,用示指将息肉轻轻拉出肛外,或在肛门镜下,用组织钳夹住息肉轻轻拉出肛外,用圆针丝线在息肉基底贯穿结扎,然后切除息肉,注入九华膏或放置红油膏纱布条引流。

(3) 电烙法

适应证:适用于较高位的小息肉。

操作方法:取膝胸位或俯卧位,在肛门镜或乙状结肠镜下找到息肉,直接用电灼器烧灼息肉根部,无蒂息肉可烧灼中央部,但烧灼不宜过深,以防损伤深部组织。术后卧床休息1 h。1周后复查,若脱落不完全可电灼第2次。

(4) 直肠结肠切除术:对高位多发性腺瘤,必要时可考虑行直肠结肠切除术。

【预防与调摄】
(1) 及时治疗肛门内外痔、肛漏、肛裂、肛隐窝炎及慢性肠炎等疾病。
(2) 保持大便通畅,养成定时排便习惯,防止便秘或腹泻的发生。
(3) 息肉脱出肛外要及时回纳,切不可盲目牵拉,以免撕伤或断裂而造成大出血。

第八节 锁肛痔

锁肛痔是指发生在肛管、直肠的恶性肿瘤,因病至后期,因肛门狭窄犹如被锁住一样,故称为锁肛痔。相当于西医的肛管直肠癌。锁肛痔的发病年龄多在 40 岁以上,偶见于青年人,其早期临床特点是大便习惯改变、便血等。《外科大成》中说:"锁肛痔,肛门内外如竹节锁紧,形如海蜇,里急后重,便粪细而带匾,时流臭水……此无治法。"对该病的症状和预后作了详细的描述。

【病因病机】
忧思抑郁,脾胃不和,湿热蕴结,日久化毒,乘虚下注,浸淫肠道,气滞血瘀,湿毒瘀滞凝结而成肿瘤;或饮食不洁,久泻久痢,息肉虫积,损伤脾胃,运化失司,湿热内生,热毒蕴结,流注大肠,蕴毒积聚,结而为肿。总之,湿热下注,火毒内蕴,结而为肿,是病之标;正气不足,脾肾两亏,乃病之本。

西医学认为,直肠癌多为腺癌,好发于直肠上段及与乙状结肠交界处。肛管癌原发于肛管皮肤,多为鳞状细胞癌。肛门部瘢痕组织、湿疣、肛漏等病变亦可诱发癌变。

【诊断】
1. 临床表现
(1) 直肠癌:仅限于黏膜的早期直肠癌,可无明显症状,病情进一步发展,可出现一系列改变。
1) 排便习惯改变:癌肿直接刺激直肠所致。表现为排便次数增多,便意频繁,里急后重;肛门内有下坠感,其不适程度与癌肿大小有关。
2) 便血:癌肿表面溃破后,表现为大便带血,血为鲜红或暗红,量不多,常同时伴有黏液排出。合并感染时有脓血便,并有特殊的臭味。是直肠癌最常见的早期症状。
3) 大便变形:病程后期因肠腔狭窄,粪便形状变细、变扁,并出现腹胀、腹痛、肠鸣音亢进等肠梗阻征象。
4) 转移征象:首先是直接蔓延,后期穿过肠壁,侵入膀胱、阴道壁、前列腺等邻近组织,若侵及膀胱、尿道时,有排尿不畅及尿痛、尿频;侵及骶前神经丛时,在直肠内或骶骨部可有剧烈持续性疼痛,并向下腹部、腰部或下肢放射。另外,可经淋巴向上转移至沿直肠上静脉走行的淋巴结。10%～15%的患者在确诊时癌症已经过门静脉血行转移至肝脏,出现肝肿大、腹水和黄疸等。
(2) 肛管癌:主要表现为持续性肛门疼痛,便后加重,常因疼痛而不敢大便,或拒绝直肠指诊检查;可有便血,并随着病情发展而逐渐加重;另有排便习惯改变,次数增多,便意频繁,里急后重等;其晚期可向腹股沟淋巴结转移,而出现质硬、肿大的淋巴结。

肛管癌、直肠癌晚期患者可出现食欲不振,全身衰弱无力,贫血,极度消瘦等恶病质表现。

直肠指诊是诊断直肠癌的最简便、最重要的方法之一。80%的直肠癌位于手指可触及的部位，肿瘤较大时直肠指检可以清楚扪到肠壁上的硬块，巨大溃疡或肠腔狭窄。退指后可见指套上染有血、脓和黏液。指检发现癌肿时要扪清大小、范围、部位和固定程度，以便决定治疗方法。肛管癌较少见，早期肿块较小，可活动，呈现疣状。进一步发展，在肛门部可看到突起包块或溃疡，基底不平，质硬，有压痛，并可能有卫星转移结节和腹股沟淋巴结转移。

2. 实验室及其他辅助检查

（1）大便潜血试验：是早期发现结、直肠癌的方法之一。

（2）直肠镜或乙状结肠镜检查：对所有指诊可疑或已明确无疑的直肠癌均应进行直肠镜或乙状结肠镜检查，不仅可以看到直肠内病变的范围，而且可行组织病理学检查，以明确诊断。

（3）钡剂灌肠检查：可以发现肠腔狭窄或充盈缺损等，也可以排除结肠中多发性原发癌。

（4）其他检查：直肠下端癌肿较大时，女性患者应行阴道及双合诊检查，男性患者必要时应行膀胱镜检查。疑有肝转移时应行超声波检查、CT或同位素扫描。直肠癌肿侵及肛管而有腹股沟淋结肿大时，应将淋巴结切除活检。

【鉴别诊断】

早期排便次数增多或便血，应与痢疾、肠炎、内痔出血等鉴别；直肠指检触到肿块，应与息肉、肛乳头肥大等鉴别；肛管癌性溃疡，应与肛漏、湿疣等鉴别。

【治疗】

本病一经诊断，应及早采取根治性手术治疗，根据情况于术前、术后应用中医药治疗、放疗或化疗可以提高疗效。

1. 辨证论治

（1）内治

1）湿热蕴结证

证候：肛门坠胀，便次增多，大便带血，色泽暗红，或夹黏液，或下痢赤白，里急后重；舌红，苔黄腻，脉滑数。

治法：清热利湿。

方药：槐角地榆丸加减。

2）气滞血瘀证

证候：肛周肿物隆起，触之坚硬如石，疼痛拒按，或大便带血，色紫暗，里急后重，排便困难；舌紫暗，脉涩。

治法：活血化瘀。

方药：桃红四物汤合失笑散加减。

3）气阴两虚证

证候：面色无华，消瘦乏力，便溏，或排便困难，便中带血，色泽紫暗，肛门坠胀；或伴心烦口干，夜间盗汗；舌红或绛，苔少，脉细弱或细数。

治法：益气养阴，清热解毒。

方药：四君子汤合增液汤加减。

（2）外治：肛管癌溃烂者可外敷九华膏或黄连膏。

2. 其他治疗

(1) 手术治疗：对能切除的肛管直肠癌应尽早行根治性切除术。适用于癌肿局限在直肠壁或肛管，只有局部淋巴结转移的患者。已侵犯的子宫、阴道壁也可以同时切除。当晚期肛管直肠癌已广泛转移，不能行根治性手术，或有肠梗阻时，可行乙状结肠造瘘术，以预防或解除梗阻，减轻患者痛苦。

(2) 放疗与化疗：作为辅助治疗有一定疗效。较晚期的直肠癌术前放疗可以改善局部情况，一部分患者因此而能行根治性切除。直肠癌术后局部复发多见会阴部，放疗可以抑制其生长，但不能根治。化疗配合根治性切除可以提高5年生存率。

(3) 灌肠治疗：败酱草30 g，白花蛇舌草30 g，水煎80 ml，保留灌肠，每日2次，每次40 ml。

【预防与调护】

(1) 积极防治血吸虫病以及与大肠癌发生有关的良性病变，如息肉及息肉病、溃疡性结肠炎等，对这些病例，需定期进行内镜随访。

(2) 40岁以上的人，出现排便习惯改变及便血者，即应早期就诊，警惕直肠癌的发生。近年来，青年人的直肠癌发病率有上升的趋势，故青年人出现上述症状，也不应掉以轻心。

(3) 对50岁以上的人群，应每年检查大便潜血2次。

(4) 注意情志调护，保持健康乐观的心态。

(5) 饮食要合理，适当降低膳食中的脂肪和肉类的比例，增加新鲜蔬菜、纤维素食物。

第九节 便秘

便秘是指由于传导功能失常导致的以大便排出困难，排便时间或排便间隔时间延长为特征的疾病。在一定条件下，便秘可以是一种独立的病，也可以是在多种急、慢性疾病过程中经常出现的症状。本节仅讨论前者，其相当于西医的功能性便秘。

中医本病称为"后不利""阴结""阳结""脾约""不更衣"等，直至明代《万密斋医学全书·妇人科》才有"便秘"的称谓，并将其作为"病"来论述。《医学心悟·大便不通》将便秘分为实秘、虚秘、热秘、冷秘4种类型，并分别列出各类的症状、治法及方药，对临床有一定的参考价值。

流行病学调查证实，便秘与年龄、性别、饮食、职业、遗传、文化程度、家庭收入、地理分布、居住区域以及种族、性格等多种因素有关。由于便秘发病率高，对人体影响的时间长，长期便秘可对身体造成极大的伤害。轻则导致记忆力下降、记忆力不集中，严重则影响日常生活和工作，甚则因便秘而导致心、脑血管意外情况发生。

【病因病机】

便秘是人体阴阳、脏腑经络、气血津液、饮食情志失调的一种局部表现。其病因病机归纳起来，大致可分为如下几个方面。

1. 肠胃积热 素体阳盛，或热病之后，余热留恋；或肺内燥热，下移大肠，或过食辛辣、醇酒厚味,或过服热药,均可致肠胃积热,耗伤津液,肠道干涩失润,粪质干燥,难于排出,形成"热秘"。如《景岳全书·秘结》所载的"阳结证,必因邪火有余,以津液干燥"。

2. **气机郁滞** 忧愁思虑,脾伤气结,肺气不降,抑郁恼怒,肝郁气滞;或久坐少动,或腹部术后肠道粘连,气机不利,均可导致腑气郁滞,通降失常,传导失职,糟粕内停,不得下行,或欲便不出,或出而不畅,或大便干结而成"气秘"。如《金匮翼·便秘》曰:"气秘者,气内滞而物不行也。"

3. **阴寒积滞** 恣食生冷,凝滞胃肠,或外感寒邪直中肠胃,或过服寒凉药物,阴寒内结,均可导致阴寒内盛,凝滞胃肠,传导失常,糟粕不行,而成"冷秘"。如《金匮翼·便秘》曰:"冷秘者,寒冷之气,横于肠胃,凝阴固结,阳气不行,津液不通。"

4. **气虚阳衰** 饮食劳倦,脾胃受损,或素体虚弱,阳气不足,或年老体弱,气虚阳衰;或久病产后,正气未复,或过食生冷,损伤阳气,或苦寒攻伐,伤阳耗气,均导致气虚阳衰,气虚则大肠传导无力,阳虚则大肠失于温暖,阴寒内结,便下无力,使排便时间延长,形成便秘。如《景岳全书·秘结》所载的"下焦阳虚,则阳气不行,阳气不行则不能传送,而阴凝于下,此阳虚而阴结也"。

5. **阴亏血少** 素体阴虚,津亏血少,或病后产后,阴血虚少,失血夺汗,伤津亡血,年高体弱,阴血亏虚,或过食辛香燥热之品,损耗气血,久服泻剂,耗伤津液,均可导致阴亏血少,血虚则大肠不荣,阴亏则大肠干涩,肠道失润,大便干结,便下困难,而成便秘。如《医宗必读·大便不通》所载:"更有老年津液干枯,妇人产后无血,及发汗利小便,病后血气未复,皆能秘结。"

另外,肛裂等肛门直肠疾患,由于排便时剧痛,致恐惧排便,而使粪便滞留,亦可导致便秘。

上述各种病因病机之间常常相兼为病,或互相转化,如肠胃积热与气机郁滞可以并见,阴寒凝滞与阳气虚衰相兼,气机郁滞日久化热,可导致热结,热结日久,耗伤阴津,又可转化成阴虚等。虚实之间可以转化,可由实转虚,可因虚致实,虚实并见。总之,形成便秘的基本病机是肠失温润,推动无力,或邪滞大肠,腑气闭塞不通,导致大肠传导功能失常。

西医学认为,能导致大肠形态异常和运动功能异常引起便秘的原因是多方面的。认识到便秘的本质,了解引起便秘的原因,就可以预防,或使便秘的症状减轻,甚至治愈。一般可将便秘分为原发性因素和继发性因素两大类,前者与肠道受到的刺激不足、排便动力不足、忽视便意等有关,后者与结直肠肛门器质性改变、结直肠功能性疾病、大肠运动异常、神经系统障碍、内分泌紊乱、中毒及药物性影响、长期滥用泻药等有关。

【诊断】

1. **临床表现** ① 自然排便次数少:自然排便间隔时间延长,并可逐渐加重,即少于每周3次,粪便量少。② 排出困难:常见有两种情况。一为粪便干硬,如板栗状,难以排出;二为粪便并不干硬,亦难以排出。

有的患者自觉肛门上方有梗阻感,排便用力越强烈,梗阻越明显,迫使患者过度用力,甚至大声呻吟,十分痛苦。部分女性患者有粪块前冲感,自觉粪块不自肛门方向下降,则是向阴道方向前冲,有经验者用手指伸入阴道,向后壁加压,可使粪便块较易排出。部分患者自觉直肠内胀满,尾骨部疼痛,排便不全,用手指、纸、肥皂条插入肛门后可使排便较为容易。上述症状称为出口阻塞综合征。

直肠指诊对排除直肠下段的肿瘤及出口梗阻性便秘有重要意义。正常肛管可容纳一指通过,张力中等。患者在排便的同时,肛门括约肌可明显放松。若肛管张力增高,常提示附近有刺激性病变;若肛管不能通过一指,则提示肛管有器质性狭窄,常见于低位肿瘤、局部瘢痕等。直肠前突患者内括约肌上、耻骨联合下方触及袋状薄弱区。直肠内套叠患者,直肠壁松弛,指诊时直肠内有黏膜堆积的感觉,偶尔可触及套叠的肠壁。盆底肌失弛缓患者,做排便动作时可感觉到耻骨直肠肌、括约肌各部均不松弛,严重者可见耻骨直肠肌明显肥大增厚、僵硬、活动度减弱,肛管张力增高,并有明显疼痛,用手指压迫直肠壶腹各方面以检查直肠感觉功能,可粗略估计感觉功能受损程度。

肛门镜检查可窥及直肠低位肿瘤、内痔等病变。

2. 实验室及其他辅助检查

(1) 结肠气钡双重造影:是诊断结肠器质性病变的重要检查方法。若发现冗长的结肠、宽大的结直肠,对诊断便秘有一定的参考价值。

(2) 排粪造影:是将糊状钡剂注入受检者直肠内,在 X 线电视下观察肛管直肠在静息相和排便过程中的形态变化。通过测量肛直角、会阴下降、耻骨直肠肌压迹等参数变化,结合动态的形式变化,能确诊直肠前突、直肠黏膜内脱垂、盆底痉挛综合征和耻骨直肠综合征。

(3) 结肠传输试验:是利用不透 X 线的标志物,定时拍摄腹部平片,追踪标志物在结肠运行的时间,并判断结肠内容物运行受阻部位的一种方法。

(4) 肛肠测压:利用压力测定装置,通过测定肛管、直肠压力的异常变化,以了解某些肌肉功能状况,有利于疾病的诊断。

(5) 盆底肌电图检查:主要用来了解肛门内外括约肌、耻骨直肠肌功能,区分肌肉功能的异常是神经源性损害、肌源性损害还是混合性损害。

(6) 纤维结肠镜检查:该项检查虽然不能直接对便秘做出诊断,但其重要的价值在于排除大肠内因肿瘤等器质性疾病所导致的便秘。

3. 便秘的分类 目前根据肠道发生病变的部位将肠道功能性便秘分为 3 类。

(1) 结肠慢传输性便秘:此型较少见。主要表现为腹痛,腹胀,无便意,排便时间延长,需靠服用泻剂协助排便等。直肠指诊无出口梗阻征象。肛肠动力学检查中,结肠运输时间显著延长,同时综合其他检查排除结、直肠器质及出口梗阻后要确定诊断。

(2) 出口梗阻性便秘:亦可称为功能性出口梗阻。指那些只在排粪过程中才表现出来一系列功能性异常。主要包括:① 耻骨直肠肌痉挛、肥厚、粘连;② 肛管内括约肌痉挛,肥厚;③ 直肠黏膜脱垂内套叠;④ 直肠前突;⑤ 盆底及会阴异常下降;⑥ 小肠或乙状结肠内疝。患者常存在排便费力,便意不尽,肛门部疼痛,有时需手助排便等症状。

(3) 混合性便秘:既有结肠传输功能障碍又存在功能性出口梗阻,两者可互为因果,临床上可具有双重表现。全面的肛肠动力学检查是诊断该型便秘的重要手段。

【鉴别诊断】

1. 肠易激综合征 本病表现出腹痛,便秘或腹泻,或便秘与腹泻交替出现,粪便中带有大量黏液等非特异性肠道症状,但经粪便及其他有关检查无肠道炎性病变,无肠道肿瘤等器质性病变。钡剂灌肠 X 线检查可表现出肠管充盈迅速,遇有强烈收缩时结肠变细,呈条索状或结节性痉挛等特殊 X 线征象。

2. 结肠癌 便秘并非结肠癌的主要表现,只有当癌肿增大到足以阻塞肠腔时,方出现不同程度的便秘,但患者仍以脓血黏液便为主要表现,纤维结肠镜及直视下取活组织病理学检查是本病确诊的依据。

3. 直肠癌 直肠癌较之结肠癌易出现便秘,因病变部位靠近肛门,当癌肿增大造成肠腔阻塞或狭窄时,便秘是常见症状,且常伴直肠刺激症状,如里急后重、排便不尽感或腹泻与便秘交替出现。肛门指诊及直肠、乙状结肠镜检查均为有效的检查方法,但直视下取活组织病理学检查才是本病确诊的依据。

4. **先天性巨结肠(或先天性成年型巨结肠)** 本病为消化道畸形疾病中的常见病。可见于新生儿、婴幼儿、儿童及成年人等各年龄组,本病突出的症状是便秘。钡灌肠X线摄片可呈示出本病特有的X线征:扩张的肠段、肠段下端呈漏斗状和直肠持续性狭窄等。

【治疗】

便秘的治疗目的是:① 恢复正常的排便频率和正常粪便的稠度;② 解除便秘引起的不适;③ 维持适当的排便规律而无需人为的帮助。

1. 辨证论治

内治 肠胃积热、气机郁滞、阴寒积滞属实秘;气虚、血虚、阴虚、阳虚属虚秘。

1) 肠胃积热证

证候:大便干结,腹胀腹痛,面红身热,口干口臭,心烦不安,小便赤;舌红,苔黄燥,脉滑数。

治法:泻热导滞、润肠通便。

方药:麻子仁丸加减。津液已伤者加生地、玄参、麦冬;燥热不甚或药后通而不爽者用青麟丸。

2) 气机郁滞证

证候:大便干结或不甚干结,欲便不得出,或便出不畅,肠鸣矢气,腹胀痛,肠满闷,嗳气频作,饮食减少;苔腻,脉弦。

治法:顺气导滞。

方药:六磨汤加减。气郁化火者加黄芩、栀子、龙胆草;气逆呕吐者加半夏、旋覆花、代赭石;七情郁结、忧郁寡言者加白芍、柴胡、合欢皮;跌仆损伤、腹部术后便秘不通加桃仁、红花、赤芍。

3) 阴寒积滞证

证候:大便艰涩,腹痛拘急,胀满拒按,胁下偏痛,手足不温,呃逆呕吐;苔白腻,脉弦紧。

治法:温里散寒,通便导滞。

方药:大黄附子汤加减。

4) 气虚证

证候:粪质并不干硬,也有便意,但临厕排便困难,需努挣方出,挣得汗出短气,便后乏力,体质虚弱,面色㿠白,肢倦懒言;舌淡苔白,脉弱。

治法:补气润肠,健脾升阳。

方药:黄芪汤加减。气虚甚者选用红参;脱肛者用补中益气汤;肺气不足者用生脉散;日久肾气不足者用大补元煎。

5) 血虚证

证候:大便干结,排出困难,面色无华,心悸气短,健忘,口唇色淡;脉细。

治法:养血润肠。

方药:润肠丸加减。兼气虚者加白术、党参、黄芪;血虚已复,大便仍干燥者用五仁丸。

6) 阴虚证

证候:大便干燥,如羊屎状,形体消瘦,头晕耳鸣,心烦失眠,潮热盗汗,腰酸腿软;舌红少苔,脉细数。

治法：滋阴润肠通便。

方药：增液汤酌加芍药、玉竹、石斛、火麻仁、柏子仁、瓜蒌仁。口干口渴者用益胃汤；腰酸腿软者用六味地黄丸。

7) 阳虚证

证候：大便或干或不干，皆排出困难，小便清长，面色㿠白，四肢不温，腹中冷痛，得热痛减，腰膝冷痛；舌淡苔白，脉沉迟。

治法：温阳润肠。

方药：济川煎加减。老人虚冷便秘用半硫丸；脾阳不足、中焦虚寒者用理中汤加当归、芍药；肾阳不足者用金匮肾气丸或右归丸。

便秘尚有外导法，如《伤寒论》中的蜜煎导法，对于大便干结坚硬者，皆可配合使用。

2. 其他治疗

(1) 针灸治疗：针灸对功能性便秘有良好疗效，可以调整自主神经功能，改善和加强肠蠕动及排便功能。取大肠俞、天枢、支沟、上巨虚；热结配合谷、曲池，气滞配中脘、行间，气血虚弱配脾俞、胃俞，寒秘加灸神阙、气海以温通三焦而消阴寒。实秘针用泻法，虚秘针用补法，寒秘可加灸。

(2) 西药治疗

1) 刺激性泻剂：系通过刺激结肠黏膜肌间神经丛、平滑肌以增加蠕动和黏液分泌而发挥作用。常用药物有大黄、番泻叶、酚酞（果导）、蓖麻油等，刺激性泻药可引起腹部绞痛，长期使用可致水、电解质紊乱及酸碱失调并可降低肠壁的敏感性，造成腹壁内神经元的损害，出现"泻性结肠"。因不易识别，常被误认为顽固性便秘而给予更多的泻剂，造成恶性循环，甚至施以其他不当的治疗，应引起重视。

2) 机械性泻剂

膨胀性泻剂：又称充肠剂，小麦麸皮、玉米麸皮、琼脂、甲基纤维素、车前子制剂均属此类。因可引起肠堵塞，有肠狭窄者应慎用。

高渗性泻剂：又称为容积性泻剂，常用的有硫酸镁、硫酸钠、甘露醇等。严禁应用于有器质性狭窄的患者，以免引起急性肠梗阻。

软化剂：为表面活化剂，能使粪便中的脂肪与水容易混合，并增加肠道分泌，如辛丁酯酸钠（钙）。

润滑剂：如石蜡油在肠道中不被消化吸收，可包绕粪块，使之容易排出；同时又妨碍结肠对水的吸收，故能润滑肠腔，软化大便。

治疗便秘时，应熟悉不同种类泻药的作用机制、注意事项，做到合理用药。慢性便秘一般以膨胀性制剂为主，必要时加用刺激性泻剂。急性便秘可选用小剂量高渗性泻剂、刺激性泻剂、润滑剂等，但不宜超过1周。凡有长期服用刺激性泻剂者，必须逐渐停药并加用膨胀性泻剂。一次服用泻剂将结肠完全排空后，需3～4日结肠才能重新充满。因此，连续用药是不妥当的。口服泻剂一般需6～8h发生作用，故较合理用药时间应为晚上睡前，次晨起床后或早餐后排便。

(3) 生物反馈疗法：包括肛肠测压反馈技术和肛肠肌电图反馈技术，对慢传输型、出口梗阻型、混合型便秘均有效，但对出口梗阻型便秘的疗效较好。

(4) 手术治疗：采用全结肠切除术治疗顽固性慢传输性便秘。

【预防与调护】

(1) 调整饮食结构是治疗和预防各种便秘的基础方法，包括多进食粗纤维含量高的食物和养成多饮水的习惯。食物纤维以藻类、芝麻、豆类等含量最高,饮水量一般要求每日不低于 2 000 ml,且不宜多饮茶或含咖啡的饮料,以防利尿过多。

(2) 纠正不良排便习惯,如人为抑制便意,排便时看书,导致排便时间过长,过度用力排便等。养成每日定时排便习惯。

(3) 养成良好的生活习惯,生活起居要有规律,多参加体育活动。保持乐观、豁达的情绪,以减少心理因素造成对胃肠道功能的影响。对于某些出口梗阻性便秘、直肠内黏膜脱垂患者,长期坚持做膝胸位提肛锻炼,加强盆底肌肉的力量,可以减轻症状,甚至治愈。

第十二章 泌尿男性生殖系疾病

导学

泌尿男性生殖系疾病的发生与肝、肾的关系尤为密切。内治多从肝、肾着手,随病证施治;并配合手术、药物外治及其他外治方法。

本章的学习要求:

掌握:子痈、男性不育、阳痿、精浊、精癃和尿石症的诊断和治疗。

熟悉:阴茎痰核、水疝、血精、早泄和子痰的诊断和治疗;子痈、男性不育、阳痿、精浊、精癃和尿石症的预防与调护。

了解:泌尿男性生殖系疾病的范畴;阴茎痰核、水疝、血精、早泄和子痰的预防与调护。

泌尿男性生殖系统包括泌尿系统(肾、输尿管、膀胱)和男性生殖系统(睾丸、附睾、输精管、前列腺、精囊、阴囊、阴茎等)以及两者的同一通道即尿道。泌尿系统功能的外在表现,中医学称为溺窍;男生殖系统功能的外在表现,中医学称为精窍。精、溺二窍由肾所主,但与其他脏腑的生理功能亦密切相关。《素问·上古天真论》载:"肾者主水,受五脏六腑之精而藏之,故五脏盛乃能泻。"《证治汇补》曰:"精之主宰在心,精之藏制在肾。"《素问·经脉别论》云:"饮入于胃,游溢精气,上输于脾,脾气散精,上归于肺,通调水道,下输膀胱。"由此可见,精与溺的生成和排泄均与五脏六腑有关。功能如此,其形态(即前阴各部)亦与脏腑相关,《外科真诠》中划分为:玉茎(阴茎)属肝;马口(尿道)属小肠;阴囊属肝;肾子(附睾、睾丸)属肾;子系(精索)属肝。男性生殖器官的位置是足厥阴肝经、足少阴肾经、足太阳膀胱经的循行部位。

【病因病机】

1. **外邪内侵** 六淫外邪,与泌尿男性生殖性疾病关系密切者是湿、热、寒邪,且常相兼为患。

(1) 湿:湿性趋下,易袭阴位。若邪壅肝络或湿热下注,则可壅滞成痈;或湿浊下注膀胱,则生尿浊;内留滞络而成水疝。

(2) 热:热为阳邪,热极为火。若外感热邪,热灼膀胱或精室,血络受损,则血尿或血精;客于肾子,壅遏气血,则生子痈。

(3) 寒:寒为阴邪,其性收引、凝滞。若寒滞肝经,气血运行受阻,可见少腹拘急或胀痛、睾丸坠胀;寒邪直中肝经,损伤肾阳,水湿不运,可致阴茎包皮水肿等。

2. **邪毒内侵** 若房事不洁,湿热毒邪内侵,可致霉疮、淋证等病。

3. **药物伤害** 不论中药还是西药,若使用不当,或长期或大量使用,也可导致男性生殖系疾病。如滥用补肾壮阳药治疗阳痿,不仅难以改善性功能,而且多带来严重后果,《厚生训纂·御情》曰:"阳痿不能快欲,强服丹石,肾水枯竭,心火如焚,五脏干燥,消渴立至。"长期过用苦寒,又可伤肾耗精,出现性欲淡漠、阳痿、不射精等;长期服用抗高血压药、抗精神失常药等可使男子性欲减退或消失、阳痿、射精延迟或不射精、乳腺异常发育等;长期服用雄激素,可诱发前列腺癌。

4. **跌仆损伤** 跌仆损伤外阴,瘀血阻络,气血痹阻,阴茎失养可造成阳痿;或络损血溢,聚于阴囊、肾子,则成血疝。

5. **脏腑功能失调**

(1) 肝:肝藏血,主疏泄,主筋。若肝郁疏泄失职,筋失其养可发生阳痿;气郁化火,肝火亢盛,灼伤肾水,而使肝木失养,精窍之道被阻而致不能射精。肝脉络阴器,肝失疏泄,气滞血瘀,水液不行,湿热浊精阻于肝经,可致子痈、囊痈、精浊、血精、水疝、精癃等。

(2) 肾:肾藏精,主生殖,为水之下源,开窍于二阴。肾阴亏损,阴虚生内热,肾精不藏,可发遗精、早泄;相火下移膀胱,可发为热淋、血淋;火扰精室而为精浊,灼伤血络可出现血精、尿血;灼津为痰,聚于前阴,发为阴茎痰核或子痰。肾阳不足,精关不固,可致白浊、遗精、早泄;肾精亏虚,可引起不育;阳虚宗筋痿而不用,可发生阳痿;肾阳虚衰,膀胱气化失司,开合失常,可引起癃闭、尿失禁等。故精溺二窍之生理病理与肾和膀胱关系最为密切。

(3) 心:心为君主之官,为君火。心火亢盛,移热小肠,表现为心烦舌糜,小便短赤,发为热淋;灼伤血络,迫血妄行,下出阴窍,则为血淋、尿血;肾精需心火温煦,若心火下劫,肾水妄动,或心火亢旺,肾水不济,心肾不交,可出现精浊、血精等。

(4) 脾:脾主运化,为气血生化之源。脾虚不能运化水液,水液积聚,可形成水疝;湿聚成痰,滞于阴茎,则发为阴茎痰核;蓄于膀胱,则为癃闭。脾虚不摄,水精下流,则尿浊;脾不统血,可致血尿。

(5) 肺:肺主气,司呼吸,通调水道,下输膀胱。肺气失宣,水道不利,可致癃闭;肺气虚弱,水道失制,可致遗溺。

【检查】

1. **体格检查** 除一般的全身检查外,应特别注意男性生殖器的专科检查,重点是检查阴毛、阴茎、阴囊及其内容物和前列腺。检查阴毛,应观察其有无、多少和分布情况。检查阴茎,主要观察阴茎的大小、形态,有无畸形,包皮的长短,有无包皮垢积留和包茎,有无外伤、炎症、肿物;尿道口的位置、大小,有无异位排尿口,尿道口有无分泌物、出血、血迹,尿道有无压痛、肿块、硬结等。检查阴囊,应注意其大小、皮色、形状,有无空虚,有无水肿、血肿、阴囊肿大,有无慢性炎症、溃疡、窦道、肿物、尿外渗等情况。检查睾丸,应注意其有无、数目、大小、形状、硬度、重量、表面及活动情况、感觉有无异常。检查附睾,应注意其头部、体部、尾部之大小、硬度,有无结节及触痛,有无脓肿或阴囊瘘管。检查精索,应注意其内有无肿块,有无精索静脉曲张。检查前列腺、精囊腺,应注意其大小、形态、硬度及有无触痛、结节等。

2. **实验室及其他辅助检查** 根据疾病的不同,有针对性地进行尿液、前列腺液、尿道分泌物、精液、生殖内分泌、肿瘤标记物等实验室检查,或进行泌尿男性生殖系的超声、X线、计算机体层成像、磁共振成像、活组织检查,及尿流动力学、放射性核素、热像图、腔内器械检查,有助于疾病的确诊。如对精液精子进行常规、免疫学、病原体检查及生化检测,可以进一步了解精子的活动力、数目、密度、存活率及其形态等情况,对确诊男性精液病变及不育症有特殊意义。

【辨证】

泌尿男性生殖系疾病常见证候有以下几种。

1. 湿热下注证　泌尿男性生殖系疾病的湿热下注证常表现为阴囊红肿热痛、附睾睾丸肿大疼痛、阴囊积水、尿急尿频、尿液黄赤、茎中热痛、外阴多汗味臊等。又有湿热在肝、在脾、在膀胱、在肾之不同。

(1) 肝经湿热：阴囊红肿热痛，睾丸肿大疼痛，小便短赤，烦躁易怒，口苦纳呆；苔黄腻，脉弦滑数。

(2) 脾经湿热：阴囊内积水，口干少津，大便秘结；舌干苔少，脉细弱而数。

(3) 膀胱湿热：尿频尿急，尿黄赤，茎中热痛；舌红，苔黄腻，脉滑数。

(4) 肾经湿热：尿浊，精浊，精血，尿道灼热；舌红，苔根黄腻，脉滑数。

2. 气血瘀滞证　多见于病久之后，主要表现为睾丸硬结、少腹会阴胀痛或刺痛、排尿涩痛或小便闭塞不通、精血暗褐或有血块等；舌暗或舌淡有瘀点、瘀斑，脉涩。

3. 浊痰凝结证　表现为睾丸附睾上的渐进性肿块或阴茎上结节、精液稠厚或呈团块状等；舌淡，舌苔白腻，脉滑。

4. 肾阴不足证　溺窍异常者，如石淋、热淋病久伤阴，虚热内生；血淋阴虚火旺，迫血妄行；膏淋阴虚内热，表现为腰膝酸痛、头目眩晕、盗汗失眠、五心烦热等；舌淡红少津，苔少，脉细或细数。

5. 肾阳虚衰证　表现为腰膝酸冷、小便清长、肢冷畏寒、大便溏泄等；舌淡润，苔薄白，脉沉细。

另外，尚有脾肾两虚、中气下陷、心火炽盛、肺失宣降、寒湿凝聚、肝郁气滞、心肾不交等证候，详见各节。

【治疗】

1. 内治　泌尿男性生殖疾病种类较多，所表现的证候有异有同。证候相同，治法便同；证候相异，治法则异。但因不同的疾病有其不同的基本病理变化，所以在具体治疗时还要适当考虑辨病论治，如同是湿热下注引起的血淋和石淋，清利湿热为共同治则，然前者兼凉血通淋，后者兼排石通淋。同一疾病虽有其基本病理变化，但表现为不同的证候时，又当在辨病论治的基础上辨证论治，如石淋，辨病论治当以通淋排石为要，但表现为气滞血瘀证候时，又当兼以行气活血法；表现为湿热蕴结证候时，又当兼以清利湿热法；病久伤及阴阳时，则当兼以养阴温阳。

(1) 湿热下注证：清利湿热。溺窍异常多为膀胱湿热，用八正散、导赤散等加减；精窍异常可为脾胃湿热，也可为肾经湿热。脾胃湿热用三仁汤加减；肾经湿热用萆薢分清饮加减；前阴病多为肝经湿热，用龙胆泻肝汤加减。

(2) 气血瘀滞证：行气活血。气滞为主者，以行气为主，用橘核丸、枸橘汤加减；血瘀为主者，以活血为主，用代抵当丸、活血散瘀汤加减。

(3) 浊痰凝结证：化痰散结。寒痰凝者，当温阳化痰散结，用阳和汤、橘核丸、化坚二陈丸等加减；阴虚火旺痰凝者，当滋阴化痰散结，用滋阴除湿汤加减；浊痰化热者，当清热化痰散结，用消核丸加减；精窍痰凝者，当通窍化痰散结，用苍附导痰汤加减。

(4) 肾阴不足证：滋补肾阴，常用方为六味地黄丸、大补阴丸等。或溺窍异常表现为肾阴不足证者，用知柏地黄丸合萆薢分清饮加减；前阴病表现为肾阴不足证者，用滋阴除湿汤加减。

(5) 肾阳虚衰证：温补肾阳，常用方为金匮肾气丸、右归丸、济生肾气丸等。

2. 外治　根据疾病的不同，可采用不同的外治方法，如用五倍子煎水泡洗龟头治疗早泄等。

根据疾病的不同,可配合西药、手术等方法治疗,如重度精索静脉曲张引起的不育症,可采用精索静脉高位结扎手术治疗。

第一节 子痈

子痈是指生长在肾子部位的痈,即指睾丸及附睾的感染性疾病,相当于西医的急、慢性附睾炎或睾丸炎。临床上分急性子痈和慢性子痈,以睾丸或附睾肿胀疼痛为特点。

子痈病名见于《华佗神医秘传》:"子痈者谓肾子作痛,溃烂成脓,不急治愈,有妨生命。"清代王洪绪将此病单列论述,并且将子痈与囊痈做了鉴别,《外科全生集》说:"子痈与囊痈有别,子痈则睾丸硬痛;睾丸不肿而囊肿者为囊痈。"又称"阴卵痈""卵子痈"。

【病因病机】

1. **感受湿热** 外感湿热,或过食醇酒厚味、煎炒炙煿之物,湿热内生,致湿热下注,客于肾子,气血壅滞,经络阻隔而为肿为痛,若湿热蕴结不化,热甚腐肉成脓。或房事不洁,湿热秽毒直接客于肾子而病。

2. **寒湿侵袭** 肾虚内生寒湿,或外感寒湿,致寒湿注于外肾,客于肾子而成,湿则为肿,寒则为痛,寒湿凝滞,气血不通,瘀阻不化,则病久不愈。湿寒郁久化热则可腐肉成脓。

3. **气滞痰凝** 郁怒伤肝,情志不畅,肝郁气结,经脉不利,血瘀痰凝,发于肾子,则为慢性子痈。

4. **跌打损伤** 跌仆闪挫,或硬物碰撞,损伤肾子,经络阻隔,气血凝滞,郁久化热,发为本病。

西医学认为,附睾炎和睾丸炎主要是由于感染细菌而致,传染途径有血行感染、淋巴道感染和上行感染。

【诊断】

1. 临床表现

(1) 急性子痈:起病急骤,病程短,一侧或双侧附睾或睾丸肿痛,疼痛程度不一,行走或站立时加重。疼痛可沿输精管放射至腹股沟及下腹部。或患侧阴囊皮肤红肿灼热,子系肿硬疼痛。伴有恶寒发热、口渴欲饮、尿黄便秘等症状。患侧附睾或睾丸肿大且质地坚硬,可触及肿块,触痛或压痛明显。化脓后阴囊红肿,可有波动感,溃破或切开引流后,脓出毒泄,症状消退迅速,疮口容易愈合。

(2) 慢性子痈:多由急性者转化而来,也有一发即为慢性者,起病较缓,病程较长,临床上较多见。患者常有阴囊部隐痛、发胀、下坠感,疼痛可放射至下腹部及同侧腹股沟、大腿根部。可有急性子痈发作史。在慢性过程中,可以有不定期的急性发作。检查可触及附睾增大、变硬,伴轻度压痛,同侧输精管增粗。

2. **实验室及其他辅助检查** B超检查附睾或睾丸有助于确诊。急性子痈者,血常规检查白细胞总数增高,尿液分析尿中可有白细胞,必要时血液或脓液细菌培养及药敏试验以明确致病菌种类。

【鉴别诊断】

1. **卵子瘟(腮腺炎性睾丸炎)** 睾丸肿痛等表现与子痈相似,特点是多继发于痄腮(病毒性腮腺炎)之后,一般不化脓。

2. 子痰　附睾触及结节,疼痛轻微,发病缓慢,常有泌尿系结核病史,输精管增粗,呈串珠样改变,溃破后形成窦道,有稀薄豆渣样分泌物。

3. 囊痈　初起时阴囊红肿,焮热疼痛,寒热交作,继则肿胀增大,单侧或双侧阴囊皮肤紧张光亮,形如瓠状,坠胀疼痛加剧,局部灼热烫手。囊痈表现为只阴囊红肿,一般不会波及睾丸。

【治疗】

急性子痈在辨证论治的同时,可配合使用抗生素;慢性子痈多应用中医药治疗。

1. 辨证论治

(1) 内治

1) 湿热下注证

证候:起病急骤,多见于成年人。睾丸或附睾肿大疼痛,阴囊皮肤灼热,甚则红肿或焮热疼痛,疼痛可放射至小腹部、会阴部,局部触痛明显,脓肿形成时,按之应指;伴恶寒发热,口干苦,溲短黄;舌红,苔黄腻,脉弦数或滑数。

治法:清热利湿,解毒消肿。

方药:枸橘汤或龙胆泻肝汤加减,酌加皂角刺、马鞭草、蒲公英、连翘。疼痛剧烈者加延胡索、金铃子。

2) 寒湿凝滞证

证候:起病较缓,多有急性发作史。睾丸或附睾肿胀下坠,疼痛轻微或不痛,阴囊潮湿冰冷,不红不肿,睾丸或附睾压痛;伴形寒肢冷;舌淡,苔薄白或白腻,脉弦细或沉细。

治法:祛寒化湿,散结消肿。

方药:当归四逆汤、茴香橘核丸、加味金铃子散加减,酌加牛膝、丹参、白芥子。外阴冷湿明显者加附片、肉桂。

3) 气滞痰凝证

证候:附睾结节,子系粗肿,轻微触痛,或牵引少腹不适,多无全身症状;舌淡或有瘀斑,苔薄白或腻,脉弦滑。

治法:疏肝理气,化痰散结。

方药:橘核丸加减。

4) 气滞血瘀证

证候:多见于肾子外伤复染邪毒或子痈久治不愈者。肾子肿胀,疼痛较剧,痛位固定不移,压痛明显,阴囊红热,痛引下腹及腹股沟、会阴处,多无全身症状;舌淡有瘀点,苔薄白,脉弦涩或沉涩。

治法:行气活血,解毒消肿。

方药:加味桃红四物汤加土茯苓、连翘、蒲公英。

5) 肝肾阴亏证

证候:子痈经久不愈,肾子肿胀疼痛,局部压痛,间有红肿灼热,或溃后脓出不尽,疮口不收;伴头晕,腰膝酸软;舌淡红,少苔,脉细弱或细数。

治法:滋补肝肾,软坚散肿。

方药:大补阴丸加金银花、荔枝核。局部红肿灼热,小便黄少,脉细数者,为阴虚湿热不化,用滋阴除湿汤加减。

(2) 外治

1) 外敷法：急性期脓未成者，可用金黄散或玉露散水调匀冷敷，或以马鞭草鲜品捣烂外敷；溃后九一丹或八二丹药线引流；脓水尽时用生肌散。慢性者，用冲和膏外敷。

2) 外洗法：肾子疼痛明显，阴囊红肿者，以马鞭草、马齿苋、败酱草煎水候温浸洗并湿敷。慢性者，用葱归溻肿汤煎水坐浴。

3) 热熨法：慢性期肾子冷痛者，用小茴香60 g，加盐炒热后置布袋内热熨局部。

4) 切开法：若肾子肿胀明显，脓肿形成，应及时切开排脓，按溃后常规换药。

2. 其他治疗

(1) 西药治疗：有条件可做细菌培养加药敏试验，选择敏感抗生素。

(2) 手术治疗：慢性附睾炎反复发作可手术摘除。

【预防与调护】

(1) 外生殖器有包茎、龟头炎、尿道狭窄等，应及时治疗。

(2) 急性子痈患者，应卧床休息，保持局部清洁，兜起阴囊，避免摩擦。对切开排脓者，要注意引流通畅。

(3) 饮食清淡，忌食辛辣香燥等刺激性食物，忌烟禁酒。

第二节　子　痰

子痰是指痨虫损及肾系，病在肾子的痨瘵病（疮痨性疾病），相当于西医的附睾结核。其临床特点是附睾有慢性硬结，逐渐增大，形成脓肿，溃破后脓液稀薄如痰，并夹有败絮样物质，易成窦道，经久不愈。中医文献又称之为"穿囊漏""子痨"。

【病因病机】

本病与肝肾相关，多因肝肾亏损、气血不足，或局部感受寒湿热邪之时，痨虫乘虚而入肾子引起。

西医学认为，本病主要是由于结核杆菌由原发病灶通过血液或淋巴系统播散到附睾而引起，多由肾结核传播而致。

【诊断】

1. 临床表现　本病多发于中青年，以20～40岁居多，起病缓慢。初起自觉阴囊坠胀，多从附睾尾部有局限性的、不规则的、无痛性的硬结开始，逐渐增大而扩展到附睾整个尾部，疼痛轻微或不痛，偶感酸胀，局部不红不热。结节质硬，触痛不明显。一般无明显的全身症状。日久结节逐渐增大，常与阴囊皮肤粘连，可形成脓肿，溃破后脓液清稀，或夹有豆腐渣样絮状物，溃后硬结不消，疮口凹陷，易形成反复发作、经久不愈的窦道，子系（精索）增粗变硬，上有串珠状结节。常有五心烦热，午后潮热，盗汗，倦怠乏力等症状。

2. 实验室及其他辅助检查　尿常规检查可有红、白细胞及脓细胞，红细胞沉降率多增高。脓液培养有结核杆菌生长。

【鉴别诊断】

1. **慢性子痈** 可有急性发作史,附睾肿块压痛明显,一般与阴囊皮肤无粘连,输精管无串珠样改变。

2. **精液囊肿** 多发于附睾头部,肿块形圆光滑,透光试验阳性,穿刺有乳白色液体,镜检有死精子。

【治疗】

应内外相合,治养相辅,可配合西药抗结核治疗。

1. 辨证论治

(1) 内治

1) 浊痰凝结证

证候:肾子肿硬结节,子系呈串珠状肿硬,肾子处酸胀不适或酸胀隐痛或抽痛;无明显全身症状;舌淡润,苔薄白或腻,脉滑或沉细。

治法:温经通络,化痰散结。

方药:阳和汤加减,配合服用小金丹。

2) 湿热蕴结证

证候:肾子肿胀结节,疼痛明显,囊皮红肿,或溃烂流淌污秽臊臭脓液;伴阴茎易举,小便黄热,大便秘而不爽,口干而苦;舌红,苔黄腻,脉滑数或弦数。

治法:清利湿热,软坚散结。

方药:龙胆泻肝汤加穿山甲、牛膝,或用散肿溃坚汤加减。

3) 阴虚内热证

证候:病程日久,肾子硬结逐渐增大并与阴囊皮肤粘连,阴囊红肿疼痛,触之可有应指感;伴低热,盗汗,倦怠;舌红,少苔,脉细数。

治法:养阴清热,除湿化痰,佐以透脓解毒。

方药:滋阴除湿汤合透脓散加减。

4) 气血两亏证

证候:脓肿破溃,脓液稀薄,夹有败絮样物质,疮口凹陷,形成瘘管,反复发作,经久不愈;伴虚热不退,面色无华,腰膝酸软;舌淡,苔白,脉沉细无力。

治法:益气养血,化痰消肿。

方药:十全大补汤加减,兼服小金丹。

(2) 外治:未成脓者,宜消肿散结,外敷冲和膏或阳和解凝膏,每日1~2次。已成脓者,及时切开引流。窦道形成者,选用腐蚀平胬药物制成药线或药条外用。脓尽时用生肌散生肌收口。

2. 其他治疗

(1) 抗结核治疗:常用药物有异烟肼、利福平、吡嗪酰胺、乙胺丁醇等,一般主张联合使用。

(2) 手术治疗:对病变较重,经各种疗法治疗无效,可做附睾切除,术前、术后均宜联用抗结核药物。

【预防与调护】

(1) 重视结核病的预防与调护,积极治疗肾痨等原发性痨瘵病。

(2) 加强锻炼,注意饮食营养,提高机体抗病能力。
(3) 忌食辛辣等刺激食物。

第三节 阴茎痰核

阴茎痰核是指阴茎海绵体白膜发生纤维化硬结的一种疾病,相当于西医的阴茎硬结症(又称阴茎海绵体硬结症或阴茎纤维性海绵体炎)。其临床特点是阴茎背侧可触及单个或多个条索或斑块状硬结,阴茎勃起时伴有弯曲或疼痛。又称为"阴茎结块""玉茎结疽"等。

【病因病机】

肝主疏泄,其脉络阴器,结于茎;脾主痰湿,润宗筋,与玉茎经脉相通。肝郁疏泄失常,气机不畅,血流滞缓,瘀阻阴茎,日久凝集成块而成本病;脾胃失和,健运失常,则痰浊内生,循经下注宗筋,滞于阴茎,与血凝结成核而生本病;肝肾阴虚,相火偏旺,煎熬宗筋血液,也可与痰湿互结为患而成痰核之症;阴茎外伤,脉络瘀阻,血液凝滞也可发为本病。

西医学认为,本病是一种阴茎海绵体白膜与筋膜之间的炎性纤维硬结性疾病,病因尚未完全明了,可能与阴茎的多次轻度损伤有关。也有人认为与梅毒、维生素E缺乏、硬化性炎症、退行性疾病有关。

【诊断】

1. 临床表现　多发生于20~50岁的青中年男性。表现为阴茎背侧有单一的或多发的条索或斑状结节,伴勃起时阴茎疼痛及勃起弯曲,影响性交,阴茎松弛时一般无不适症状。症状严重者可引起阳痿。局部触诊时,硬结无压痛,质地如软骨。一般不伴有全身症状。

2. 实验室及其他辅助检查　B超检查阴茎有助于确诊。

【鉴别诊断】

阴茎癌　结节多发生在阴茎头、冠状沟或包皮内板处,溃烂后状如翻花,晚期两侧腹股沟淋巴结可肿大,病理学检查可发现癌细胞。

【治疗】

本病疗程较长,应内治与外治相结合进行综合治疗。以化痰软坚、行气活血为总则。在辨病治疗时,因白芥子善祛皮里膜外之痰,穿山甲善于行血散结、通经窜络,海藻、浙贝母长于软坚散结,故多选用。

1. 辨证论治

(1) 内治

1) 痰浊凝结证

证候:阴茎硬结逐渐增大,阴茎勃起时弯曲、疼痛,阴茎背侧可触及条索状结块,皮色不变、温度正常,无明显压痛;可伴阳痿,或排尿不畅;舌淡边有齿痕,苔薄白或白腻,脉滑或沉弦。

治法：温阳通脉，化痰散结。
方药：阳和汤合化坚二陈丸加减。

2）血痰瘀结证

证候：此证多见于有外伤史者。阴茎硬结日久不消，且增大明显，勃起疼痛明显；可伴外阴坠胀不适；舌暗，苔薄，舌边有瘀点或瘀斑，脉沉涩。

治法：散瘀化痰，理气活血。

方药：桃红四物汤加丹参、白芥子、穿山甲。

3）阴虚痰火证

证候：阴茎硬结表面皮肤微红、微痛；可伴见全身低热，咽干，腰膝酸软无力，遗精，早泄；舌红，苔微黄，脉弦数。

治法：滋阴降火，化痰散结。

方药：六味地黄丸或大补阴丸加白芥子、穿山甲、浙贝母、海藻、丹参、牛膝。

(2) 外治：用阳和解凝膏或黑退消外敷。或用红灵丹或藤黄粉或二白散加醋调敷，用胶布盖贴。

2. 其他治疗

(1) 抗纤维化药物治疗：对氨基苯甲酸钾每日 9~12 g，分 3 次服，连服 9 个月；维生素 E 每日 30 mg，连用 6~9 个月。

(2) 局部注射法：局部注射类固醇（氢化可的松、氢化泼尼松）等可抑制组织纤维化，但要防止出血。如以氢化可的松 1.5 mg 溶于 1% 普鲁卡因 1 ml 中，注射于硬结内，每周 1 次，连用 6~8 次。

(3) 手术治疗：治疗无效或阴茎显著畸形者，可考虑手术切除硬结。但手术切除斑块后病变容易复发。

【预防与调护】

(1) 避免暴力性交和酒后性交，防止阴茎损伤。
(2) 局部可以进行湿热敷。
(3) 本病较易复发，治愈后应坚持服药治疗一段时间，以巩固疗效。

第四节　水　疝

水疝，是指阴囊内有水湿停滞，以阴囊一侧或两侧肿大、不红不热、状如水晶为特征的病症，相当于西医学之鞘膜积液。又称"水颓"。

【病因病机】

本病的发生与肝、脾、肾三脏有关，因脾、肾为制水之脏，而其功能须赖肝之疏泄。故肝寒不疏，脾虚不运，肾虚失约，则水之输布失常，水湿下聚，或因虚而感水湿，停滞囊中而病水疝。外伤络阻，水液不行也可引起。

1. **脏气虚损** 先天禀赋不足，脾肾阳虚，气不化水，水液内聚而成水疝。《医方考》："肾气虚则湿胜而流坎也，故令肾囊肿大如水晶。"

2. **感受寒湿** 久坐湿地，长期涉水，居处潮湿，日久致寒湿凝积，水湿内聚则病水疝。

3. **肝经气滞** 肝脉循阴器络于睾，肝寒凝滞，气机不利，复被水湿侵袭，循经下注囊中而成水疝。

4. **跌仆损伤** 跌仆或因其他因素，使外肾受伤，血瘀阻络，以致水液不行，停聚阴囊而成水疝。

西医学认为，其发生有先天后天之分。先天性因素为胎儿时睾丸下降而腹膜鞘状突全部或部分未闭锁，后天因素为睾丸、附睾的感染、外伤、肿瘤或寄生虫病等，但也有无因可查者。其病理是鞘膜之间或邻近器官在病因的作用下，鞘膜腔内渗出过多浆液或吸收障碍，使腔内液体储留增多。

【诊断】

1. 临床表现

(1) 继发性者多有急性睾丸炎、附睾炎、精索炎、损伤、梅毒、结核等病史。

(2) 起病缓慢，多为单侧发生，以青壮年多见。原发性鞘膜积液，体积小，囊内压力不高，无感染时一般无自觉症状，囊内压力增高时可出现胀疼、牵拉或下坠感。肿块大者可影响活动、排尿及性生活。先天性水疝之肿块卧位时可缩小或完全消失，站立时又复增大；继发性者肿块不因体位改变而变化。急性感染性鞘膜积液可有局部疼痛，并可牵扯腹股沟区或下腹部。

(3) 阴囊内囊性肿块，呈球形或梨形，表面光滑，柔软而有波动感，光滑如囊盛水，睾丸、附睾多为积液包裹而不易扪清。巨大鞘膜积液可使阴囊增大，阴茎内陷。

2. 实验室及其他辅助检查 肿块透光试验阳性，但当积液为血性、脓性或乳糜性或鞘膜壁增厚时，则透光试验阴性。B超检查有助于诊断。

【鉴别诊断】

1. 狐疝（腹股沟斜疝） 阴囊一侧肿物，卧则入腹，立则出囊，用手轻压可纳回腹内，嘱患者咳嗽时肿物有冲击感，透光试验阴性。

2. 精液囊肿 常位于睾丸后上方，与附睾上极相连，一般体积较小，睾丸可清楚扪及。穿刺囊肿液呈乳白色，镜检内含有精子。

3. 血疝（阴囊血肿） 有明显外伤史，肿物迅速形成，全阴囊增大，阴囊皮肤有瘀血斑，张力大，压痛明显。

【治疗】

1. 辨证论治

(1) 内治

1) 脾肾阳虚证

证候：多见于先天性水疝之婴幼儿。阴囊肿大，甚则亮如水晶，不红不热，不痛，睡卧缩小，立行增大；或伴少腹坠胀，便溏，畏寒肢冷；舌淡，苔薄白，脉细弱。

治法：温肾健脾，化气行水。

方药：济生肾气丸、真武汤加胡芦巴、巴戟天、淫羊藿。少腹胀痛者加乌药、木香、小茴香。

2) 寒湿凝聚证

证候：发病缓慢，阴囊肿胀逐渐加重，皮色光亮如水晶，久则皮肤顽厚，肿胀严重时，阴茎隐现；

伴阴囊发凉潮湿,坠胀不适,或按少腹有水声;舌淡,苔白腻,脉沉弦。

治法:疏肝理气,祛寒化湿。

方药:水疝汤加川楝子、小茴香、橘核、牛膝、乌药、薏苡仁、肉桂。

3) 湿热蕴滞证

证候:发病较快,阴囊肿大,皮肤潮湿而红热;伴小便短赤,或有睾丸肿痛及全身发热,积液多混浊;舌红,苔黄,脉滑数或弦数。

治法:清热化湿。

方药:大分清饮加薏苡仁、青皮、牛膝、丹皮。热甚加龙胆草、败酱草。

4) 血瘀湿聚证

证候:多有外伤史,阴囊肿大坠痛,睾丸胀痛,积液可呈暗红色;伴小便刺痛;舌淡有瘀点,脉沉涩。

治法:化瘀除湿。

方药:桃红四物汤加牛膝、泽泻、薏苡仁、车前子、川楝子。

(2) 外治

1) 浸洗法:枯矾、五倍子各 12 g,研粗末,加水 300 ml,水煎 30 min,倒出药液候温浸泡阴囊,每日 2~3 次。适用于热证。

2) 热熨法:用小茴香、橘核各 100 g,研粗末炒热,装布袋内热熨患处,每次 20~30 min,每日 2~3 次。用于寒证。

2. 其他治疗

(1) 药物注射法:对于壁薄而小的积液,在局麻下先穿刺抽尽囊液,然后注入奎宁乌拉坦溶液(奎宁 12.5 g,乌拉坦 6.25 g,盐酸普鲁卡因 0.5 g,稀盐酸适量,加注射用水至 100 ml,pH 5),剂量:婴儿 0.3~1.0 ml,儿童 0.5~2.0 ml,成人 4 ml,每隔 1~2 周进行 1 次;或注入 25% 醋酸氢化泼尼松悬液 0.5~1.5 ml、2% 盐酸普鲁卡因 2 ml;或鱼肝油酸钠 3~5 ml。注药后轻轻按摩阴囊,使药液分布均匀。此法禁用于交通性鞘膜积液。

(2) 手术治疗:成人鞘膜积液较多,肿块较大,经服药或其他方法治疗无效时,可用鞘膜翻转术治疗。

【预防与调护】

(1) 积极治疗睾丸炎等原发病,减少或避免该病发生。

(2) 常以温开水清洗外阴,保持局部清洁,防止感染。

(3) 如行穿刺,必须严格消毒,防止感染。

第五节 尿石症

尿石症是泌尿外科常见病,包括肾、输尿管的上尿路结石和膀胱、尿道的下尿路结石。上尿路结石以腰腹疼痛和血尿相继出现为主要临床特点,下尿路结石以排尿困难和尿流中断为主要临床特点。本病男性多于女性,发病率约为 3∶1。归属于中医学"石淋""砂淋"等范畴。

【病因病机】

本病多由邪热煎熬水液,膀胱气化不利而成,病位在肾、膀胱和溺窍。

1. 饮食所伤　素食肥甘厚味或辛辣炙煿,或饮食不节,损伤脾胃,湿热内生,蕴结下焦,煎熬尿液,结为砂石。

2. 肾气虚损　肾虚膀胱气化不利,尿液生成与排泄失常,加之摄生不慎,感受湿热之邪,湿热下注,蕴结肾与膀胱,煎熬尿液,结为砂石。

西医学认为,许多因素如高钙尿、高草酸尿等代谢性因素,尿路梗阻、感染及异物等泌尿系统局部因素,都可导致结石的发生。此外,还与性别、年龄、职业、种族、遗传、饮食、地理等因素有关。

【诊断】

1. 临床表现

(1) 上尿路结石(肾、输尿管结石):典型的临床症状是腰部疼痛和血尿,其程度与结石的部位、大小及活动与否和有无并发症等因素有关。典型表现是一侧腰腹部突然发作的绞痛,疼痛为阵发性,并沿输尿管走行部位向下放射到同侧下腹部、外阴部和大腿内侧,疼痛剧烈时可出现恶心、呕吐、冷汗、面色苍白等症状,肾区或沿输尿管走行区有叩击痛或压痛。结石较大或固定不动时,可无疼痛,或胀痛,或隐痛。绞痛发作后出现血尿,多为镜下血尿,肉眼血尿较少,或有排石现象。有时活动后镜下血尿是上尿路结石唯一的临床表现。

双侧上尿路结石或独肾伴输尿管结石引起完全梗阻时,可导致无尿。

(2) 膀胱结石:膀胱结石的典型症状为排尿中断,并引起疼痛,放射至阴茎头和远端尿道。经变换体位则疼痛减轻或消失并可顺利排尿。多数患者平时有排尿不畅、尿频、尿急、尿痛和终末血尿。

(3) 尿道结石:尿道结石较少见,多来自肾和膀胱,主要表现为排尿疼痛、排尿困难、排尿费力,可呈点滴状,或出现尿流中断及急性尿潴留。尿痛明显时,可放射至阴茎头部,后尿道结石可伴有会阴和阴囊部疼痛。结石损伤尿道时,可出现血尿。

2. 实验室及其他辅助检查　腹部 X 线、排泄性尿路造影、B 超、膀胱镜、CT 等检查有助于临床诊断。

【鉴别诊断】

1. 胆囊炎　表现为右上腹疼痛且牵引背部作痛,疼痛不向下腹及会阴部放射,墨菲征阳性。经腹部 X 线、B 超及血、尿常规检查,两者不难鉴别。

2. 急性阑尾炎　主要表现为转移性右下腹痛,麦氏点压痛明显,可有反跳痛或肌紧张,疼痛不放射至下腹及会阴部,经腹部 X 线和 B 超检查即可鉴别。

3. 宫外孕　主要表现为月经过期,或近期有不规则阴道出血,疼痛多发生于下腹部,可伴有会阴部重垂感,局部体征以下腹耻骨上最明显,阴道内诊、后穹隆穿刺、妊娠实验及 B 超检查可明确诊断。临床上可见尿石症与宫外孕同时存在,需特别注意。

【治疗】

以通淋排石为大法,随证施治。结石横径<1 cm,且表面光滑,无肾功能损害者,可采用中药排

石;对于较大结石可先行体外震波碎石,再配合中药治疗。

1. 辨证论治

内治

1) 湿热蕴结证

证候:腰痛或小腹痛,或尿流突然中断,尿频,尿急,尿痛,小便混赤,或为血尿;可伴恶寒发热,口干欲饮;舌红,苔黄腻,脉弦数。

治法:清热利湿,通淋排石。

方药:三金排石汤加减。

2) 气血瘀滞证

证候:腰腹或小腹胀痛、隐痛或绞痛,疼痛向外阴部或大腿内侧放射,尿频,尿急,尿黄或赤;舌质暗红或有瘀斑,脉弦或弦数。

治法:理气活血,通淋排石。

方药:金铃子散合石韦散加减。

3) 肾阴不足证

证候:腰腹或小腹胀痛、隐痛,小便淋漓或不爽,尿黄或赤;伴头昏耳鸣,失眠多梦,或五心烦热,眼干目涩;舌质红,少苔,脉细数。

治法:滋阴清热,通淋排石。

方药:知柏地黄丸合二至丸加减。

4) 肾阳不足证

证候:结石日久,留滞不去,腰部胀痛,时发时止,遇劳加重,尿少或频数不爽;伴精神不振,疲乏无力,或面部轻度浮肿;舌质淡,苔薄,脉细无力。

治法:温补肾阳,通淋排石。

方药:济生肾气丸加减,酌加黄芪、金钱草、海金沙、鸡内金、丹参、穿山甲。

2. 其他治疗

(1) 总攻疗法:适应于结石横径<1 cm,表面光滑;双肾功能基本正常;无明显尿路狭窄或畸形。其方法与步骤见表12-1。

表12-1 尿石症总攻疗法

时 间	方 法
7:00	排石中药头煎 300~500 ml,口服
7:30	氢氯噻嗪 50 mg,口服
8:30	饮水 500~1 000 ml
9:00	饮水 500~1 000 ml
9:30	排石中药二煎 300~500 ml,口服
10:30	阿托品 0.5 mg,肌注
10:40	针刺肾俞、膀胱俞(肾盂、输尿管中上段结石);肾俞、水道(输尿管下段结石);关元、三阴交(膀胱、尿道结石)。先弱刺激,后强刺激,共 20 min
11:00	跳跃

总攻疗法以 6~7 次为 1 个疗程,隔日 1 次,总攻治疗后结石下移或排而未净者,休息 2 周可继续进行下 1 个疗程,一般不超过 2 个疗程。多次使用氢氯噻嗪等利尿药进行总攻时,需口服氯化钾 1 g,每日 3 次,以防低血钾。

(2) 体外震波碎石:对用口服药物治疗不效者,可采用体外震波碎石方法治疗。

(3) 手术治疗:结石较大,不能施行体外震波碎石治疗者,应考虑采用开放或腔道手术治疗。

3. 肾绞痛的治疗　肾绞痛是临床急需处理的急症问题,根据情况可单用或联合应用以下措施。

(1) 针灸治疗:针刺肾俞、足三里、内关、合谷、膀胱俞、阿是穴,强刺激,间断捻转,留针 15~20 min。

(2) 中药止痛:琥珀粉、三七粉各 1.5 g,温开水送服。

(3) 西药止痛:选用阿托品、山莨菪碱、黄体酮、吲哚美辛、硝苯地平等,一般可解除疼痛。用后疼痛仍不缓解,可选用哌替啶或吗啡。

【预防与调护】

(1) 每日饮水量宜 2 000~3 000 ml。若能饮用磁化水,则更为理想,饮水宜分多次进行。

(2) 调节饮食,合理进蛋白质饮食,有助于上尿路结石的预防。痛风患者应少食动物内脏、肥甘之品,菠菜、豆腐、竹笋、苋菜之类不宜进食太多。

(3) 及时治疗尿路感染,解除尿路梗阻。

(4) 采用体外震波碎石方法治疗后,应用排石中药排石并适量饮水,以便排尽结石。

第六节　男 性 不 育

男性不育是指育龄夫妇同居一年以上,性生活正常,未采取任何避孕措施,女方有受孕能力,由于男方原因而致女方不能怀孕的一类疾病。据国外资料统计,已婚夫妇不能生育者约占 10%,其中 50%~60% 为女方原因所致,20%~25% 是男方原因所致,20%~25% 为男女双方的原因所致。故对不能生育的夫妇而言,男女双方均应去医院检查,尽早找出病因,及时进行治疗。

"不育"之词最早见于《周易》,曰"妇孕不育"。近年来,随着男科学的发展,中医与西医渐趋共识,同称"男性不育症"。

【病因病机】

中医学认为不育的原因很多,明代《广嗣纪要·择配篇》将其称之为"五不男",即天、漏、犍、怯、变。"天",即"天宦"之简称,泛指男性先天性外生殖器或睾丸缺陷或发育不全;"漏"指精关不固,经常遗精、滑精;"犍"指阴茎及睾丸被切除;"怯"指阴茎萎软,临举不坚,不能行房事;"变"又称"人痾",即指男性体兼男女之两性畸形,俗称阴阳人。现代中医学认为,不育症与肾、心、肝、脾等脏有关,而与肾脏关系最为密切。大多由于精少、精弱、死精、无精、精稠、阳痿及不射精等所引起。

1. 肾气虚弱　肾气旺盛,真阴充足,天癸至,阴阳和,故能有子。若禀赋不足,肾气虚弱,命门火衰,可致阳痿不举,甚至阳气内虚,无力射出精液;病久伤阴,精血耗散,则精少精弱;元阴不足,阴虚火旺,相火偏亢,精热黏稠不化,均可导致不育。

2. 肝郁气滞　恐惧悲伤,忧愁思虑,致情志不舒,郁怒伤肝,肝气郁结,疏泄无权,可致宗筋痿而不举,或气郁化火,肝火亢盛,灼伤肾水,肝木失养,宗筋拘急,精窍之道被阻,亦可影响生育。

3. 湿热下注　素嗜肥甘滋腻、辛辣炙煿之品,损伤脾胃,脾失健运,痰湿内生,郁久化热,湿热之邪蕴织于下焦,阻遏命门之火,可致阳痿、死精等症而造成不育。

4. 气血两虚　思虑过度,劳倦伤心,而致心气不足,心血亏耗;大病久病之后,元气大伤,气血两虚,血虚不能化生精液而精少精弱,甚或无精,亦可引起不育。

5. 脉络瘀阻　足厥阴肝之经脉循阴器,足少阴肾之筋结于阴器。先天禀赋不足,肾气不充,肝血亏虚,筋脉失养,脉络不和,或肝失疏泄条达,气血不畅,血络瘀阻,血瘀不能生精而精少精弱,甚或无精,亦可引起不育。

西医学认为,男性不育既可是单一因素引起,也可能是多种因素的综合作用,只要该因素导致精子发生、精子输送、精子和卵子相结合的障碍,均可引起不育。

【诊断】

对不育症的诊断,应从以下几方面进行。

1. 病史　详细了解患者的职业、既往史、个人生活史、婚姻史、性生活情况、过去精液检查结果及配偶健康状况等。如了解有无与放射线、有毒物品接触史及高温作业史,有无腮腺炎并发睾丸炎病史,有无隐睾、结核、附睾炎、睾丸炎、前列腺炎、生殖器损伤或手术史,有无其他慢性病及长期服药情况,是否经常食用棉籽油,有无酗酒、嗜烟习惯等。

2. 体格检查　检查的重点是全身情况和外生殖器。如体型,发育营养状况,胡须、腋毛、阴毛分布,乳房发育等情况;阴茎的发育,睾丸位置及其大小(我国成年男性正常睾丸容积一般为15～25 ml,若<11 ml则提示有生精障碍)、质地、有无肿物或压痛,附睾、输精管有无结节、压痛或缺如,精索静脉有无曲张等。

3. 实验室及其他辅助检查　检查内容主要包括精液常规分析、精液生化测定、精子穿透宫颈黏液试验、精子凝集试验、睾丸活组织检查、输精管道的X线检查、生殖内分泌测定、遗传学检查等。精液常规分析WHO规定(第四版)标准为:2 ml≤精液量<7 ml,液化时间<60 min,黏丝长度<2 cm,pH 7.2～7.8,精子密度≥20×10^6/ml,精子总计数≥40×10^6,成活率≥60%,A级精子(快速直线前进)≥25%,或A级精子+B级精子(缓慢直线前进)>50%,正常形态精子≥80%(≥30%头形态正常),白细胞<1×10^6/ml。

正常人精液果糖含量为1.2～4.5 mg/ml,不育患者精液果糖若低于1.2 mg/ml时,多提示无精子存在;精液中前列腺素E(PGE)正常含量为33～70 μg/ml,不育症患者精液中PGE浓度均较正常为低,在11 μg/ml以下者约占41%;精浆α-葡萄苷酶正常含量为35.1～87.7 U/ml,不育症患者精液中若缺乏α-葡萄苷酶,多提示输精管道阻塞。

生殖内分泌测定、遗传学检查主要是了解下丘脑-垂体-睾丸性腺轴的功能、有无遗传性疾病。

【治疗】

古方多宗从肾论治。清代《石室秘录》提出治不育六法,即"精寒者温其火,气衰者补其气,痰多者消其痰,火盛者补其水,精少者添其精,气郁者舒其气,则男子无子者可以有子,不可徒补其肾也"。

1. 辨证论治

内治

1) 肾阳虚衰证

证候:性欲减退,阳痿早泄,精子数少、成活率低、活动力弱,或射精无力;伴腰酸腿软,疲乏无力,小便清长;舌质淡,苔薄白,脉沉细。

治法:温补肾阳,益肾填精。

方药:金匮肾气丸合五子衍宗丸或羊睾丸汤加减。

2) 肾阴不足证

证候:遗精滑泄,精液量少,精子数少,精子活动力弱或精液黏稠不化,畸形精子较多;伴头晕耳鸣,手足心热;舌质红,少苔,脉沉细。

治法:滋补肾阴,益精养血。

方药:左归丸合五子衍宗丸加减。若阴虚火旺者,宜滋阴降火,用知柏地黄丸加减。

3) 肝郁气滞证

证候:性欲低下,阳痿不举,或性交时不能射精,精子稀少、活力下降;伴精神抑郁,胸胁不舒或两胁胀痛,嗳气泛酸;舌质暗,苔薄,脉弦细。

治法:疏肝解郁,温肾益精。

方药:柴胡疏肝散合五子衍宗丸加减。

4) 湿热下注证

证候:阳事不兴或勃起不坚,精子数少或死精子较多,精液中可见较多白细胞或脓细胞;伴小腹急满,小便短赤;舌质红,舌苔薄黄,脉弦滑。

治法:清热利湿。

方药:程氏萆薢分清饮加减。

5) 气血两虚证

证候:性欲减退,阳事不兴,或精子数少、成活率低、活动力弱;伴神疲力倦,面色无华;舌质淡,苔薄白,脉沉细无力。

治法:补益气血。

方药:十全大补汤加减。

6) 脉络瘀阻证

证候:多见于精索静脉曲张者。阴囊坠胀或隐痛,青筋暴露,盘曲成团,状若蚯蚓,久站久行或负重则加重,休息后减轻,精子数少、活动力下降、形态异常;可伴情绪不稳,失眠多梦,乏力头晕;舌质暗或有瘀斑点,脉弦或涩。

治法:化瘀通络,益肾生精。

方药:血府逐瘀汤合五子衍宗丸加丹参、鸡血藤。

除辨证论治外,还可根据精液检查情况"辨精用药",如精子成活率低、活动力差者加淫羊藿、巴戟天、菟丝子、生黄芪;死精、畸形精子多者加土茯苓、蚤休;精液中有脓细胞者加蒲公英、红藤、黄柏;精液不液化而呈团块状者加泽泻、丹皮、麦冬、当归、白芍。

2. 其他治疗

(1) 西药治疗：根据病情可选用绒毛膜促性腺激素(HCG)、睾丸酮、克罗米芬、精氨酸、维生素类、硫酸锌糖浆等。

(2) 手术治疗：精索静脉曲张所致不育，经非手术治疗无效者，可施行精索静脉高位结扎术。对隐睾患者，应尽早施行睾丸固定术，一般不要超过9岁，双侧者宜在6岁前手术。睾丸活检证实睾丸曲细精管生精功能正常，而精道X线造影发现某一段精道有梗阻者，可将梗阻病灶去除，把断端吻合恢复通道。

【预防与调护】

(1) 提倡进行婚前教育，宣传生殖生理方面的有关知识，科学地指导青年男女正确认识两性关系，夫妻和睦，性生活和谐。

(2) 生育前勿过量饮酒及大量吸烟，不食棉籽油。

(3) 消除有害因素的影响，对接触放射线、有毒物品或高温环境，应做好职业防护工作。引起不育后，宜脱离原工作环境。

(4) 性生活适度。性交次数不要过频，也不宜相隔时间太长，否则，可影响精子质量。如果能利用女方排卵的时间进行性交，往往可以提高受孕的机会。

第七节 早泄

早泄是指性交时间极短，同房时男方尚未与女方接触，或刚接触即阴茎未进入阴道之前，或正当阴茎进入阴道时，或阴茎进入阴道不久尚未来回抽动时，就发生泄精，随后阴茎软缩，以致不能继续正常的性交的病证。

【病因病机】

早泄一病，由心肾肝脾功能失常，精失心之所主，失肾之所固，肝之疏泄太过，失脾之升摄，同房之时，精关提前开启，不得其时自泄所致。

1. **房事太过** 肾藏精，开窍于外肾。如恣情纵欲，房事不节，或少年未婚，累犯手淫，使封藏失职，精关开合不灵，因而引起早泄。或病久损伤肾阴，肾水不足，相火偏盛，以致同房之时，精室被扰，关闭失灵，因而甫交即泄，或未交即泄。

2. **劳伤心脾** 精虽藏于肾，而主宰在于心，升摄在于脾。劳倦伤神，用心思虑过度，则伤心脾。心阴不足，引动相火，扰动精室，使精关过早开启而提前泄精。

3. **湿热下注** 肝主筋、主疏泄，若湿热注于肝经，邪火妄动，疏泄太过。或饮食醇酒厚味、煎炒炙博，湿热内生，下注于肾，相火妄动，扰乱精室，精不守舍，提前自泄。

4. **七情所伤** 七情不畅也可引起早泄。突遇惊恐或交时恐惧，损伤肾气，肾恐不宁，精关不闭，因而早泄；情怀不畅，忧郁不舒，损伤肝木，肝之疏泄功能失常也可引起早泄；心志过喜，君火动极，过早令精关启动，故而早泄。

西医学认为,早泄主要是由于性的兴奋性太高,尤其是射精中枢的兴奋性过于强烈难以控制而引起。

【诊断】

典型的早泄,根据临床表现即可诊断,即阴茎能勃起,但性交时尚未与女方接触,或阴茎未进入阴道而只是接触到女方,或阴茎进入阴道未及抽动摩擦或刚抽动时,便不能控制射精反射而射精,随后阴茎软缩,不能继续进行房事,没有获得充分的性快感。

至于阴茎插入阴道后持续多长时间则不属早泄,由于个体的差异性及男女双方之间的性和谐等原因,至今尚无标准。

早泄病程过长,可引起头昏、乏力、失眠、烦躁等。

【鉴别诊断】

遗精 早泄与遗精均有泄精的共同特点。但遗精是在无性交状态下的精液自遗自泄,当进行性交时射精可以是完全正常的;早泄则是在进行性交时,阴茎刚插入阴道或尚未插入阴道即射精,不能完成正常性交。

【治疗】

总以调理精关,使精关开合有度为要。由于早泄多与精神心理因素有关,临床上应注意心理疏导,给予性生活指导。

1. 辨证论治

(1) 内治

1) 肾气不固证

证候:性欲减退,未交即泄,或乍交即泄;伴腰膝酸软或疼痛,小便清长或不利,面色不华;舌淡,苔薄白,脉沉弱或细弱。

治法:补肾固精。

方药:鹿角散或秘精汤加减。

2) 肝经湿热证

证候:性欲亢进,交则早泄,性交不能;伴烦闷易怒,口苦咽干,阴囊湿痒,小便黄赤;舌质红,苔黄腻,脉弦滑或弦数。

治法:清泻湿热。

方药:湿热重者,龙胆泻肝汤加减,但宜中病即止,不可过剂,以免苦寒伤肾;湿热轻者加味三才封髓丹加减。

3) 心脾两虚证

证候:性欲减退,同房早泄;伴四肢倦怠,气短乏力,多梦健忘,纳少便溏,心悸少寐;舌淡,苔薄,脉细。

治法:补益心脾,固肾涩精。

方药:归脾汤加龙骨、牡蛎、芡实、鹿角胶、桑螵蛸。

4) 阴虚火旺证

证候:阳事易举,甫交即泄,或未交即泄;伴五心烦热,潮热,盗汗,腰膝酸软;舌红,少苔,脉细数。

治法：滋阴降火，补肾涩精。
方药：知柏地黄丸或大补阴丸加金樱子、沙苑蒺藜、龙骨、牡蛎。
（2）外治：取五倍子 20 g，加水文火煎熬半小时，再加入适量温开水，趁热熏蒸阴部数分钟，待药液变温后，将龟头浸泡到药液中 5～10 min，每晚 1 次，连用 15～20 日。

2. 其他治疗
（1）病因治疗：针对诱发早泄的原因进行治疗，如治疗龟头炎、前列腺炎、尿道炎等，效果明显。
（2）镇静药物治疗：调节性神经功能和降低对性刺激的兴奋性，如氯米帕明 25 mg，每日 3 次口服，大剂量应用可引起不射精。同房前 1 h 临时口服甲喹酮、地西泮等也有一定疗效。
（3）表面麻醉：降低阴茎头部对性刺激的敏感性，延长性交时间，避免发生早泄，如同房前 10～30 min，在阴茎头部涂抹 1% 达克罗宁或 1%～2% 可卡因或的卡因溶液，或 3% 氨基苯甲酸乙酯冷霜。外用的涂抹药物要适量，最好外套阴茎套，既可充分保持药效，又可避免用量过大、过多造成女方阴道吸收而引起副作用。
（4）针灸治疗：取关元、三阴交、命门、中封、定志等穴，每次选 2～3 穴，每日或隔日 1 次，每 10 次 1 个疗程。也可在同房前 15～30 min 临时加针 1 次，能增强效果。
（5）心理疏导：早泄与精神因素密切相关，应予心理疏导，消除精神紧张状态和恐惧心理，缓解大脑皮质的紧张，以利于疾病的治疗。

【预防与调护】
(1) 学习一定的性生理知识，消除性交前的紧张、恐惧心理。
(2) 性生活适度，性交不宜间隔时间太长。
(3) 加强锻炼，增强体质。

第八节　阳　痿

阳痿是指性交时阴茎不能勃起，或勃起不坚，以致不能完成性交全过程的一种病证。阳痿病名首见于明代《慎斋遗书》。目前西医将"阳痿"改称为"勃起功能障碍"，按其程度可分为轻、中、重三度，按病因分为心理性、器质性和混合性三大类。

【病因病机】
1. **情志所伤**　情志不遂，忧郁不舒，致肝失条达，疏泄不利，气机不畅，阳气不伸，宗筋弛缓，则病阳痿。卒受惊恐，突遭不测，心肾受伤，茎失所主，也萎软不用。忧思气结，伤及脾胃，水谷不化，精微不布，无以"散精于肝，淫气于筋"，致宗筋失养，也发阳痿。
2. **劳伤心脾**　用脑过度，思虑过多，劳伤心脾，心脾虚弱，气血不旺。心虚神不守舍，阳不下煦外肾；脾虚不运，精微不能下养于茎，故而阳事不举。
3. **湿热伤筋**　外感湿热郁滞肝胆，或嗜食辛辣及醇酒厚味致脾胃湿热内生，终致湿热流注下焦,灼伤宗筋,阴茎弛纵,故阳事不举。《景岳全书》说:"有湿热炽盛,以致宗筋弛缓而萎弱者。"

4. **脾胃不足** 大病久病,失却调养,或饥饱失调,损伤脾胃,致脾胃虚弱,运化无力,气血生化不足,不能输布精微以养宗筋,则宗筋不举而萎软。

5. **气滞血瘀** 宗筋之振,非血液充足不可为,血液运行正常,则宗筋受血而振奋,阳兴用事。若气郁不畅,疏泄不及,或久病不愈,或外肾、玉茎外伤,气滞血缓,终致血液滞涩,运行障碍,则宗筋受血不足而不振。

6. **药毒损伤** 久用或过用苦寒攻伐之剂,或大量使用镇静剂、抗高血压药、雌激素等药物,损伤肝肾,宗筋失养而阳痿。

7. **房事过度** 少年累犯手淫,戕害太早,或婚后恣情纵欲,不节房事,以致肾气亏损,命门火衰,宗筋失于温养则萎软不兴,《素问·痿论》说:"入房太甚,宗筋弛纵,发为筋痿。"或肾阴损伤太过,相火偏亢,火热内生,灼伤宗筋,也可导致阴茎痿软不用。

西医学认为,引起阳痿的原因有器质性和功能性两大类,某些药物也可导致阳痿。器质性原因包括性器官解剖的缺陷如生殖器官畸形、性腺功能不全、睾丸萎缩等,以及某些疾病如心脑血管疾病、内分泌紊乱、神经系统疾患和某些有毒物质中毒等。功能性的原因如恐惧、紧张、抑郁、体力和脑力过度疲劳、过度纵欲等。大量服用镇静剂、抗雄性激素药以及抗胆碱药物,可抑制性欲或性反应,从而影响勃起,发生阳痿。

【诊断】

1. **临床表现** 阳痿是常见的男性性功能障碍,主要表现是成年男性虽有性的要求,但临房阴茎不能勃起,或虽举而不坚,或不能保持足够的勃起时间,阴茎不能进入阴道完成性交。可伴有头晕、心悸、精神不振、夜寐不安等症状。

2. **实验室及其他辅助检查** 必要时,可做夜间勃起测定、性激素水平测定、阴茎血压测定及血管系统检查、盆腔血管同位素扫描、盆腔窃血试验、血管活性药物试验、阴茎海绵体造影、盆腔和阴部内动脉造影、阴茎血管彩色超声检查、神经系统检查、心理学检查等,以鉴别功能性和器质性阳痿。

让患者填写或回答勃起功能国际问卷(IIEF-5)有关内容,然后根据评分情况来判断是否阳痿和区分阳痿病情程度,是目前国际通用的最直接有效的诊断方法。

【鉴别诊断】

早泄 同房时阴茎能正常勃起,但过早射精,而妨碍性生活的正常进行。

【治疗】

虽然阳痿机制较为复杂,证候虚实不一,但年轻而体壮者,病多在心肝,实证占多数,治以调和心肝为主;年老而体弱者,病多在脾肾,虚证或虚实夹杂证占多数,治以调补脾肾为先。阴茎之举,全靠血充,不论何因或病程新久,均可适当加入活血之品。同时,还要注意患者情志因素的变化,给以必要的性知识和医学知识的解释,正确运用心理疏导方法,配合各种方法治疗。

1. **辨证论治**

1) 肝气郁结证

证候:阴茎逐渐萎软,或阳痿突生;伴精神不畅,情志抑郁,胸胁胀满,善太息,纳食不香;舌淡或红,苔薄,脉弦或细弦。

治法：疏肝解郁。
方药：逍遥散合四逆散加白蒺藜、凌霄花。
2) 心脾两虚证
证候：阴茎临房不举，或举而不坚不久；伴心悸不宁，精神不振，夜寐不安，不思饮食，倦怠乏力，面色不华；舌质淡，苔薄白，脉细。
治法：补益心脾。
方药：归脾汤加肉苁蓉、淫羊藿、补骨脂、菟丝子。
3) 湿热下注证
证候：阳事不举，或阴茎易举而不坚；伴阴部潮湿臊臭，两腿酸重，体困乏力，大便不调，小便短赤；舌红，苔黄腻，脉滑数或沉滑。
治法：清热利湿。
方药：龙胆泻肝汤加蛇床子。
4) 心肾惊恐证
证候：阴茎不举，凡有性欲要求时则心悸怔忡；伴精神苦闷，胆怯多疑，失眠多梦，腰膝酸软无力；舌淡，苔薄白，脉弦细或细弱无力。
治法：宁神益肾。
方药：天王补心丹或启阳娱心丹加巴戟天、枸杞子、淫羊藿、五味子。
5) 肾阳亏虚证
证候：阳事不举，或举而不久，多由正常而逐渐不举，终至萎软不起；伴阴部冷凉，形寒肢冷，腰膝酸软，头晕耳鸣，面色㿠白，精神萎靡；质淡润，苔薄白，脉沉细。
治法：补肾壮阳。
方药：右归丸加淫羊藿、阳起石、露蜂房、蛇床子。
6) 肾阴亏虚证
证候：阳事不举，或举而不坚；伴腰膝酸软，眩晕耳鸣，失眠多梦，遗精，形体消瘦；舌红少津，脉细数。
治法：滋阴补肾。
方药：左归丸或二地鳖甲煎加减。

2. 其他治疗

(1) 口服西药治疗：根据情况可选用西地那非（万艾可）、育亨宾、士的宁等，使用时应严格观察不良反应。雄性激素及促性腺激素、溴隐亭等也可根据病因选用。

(2) 海绵体注射西药治疗：根据情况可选用罂粟碱、酚妥拉明、前列腺素 E_1 行阴茎海绵体注射，使用时应严格观察不良反应。

(3) 针灸治疗

1) 体针：选中极、关元、气海、肾俞、命门、三阴交、会阴、阳痿穴（肾俞穴上2寸半、督脉向外开1寸处）等，每次用3～5穴针刺，或加灸。

2) 耳针：选精宫、外生殖器、睾丸、内分泌等耳穴，留针10～30 min，隔日1次或埋针3～5日。

3) 穴位注射：鹿茸精注射液4 ml，注入气海、关元、中极、曲骨、足三里（双）各0.5 ml，命门1 ml，隔日1次。也可用维生素B 150 mg或丙酸酮5 mg，轮流注射关元、中极、肾俞，隔2～3日1次。

(4) 心理治疗及性技术指导：心理治疗和性技术指导在阳痿的治疗中，也占有重要位置，尤其对功能性阳痿的治疗更为重要。所以,应有针对性的给予心理治疗和性技术指导。

(5) 手术治疗:器质性阳痿可以采用血管再通手术、背深静脉结扎术、背深静脉切除术、尿道海绵体松解术、阴茎假体支撑等手术治疗。

【预防与调护】

(1) 畅情怀,调饮食,节房劳,适劳逸,勤锻炼。

(2) 学习必要的性知识,正确对待性的自然生理功能,减轻对房事的焦虑心理,消除不必要的思想顾虑。

(3) 积极治疗全身性疾病和泌尿生殖系疾病,慎用对性功能有抑制作用的药物。

第九节 精 浊

精浊是中青年男性常见的一种生殖系统病证,相当于西医的前列腺炎。临床上有急性和慢性、有菌性和无菌性、特异性和非特异性的区别,其中以慢性无菌性非特异性前列腺炎最为多见。其临床特点是会阴、小腹或睾丸有不适感或胀痛,排尿不适,尿道灼热、尿道中常有白色分泌物溢出为主。发病缓慢、病情顽固、反复发作、缠绵难愈。

在中医文献中,本病属于"白浊""白淫""劳淋"或"肾虚腰痛"等范畴。《素问·玉机真藏论》云:"少腹冤热而痛,出白。"即指小腹部胀痛不适,小便后滴出乳白色的混浊液体而言。因病位在精室,故以"精浊"名之。

【病因病机】

本病多因湿热蕴结精室或寒湿凝滞肝脉而成,病久及肾或气血瘀阻,其病与肝、肾、膀胱等脏腑功能失常有关,病位主要在精室。

1. 湿热下注 素食肥甘厚味、辛辣炙煿之品或过量饮酒,损伤脾胃,脾失健运,水湿潴留,郁而化热,致使湿热循经下注,蕴积于下焦;或七情六郁化热生火;或外感六淫湿热火毒,火热之邪下迫膀胱;或外肾不洁,湿热毒邪循窍上行,均可导致湿热毒邪蕴结精室不散,瘀滞不化,水道不利而诱发本病。

2. 寒凝肝脉 由于坐卧冷湿之地,感受寒湿之邪,寒性收引,湿性黏滞,致厥阴经络受阻,精室气血凝滞,运行不畅,而生本病。

3. 肾虚毒侵 由于先天禀赋不足或淫欲不节,房劳伤肾,或用脑思虑过度,病久体虚而致肾精亏损,无以濡养经脉,则湿热易于乘虚侵袭精室,气化不利而成;或肾阴不足,相火炽盛,精室不能闭藏,则发精浊。

4. 气滞血瘀 房事不节,或外肾受伤,均可损伤精室脉络,以致气滞血瘀,精窍不利而为本病。或湿热、寒湿之邪久滞不清,则致精道气血瘀滞,使本病迁延难愈。

西医学认为,慢性前列腺炎病因复杂,非细菌性前列腺炎主要是因长期酗酒、过食辛辣、纵欲、受寒、长期骑车骑马等导致前列腺慢性充血而发;慢性细菌性前列腺炎可能是由于致病菌通过血行和淋巴传播到前列腺,或后尿道及泌尿生殖系其他部位的感染向前列腺直接蔓延所引起,或尿液逆流入前列腺管所致;特异性慢性前列腺炎如淋菌性、支原体或衣原体性前列腺炎,则多因致病微生物直接经尿道上行感染而致。

【诊断】

1. 临床表现　临床症状表现不一,患者可出现轻微的尿频、尿急、尿痛、尿道内灼热不适或排尿不净之感;有的在排尿终末或大便用力时,自尿道滴出少量乳白色的前列腺液。多数患者可伴有腰骶、腹股沟、下腹及会阴部等处坠胀隐痛,有时可牵扯到耻骨上、阴茎、睾丸及股内侧。部分患者因病程较长可出现阳痿、早泄、遗精、射精困难或射精痛等性功能障碍,或头晕、耳鸣、失眠多梦、腰酸乏力等神经衰弱症状。

直肠指检,前列腺多为正常大小,或稍大或稍小,触诊可有轻度压痛。有的前列腺可表现为软硬不均或缩小变硬等异常现象。

2. 实验室及其他辅助检查　前列腺分泌物涂片检查,白细胞每高倍视野在10个以上(正常为10个以下)或成堆聚集,而卵磷脂小体减少。尿三杯试验可作为参考。前列腺液培养有利于病原菌诊断,但慢性非细菌性前列腺炎占绝大多数,细菌培养多呈阴性。

【鉴别诊断】

1. 慢性子痈(附睾炎)　阴囊、腹股沟部隐痛不适,类似慢性前列腺炎。但慢性子痈(附睾炎)附睾部可触及结节,并伴轻度压痛。

2. 精癃(前列腺增生症)　大多在老年人群中发病,尿频且伴排尿困难,尿线变细或分叉,残余尿增多。B超、肛诊检查可进行鉴别。

3. 前列腺结核　症状与精浊相似,但有泌尿系结核及其他部位的结核病史;肛门指诊检查前列腺呈不规则结节状;附睾肿大硬变,输精管有串珠样硬结;前列腺液直接涂片或结核杆菌培养可以找到结核杆菌。

【治疗】

本病病程较长,主张综合治疗,注意调护。临床以辨证论治为主,抓住肾虚(本)、湿热(标)、瘀滞(变)3个基本病理环节,分清主次,权衡用药。

1. 辨证论治

(1) 内治

1) 湿热下注证

证候:尿频,尿急,尿痛,尿道灼热刺痒,排尿终末或大便时偶有白浊,小便黄赤,会阴、腰骶、睾丸、少腹坠胀疼痛;伴全身发热,大便干燥;舌红,苔黄或黄腻,脉弦滑或滑数。

治法:清热利湿,利尿通淋。

方药:八正散或龙胆泻肝汤加减。

2) 寒凝肝脉证

证候:会阴、腰骶部坠胀酸痛,少腹及睾丸抽痛,阴囊湿冷,尿后余沥或有白色分泌物滴出,或见阳痿、早泄、遗精、射精困难或射精痛,前列腺硬小,前列腺液不易取出;伴手足不温,腰膝酸软,小便频数;舌淡,苔薄白,脉沉细。

治法:温肝散寒,活血通滞。

方药：暖肝煎、天台乌药散加减。

3) 阴虚火旺证

证候：排尿或大便时偶有白浊，尿道不适，遗精或血精；伴腰膝酸软，五心烦热，失眠多梦，口燥咽干；舌红，少苔，脉细数。

治法：滋阴降火。

方药：知柏地黄丸加减。

4) 肾阳虚损证

证候：多见于中年人，排尿淋漓，少腹、阴囊发凉，甚则阳事不兴，勃起不坚；伴形寒肢冷，腰膝酸痛，小便频数而清；舌淡胖，苔薄白，脉沉细。

治法：补肾助阳。

方药：济生肾气丸加减。

5) 气滞血瘀证

证候：病程较长，会阴、腰骶坠胀不适、疼痛为主，痛引少腹、睾丸、尿道、阴囊，有排尿不净之感，或见血精，前列腺硬韧而小或有硬结、压痛；舌质暗或有瘀斑，苔白或薄黄，脉弦或沉涩。

治法：活血祛瘀，行气止痛。

方药：前列腺汤加减。

(2) 外治

1) 坐浴：朴硝30 g，野菊花15 g，黄柏20 g，血竭9 g，苏木10 g，煎汤坐浴，每晚1次，每次15 min左右。亦可温水坐浴。未婚或虽婚但未生育者，不宜坐浴。

2) 栓剂：野菊花栓或前列栓塞入肛门内3～4 cm，每次1枚，每日1～2次。

3) 保留灌肠：黄柏15 g，白芷12 g，苦参10 g，苍术15 g，天南星10 g，川朴12 g，浓煎100 ml，保留灌肠，每日1次。

2. 其他治疗

(1) 西药治疗：主要包括对病原体的治疗和对症治疗。针对病原体的治疗，根据药敏试验合理选用抗生素。对症治疗主要是选用α受体阻滞剂如坦洛新和选择性平滑肌解痉剂如津原灵等，以减缓尿道症状和减轻疼痛。

(2) 前列腺周围封闭：0.5%普鲁卡因20 ml加入可的松25 mg及庆大霉素8万U，在前列腺周围封闭。

(3) 物理疗法：可采用超短波理疗、局部超短波透热或局部有效抗生素离子透入治疗。

(4) 针灸治疗：可选腰阳关、气海、关元、中极、肾俞、命门穴、志室、三阴交、足三里。上述穴位分组交替使用，隔1～2日1次，多采用中弱刺激，并可配合艾条灸法。对缓解疼痛、改善症状、提高机体的抗病能力有一定作用。

【预防与调护】

(1) 避免频繁的性冲动，戒除手淫习惯。

(2) 禁酒，忌过食肥甘及辛辣炙煿食物。

(3) 生活规律，劳逸结合，不要久坐或骑车时间过长。

(4) 调节情志，保持乐观情绪，树立战胜疾病的信心。

(5) 预防感冒，积极治疗身体其他部位的慢性感染病灶，如慢性扁桃体炎、溃疡性结肠炎等。

（6）保持外生殖器清洁和卫生的性生活，避免非配偶间的性生活。

第十节 精癃

精癃，相当于西医的前列腺增生症，是老年男性常见疾病之一，大多数发生在50岁以上年龄段，发病率随年龄增长而逐渐增加。其临床特点是以尿频、夜尿次数增多、排尿困难为主，严重者可发生尿潴留或尿失禁，甚至出现肾功能受损。

本病在中医古籍中归属于"癃闭"的范畴。近年来，为了将前列腺增生症引起的癃闭与内科、妇科等其他疾病导致的癃闭相区别，且因前列腺又属精室范畴，故称之为"精癃"。

【病因病机】

本病的发生主要是年老肾气虚衰，气化不利，血行不畅，与肾和膀胱的功能失调有关。

1. 脾肾两虚　年老脾肾气虚，推动乏力，不能运化水湿，终致痰湿凝聚，阻于尿道而生本病。

2. 气滞血瘀　前列腺的部位是肝经循行之处，肝气郁结，疏泄失常，可致气血瘀滞，阻塞尿道；或年老之人，气虚阳衰，不能运气行血，久之气血不畅，聚而为痰，痰血凝聚于水道；或憋尿过久，忍精不泄，败精瘀浊停聚不散，凝滞于溺窍，致膀胱气化失司而发为本病。

3. 湿热蕴结　若水湿内停郁而化热，或饮食不节酿生湿热，或外感湿热，或恣饮醇酒聚湿生热等，均可致湿热下注，蕴结不散，瘀阻于下焦，诱发本病。

西医关于前列腺增生症发病机制的学说较多，如雄激素致病学说、雌-雄激素协同致病学说、前列腺生长因子学说、间质-上皮细胞相互作用学说、胚胎再唤醒学说、干细胞学说等。正常功能睾丸的存在和高龄是前列腺增生的两个必备条件。

【诊断】

1. 临床表现　本病多见于50岁以上的老年男性，城市发病率高于农村。

临床特点是渐进性尿频、排尿困难。早期症状以尿频为主，以夜间为明显；继则尿流缓慢，尿流无力，尿线变细，尿程缩短或点滴而下，尿后余沥。部分患者由于尿液长期不能排尽，致膀胱残余尿增多，膀胱内尿液压力增高，而出现假性尿失禁（充溢性尿失禁）。在发病过程中，常因受寒、劳累、饮酒、憋尿、便秘、过食刺激性食物、房事过度及服用某些药物等，而发生急性尿潴留。严重者可引起肾功能损伤，而出现肾功能不全的一系列症状。有些患者可并发尿路感染、膀胱结石、疝气或脱肛等。

直肠指诊，前列腺不同程度的增大，表面光滑隆起无结节，边缘清楚，中等硬度而具有弹性，中央沟变浅或消失。如腺体增大部分凸入膀胱，则指诊时前列腺增大可能不明显。临床上一般根据前列腺肥大和中央沟变浅程度，将增生分为4度，即Ⅰ度增生似鸽蛋大小，中央沟正常；Ⅱ度增生似鸡蛋大小，中央沟变浅或消失；Ⅲ度增生似鸭蛋大小，腺体达正常的3～4倍，中央沟消失或略突起；Ⅳ增生似鹅蛋大小，中央沟明显突起，指诊不能触及前列腺底部。

2. 实验室及其他辅助检查　可进行B超、CT、膀胱尿道造影、膀胱镜及尿流动力学等检查以协助诊断。尿常规、血常规及肾功能等检查,可帮助了解是否合并膀胱尿道感染和肾功能情况。

【鉴别诊断】

1. 前列腺癌　两者发病年龄相似,且在前列腺增生的病例中有10%~25%可发生癌变或与癌瘤并存。前列腺癌一般表现为病程短,进展快,呈进行性排尿困难,有早期发生骨骼与肺转移的特点,前列腺特异抗原(PSA)和酸性磷酸酶可增高。直肠指诊前列腺常不对称,表面不光滑,可扪及不规则、无弹性的硬结,腺体固定,与周围界限不清。盆腔部CT或前列腺穿刺活体组织检查可确定诊断。

2. 神经源性膀胱功能障碍　部分脑神经系统疾病、糖尿病患者可发生排尿困难、尿潴留或尿失禁等,且多见于老年人,需注意与前列腺增生症鉴别。神经系统检查常有会阴部感觉异常或肛门括约肌松弛等。前列腺一般不大,肛门括约肌松弛、收缩能力减弱或消失。B超、尿流动力学、膀胱镜检查可协助鉴别。

3. 前列腺结石　有尿频、排尿困难等症状,但直肠指诊除可扪及增大的前列腺外,常可扪到质地坚硬的结节,较大的结石可扪及摩擦感。骨盆区X线平片,可见耻骨联合区的一侧或双侧有阳性结石影。B超检查也可协助鉴别。

【治疗】

应以通为用,活血利尿是其基本的治则。出现并发症时应采用中西医综合疗法。

1. 辨证论治

(1) 内治

1) 湿热下注证

证候:小便频数黄赤,尿道灼热或涩痛,排尿不畅,甚或点滴不通;伴小腹胀满,或大便干燥,口苦口黏;舌暗红,苔黄腻,脉滑数或弦数。

治法:清热利湿,消癃通闭。

方药:八正散加减。伴口苦口黏者加黄芩、柴胡;大便干燥者加大黄、生白术。

2) 脾肾气虚证

证候:尿频,小便滴沥不畅,尿线细,甚或夜间遗尿或尿闭不通;伴神疲乏力,少气懒言,纳谷不香,面色无华,便溏脱肛;舌淡,苔白,脉细无力。

治法:补脾益气,温肾利尿。

方药:补中益气汤加肉苁蓉、补骨脂、车前子。

3) 气滞血瘀证

证候:小便不畅,尿线变细或点滴而下,小便延时,或闭塞不通,尿道涩痛;伴小腹胀满隐痛,偶有血尿;舌质暗或有瘀点瘀斑,苔白或薄黄,脉弦或细涩。

治法:行气活血,通窍利尿。

方药:沉香散加减。伴血尿者加大蓟、小蓟、参三七;瘀甚者加穿山甲、蜣螂虫。

4) 肾阴亏虚证

证候:小便频数不爽,余沥不尽,或闭塞不通,尿少热赤;伴头晕耳鸣,腰膝酸软,五心烦热,大便秘结;舌红少津,苔少或黄,脉细数。

治法:滋补肾阴,通窍利尿。

方药:知柏地黄丸加丹参、琥珀、王不留行、地龙。

5) 肾阳不足证

证候:小便频数,夜间尤甚,排尿乏力,尿线变细,余沥不尽,尿程缩短,或点滴不爽,甚则尿闭不通;伴精神萎靡,面色无华,腰膝乏力,畏寒肢冷;舌质淡润,苔薄白,脉沉细。

治法:温补肾阳,通窍利尿。

方药:济生肾气丸加减。

(2) 外治:多为急则治标之法,必要时可行导尿术。

1) 脐疗法:取独头蒜1个、生栀子3枚、盐少许,捣烂如泥敷脐部;或以葱白适量捣烂如泥加少许麝香和匀敷脐部,外用胶布固定;或以食盐250 g炒热,布包熨脐腹部,冷后再炒再熨。

2) 灌肠法:大黄15 g,泽兰、白芷各10 g,肉桂6 g,煎汤150 ml,每日保留灌肠1次。

2. 其他治疗

(1) 手术治疗:当残余尿在60 ml以上,或因梗阻诱发膀胱憩室、结石、肾及输尿管积水者,或由于梗阻引起慢性或反复发作的泌尿系感染者,或因急性尿潴留或反复出现尿潴留经非手术治疗无效或导尿失败者,可采用手术疗法。

(2) 西药治疗:常用的有α受体阻滞剂,如坦索罗辛、高特灵等;5-α-还原酶抑制剂,如保列治;生长因子抑制剂,通尿灵等。

(3) 物理疗法:如微波、射频、激光等。

(4) 高能聚焦超声治疗:适用于前列腺增生症梗阻症状明显者。

(5) 机械扩张治疗:如前列腺支架置入术等。

(6) 经尿道前列腺消融治疗:凡前列腺增生均可接受该治疗,尤其适用于前列腺增生合并心肺疾患而不能耐受前列腺手术的高危患者。

(7) 针灸治疗:主要用于尿潴留患者,可针刺中极、归来、三阴交、膀胱俞、足三里等穴,强刺激,反复捻转提插;体虚者灸气海、关元、水道等穴。

【预防与调护】

(1) 注意不要憋尿,保持大便通畅。

(2) 慎起居,避风寒,注意保暖。

(3) 忌饮酒及少食辛辣刺激性食物。

(4) 房事要适当而有规律。

(5) 对长期留置导尿管患者,应定期更换尿管、冲洗膀胱,防止感染。

第十一节 血　精

血精是指精液中夹有血液的疾病。根据精液中含血量的多少,可表现为肉眼血精、含血凝块,或仅显微镜下精液中有少量红细胞。

血精多见于西医的精囊炎。精囊炎常与前列腺炎同时发病,临床上分为急性精囊炎和慢性精囊炎两类,前者少见,后者多见。血精还包括了其他男性生殖系疾病引起的精中带血,如精囊结核、淋病、滴虫、血吸虫、结石、损伤、肿瘤,并偶见于血液病。

血精病首载于《诸病源候论·虚劳精血出候》,曰:"肾藏精,精者,血之所成也,虚劳则生七伤六极,气血俱损,肾家偏虚,不能藏精,故精血俱出也。"

【病因病机】

血精的病位主要在精室,基本病理变化为精室血络受损,血溢脉外,随精并出。

1. **湿热蕴结**　外感湿热毒邪或湿热秽浊之气;或过食肥甘辛辣、醇酒厚味,损伤脾胃,滋生湿热;或膀胱湿热,久滞不解;或性交不洁,染受湿毒等,均可导致湿热火毒蕴结下焦,熏蒸精室,灼伤血络,迫血妄行,精血同下,发为本病。

2. **阴虚火旺**　湿热火毒不解,耗伤阴液;或素体阴虚,又房事不节,频繁手淫,耗伤阴精;或过服温阳助热之品,热盛伤阴等,均可导致阴虚火旺,下迫精室,灼伤血络,血溢脉外,血随精出,发为本病。

3. **瘀血阻络**　外伤跌仆,伤及会阴,损及精室血络,络破血溢;或病久入络,瘀血内停,阻滞血络,血不循经;或强力入房,逼令精出,精室血络受损,瘀血败精阻络等,均可导致血不循经,溢于精室,随精并出而发为本病。

4. **脾肾两虚**　劳倦过度,久病体虚,房事不节等,均可损伤脾肾。脾肾两虚,气不统血摄精,精血俱出,发为本病。

西医学认为,精囊炎主要是由于感染引起,最常见的感染途径是由尿道、前列腺感染直接蔓延,其次是淋巴感染或血行感染。此外,有少数是由于性生活不合理而造成,如性交过度、过频、用力过猛或忍精不泄而延长性交时间,使精道精囊长期充血,静脉扩张甚至破裂而引起出血。结核杆菌蔓延到精囊发生精囊结核也可致精血的发生。

【诊断】

1. **临床表现**　性交时射出的精液或不因性交而外遗的精液中含有血液,由平时的乳白色变为粉红色、深红色或夹带有血丝者。常伴有性欲减退、早泄、射精疼痛,或尿急、尿频、尿痛、排尿不畅、血尿及少量尿道分泌物,腰部、下腹部、会阴部、睾丸及直肠等部位有疼痛感。

(1) 急性精囊炎:血精多呈鲜红色,并见尿频、尿急、尿痛或尿血、排尿不畅及尿道分泌物,少腹疼痛且向会阴、腹股沟放射,射精时疼痛明显加重,肛门内有坠胀感。肛门指诊可触及精囊肿大且压痛明显,下腹、会阴部及耻骨上区可有压痛。

(2) 慢性精囊炎:表现为间歇性血精,反复发作,精色暗红,或精中夹有血丝或血块,劳累后或性欲冲动后常感下腹疼痛,会阴、睾丸、阴囊、腰骶、耻骨上区及大腿等处可有连续性或间歇性不适或隐痛,或有性欲减退、早泄、遗精、射精不适等性功能障碍,精囊一般不大,前列腺附近可有轻压痛。

2. **实验室及其他辅助检查**　精液中可见大量红细胞,或并见脓细胞。急性精囊炎可见血白细胞升高。B超、CT和精囊造影可协助诊断,并可与精囊肿物相鉴别。精液涂片或培养可鉴别精囊炎和精囊结核。

【鉴别诊断】

1. **尿血**　血随小便排出体外,尿色因之而淡红、鲜红、红赤,甚或夹杂血块。多无尿道疼痛,或仅有轻度胀痛及灼热感。

2. 血淋 小便淋沥,中有血液,小便不畅,滴沥不尽,尿急而频,小便时尿道灼痛、刺痛或涩痛。

血精、尿血、血淋三者鉴别之要点在于:精血之血来自精道,尿血、血淋之血来自尿道;精血小便时一般不会引起尿道疼痛,而射精时疼痛;尿血小便时尿道不痛或微痛,无射精疼痛;血淋小便时尿道疼痛明显。

【治疗】

当以止血为要。因其病机有热、瘀、虚之不同,又当与辨证论治相结合,不宜一味止血。

1. 辨证论治

(1) 内治

1) 湿热蕴结证

证候:精中带血,血色鲜红或暗红,少腹、会阴及睾丸部疼痛或不适,射精时疼痛加重;可伴尿频、尿急,排尿灼热或疼痛,小便余沥不尽,或有白浊;舌红,苔黄腻,脉滑数或洪数。

治法:清利湿热,凉血止血。

方药:龙胆泻肝汤加减。血精较重者加小蓟、槐花。

2) 阴虚火旺证

证候:精中带血,血色鲜红,夹有陈旧血块,射精疼痛,少腹、会阴、阴茎、睾丸隐痛坠胀不适;伴腰膝酸软,头晕,耳鸣,五心烦热,口燥咽干,小便短黄;舌红少津,苔薄黄,脉细数。

治法:滋阴降火,凉血止血。

方药:知柏地黄丸或二至地黄汤选加丹皮、牛膝、大蓟、小蓟、棕榈炭、蒲黄。

3) 瘀血阻滞证

证候:精中带血,血色暗红,夹有血丝、血块,射精时精道疼痛剧烈,少腹、会阴及睾丸部疼痛;舌暗或有瘀点瘀斑,苔薄,脉涩。

治法:行气化瘀,活血止血。

方药:桃红四物汤合失笑散加减。

4) 脾肾两虚证

证候:精中带血,血色浅淡,或仅镜下见红细胞;伴神疲乏力,面色少华,食少,头晕目眩,多梦少眠,腰酸腿软,少腹拘急,性欲低下,或遗精滑泄,或阴茎不举;舌淡,苔白,脉沉细无力。

治法:补肾健脾,益气摄血。

方药:四君子汤合左归丸加减。可加阿胶珠、侧柏炭、藕节炭。

(2) 外治:参见"精浊"节。另用野菊花、苦参、马齿苋、败酱草、马鞭草各 30 g,水煎坐浴,每晚 1 次,可改善局部症状。

2. 其他治疗 急性精囊炎治疗按感染细菌种类选用抗菌药及磺胺类药物,禁止做局部按摩;精血日久不愈,反复发作者,可用止血药,常用维生素 K_3,每次 4 mg,每日 3 次口服;或 8 mg,每日 1~2 次肌注。10 日为 1 个疗程。对结核引起者,当使用抗结核药物如异烟肼、链霉素、利福平等。

【预防与调护】

(1) 注意生活规律,劳逸结合,避免久坐及长时间骑车;保持心情舒畅,解除思想负担。

(2) 忌烟酒及辛辣刺激性食物;多食蔬菜、水果,保持大便通畅。

(3) 积极防治尿道炎、前列腺炎等泌尿生殖系疾病。
(4) 急性期禁止精道检查和精囊前列腺按摩。
(5) 节制性生活,房事不能过频,避免酒后尤其醉酒后同房,病情严重时应停止性生活。
(6) 保持外阴清洁,注意性生活卫生,避免非配偶间的性生活。

第十三章 周围血管疾病

导学

周围血管疾病的发病部位虽多在经脉局部,但其发生与脏腑气血有密切关系。
在辨证论治基础上,内治多注重活血化瘀,并酌情配合外治法和手术疗法。
本章的学习要求:
掌握:股肿、臁疮、脱疽的诊断和治疗。
熟悉:青蛇毒、淋巴水肿的诊断和治疗;股肿、臁疮、脱疽的预防与调护。
了解:青蛇毒、淋巴水肿的预防与调护。

周围血管疾病是指发生在四肢的动脉和静脉的疾病,包括了动脉及静脉狭窄、闭塞、扩张、损伤、畸形等病变。中医称周围血管为"经脉""脉管",故将周围血管疾病统称为"脉管病"。本章主要论述脱疽、股肿、臁疮、青蛇毒和淋巴肿。

【病因病机】

病因可分为外因与内因两大类。外因包括外感六淫、特殊毒邪(烟毒)、外伤等;内因包括饮食不节、情志内伤、脏腑经络功能失调、劳伤虚损等。

周围血管疾病的病机特点是血瘀。血管是血液运行的管道、通路,必须保持畅通无阻,才能完成传输血液的任务。上述内外因作用于人体,引起局部的血脉瘀滞,破坏了人体气血正常循行,从而发生各种病理变化。在分析其病机时应注意邪、虚、瘀三者相互作用、互为因果的关系。其中"邪"既可以是外因,又可以是血瘀后的病理产物(如瘀血、痰浊、水湿);"虚"既是受邪的条件,也可能是邪伤正的结果;"瘀"往往是因邪而致,也可能是因虚而成。所以,在邪、瘀、虚的病理变化过程中,出现多种多样的组合,导致血管病变临床上的多种证候。

【辨证】

周围血管疾病的常见症状及体征有:

1. **疼痛** 肢体疼痛是周围血管病的常见症状,通常分为间歇性疼痛和持续性疼痛两类。

(1)间歇性疼痛:主要有运动性疼痛,是指伴随运动所出现的疼痛等不适症状。发生在下肢的运动性疼痛又称间歇性跛行,表现为患者以一定速度行走一定距离后,出现下肢疼痛,随着步行增加,疼痛逐渐加重,直至患者不能再起步,只要休息片刻,疼痛即缓解或消失,这是下肢供血不足的重要症状。从开始行走到出现疼痛的一段时间称为跛行时间,其行程称为跛行距离,跛行时间、跛行距离与肢体供血不足程度成反比。

(2)持续性疼痛(静息痛):无论动脉或静脉病变,都可引起肢体持续性疼痛,在动脉病变中常见而且严重。这种疼痛即使在静息状态下仍然持续存在,夜间尤甚,故又称静息痛。持续性疼痛的发生常提示肢体缺血程度加重。

无论急性或慢性动脉阻塞,都可因缺血性神经炎而导致持续性疼痛。急性动脉栓塞性病变引起的疼痛远比慢性病变急骤而严重,疼痛昼夜不停。慢性动脉阻塞引起的疼痛常于夜间加重,影响患者睡眠。缺血性神经炎引起疼痛症状的特点为持续性钝痛伴有间歇性刺痛,从肢体近端向远端放射。

急性主干静脉阻塞时,远侧肢体可因严重瘀血而发生重坠、紧张和持续性胀痛。平卧、休息或抬高患肢可获缓解。

2. **皮肤温度异常** 皮温变化主要取决于通过肢体的血液量。动脉闭塞性病变时肢体寒冷,闭塞程度越重,距离闭塞平面越远,寒冷愈明显。静脉病变时,由于血液瘀积,肢体有潮热感,下垂时更明显。

3. **皮肤颜色异常** 皮肤色泽能反映肢体的循环状况。正常皮肤温暖,呈淡红色。若皮肤呈苍白色或发绀,伴有皮温下降,提示动脉供血不足。皮色暗红,伴有皮温轻度升高,是静脉瘀血的征象。

4. **感觉异常** 周围血管病所发生的感觉异常除疼痛、寒冷和潮热外,还有肢体沉重、麻木、针刺感或蚁行浅感等表现。

5. **肢体肿胀或萎缩** 静脉或淋巴回流障碍时,组织液积聚于组织间隙引起肢体浮肿。静脉性浮肿的特点是浮肿呈指凹性,以踝部与小腿最明显,除浅静脉曲张外,常伴有小腿胀痛、色素沉着或足靴区溃疡等表现,抬高患肢浮肿可明显消退。淋巴水肿的特点是浮肿呈指凹性或坚实,但具有海绵状特性,以足和踝部明显,逐渐向近侧扩展,形成范围广泛的浮肿,抬高患肢无明显改善。皮肤增厚且粗糙,后期形成典型的"象皮腿"。

肢体或趾(指)部变细、瘦小、萎缩均是由于局部动脉血液供应不足,长期缺乏必要的营养,加之由于疾病造成机体疼痛等限制患肢活动诸因素所造成。萎缩是慢性动脉功能不全的重要体征。

6. **营养性改变** 主要有皮肤营养障碍性变化、溃疡或坏疽。

由动脉缺血引起的营养障碍性变化表现为皮肤松弛,汗毛脱落,趾(指)甲生长缓慢、变形发脆。较长时间的慢性动脉缺血,可引起肌萎缩。静脉瘀血性改变好发于小腿足靴区,营养障碍表现为皮肤光薄,色素沉着,伴有皮炎、湿疹及皮肤萎缩。淋巴回流障碍时,皮肤和皮下组织纤维化,汗腺、皮脂腺均遭破坏,皮肤干燥、粗糙,出现疣状增生。

无论动脉缺血或静脉瘀血,都可以发生溃疡。动脉性溃疡好发于肢体最远端,有剧烈疼痛,挤压时不易出血。静脉性溃疡好发于小腿远侧 1/3 的踝上方,面积一般较大,溃疡浅而不规则,易出血,溃疡周围有色素沉着。肢体出现坏疽时,提示动脉供血已不能满足静息时组织代谢的需要,以致发生不可逆性变化。坏疽常与溃疡同时存在,而溃疡又常常加速组织破坏。如无继发感染,坏疽区因液体蒸发和吸收而形成"干性坏疽";如并发感染则形成"湿性坏疽"。

【检查】

周围血管疾病的检查是获取临床信息的重要手段,临证时应重点检查皮肤温度、皮肤颜色、肢体营养状况、有无肢体肿胀增粗或萎缩、有无肿块、溃疡或坏疽等。

检查皮肤温度须在温度(25℃)和湿度(40%)环境中进行,将肢体裸露于室内 30 min,然后同时比较肢体对称部位的温度。当某部皮温较对侧及同侧其他部分明显降低时(相差>2℃),则提示该部动脉血流减少,可见于动脉栓塞、慢性动脉闭塞性疾病。最简单的方法是用指背测试温差,更准确的方法是应用一定的仪器设备,如半导体皮温计、数字测温计等。

营养状况的检查应重点观察肢体皮肤及附件、肌肉有无营养障碍性改变,有无皮肤松弛、变薄、脱屑、汗毛稀疏、变细、停止生长和脱落,趾(指)甲生长缓慢、变脆、增厚及肌肉萎缩等表现。

动脉搏动和血管杂音的听诊检查是检查动脉性疾病的重要步骤,检查时应注意动脉的强度、动脉的性质、血管杂音的部位及强度等。几种常见的血管功能试验如下。① 肢体位置试验:患者仰卧床上,使其两下肢伸直抬高,髋关节屈曲70°～80°,保持该位置约60 s后进行观察。动脉血液供应障碍时,可呈苍白或蜡白色。患者坐起,下肢下垂于床沿,再观察皮肤颜色的改变。正常人10 s内可恢复正常。动脉循环障碍者,恢复时间可延迟到40～60 s或更长,且颜色不均,呈斑块状。② 皮肤指压试验:用手指压迫指(趾)端或甲床,观察毛细血管充盈时间,可了解肢端动脉的血液供应情况。正常人指(趾)端饱满,皮肤呈粉红色。压迫时局部呈苍白色,松开后毛细血管可在1～2 s内充盈,迅速恢复为粉红色。如充盈缓慢,延长至4～5 s后恢复原来的皮色或皮色苍白或发绀,表示肢端动脉血液供应不足。③ 运动实验:间歇性跛行是慢性动脉供血不足的特征性症状,间歇性跛行距离和时间与缺血的程度相关,临床上常以此作为反映病情程度和疗效的指标。测定方法为患者以一定速度(1.8 km/h)行走,直到出现症状,该段时间为跛行时间,所行距离为跛行距离。

【治疗】

1. 内治 周围血管疾病病因复杂,病机多端,可涉及风、寒、湿、热之有余,气、血、阴、阳之不足,但都离不开血瘀这个病机。因此活血化瘀成为周围血管疾病总的治则,但必须结合寒热虚实的不同而灵活应用。现将常用治法分述如下。

(1) 温经散寒法:适用于脱疽初期证属寒湿阻络者。患趾(指)喜暖怕冷,麻木,坠胀疼痛,步履不利,间歇性跛行,遇冷痛剧。肤色苍白,触之发凉,趺阳脉搏动减弱;舌淡,苔白腻,脉沉细。选方阳和汤、黄芪桂枝五物汤等。

(2) 活血化瘀法:适用于脱疽、股肿、青蛇毒等证属气滞血瘀、血脉瘀阻者。患肢肿胀疼痛,活动艰难;皮色暗红或紫暗,小腿可有游走性红斑、结节或硬索;舌暗红或有瘀斑,苔薄白,脉弦或涩。选方桃红四物汤、通络活血方等。

(3) 清热利湿法:适用于臁疮、淋巴肿等证属湿热下注、湿热蕴结者。患肢肿胀疼痛,疮面腐暗,脓水浸淫,秽臭难闻,四周漫肿灼热,伴有湿疹,痛痒时作;舌质红,苔黄腻,脉滑数。选方三妙丸、萆薢渗湿汤、五神汤等。

(4) 清热解毒法:适用于脱疽、青蛇毒等证属血热瘀结、湿热毒盛者。患肢肿胀、发热,皮肤发红、剧痛,喜凉怕热;局部皮肤紫暗渐变紫黑,浸润蔓延,溃破腐烂,气秽,肉色不鲜,甚则五趾相传,波及足背;伴有发热口干,便秘溲赤;舌红,苔黄,脉数。选方四妙勇安汤、三妙丸合五味消毒饮等。

(5) 补气养血法:适用于脱疽、臁疮等后期证属气血不足、气虚血瘀者。病程日久,溃烂经年,腐肉已脱,疮面苍白或暗红不鲜,板滞木硬;伴倦怠乏力,面容憔悴,萎黄消瘦;舌淡胖或淡紫,脉细涩。选方八珍汤、十全大补汤、补阳还五汤等。

2. 外治 可根据病情选用熏洗、箍围、浸渍、热烘等外治法。

在周围血管疾病中,对坏疽的清创处理不同于其他的外科疾病,必须顾及患肢的供血情况。清创必须在全身情况得到改善的条件下才能进行。在清创时要掌握以下原则:急性炎症期不做清创处理,炎症控制后适当清除坏死组织,在坏死组织的界限清楚后彻底清创。常采用的清创方法有"鲸吞法"和"蚕食法"。所谓的"鲸吞法"即在麻醉下将坏死组织从坏死与存活组织的分界处进行清除。所谓的"蚕食法"就是在换药时视其具体情况，分期分批地逐步清除坏死组织。

3. **手术** 治疗动脉供血不全常用的手术方法有动脉旁路手术、动脉转流术、动脉形成术、动脉切除重建术、大网膜移植术等，治疗静脉疾病常用的手术方法有静脉旁路手术、静脉转流术、静脉形成术、静脉取栓术等。

4. **介入疗法** 科学技术和材料研究的不断进展，为周围血管疾病治疗的微创化提供了新的手段，介入治疗主要有腔内血管成形术、溶栓术和栓塞术。

(1) 腔内血管成形术：目前应用较广泛的腔内血管成形术是支架和球囊导管扩张，用于血管狭窄性病变。对于多节段动脉狭窄性病变，还可以采用支架与手术相结合的方法。这种联合疗法能够取长补短，具有成功率高、创伤小、并发症少等优点，因而适用范围较广。

(2) 溶栓术：一般有药物溶栓、流变溶栓和超声溶栓3种。药物溶栓是将导管插至血栓处，持续点滴尿激酶等溶栓药物，较多用于静脉血栓形成；流变溶栓一般对于新鲜血栓或人造血管中的继发血栓疗效较好；超声溶栓则是近年来较多用于下肢动脉闭塞的新技术。

(3) 栓塞术：栓塞术较多用于血管畸形如动静脉瘘、蔓状血管瘤和动脉瘤等，所用的栓塞物有明胶、微粒和各种型号的金属弹簧栓。

第一节　臁　疮

臁疮是指发生在小腿下部的慢性皮肤溃疡，相当于西医的下肢慢性溃疡。其临床特点是发于双小腿内、外侧的下1/3处，溃疡发生前患部有长期皮肤瘀斑、粗糙表现，溃疡发生后疮面经久不能愈合，或溃疡愈合后易因损伤而复发。臁疮之名首见于《疮疡经验全书》，文献中还称本病为"裤口毒""裙边疮"等，俗称"老烂脚"。

【病因病机】

多由于经久站立或负担重物，劳累耗伤气血，中气下陷，而致下肢气血运行无力、气血瘀滞、肌肤失养。复因局部损伤(如碰伤、虫蚊叮咬等)，湿热之邪乘虚而入，湿热蕴结于下而成。

西医学认为，本病与下肢深、浅静脉及交通支血管的结构异常、静脉压力增高、深静脉瓣膜功能不全或深静脉血栓形成、长期站立、腹压过高和局部损伤等造成下肢深静脉血液回流不畅有关。

【诊断】

1. **临床表现** 患者有长期站立工作史，好发于小腿的下1/3处，内侧多于外侧。常为筋瘤等的并发症。依据发病过程可分为3期：

(1) 溃疡前期：初起出现小腿下段肿胀、沉重感，局部青筋怒张，行走及站立加重，朝轻暮重，内踝、外踝上方皮肤出现红褐色或青紫色瘀斑，皮肤逐渐出现脱屑、粗糙、色素沉着，趋向苔藓样变，局部可有轻度瘙痒感(彩图104)。

(2) 溃疡期：局部持续漫肿，苔藓样变的皮肤渐出现裂隙，自行溃破或抓破后糜烂、渗出形成溃疡。若合并感染,溃疡面出现脓液、组织坏死,周围皮肤红肿,溃疡面初期坏死组织及脓液不断增多,有恶臭味,伴有疼痛。待坏死组织脱落,脓性分泌物可减少,出现浆液性分泌物,溃疡面可呈灰白色、淡红色、鲜红色不等。溃疡深度可在皮下组织层或深至胫骨骨膜外层不等。坏死与溃疡扩大到一定程度,边界渐趋稳定,局限在固定大小,周围红肿可消退,遗留色素沉着及皮肤营养障碍表现。溃疡可经久不愈(彩图105)。

(3) 溃疡愈合期:若溃疡周围皮肤黑褐、粗糙、色素沉着逐步改善,溃疡面干净,出现鲜红色,溃疡可渐愈合形成瘢痕。但周围皮肤仍干燥、粗糙、脱屑、色素沉着等,如遇损伤仍会复发。

2. 实验室及其他辅助检查　深静脉通畅实验、浅静脉和交通支瓣膜功能实验等检查可进一步了解其发病原因,下肢静脉血管造影、超声多普勒检测等方法可检查下肢静脉情况。

【鉴别诊断】

1. 小腿结核性溃疡　多有其他部位的结核病史;皮损初起为红褐色丘疹,中央坏死,溃疡较深,呈潜行性,溃疡边缘呈锯齿状,脓水稀薄呈败絮样,疮周皮色紫暗,顽固难愈,愈后可留凹陷性色素瘢痕。疮面分泌物涂片检查可找到结核杆菌,也可培养出结核杆菌。

2. 小腿癌性溃疡　可为原发性皮肤癌,也可由臁疮经久不愈发生恶变。疮口状如火山,边缘卷起,不规则,质硬,呈浅灰色,溃疡面易出血。局部组织病理检查有助于诊断。

【治疗】

应采取中西医结合、内外治并用的综合治疗,促进疮面早日愈合。

1. 辨证论治

(1) 内治

1) 湿热下注证

证候:疮面腐暗,脓水浸淫,秽臭难闻,四周漫肿灼热;伴湿疹,痛痒时作,甚者恶寒发热,口渴,便秘,溲赤;苔黄腻,脉滑数。

治法:清热利湿,和营消肿。

方药:三妙丸合五神汤加减。红肿疼痛重者加赤芍、丹参;肢体肿胀明显者加车前草、泽泻。

2) 脾虚湿盛证

证候:病程日久,疮面色暗,黄水浸淫,患肢浮肿;伴纳呆,腹胀,便溏,面色萎黄;舌淡,苔白腻,脉沉无力。

治法:健脾利湿。

方药:参苓白术散合三妙丸加减。

3) 气虚血瘀证

证候:溃烂经年,腐肉已脱,疮面苍白,肉芽色淡,周围肤色暗黑,板滞木硬;伴倦怠乏力;舌淡紫或有瘀斑,苔白腻,脉细涩。

治法:益气活血,祛瘀生新。

方药:补阳还五汤加减。

(2) 外治:初期局部红肿,溃破脓性分泌物多者,宜用10%黄柏溶液湿敷;马齿苋60 g,黄柏20 g,大青叶30 g,煎水湿敷。局部红肿,渗液较少者,宜用金黄膏外敷。

后期疮面腐肉不脱,用红油膏、九一丹或八二丹外敷。腐肉已脱,疮面肉芽始长时,用白玉膏、生肌散外敷。疮面周围有湿疮者,用青黛散麻油调敷。疮面出血时掺桃花散。配合缠缚疗法,即用宽绷带缠缚患处和整个小腿,隔1~2日换药1次。

2. 其他治疗

(1) 胶布包扎法:将胶布剪成宽为2cm、长为小腿周径一圈半的胶布若干条。先用等渗盐水清洗患部,将胶布包扎在小腿自溃疡面上缘2cm处开始,第2条胶布宽度的一半贴在第1条胶布上,另一半贴在疮面上,如叠瓦状把疮面封住,直到超过疮面下缘2cm处为止。包扎须稍用力,使胶布的中段正贴疮面。若分泌物少,可每周更换1次;若分泌物多而腥臭,3~4日换1次。伴有湿疮或对胶布过敏的患者,不适宜用本法。此外,治疗必须至疮面全部愈合方能停止,否则疮面又会迅速扩大。

(2) 手术治疗:下肢静脉曲张者,可行大隐静脉高位结扎及剥脱术。

【预防与调护】

(1) 宜抬高患足,减少走动,使其充分得到休息和血流通畅,以减轻水肿,有利于溃疡早日愈合。

(2) 疮面愈合后,宜常用绷带缠缚或穿医用弹力袜保护,以避免外来损伤,预防复发。

第二节 青 蛇 毒

青蛇毒是体表筋脉发生的炎性血栓性疾病,相当于西医的血栓性浅静脉炎。其临床特点是体表筋脉(静脉)肿胀灼热,红硬压痛,可触及条索状物。急性者可出现发热、全身不适等症状。文献中还称本病为"赤脉""恶脉""黄鳅痈"等。

【病因病机】

多由湿热蕴结、瘀阻血脉,阻塞不畅而发病。

1. 湿热蕴结　饮食不节,恣食膏粱厚味、辛辣刺激之品,损伤脾胃,水湿失运,蕴湿生热,湿热积毒下注脉中。

2. 肝气郁滞　情志抑郁,恚怒伤肝,肝失条达,疏泄不利,气滞血瘀,脉络不畅。

3. 外伤筋脉　长期站立、跌打损伤、刀伤针刺等致血脉受损,恶血留内,积滞不散。

西医学认为,本病的发生与物理性损伤、化学性刺激、下肢静脉曲张,及感染和外伤等因素有关。

【诊断】

1. 临床表现　本病多见于青壮年,男女均可发病,以四肢多见(尤多见于下肢),次为胸腹部等处。临床上常见以下类型。

(1) 肢体血栓性浅静脉炎:临床上最为常见,下肢发病多于上肢。多累及一条浅静脉,起病最初为肢体某一浅静脉走行区出现明显疼痛的条状压痛区,继而出现肿胀、发红,有灼热感,可扪及硬索状物,有明显压痛,红肿热痛的条索可以加重及延长。严重者可伴有发热、全身不适症状。一般为节段性,不侵及全静脉,经治疗红肿热痛可减轻或消失,局部遗留色素沉着或无痛性纤维硬结,经2~3个月才能消退(彩图106)。

(2) 胸腹壁血栓浅静脉炎:多为单侧胸腹壁出现疼痛,可扪及纵形条索状压痛区,长短不等,活动时有牵掣痛,皮肤发红,压痛明显。条索状肿物位于皮下、质硬,与周围组织及皮肤粘连,用手拉紧条索上下端,皮肤可出现一条凹陷性浅沟,炎症消退后皮肤遗留色素沉着。一般无全身症状。

(3) 游走性血栓浅静脉炎:多发于四肢。在肢体浅静脉出现节段性硬条索或结节,色红,伴有疼痛,当一处硬条索消退后,其他部位又出现硬条索,具有游走、间歇、反复发作的特点。发作后可遗有皮下硬索条或皮肤色素沉着。严重者可伴有发热,全身不适等。

另外,下肢浅静脉曲张,或静脉某一部位反复穿刺,或输入高渗糖及酸性药物等刺激后,浅静脉局部可出现红硬痛性肿物,或条索状肿物,有压痛,消退缓慢,一般无全身症状。

2. 实验室及其他辅助检查 血常规检查一般正常,少数可有白细胞总数增高。部分患者血沉增快。

【鉴别诊断】

1. 红丝疔(管状淋巴管炎) 主要与本病的急性期作鉴别。红丝疔起病急,伴有高热,患肢的条索状物红热、疼痛更为明显,多在病变附近有感染病灶或皮肤破损史。消退较快,不会转成慢性。

2. 瓜藤缠(结节性红斑) 多见于女性,与结核病、风湿病有关;皮肤结节多发生于小腿,呈圆形、片状或斑块状,一般不溃烂;可有疼痛、发热、关节痛等症状;血沉及免疫指标异常。

【治疗】

早期治疗以清热利湿、凉血和营为主,后期以活血化瘀、行气散结为主,并配合外治以提高疗效。

1. 辨证论治

(1) 内治

1) 湿热蕴结证

证候:患肢肿胀、发热,皮肤发红、胀痛,或有条索状物,或上下游走,肢体活动不利;伴发热恶寒;舌红,苔黄,脉数。

治法:清热利湿,和营凉血。

方药:三妙丸合五味消毒饮加减。发于下肢者加牛膝;红肿消退、疼痛未减者加地龙、赤芍等。

2) 肝郁气滞证

证候:胸腹壁有条索状物,固定不移,刺痛胀痛,或牵掣痛;伴胸闷,善太息等;舌质淡红或有瘀点、瘀斑,苔薄,脉弦。

治法:疏肝解郁,活血解毒。

方药:柴胡清肝汤加减。疼痛重者加三棱、鸡血藤等。

3) 瘀阻脉络证

证候:患肢疼痛、肿胀、皮色红紫,局部筋脉硬肿如条索,粘连不移,牵扯不适,或呈多个硬性结节;舌质暗,有瘀斑、瘀点,脉沉涩或沉细。

治法:活血化瘀,行气散结。

方药:活血通脉汤加减。常加桃仁、鸡血藤等。

(2) 外治：① 初期可选用金黄散、四黄散、玉露散等，用水、蜂蜜调制外敷，每日2次。局部红肿渐消，可选用拔毒膏贴敷。② 后期可用红灵丹油膏外敷；或用熏洗疗法。方用当归12g，白芷9g，羌活9g，独活9g，桃仁9g，红花12g，海桐皮9g，威灵仙12g，生艾叶15g，生姜60g，水煎后浸泡熏洗。

2. **其他治疗** 部分病例可采用手术切除病灶及物理疗法。针灸有一定的疗效。

【预防与调护】

(1) 急性期应卧床休息，适当抬高患肢，以减轻疼痛和水肿。

(2) 静脉穿刺术或注射时注意严格消毒，以免外邪入侵。

第三节 股 肿

股肿是深部静脉血栓形成和炎性病变引起的局部静脉腔不通和血流瘀滞的疾病，相当于西医的下肢深静脉血栓形成。其临床特点是多有长期卧床、产后、腹部手术史；表现为患肢肿胀、疼痛、局部皮温升高和浅静脉怒张四大症状。发病以小腿深静脉、股静脉、髂股静脉为最常见，血栓易发生脱落，可并发肺栓塞而危及生命。

【病因病机】

多由久卧、久坐、产后、手术、外伤等，肢体气血运行不畅，瘀血阻于脉络，脉络滞塞不通，营血回流受阻于脉外溢，流注下肢所致。

1. **血脉损伤** 跌打损伤、手术等可直接伤害人体，使局部气血凝滞，瘀血流注于下肢而发。
2. **久卧伤气** 久卧久坐，肢体气机不利，气滞血瘀，营血回流不畅而发。
3. **气虚血瘀** 多因年老体弱久病等伤耗气血，气为血帅，气虚则无力推动血液运行，血脉阻塞。

西医学认为，多种原因导致的血流滞缓、静脉壁损伤和血液高凝状态是形成本病的三大因素。

【诊断】

1. **临床表现** 多有长期卧床、分娩、腹部手术、外伤、肿瘤或其他血管病史，起病较急。主要表现为患肢疼痛，肿胀，行走时加剧，可伴有发热。深静脉走行区压痛，浅静脉怒张。由于阻塞的静脉部位不同，临床表现不一。

(1) 小腿深静脉血栓形成：初起小腿腓肠肌肿胀疼痛，重者胫、足踝及足背也有水肿。行走时小腿疼痛加剧，腓肠肌部有压痛，小腿伸直，足用力向背侧屈时腓肠肌部疼痛（称为Homan's征阳性）。一般无全身表现，有的可伴低热。

(2) 股静脉血栓形成：股内侧疼痛，股部肿胀明显，小腿及足部可有轻度肿胀，股静脉走行区有深压痛。伴发热或高热，患肢静脉压较健侧升高。

(3) 髂股静脉血栓形成：起病急，可先出现高热和全身不适。数小时内一侧髂腹部及股部出现肿胀、疼痛，皮肤色白，重则发绀，皮温升高。肿胀可自下腹、臀部至整个患肢，大腿内侧股三角处有明显压痛。慢性期则肿胀减轻,肿胀区可出现浅静脉扩张,皮肤增厚,小腿色素沉着(彩图107)。

以上3种情况虽发病急,但病程较长,积极治疗1个月,可明显好转。若突然出现剧烈胸痛、呼吸急促、大汗淋漓可能是血栓脱落而导致肺栓塞,应及时抢救。若早期治疗不当,血栓机化可导致静脉回流障碍出现肢体肿胀、浅静脉曲张、色素沉着及溃疡形成等后遗症。

2. 实验室及其他辅助检查 急性期血白细胞总数增高,静脉血流图、超声多普勒、静脉造影有助诊断。

【鉴别诊断】

1. 原发性下肢深静脉瓣膜功能不全 多发于成年人,多为从事长期的站立性工作和重体力劳动者;发病隐匿,进展较缓慢,以双下肢同时发病为特征;患者双小腿浮肿、沉重感,站立位肿胀明显,抬高患肢后则肿胀明显减轻或消失;后期可见较明显的浅静脉曲张及并发症;应用肢体多普勒超声血流检测和深静脉血管造影可明确诊断。

2. 下肢淋巴水肿 肢体肿胀状似橡胶海绵,肿胀分布范围多自足背开始,逐渐向近心侧蔓延;皮肤和皮下组织增生变厚;后期形成典型的象皮肿。

【治疗】

本病发病较急,易留后遗症,应及时采用中西医结合方法进行治疗。早期以理气活血、清热利湿为主;后期则注重益气活血、通阳利水。

1. 辨证论治

(1) 内治

1) 气滞血瘀证

证候:髂股静脉病变时,整个下肢肿胀疼痛,皮色苍白或发绀,扪之灼热,腿胯部疼痛固定不移,发热;舌暗或有瘀斑,脉数。小腿深静脉病变时,腓肠肌胀痛、触痛,胫踝肿胀,行走困难,可伴低热;苔白或腻,脉数。

治法:理气活血,清热利湿。

方药:通络活血方合三妙丸加减。疼痛严重者加乳香、没药;压痛拒按者加三棱、莪术。

2) 气虚血瘀证

证候:患肢肿胀久不消退,按之不硬而无明显凹陷,沉重麻木,皮肤发紫,皮色苍白,青筋显露,倦怠乏力;舌淡而有齿痕,苔薄白,脉沉而涩。

治法:益气活血,健脾利湿。

方药:补阳还五汤合参苓白术散加减。

(2) 外治:① 急性期可用芒硝加冰片外敷。用芒硝500 g,冰片5 g共研成细粉状,混合后装入纱布袋中,敷于患肢。② 慢性期可用中药煎汤熏洗。可选用活血止痛散方,或选用透骨草、当归、姜黄、红花、苏木、土茯苓等药。煎汤趁热熏洗患肢,每日1~2次,每次30~60 min。以促进侧支循环的建立,达到改善症状,消退肿胀的目的。

2. 其他治疗

(1) 早期西医主张行血栓剥离术或溶栓,并配合抗凝、降黏、扩血管等治疗,疗效较好。

(2) 手术治疗:髂股静脉血栓形成,病程不超过48 h者,可采用Fogarty导管取栓术。也可行下腔静脉滤器置入术。

(3) 针灸治疗：后期可用丹参注射液或维生素 B_1 做穴位注射，取足三里、三阴交，每日1次，各穴位轮流应用，以得气后再注入，30次为1个疗程。

【预防与调护】

(1) 术后或长期卧床的患者，可在床上垫高下肢或对小腿进行按摩，术后患者尽早下床活动，以促进下肢血液循环。

(2) 下肢静脉插管不宜太久，且避免经周围静脉输入刺激性强的液体。

(3) 患血栓性深静脉炎后，前半个月应卧床休息，患肢略屈曲抬高，不做剧烈活动，特别是下地，以防血栓脱落引起肺栓塞等并发症。

(4) 疾病后期可使用弹力袜或弹力绷带，以促进患肢静脉回流。

第四节　脱　疽

脱疽是指发生于四肢末端，严重时趾（指）节坏疽脱落的一种慢性周围血管疾病，又称"脱骨疽"。其临床特点是好发于四肢末节，下肢多于上肢；初起时患肢末端发凉怕冷，疼痛或麻木，继则疼痛加重，日久患趾（指）坏死变黑，甚至趾（指）节脱落。在《灵枢·痈疽》中即有关于本病的记载，曰："发于足指，名曰脱痈，其状赤黑，死不治；不赤黑，不死。不衰，急斩之，不则死矣。""脱疽"一名首载于我国现存第一部外科专著《刘涓子鬼遗方·卷第四》，包括了西医学的血栓闭塞性脉管炎、动脉硬化性闭塞症和糖尿病性肢端坏疽等疾病。由于三者的证治不尽相同，故分别叙述。

血栓闭塞性脉管炎

血栓闭塞性脉管炎是一种周围动静脉的慢性、持续进展性炎症和闭塞性病变，具有慢性、节段性、周期性发作的特征。主要侵犯四肢中小动静脉，以下肢血管为主，多见于青壮年男性。亚洲国家发病率明显高于欧美国家，在我国各地均有发病，以北方较多。近年来发病率呈下降趋势。

【病因病机】

多由素体脾气不健、肾阳不足，又外受寒冷，寒湿之邪侵袭肢体，气血凝滞、经脉阻塞而发病。

脾气不健，化生不足，内不能生气血壮脏腑，外不能充养四肢。肾阳不足，不能温煦四末。脾肾阳虚导致四肢温养不足，故四肢先受病。复受寒湿之邪侵袭，寒凝经脉，经脉不通，不通则痛，故肢体发凉怕冷、酸痛、麻木，行走无力而跛行。经脉不通，四肢失却气血濡养，故出现患肢皮色苍白，皮肤干燥，肌肉萎缩，指（趾）甲生长缓慢，指（趾）毛脱落等营养障碍征象。若寒邪久蕴，则郁而化热，湿热浸淫，热盛可腐肉为脓，则患部红肿溃脓；热入血分可致高热。热邪伤阴，阴虚火旺，病久可致阴血亏虚，肢节失养，发生坏疽而脱落。

西医学认为，本病确切的病因尚不明了，可能与吸烟、寒冷、外伤及感染等因素有关。

【诊断】

1. 临床表现　多发于寒冷季节，以20～40岁的男性多见。常一侧下肢发病，继而累及对侧，少数患者可累及上肢。患者可有受冷、潮湿、长期多量吸烟、外伤等病史。

根据疾病发展过程,临床分为3期。① 一期(局部缺血期):患肢末端出现发凉、怕冷、麻木、酸胀疼痛,间歇性跛行,每步行500~1 000 m路程,即觉患肢小腿和足底酸胀疼痛而出现跛行,休息片刻后症状缓解或消失。如再步行相近路程,又可出现患肢酸胀疼痛而跛行,随着病情的加重,行走的距离越来越短。患足可出现轻度肌萎缩,皮肤干燥,皮色变淡或灰,患足可出现出汗减少,指(趾)甲生长缓慢,皮肤温度略低于健侧。患肢足背动脉搏动可减弱。部分患者小腿出现游走性红硬条索(游走性血栓性浅静脉炎)。② 二期(营养障碍期):患肢发凉、怕冷、麻木、酸胀疼痛,间歇性跛行加重。出现静息痛,夜间痛甚,难以入睡,患者常抱膝而坐。患肢营养障碍征象加重,肌肉明显萎缩,皮肤干燥、脱屑,汗毛脱落,足不出汗,指(趾)甲肥厚变形生长缓慢,皮色苍白或潮红或紫红,患肢足背动脉搏动消失。③ 三期(坏死期):二期症状继续加重,指(趾)可出现紫红肿胀,发生溃疡或坏疽,或指(趾)干瘪紫黑而发生干性坏疽。坏疽可先为一指(趾)或数指(趾),逐渐向近端蔓延,溃疡可扩大加剧,引起剧烈疼痛,持续发热。经治疗红肿可消退,溃疡可愈合,坏疽可局限。若坏疽继续发展至足背及踝部以上,周围红肿、发热,剧痛难以控制,且持续时间较长者,患者可出现乏力倦怠,纳少,口干,重者可出现壮热神昏,形体消瘦等症状。指(趾)坏疽局限后,坏死组织疮面久之也可愈合。(彩图108~110)

坏疽根据肢体坏死的范围可分为3级:一级坏疽局限于足趾或手指部位;二级坏疽局限于足跖部位;三级坏疽发展至踝关节及踝关节以上。

本病发病缓慢,病程较长,常在寒冷季节病情加重,治愈后易复发。

2. 实验室及其他辅助检查 肢体的位置试验、皮温测定、超声多普勒、肢体血流图、甲皱微循环、动脉造影等检查,可以帮助诊断及鉴别诊断,并可了解动脉血管阻塞的部位和程度。

【鉴别诊断】

1. 动脉硬化性闭塞症 发病年龄多在50岁以上,男女均可发生;常伴有高血压、高血脂、冠状动脉硬化、脑动脉硬化或糖尿病;病变常位于大、中动脉;X线检查显示动脉有钙化斑。

2. 糖尿病性坏疽 有糖尿病病史及其临床表现,检查可见血糖升高、尿糖阳性;肢体出现坏疽常呈湿性。

3. 肢端动脉痉挛病(雷诺病) 患者多系青年女性,好发于双手;每因寒冷和精神刺激后出现阵发性两手发凉苍白,继而发绀、潮红,最后恢复正常的雷诺现象。患肢动脉搏动正常,很少发生溃疡及坏疽。

4. 动脉栓塞 发病急,进展快;常见血压下降,甚或休克;有心脏病、心脏手术、心房纤颤等血栓来源的发病基础,阻塞段面较高;出现肢体疼痛、苍白、麻痹、感觉异常、无脉的特征。

【治疗】

轻症可单用中药或西药治疗,重症应中西医结合治疗。中医以辨证论治为主,活血化瘀贯穿治疗始终,常配合静脉滴注活血化瘀药物,以改善肢体血运,建立侧支循环。

1. 辨证论治

(1) 内治

1) 寒湿阻络证

证候:患趾(指)喜暖怕冷,麻木,坠胀疼痛,步履不利,间歇性跛行,遇冷痛剧;肤色苍白,触之发凉,趺阳脉搏动减弱;舌淡,苔白腻,脉沉细。
治法:温经散寒活血。
方药:阳和汤加减。

2) 血脉瘀阻证

证候:患趾(指)坠胀疼痛加重,夜难入寐,步履沉重乏力,活动艰难;患趾(指)肤色暗红或紫暗,下垂时更甚,小腿可有游走性红斑、结节或硬索,趺阳脉搏动消失;舌暗红或有瘀斑,苔薄白,脉弦或涩。

治法:活血化瘀,通络止痛。
方药:桃红四物汤加炮山甲、地龙、乳香、没药。

3) 热毒蕴结证

证候:患肢剧痛,日轻夜重,喜凉怕热;局部皮肤紫暗,肿胀,渐变紫黑,浸润蔓延,溃破腐烂,气秽,肉色不鲜,甚则五趾(指)相传、波及足背;伴发热口干,便秘溲赤;舌红,苔黄腻,脉弦数。

治法:清热利湿,活血化瘀。
方药:四妙勇安汤加味。清热加连翘、黄柏、黄芩;利湿加防己、茯苓、泽泻、赤小豆;活血加丹参、赤芍、川芎。

4) 热毒伤阴证

证候:皮肤干燥、毫毛脱落、趾(指)甲增厚变形,肌肉萎缩,趾(指)多呈干性坏疽;口干欲饮,便秘溲赤;舌红,苔黄,脉弦细数。

治法:清热解毒,养阴活血。
方药:顾步汤加减。

5) 气血两虚证

证候:病程日久,坏死组织脱落后疮面久不愈合,肉芽暗红或淡红而不鲜;面容憔悴,萎黄消瘦,神情倦怠;舌淡胖,脉细无力。

治法:补气养血。
方药:八珍汤或十全大补汤加减。

(2) 外治

1) 未溃期:可选用冲和膏、红灵丹油膏外敷;或用毛披树根(毛冬青)100 g,水煎,待温后浸泡患肢,每日1次;也可选用当归15 g,桑枝30 g,威灵仙15 g,苏木30 g,水煎熏洗,每日1次;或用附子、干姜、吴茱萸等份研粉,蜜调,敷于患肢涌泉穴,如发生药疹立即停用;或以红灵酒少许揉擦患肢足背、小腿,每次20 min,每日2次。

2) 已溃:溃疡面积小者,可用毛披树根煎水浸泡后,外敷生肌玉红膏保护伤口;溃疡面积较大,坏死组织难以脱落者,可用"蚕食"方式清除坏死组织。具体要求和措施:先将患肢放平,避免下垂。外用冰片锌氧油(冰片2 g,氧化锌油98 g)软化创面硬结痂皮。经上述处理后,患肢的炎症、肿胀逐渐消退,坏死组织开始软化,即可作分期分批清除,疏松的先除,牢固的后除;坏死的软组织先除,腐骨后除;彻底的清创术必须待炎症完全消退后才可施行。

2. 其他治疗

(1) 根据病情应用抗血小板聚集药、扩血管药物、前列腺素制剂,坏疽期合并感染者应配合应用有效抗生素。

(2) 剧烈疼痛处理:脱疽最主要的症状是疼痛,特别在夜间可剧痛难忍,不能入睡。被迫将足下垂以缓解疼痛,又成为下肢肿胀、感染与坏疽加重的因素。因此,有效的止痛治疗是重要治疗措施,可选用镇痛药中的缓释制剂口服或外敷,或持续硬膜外麻醉等方法。也可用中药麻醉制剂,如中麻 1 号等。

(3) 单方验方:① 毛冬青 100~200 g,煎水 400 ml,分 2 次口服,每日 1 次。② 复方丹参注射液 2~4 ml 肌内注射,每日 1~2 次。或复方丹参注射液 20 ml 肌内注射,加入 10% 葡萄糖 500 ml 中静脉滴注,每日 1 次,2~4 周为 1 个疗程。

(4) 针灸治疗:取肩髃、合谷、曲池、足三里、阳陵泉、三阴交等穴位,每日 1 次。

(5) 手术治疗:根据病情轻重,可选择坏死组织清除术、坏死组织切除缝合术和截肢术清除坏死组织,尽可能地保留肢体功能;也可采用交感神经节切除术和肾上腺部分切除术、动脉血栓内膜剥除术、动脉旁路移植术和大网膜移植术来改善患肢血供,缓减疼痛,促进溃疡愈合。

(6) 干细胞移植:根据干细胞可以分化为血管内皮细胞,形成新生毛细血管的原理,将患者自体骨髓里的干细胞分离出来,移植到缺血的下肢肌肉内,使其逐渐分化并形成新的毛细血管,从而达到促进血管再生,改善和恢复下肢血流,促进溃疡面愈合和消除疼痛等症状。干细胞移植术为治疗血栓闭塞性脉管炎、糖尿病足、动脉硬化闭塞症等疾病开辟了一新途径。

【预防与调护】

(1) 冬季室外工作者,应采取保暖防护措施。患病后应注意肢体保暖。
(2) 避免外伤。
(3) 患者应严禁吸烟。
(4) 非坏疽感染期可进行患肢锻炼,促使侧支循环建立。如采用 Buerger 运动法:患者平卧,先抬高患肢 45°以上,维持 1~2 min,再在床边下垂 2~3 min,然后放置水平位 2 min,并做足部旋转、伸屈活动 20 min,每日数次。

动脉硬化性闭塞症

动脉硬化性闭塞症是一种由于大中动脉硬化、内膜出现斑块,从而引发动脉狭窄、闭塞,导致下肢慢性缺血改变的周围血管疾病。《外科正宗》中记载的脱疽与本病极为相似,如"夫脱疽者,外腐而内坏也,此因平昔厚味膏粱,熏蒸脏腑;丹石补药,消烁肾水;房劳过度,气竭精伤……凡患此者,多生于手足,故手足乃五脏肢干,疮之初生,形如粟米,头便一点黄泡,其皮犹如煮熟红枣,黑气侵漫,相传五指,上至脚面,其疼如汤泼火燃,其形则骨枯筋练,其秽异香难解"。发病年龄多在 45 岁以上,男性多于女性,多发于下肢的大、中动脉,临床上以下肢慢性缺血性改变为主。目前本病的发病率呈上升趋势。

【病因病机】

本病的发生主要与饮食失节、脏腑亏虚、经脉瘀阻等有密切关系。

老年之体,先天肾气已衰,后天脾胃亦弱,再加思虑过度或过食膏粱厚味,脾胃更伤,以致脾气不升,胃气不降,不能生化精微;而湿滞中焦,若久而不复,痰浊由此而生。痰浊阻滞,气机不畅,气滞则血瘀,血脉瘀塞,不通则痛。"血主濡之",足受血而能步,血脉瘀塞,且气血化源不足,则足失所养,因而出现间歇性跛行;肌肤失养则皮肤苍白、麻木、肌肉萎缩。久则瘀而化热,热胜肉腐,产生趾、足或小腿溃疡和坏疽。若热毒炽盛,可耗伤阴液,则出现伤阴之症。

西医学认为,本病的病因和发病机制尚未完全清楚,其发病与血管内膜损伤、平滑肌细胞增殖、脂质浸润、血流动力学异常有关。高血压、高脂血症、糖尿病、肥胖等是其发病高危因素。

【诊断】

1. 临床表现　多发于 45 岁以上老年人,常有高血脂、高血压和其他脏器的动脉硬化病史,病变常累及大、中动脉。

早期症状主要表现为患肢肤色苍白、发凉、麻木、沉重无力、酸痛、刺痛、烧灼感和间歇性跛行。随着病情的进展,患肢足趾、足部或小腿出现静息痛,尤以夜间为甚。患者常抱膝而坐,彻夜难眠,同时伴皮肤变薄、肌肉萎缩、趾甲增厚变形,骨质疏松。很快足趾、足部出现青紫斑片或血性大疱,疼痛更剧烈,继则发生坏疽、溃疡,约 2 周后出现分界线,形成典型的干性坏疽(彩图 111、彩图 112)。

2. 实验室及其他辅助检查　血糖、血脂升高,心电图及血流动力学异常、眼底动脉硬化,并配合超声多普勒、动脉造影等检查加以诊断。

【鉴别诊断】

多发性大动脉炎　好发于 10～20 岁女性;病变主要累及主动脉弓、腹主动脉及分支,起病缓慢,多伴风湿症状。检查显示红细胞沉降率增快,免疫球蛋白升高,动脉造影可见主动脉及其主要分支开口处狭窄或阻塞。

【治疗】

中医药辨证论治同时,积极应用降血压、降血脂等药物。参考"血栓闭塞性脉管炎"。

1) 痰浊瘀阻证

证候:肤色苍白,患肢发凉,麻木刺痛,间歇性跛行;舌淡,舌边有瘀斑或瘀紫,苔白腻,脉弦细。

治法:化痰散结,活血化瘀。

方药:桃红四物汤加陈皮、瓜蒌、海藻、昆布等。伴高血压者加夏枯草、黄芩。

2) 热毒蕴结证

证候:患肢疼痛剧烈,入夜尤甚,抱膝而坐,彻夜难眠,肢体坏疽或呈干性或伴脓出,溃破腐烂,气秽;伴有发热口干,便秘溲赤;舌红或绛,苔黄燥或苔剥,脉弦数或细数。

治法:清热解毒,活血通络。

方药:四妙勇安汤加味。发热者加蒲公英、紫花地丁、板蓝根;伤阴明显者加生地、麦冬、天花粉;活血加丹参、赤芍、川芎。

3) 脾肾阳虚证

证候:年老体弱,全身怕冷,肢体发凉,肌肉萎缩,神疲乏力,腰膝酸痛,阳痿,性欲减退,遗尿;舌淡胖,苔白,脉沉细。

治法:温肾健脾,和营活血。

方药:右归丸加减。

【预防与调护】

(1) 保护肢体,避免外伤及寒冷,保持足部清洁和干燥,鞋袜宜宽松舒适。

(2) 注意饮食清淡,避免肥甘厚味。

(3) 积极治疗高血压、高血脂和冠心病等。

糖尿病性肢端坏疽

糖尿病性肢端坏疽是肢体大中小动脉和微血管病变,并伴周围神经病变,发生肢端缺血、缺氧甚至坏疽,是糖尿病最常见的慢性并发症之一,也是糖尿病患者致残的主要原因。中医古籍中对此多有论述,如宋代《卫生家宝》记载:"消渴病人足膝发恶疮,至死不救。"元代《丹溪心法》则详细记载了消渴病脱疽的临床症状,指出:"脱疽生于足指之间,手指生者间或有之,盖手足十指乃脏腑支干,未发疽之先烦躁发热,颇类消渴,日久始发此患。初生如粟黄泡一点,皮色紫暗,犹如煮熟红枣,黑气蔓延,腐烂延开,五指相传,甚则攻于脚面,犹如汤泼火燃。"清代魏之琇《续名医类案》曾记载消渴病并发下肢坏疽的案例:"一男,因服药后作渴,左足大趾患疽,色紫不痛。若黑若紫即不治。"据统计,男性糖尿病患者肢端坏疽的发生率比无糖尿病者高53倍,在女性则高71倍。

【病因病机】

本病是在消渴病的基础上发展而来的,消渴病的基本病机为燥热偏盛,阴津亏耗,病久则阴消气耗,而致气阴两伤或阴阳俱虚。在阴津亏损、燥热偏盛的基础上,热烁津伤,血脉瘀滞;气阴两虚,运血无力;气滞血瘀,阴虚寒凝。过食肥甘,痰浊内生,湿性重浊黏滞,湿热下注。若瘀血湿浊阻滞脉络,营血瘀滞,日久化热,或患肢破损,外感邪毒,热毒蕴结,而致肉腐、筋烂、骨脱。

西医学认为,糖尿病发生肢端坏死,高血糖是基础,血管神经病变是关键,感染是诱因。

【诊断】

1. **临床表现** 大多发生于中老年人,男多于女,男女之比为3:2;糖尿病病史多在5~10年以上,发病缓慢,逐渐加重。坏疽以下肢多见,占92.5%,上肢少见。常双侧发病,一侧较重。

早期症状主要表现为患肢肤色苍白、发凉、麻木、间歇性跛行。随着病情的进展,患肢足趾、足部或小腿出现静息痛,尤以夜间为甚。患者常抱膝而坐,彻夜难眠,同时伴皮肤干燥、无汗,皮肤及肌肉萎缩,肢体感觉减弱或消失,很快足趾、足部出现青紫,疼痛更剧烈,继则发生坏疽、溃疡。

临床上有干性坏疽、湿性坏疽、混合型坏疽3种。

(1) 湿性坏疽:肢端体表局部软组织糜烂,形成浅溃疡,继之溃烂深达肌层,甚则烂断肌腱,骨质破坏,大量组织坏死,形成较大脓腔,排出脓性分泌物。此型坏疽多见,占72.5%,主要病理基础是微血管基底膜增厚所致微循环障碍。

(2) 干性坏疽:受累肢端末梢缺血坏死,干枯变黑,病变界线清楚,发展至一定阶段不经处理会自行脱落。此型坏疽约占7.5%,其主要病理基础是中小动脉闭塞所致缺血性坏死。

(3) 混合型坏疽:约占20%。微循环障碍和小动脉阻塞两类病变并存,既有肢端的缺血干性坏死,又有足和(或)小腿的湿性坏疽。

根据病情临床上常将糖尿病性坏疽进行下列分级。① 0级:无开放性病变,明显供血不足;② Ⅰ级:浅表溃疡,可由水疱或其他损伤所致,或自发产生;③ Ⅱ级:溃疡深达肌腱、韧带、骨关节;④ Ⅲ级:深部溃烂感染,并有骨髓炎和脓疡窦道形成;⑤ Ⅳ级:足趾及和(或)部分足坏疽;⑥ Ⅴ级:全足坏疽。

2. **实验室及其他辅助检查** 测定血糖、血脂、尿糖、血液黏度,检查肌电图及血流动力学,并配合超声多普勒、动脉造影等检查加以诊断。

【治疗】

中医药辨证论治同时,积极控制血糖和防治感染。参考"血栓闭塞性脉管炎"。

1) 瘀血阻滞证

证候:肤色苍白,患肢发凉,麻木刺痛,间歇性跛行;舌淡,边有瘀斑或瘀点,苔白,脉弦细。

治法:活血化瘀通络。

方药:桃红四物汤加减等。伴高血压者加夏枯草、黄芩。

2) 热毒蕴结证

证候:患肢疼痛剧烈,入夜尤甚,抱膝而坐,彻夜难眠,肢体坏疽或呈干性或伴脓出,溃破腐烂,气秽;伴有发热口干,便秘溲赤;舌红或绛,苔黄燥或苔剥,脉弦数或细数。

治法:清热解毒,活血通络。

方药:四妙勇安汤加味。发热者加蒲公英、紫花地丁、板蓝根等;伤阴明显者加生地、麦冬、天花粉等;活血加丹参、赤芍、川芎等。

3) 气阴两虚证

证候:病程日久,疮面肉芽不鲜,久不愈合,肢体发凉,肌肉萎缩;伴神疲乏力,面色无华,形体消瘦,口干不欲饮;舌淡尖红,少苔,脉细。

治法:益气养阴活血。

方药:黄芪鳖甲汤加减。

【预防与调护】

积极治疗糖尿病,严格控制高血糖症。其他参考"动脉硬化性闭塞症"。

第五节 淋巴水肿

淋巴水肿是淋巴液回流障碍导致淋巴液在皮下组织持续积聚,甚则引起纤维组织增生的一种慢性进展性疾病,归属于中医学"大脚风""象皮腿"的范畴。其临床特点是好发于四肢,以下肢最常见,肢体肿胀,后期皮肤增厚、粗糙,状如象皮,并可继发感染,形成溃疡,少数可恶变。

【病因病机】

主要由于风湿热邪入侵,留恋不去,流注下肢,或脾虚水停,湿遏气机,经络阻塞不通,气血瘀滞不行所致。《潜斋医案》记载:"凡水乡农人,多患脚肿,俗名大脚风……此因伤络瘀凝,气血阻痹,风湿热杂合之邪袭入而不能出也。"总之,本病初期多为伤络瘀凝,湿热阻滞,病至后期,则多为络脉瘀阻,气滞血瘀。

西医学认为,本病发病的原因可分为两大类。① 原发性淋巴水肿:由淋巴管发育异常所致;② 继发性淋巴水肿:正常淋巴管因后天原因而阻塞,常见的是丝虫感染和链球菌感染(复发性丹毒)。其他还有继发于肿瘤施行放射治疗和淋巴结清扫术后等。无论何种病因,淋巴管阻塞后所引起的病理变化大致相同,开始是阻塞远侧的淋巴管扩张,瓣膜破坏,淋巴液瘀积,由于它的蛋白质含量较高而易凝结,有利于成纤维细胞的增生,因而皮内和皮下组织产生大量纤维,加重淋巴管的阻塞,脂肪组织为大量纤维组织代替,皮肤及皮下组织极度增厚。

【诊断】

1. 临床表现

(1) 原发性淋巴水肿多发于30岁以下的青少年,女性多见。起病初期肿胀局限于足及踝部,月经期及长时间站立、劳累时水肿加重,休息或抬高患肢可减轻。病情严重时,水肿可蔓延至小腿,但很少波及整个下肢。后期肢体可明显增粗,皮肤、皮下组织增厚、变硬,但很少发生溃疡。

(2) 丝虫病引起的淋巴水肿发病年龄多在15~50岁,男性多见。丝虫感染的初期常有发热,局部肿胀疼痛等症状。反复感染后导致淋巴水肿,突出表现为自肢体远端向近端扩展的慢性、进展性、无痛性的浮肿。早期皮肤尚正常,按之凹陷,晚期皮肤增厚,干燥、粗糙,色素沉着,出现疣状或棘状增生,男性患者多伴有阴囊肿大。

(3) 丹毒引起的淋巴水肿有反复发作的丹毒病史,急性发作时局部红肿热痛,伴突发寒战高热。屡次发作后引起肢体肿胀不消,皮色暗红。初起水肿按之有凹陷,以后皮肤粗糙、发硬等。

(4) 肿瘤放射治疗或手术治疗后引起的淋巴水肿,如行乳腺癌腋淋巴结清扫术后引起患侧上肢水肿,不红不热,常以手臂内侧明显,严重者全肢肿胀,或累及手背,经久难消(彩图113)。

淋巴水肿的程度可分为3种。① 轻度:肢体水肿呈凹陷性,抬高肢体后减轻或消失,无明显皮肤改变。② 中度:非凹陷性水肿,抬高肢体水肿不能缓解,皮肤明显纤维化。③ 重度:肢体不可逆性水肿,反复感染,皮肤及皮下组织纤维化,出现象皮肿样皮肤变化(彩图114)。

2. 实验室及其他辅助检查 淋巴管造影可以发现淋巴管阻塞不通。如丝虫病引起的淋巴水肿,尿常规检查呈乳糜状,含有大量蛋白质;淋巴结穿刺液涂片可以找到丝虫卵或虫体,有助于诊断。

【鉴别诊断】

1. 深静脉血栓形成 多见于手术、外伤、分娩后;起病较急,肢体疼痛,患肢水肿,平卧抬高患肢时肿胀减轻,站立行走时加重;有深压痛,按之凹陷;皮温稍高。

2. 内科疾病引起的水肿 营养不良、肾脏疾病、肝脏疾病、心功能衰竭及甲状腺功能低下等均可发生肢体双侧性水肿,应注意予以鉴别。

【治疗】

本病为慢性进展性疾病,中西医尚缺乏很快治愈的药物和方法。临床上应分清湿、热、瘀之轻重,急性期当以清热利湿为主,辅以活血通络;慢性期采用理气活血和益气活血利湿之法。

1. 辨证论治

(1) 内治

1) 湿热阻滞证

证候:患肢肿胀,疼痛,局部皮肤紧张,按之凹陷,皮肤色红、柔软;伴骨节酸痛;舌质红,苔黄腻,脉滑数。

治法:清热利湿,活血通络。

方药:萆薢渗湿汤合五神汤加减。若患肢红肿痛甚,且恶寒发热者加蒲公英、连翘、地丁等;若肿胀明显者加泽泻、茯苓、木通等。

2) 瘀血阻滞证

证候：患肢肿胀，增粗变硬，皮肤增厚、粗糙，状如象皮；可伴胸胁胀痛或面色少华，乏力；舌质淡暗或有瘀斑，苔薄白，脉弦涩或沉涩。

治法：活血化瘀，利湿软坚。

方药：血府逐瘀汤或桃红四物汤加减。患肢粗肿坚硬较重者加皂角刺、昆布、海藻；气虚者加黄芪、党参、白术。

(2) 外治

1) 熏洗疗法：花椒叶、香樟叶、松针、苏叶各适量，煎水熏洗患肢，每日1次。

2) 敷药疗法：商陆、山柰、食盐各等份，将商陆、山柰研末，再加食盐共研用酒调成糊状，涂敷患处，每日1次。

3) 辐射热烘疗法：利用辐射热使患肢组织软化，将患肢置于辐射热疗箱内，通电加热，逐步上升到60℃，再根据患者的耐受能力可上升到100℃，烘1 h，每日1次，以20次为1个疗程，观察2～3日后，再视病情进行下1个疗程。一般治疗1～2个疗程后，可以发现患肢组织松软，肢体逐渐缩小。

2. **其他治疗** 西医治疗包括限制水、盐摄入，使用利尿剂，预防感染。由血丝虫引起的淋巴水肿，可用乙胺嗪或呋喃嘧啶治疗；必要时进行手术治疗。

【预防与调护】

(1) 蚊子是传播丝虫病的媒介，要大力开展灭蚊和丝虫病的群防、普查。

(2) 对于溶血性链球菌感染所造成的淋巴管炎，初次发作时要彻底治疗，以减少复发可能。

(3) 足癣是下肢丹毒导致淋巴水肿的一个常见诱因，应积极进行防治。

(4) 患病期间宜经常抬高患肢，下肢水肿宜穿弹力袜，以帮助淋巴液回流。

(5) 饮食宜清淡并富含蛋白质，减少水盐摄入，少食辛辣之品。

第十四章 其他外科疾病

导学

本章主要介绍冻疮、烧伤、毒蛇咬伤、破伤风、痛风、胆石症、肠痈。其病因病机不同，临床表现各异，治疗遵循辨证论治、内治外治相结合的原则。

本章的学习要求：

掌握：烧伤的伤情判断和辨证论治；毒蛇咬伤的现场急救及早期综合治疗措施；痛风、胆石症、肠痈的辨证和治疗；破伤风的预防与调护。

熟悉：冻疮的局部处理；破伤风的诊断要点；痛风、胆石症、肠痈的预防与调护。

了解：蛇种与蛇毒的特性。

第一节 冻疮

冻疮是身体受低温损害后局部或全身血液循环发生障碍而产生的病变，相当于西医的冻伤。局部性冻疮以体表暴露的部位如手、足、耳、鼻、颜面等常见，又称水浸手、水浸足、战壕足、冻烂疮等，其临床特点是局部肿胀发凉，瘙痒，疼痛，皮肤紫斑，水疱，溃烂，肢体坏死，甚则脱疽。全身性冻疮在北方野外地区工作者偶可见到，又称冻死，其临床特点是体温下降，四肢僵硬，甚则阳气亡绝。

冻疮病名始见于《诸病源候论·冻烂肿疮候》，历史文献中尚有"冻风""冻裂"等名称。唐代《备急千金药方·卒死第一》中有运用缓慢复温法救治全身性冻疮的记载。清代《外科大成·冻疮》记载："宜服内托之药，以助阳气。"强调从整体上应用内服药物治疗冻疮。

【病因病机】

一为寒冷之邪外袭，是其直接致病因素；二为元气虚弱，不耐其寒，寒盛阳虚、气血冰凝所致。宋代《圣济总录·冻烂肿疮》说："经络气血，得热则淖泽，得寒则凝涩。冬时严寒，气血凝聚不流，则皮肉不温，瘀冻焮赤，痛肿成疮，轻则溃烂，重则损败肢节也。"寒冷之邪外袭，经脉收束失于通畅，气血凝滞，经络阻塞，致肢体失于温煦而成冻伤。若复感毒邪，郁久化热，热毒蕴结，热胜肉腐成脓则溃烂成疮，甚则损及筋骨；若因寒邪太盛，内中脏腑，甚则阳气亡绝而死。

西医学认为，本病是因机体受低温侵袭后，局部微循环障碍，以致局部组织损伤和坏死。

【诊断】

1. 临床表现

(1) 全身性冻疮：随着体温的下降，患者出现疼痛性发冷、知觉迟钝、疲乏、肌张力减退、麻痹、步履蹒跚、视力或听力减退、意识模糊、幻觉、嗜睡、不省人事、瞳孔散大、对光反应减弱、呼吸变浅，继而出现肢体僵硬和假死状态。如不及时救治，易致死亡。

(2) 局部性冻疮：好发于身体的暴露部位，如手、足、鼻尖、耳郭和面部。

轻症：初起在受冻部位皮肤先呈苍白，麻木冷感，继则水肿或青紫形成瘀斑，自觉灼痛、瘙痒；有的则局部水肿，出现大小不等的水疱，自觉疼痛、微痒，如无感染，逐渐干枯，结成黑痂，不久脱落而愈。

重症：初起受冻部位皮肤呈苍白，冷痛麻木，触觉丧失，继则暗红漫肿，水疱破后创面呈紫色，出现腐烂或溃疡；甚则损伤肌肉筋骨，常呈干燥黑色坏死，患处感觉、运动功能完全丧失。继发严重感染时，可伴寒战、高热等全身症状，邪毒内陷，可危及生命。

2. 实验室及其他辅助检查　冻疮创面湿性坏疽，可做细菌培养及药敏试验；怀疑有骨坏死时，可行 X 线检查。

【鉴别诊断】

1. 类丹毒　多发生于接触鱼类或猪肉的手部，手指和手背出现局限性深红色或青紫色斑，肿胀明显，阵发性疼痛和瘙痒，有游走性，很少超过腕部。一般 2 周内自愈，不会溃烂。

2. 多形性红斑　多发生于春、秋二季，以手、足、面、颈多见，皮损为风团样丘疹或红斑，颜色鲜红或紫暗，典型者中心部常发生重叠水疱，形成特殊的"虹膜状"皮损。常伴有发热，关节疼痛等症状。

【治疗】

治以温通散寒、补阳通脉为原则。轻症以外治为主，重症需内外合治。全身性冻疮要立即抢救复温，但忌用直接火烘或暴热解冻之法，否则反失生机。

1. 辨证论治

(1) 内治

1) 寒凝血瘀证

证候：局部麻木冷痛，肤色青紫或暗红，肿胀结块，或有水疱，发痒，手足青冷；舌淡，苔白，脉沉或沉细。

治法：温经散寒，养血通脉。

方药：当归四逆汤或桂枝加当归汤加减。血瘀甚者可加黄芪、丹参、红花。

2) 气虚血瘀证

证候：神疲体倦，气短懒言，面色少华，疮面不敛，疮周暗红漫肿，麻木；舌淡，苔白，脉细弱。

治法：益气养血，祛瘀通脉。

方药：人参养荣汤或八珍汤合桂枝汤加减。

3) 瘀滞化热证

证候：发热口干，患处暗红微肿，疼痛喜冷，冻伤局部坏死出现腐烂或溃疡，流脓；舌红，苔黄，脉数。

治法：清热解毒，活血止痛。

方药:四妙勇安汤加减。
4) 阴盛阳衰证
证候:时时寒战,四肢厥冷,感觉麻木,幻觉幻视,意识模糊,倦卧嗜睡,甚则神志不清;舌淡,苔白,脉微欲绝。
治法:回阳救脱,散寒通脉。
方药:四逆加人参汤或参附汤加味。
(2) 外治
轻症:红肿痛痒未溃者,红灵酒或生姜辣椒酊外擦,轻揉按摩患处,每日2~3次,或用冻疮膏或阳和解凝膏外涂;或用芫花、甘草各15 g,煎水洗浴患处,每日3次。有水疱的应在局部消毒后,用无菌注射器抽出疱液,或用无菌剪刀在水疱低位剪个小口放出疱液,外涂美宝湿润烧伤膏、冻伤膏、红油膏或生肌白玉膏等。
重症:用75%乙醇或碘酊消毒患处及周围皮肤,有水疱或血疱者,用注射器抽液后用红油膏纱布包扎保暖;有溃烂时用红油膏掺入八二丹外敷;腐脱新生时,用红油膏掺生肌散或用生肌玉红膏外敷;局部坏死严重,骨脱筋连者,可配合手术清创;肢端全部坏死或湿性坏疽危及生命时,可行截肢(指、趾)术。
2. 其他治疗
(1) 破伤风抗毒素的应用:一经确诊重症冻疮,应尽早使用破伤风抗毒素。
(2) 支持疗法和抗生素应用:补充营养和维持水与电解质平衡,并应用抗生素防治感染。
(3) 针刺:针刺足三里、关元、三阴交等,常取得较好疗效。

【预防与调护】
(1) 增强体质,加强耐寒锻炼,改善必要的防寒设备。
(2) 在严寒环境中要适当活动,避免久站或蹲地不动。进入低温环境工作以前,不宜饮酒,因为饮酒后常不注意防寒,而且可能增加散热。
(3) 对手、耳、鼻等暴露部位予以保护,受冻后,不宜立即火烤,防止溃烂成疮,鞋袜潮湿后应及时更换。

第二节　烧　伤

烧伤是指因火焰,灼热的气体、液体或固体等热力作用于人体而引起的一种急性损伤性疾病,古代又称汤火伤、汤泼火伤、汤火疮、火烧疮、火疮等。西医也称烧伤,还有化学烧伤、火器伤、放射性烧伤、电击伤等,仍以水火烫伤为多见。

早在晋代葛洪《肘后方》中就有"烫火灼伤用年久石灰敷之,或加油调"和"猪脂煎柳白皮成膏外敷"的记载。宋代《太平圣惠方》记有"以白蜜涂疮上,取竹膜贴之",还以"狗毛碎剪,烊胶和之",敷贴于烧伤创面,形成痂盖,开湿润法、暴露法、制痂法之先河。唐代《备急千金要方》也有较详细的叙述,明代李梴《医学入门·汤火疮》中有专治烧伤的掺药,至清代《外科秘录》等更进一步阐明了水火烫伤的辨证与预后,有些方法至今尚在临床上应用。

【病因病机】

火热之邪侵害人体,最易消灼津液,损伤肌肤,轻者卫外失固,营阴外渗;重者热毒内攻,伤津耗液,阴液枯竭,甚者阴伤阳脱;亦有热胜肉腐,酿而为脓,重者疮毒内陷,侵于营血,内攻脏腑,导致脏腑失和、阴阳失衡,甚则死亡。

西医学认为,热能或辐射可直接造成局部组织损害,使之发生变性、坏死、炎症,甚至组织成分化学结构变化,直接导致人体组织破坏、功能丧失。

【诊断】

1. 临床表现

(1) 全身表现:轻度烧伤,一般无全身症状。中度烧伤,一般可出现发热口渴、食欲减退、大便秘结、小便短赤等症状。重度烧伤和特重度烧伤,除上述一般症状外,还极易出现呼吸气微、大汗淋漓、神昏谵语等重症,甚至危及生命。

(2) 局部表现

1) 一度烧伤:累及表皮浅层(角质层),亦可波及透明层、颗粒层,甚至棘细胞层和基底细胞层。烫伤局部红肿热痛,感觉过敏,表面干燥,全身反应极少。一般经过2～3日后,症状消失,出现皮肤脱屑,不产生瘢痕,有时局部可有轻度色素沉着。

2) 浅二度烧伤:累及表皮全层及真皮浅层。烧伤局部有明显的水肿,剧痛,水疱形成,疮面色红,经常有液体渗出。在3～4日后出结成一层棕色较薄的干痂,一般在2周左右愈合,愈合后不留瘢痕,但有色素沉着或减退。

3) 深二度烧伤:损伤已达真皮深层,但有皮肤附件残留。表现为痛觉迟钝,有水疱,疮面颜色苍白,间有不同密度的猩红色小点,较易继发感染。一般需3～4周愈合,可留有瘢痕。

4) 三度烧伤:累及全层皮肤,甚至深达脂肪、肌肉与骨骼。表现为痛觉丧失,皮肤颜色为苍白、棕褐色或焦黑色,皮肤失去弹性,触之坚硬,表面干燥,但皮下组织间隙中则有大量液体渗出而水肿。2～3周后发生焦痂下液化,易发生感染,焦痂脱落后露出肉芽创面。小面积三度烧伤可由创面边缘上皮长入而愈合,但愈合极慢,愈后引起严重的瘢痕挛缩。

(3) 伤情诊断:伤情诊断最基本的要求是评估或确定烧伤的面积和深度。

1) 烧伤面积的计算

中国新九分法:按体表面积划分为11个9%的等份,另加1%,构成100%的体表面积,即头颈部:1×9%;躯干:3×9%;两上肢:2×9%;双下肢:5×9%+1%(表14-1,图14-1)。

表14-1 中国新九分法

部位		占成人体表%	占儿童体表%
头颈	发部 面部 颈部	3 3 } 9 3	9+(12-年龄)
双上肢	双上臂 双前臂 双手	7 6 } 9×2 5	9×2

(续表)

部　位		占成人体表%	占儿童体表%
躯干	躯干前	13 ⎫	
	躯干后	13 ⎬ 9×3	9×3
	会阴	1 ⎭	
双下肢	双臀	5* ⎫	
	双大腿	21 ⎬ 9×5+1	9×5+1−(12−年龄)
	双小腿	13 ⎪	
	双足	7* ⎭	

注：成人女性的臀部和双足各占6%。

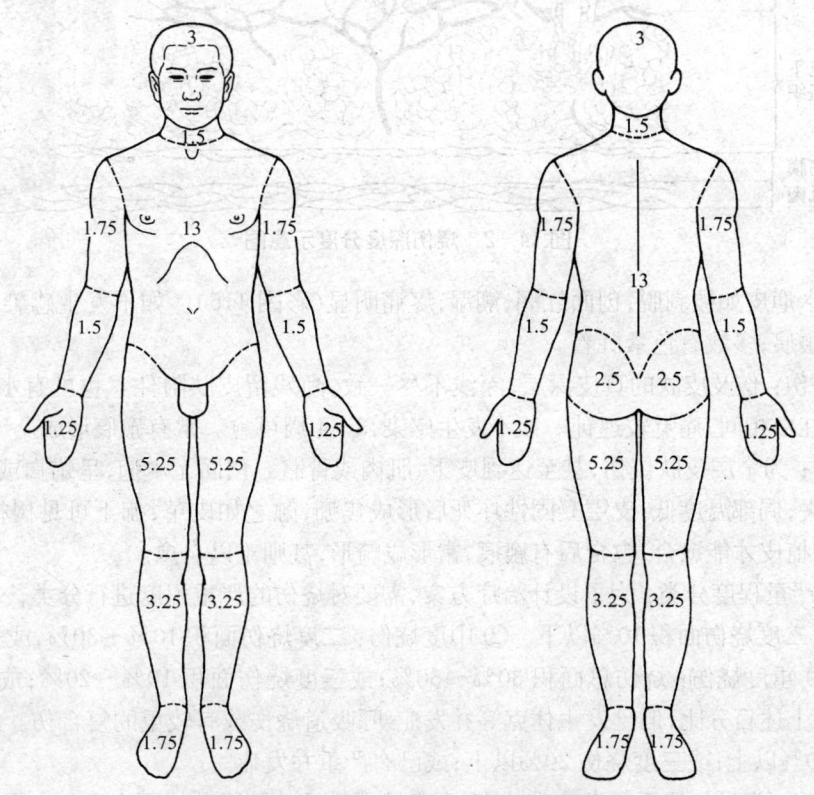

图14-1　成人体表各部所占体表面积

手掌法：不论性别、年龄，患者并指的掌面约占体表面积的1%，如医者的手掌大小与患者相近，可用医者手掌估算，作为九分法的辅助评估方法。

儿童烧伤面积计算：12岁以下儿童，年龄越小，头越大而下肢越小，可按下法计算：头颈部面积=[9+(12−年龄)]%；双下肢面积=[46−(12−年龄)]%。

2）烧伤深度的计算：三度四分法分为一度、浅二度、深二度、三度。一般认为一度、浅二度烧伤属于浅度烧伤；深二度和三度烧伤属于深度烧伤。组织损害层次见图14-2。

一度烧伤：仅伤及表皮（角质层），生发层健在，再生能力强。表面呈红斑状、干燥无渗出，有烧灼感，3~7日痊愈，短期内可有色素沉着。

浅二度烧伤：伤及表皮的生发层、真皮乳头层。局部红肿明显，有薄壁大水疱形成，内含淡黄

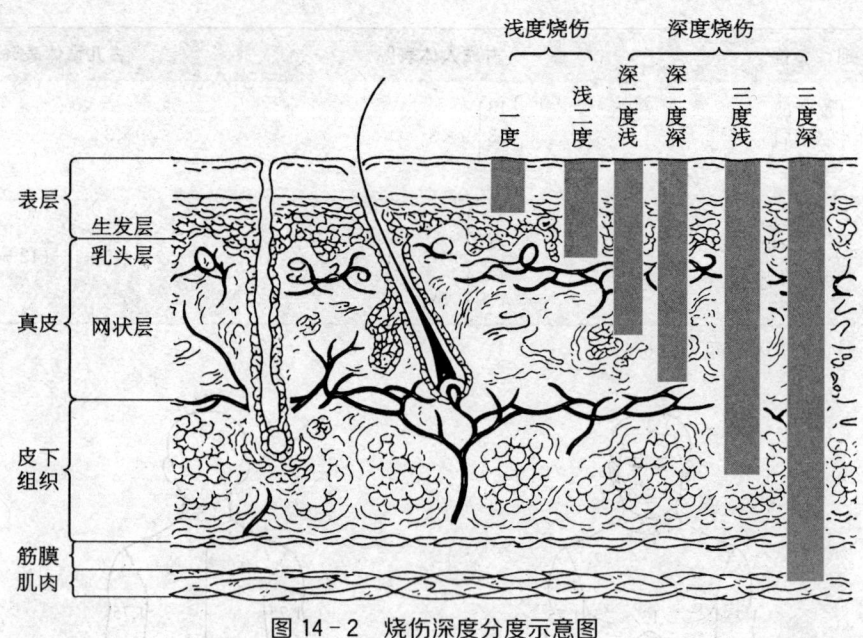

图 14-2 烧伤深度分度示意图

色澄清液体,水疱皮如被剥脱,创面红润、潮湿,疼痛明显(彩图 115)。如不发生感染,1~2 周内愈合,一般不留瘢痕,多数有色素沉着。

深二度烧伤:伤及皮肤的真皮深层,深浅不尽一致,尚残留皮肤附件。也可有水疱,但去疱皮后创面微湿,红白相间,痛觉较迟钝。如不发生感染,3~4 周可愈。常有瘢痕形成。

三度烧伤:为全层皮肤烧伤,甚至达到皮下、肌肉或骨骼。创面无水疱,呈蜡白或焦黄色,甚至炭化,痛觉消失,局部温度低,皮层凝固性坏死后形成焦痂,触之如皮革,痂下可见树枝状栓塞的血管。一般均需植皮才能愈合,愈合后有瘢痕,常形成畸形,甚则难以自愈。

(4) 烧伤严重程度分类:为了设计治疗方案,需要对烧伤的严重程度进行分类,一般分为 4 类。① 轻度烧伤:二度烧伤面积 10% 以下。② 中度烧伤:二度烧伤面积 10%~30%,或三度烧伤面积不足 10%。③ 重度烧伤:烧伤总面积 30%~50%;或三度烧伤面积 10%~20%;或二度、三度烧伤面积虽不到上述百分比,但已发生休克等并发症、呼吸道烧伤或有较重的复合伤。④ 特重烧伤:烧伤总面积 50% 以上;或三度烧伤 20% 以上;或已有严重并发症。

(5) 并发症:常见的严重并发症有休克、全身性感染及心肺肾功能不全。

2. 实验室及其他辅助检查　烫伤面积较大时可见血白细胞升高、血细胞压积升高、水及电解质紊乱、低蛋白血症、酸中毒等。

【鉴别诊断】

接触性皮炎　一般均有明显的接触史,皮损大多为红斑、水肿、丘疹、水疱或大疱、糜烂、渗出等,皮损部位局限,边界清晰,形状与所接触的物质外形大致相同。大多数患者先痒后痛,局部有灼热感。

【治疗】

烧伤轻症,一般不须内治;对于重症,必须内外治并重。内治早期以清热解毒、益气养阴、活血祛瘀为主,后期以补益脾胃为主。外治重在创面的处理。危重患者要中西医结合抢救治疗。

1. 辨证论治

(1) 内治

1) 火热伤津证

证候:发热,口干引饮,便秘,尿短赤,唇红而干;舌质红而干,苔黄或黄腻糙,或舌光无苔,脉洪数或弦细而数。

治则:养阴清热。

方药:黄连解毒汤、银花甘草汤、清营汤、犀角地黄汤加减。

2) 阴伤阳脱证

证候:体温不升,呼吸气微,表情淡漠,神志恍惚,语言含糊不清,四肢厥冷,汗出淋漓;舌面光剥无苔或灰黑,舌质红绛或紫暗,脉微欲绝,或脉伏不起。

治则:扶阳救逆、固护阴液。

方药:参附汤合生脉散加减。若冷汗淋漓者加煅龙骨、煅牡蛎。

3) 火毒内陷证

证候:壮热烦渴,躁动不安,口干唇焦,大便秘结,小便短赤;舌质红或红绛而干,苔黄或黄糙,或焦干起刺,脉弦数等。

热毒传心,可见烦躁不宁、神昏谵语;热毒传肺,可见呼吸气粗、鼻翼煽动、咳嗽痰鸣、痰中带血;热毒传肾,可见尿闭浮肿或血尿;热毒传肝,可见痉挛抽搐、头摇目窜,或为黄疸;热毒传脾,可见恶心呕吐、不思饮食,或有腹胀便秘,或有便溏黏臭而频者,或有呕血便血。

治则:清营凉血解毒。

方药:清营汤、黄连解毒汤合犀角地黄汤、清瘟败毒饮加减。热毒传心者加用安宫牛黄丸或紫雪丹;热毒传肺者加生石膏、知母、贝母、桔梗、鱼腥草、桑白皮、海浮石;热毒传肾尿少或尿闭者加车前子、淡竹叶、白茅根、猪苓、泽泻,血尿加大小蓟、白茅根、琥珀、干地黄;热毒传肝者加羚羊角、钩藤、龙齿、石决明;热毒传脾者加大黄、玄明粉、枳实、厚朴、莱菔子、大腹皮,便溏黏臭而频者加葛根、白头翁、神曲、广木香,呕血便血者加三七、白及、侧柏炭、槐花炭、地榆炭。

4) 气血两虚证

证候:低热或不发热,形体消瘦,面色无华,神疲乏力,食欲不振,夜卧不宁,自汗、盗汗,疮面皮肉难生;舌淡红或胖嫩,舌边齿印,苔薄白或薄黄,脉细数或濡缓等。

治则:调补气血。

方药:八珍汤加黄芪或托里消毒散加减。

5) 脾胃虚弱证

证候:口舌生糜,口干津少,嗳气呃逆,纳呆食少,腹胀便溏;舌质暗红,光剥无苔,或舌质淡胖,苔白,脉细数或细弱等。

治则:调理脾胃。

方药:益胃汤或参苓白术散加减。口渴者加西洋参、石斛;胃脘作胀、便溏者加山药、扁豆;呃逆嗳气者加淡竹茹、制半夏、柿蒂。

(2) 外治

初期:清洁疮面后,用清凉膏、万花油外搽;或地榆、大黄粉各等份研末,麻油调敷;也可用虎地酊(虎杖、地榆、70%乙醇)喷洒疮面,每2~4 h 1次,12~24 h结痂,以后每日3~4次。

中期：疮面有感染者，用黄连膏、红油膏、生肌玉红膏外敷；渗液多时，用2%黄连液、2%黄柏液或银花甘草液湿敷。

后期：腐脱生新时，用生肌白玉膏生肌散外敷；瘢痕疙瘩形成者，用黑布膏药外敷。

2. 其他治疗

(1) 抗生素治疗：疮面总面积较大或并发严重感染时可加用，首选青霉素类，或根据细菌培养结果选用。

(2) 植皮：疮面面积较大，肉色鲜活，感染已控制，可选择自体皮肤移植。

(3) 生长因子的应用：外用贝复济等。

【预防与调护】

(1) 加强劳动保护，开展防火宣传教育，注意安全操作。

(2) 在家庭或幼儿园，加强儿童烧伤防护。

(3) 注意不让儿童玩火或接触易燃易爆物品。

(4) 烧伤后要保持创面清洁，注意休息，鼓励患者多饮水，或绿豆汤、西瓜汁、水果露、银花甘草汤等代茶频服；多食新鲜蔬菜、水果、禽蛋、瘦肉之品。

(5) 烧伤后暴露部位1个月内避免阳光直晒以免加重色素沉着。

附：特殊类型烧伤

电烧伤

因电引起的烧伤有两类：电火花引起灼伤的性质和处理同火焰烧伤；电源直接接触所致的电烧伤，其伤情取决于接触时间、电流的强度、性质和路径等。电压越高，电流强度越大；电流导入人体后，由于不同组织电阻不同，局部损害程度也有所不同。电烧伤可出现全身性损害，轻者有恶心、心悸、头晕或短暂的意识障碍；重者昏迷，呼吸、心跳骤停。局部损害入口处较出口处重，入口处常炭化，成裂口或洞穴状，烧伤常深达骨周，损伤范围呈外小内大；浅层组织尚可，但深部组织可夹心坏死，无明显的坏死界面；局部渗出较普通烧伤重，筋膜腔内水肿；由于邻近血管的损害，经常出现进行性坏死，伤后坏死范围可扩大数倍。肘、腋或膝、股等屈面可出现"跳跃式"伤口。

处理：① 现场急救：立即脱离电源；呼吸心跳骤停者，立即进行心肺复苏；复苏后注意心电监护。② 液体复苏：补液量不能按表面烧伤面积计算，对深部组织损伤所致隐性渗出应充分估计。由于肌肉和红细胞的广泛损害，释放大量的血红蛋白和肌红蛋白，很易沉积于肾小管，导致急性肾衰。为此，早期补液量应高于一般烧伤；应补充碳酸氢钠以碱化尿液；还可用甘露醇利尿，每小时尿量应高于普通烧伤的标准。③ 清创时应注意切开减张，包括筋膜切开减压。尽早做较彻底的探查，密切注意继发性出血。床旁常备止血带与止血包，如血管突然破裂，应找到破裂血管，在其近心端高位健康血管处结扎。④ 预防感染：早期应用较大剂量的抗生素。应特别警惕厌氧菌感染，局部应暴露。注射破伤风抗毒素。

化学烧伤

化学烧伤除立即损伤局部外，还可继续侵入或被吸收，导致进行性局部损害或全身性中毒。损害程度与化学物质的性质有关，还取决于化学物的剂量、浓度和接触时间。可导致烧伤的化学物质有数千种，常见的有酸、碱及磷。一般处理原则：立即除去被化学物质浸渍的衣物，持续大量清水冲洗，时间应较长，应特别注意眼部等五官的冲洗。急救时不主张使用中和剂，可能会因选择不当或中和反应产热而加重损害。早期输液量可稍多,加用利尿剂以排出毒性物质。深度烧伤应尽早清除坏死组织并植皮。已明确为化学毒物致伤者,应选用相应的解毒剂或对抗剂。

酸烧伤 其共同特点是使组织蛋白凝固而坏死,使组织脱水,不形成水疱,皮革样成痂,焦痂能防止酸向深部组织侵蚀,但脱痂时间延缓。石炭酸不易溶解于水,可吸收进入血液循环而损害肾脏,可用清水冲洗后,再用70%乙醇清洗。氢氟酸用大量清水冲洗后,应用5%～10%葡萄糖酸钙($0.5\ ml/cm^2$)加入1%普鲁卡因行创周浸润注射,使残存的氢氟酸化合成氟化钙,阻止其继续扩散与侵入。

碱烧伤 其共同特点是对组织破坏力大,渗透性强,能溶解组织蛋白,使创面逐渐深化。生石灰(CaO)和电石(CaC_2)烧伤在清水冲洗前,必须先去除伤处的颗粒或粉末,以免加水后产热。

磷烧伤 附着在皮肤的磷颗粒与空气接触即自燃,磷氧化后产生的P_2O_3和P_2O_5有脱水夺氧作用,造成较深烧伤;磷燃烧产生的白色烟雾(P_2O_5粉末),吸入呼吸道可引起肺水肿;无机磷从创面吸收可引起严重的肝、肾中毒,有时很小面积的无机磷烧伤也可致命。处理:① 立即将烧伤区浸入清水中(或大量清水冲洗),使之与空气隔绝。② 水下尽量移除磷颗粒,可用1%硫酸铜涂布,可形成无毒性的磷化铜,便于识别和移除。但必须控制硫酸铜的浓度小于1%。③ 创面宜采用湿敷包扎。④ 预防磷中毒。

第三节 毒蛇咬伤

毒蛇咬伤是指人体被毒蛇咬伤后,其毒液由伤口进入人体内而引起的一种急性全身中毒性疾病。其临床特点是发病急、变化快、病势凶险。神经毒者,疼痛不剧烈,常因呼吸麻痹,造成重要器官缺氧而导致死亡;血循毒者,疼痛剧烈,患处易坏死,甚至会导致功能障碍;混合毒者则兼而有之。含神经毒的有银环蛇、金环蛇、海蛇;含血循毒的有蝰蛇、尖吻蝮蛇、竹叶青蛇和烙铁头蛇;含混合毒的有眼镜蛇、眼镜王蛇和蝮蛇。我国每年被毒蛇咬伤者约10万人次,其发病率在我国南方地区较高。

早在河南安阳殷墟出土的3 000年前的甲骨文中就有"止它"字,代表有毒蛇,是蛇咬伤人脚趾的意思。东汉许慎《说文解字》记载:"上古草居患它(蛇),故相问无它(蛇)乎。"西汉刘安《淮南子》的说林训中记载"蝮蛇螫人,傅以和堇则愈",这是我国关于蛇伤治疗的最早记载。晋代葛洪《肘后备急方》介绍了蛇伤治疗有三法:一为高温破蛇毒,如"切叶刀烧赤烙之";二为灸法,如"一切蛇毒,急灸三五壮则众毒不能行";三为中药治疗,如"捣薤傅之""烧蜈蚣末以傅疮上""捣鬼针草傅即定"等。《外科正宗》《外科启玄》均有治疗毒蛇咬伤的记载。《外科证治全书》在继承前人治疗毒蛇咬伤的基础上,又有一定的发展,并对毒蛇咬伤后的局部症状和其严重性记载颇详。中华人民共和国成立后,大力发掘民间验方,开展科学研究,初步创立了一套简易有效和结合我国实际情况的防治措施。

【病因病机】

不外乎风毒、火毒、风火毒等内侵肌肤,留于肉中,入于营血,内传脏腑而发病。

毒蛇咬伤后,风火邪毒壅滞肌肤经脉,不通则痛则肿;风火之邪化热,热盛肉腐,则局部溃烂;毒邪炽盛,内传营血,耗血动血,则有出血;热极生风,则有神昏谵语、抽搐等症状;风火相煽,蛇毒鸱张,正不胜邪,则邪毒内陷。

蛇毒主要成分为蛋白质,新鲜的蛇毒为黏稠液体,微酸性或中性。在常温下易变性腐败丧失其毒性。经过真空干燥或冷冻干燥处理的蛇毒可于室温下保存20～30年,但毒性强度和一些酶的活性会不同程度降低。一般蛇毒含有20余种蛋白质,主要为酶类和毒素。多数学者认为,人和动物消化道腺体分泌物能破坏蛇毒,人体肝脏有解毒作用,且可以从小便排出约70%。

不同蛇毒的毒性成分不同,依据蛇伤中毒后的毒理及临床表现主要分神经毒、血循毒、混合毒和酶。

1. 神经毒(风毒)　均是多肽。中毒时表现为神经系统的损害症状,神经麻痹尤以周围神经损害表现突出,导致骨骼肌运动麻痹乃至外周呼吸麻痹。

2. 血循毒(火毒)　包括心脏毒素、出血毒素、溶血毒素、促凝血及抗凝血因子。中毒时表现为血液和循环系统的损害症状,如心力衰竭、心律失常、出血性休克、DIC等。

3. 混合毒(风火毒)　存在于蝮蛇、眼镜蛇及眼镜王蛇的蛇毒中,兼有神经毒和血循毒的特性。

4. 酶　蛇毒富含酶类,文献报道已有25种以上,各种蛇毒所含酶的种类有所不同。目前认为与蛇毒毒性关系较大有:

(1) 蛋白水解酶:是蛇类本身的消化酶,它能破坏组织,损害血管壁,引起出血、组织坏死,释放组胺与血管活性物质引起血压急剧下降。

(2) 磷脂酶A_2:存在于眼镜蛇科毒蛇的蛇毒中。其毒性作用为:间接溶血作用;释放组胺、5-羟色胺、肾上腺素、缓动素等,干扰心血管系统;促成产生溶血卵磷脂而损及神经系统;增加毛细血管通透性而引起内脏出血及皮肤出血。

(3) 三磷酸腺苷酶:主要影响三磷酸腺苷的合成与储备及能量的供应。

(4) 透明质酸酶:能溶解结缔组织中的黏多糖而使组织的黏滞度减少,促使毒液在体内的扩散而加重病情。

(5) 凝血酶样酶:蝮科的大部分毒蛇和蝰科的沙蝰等蛇毒中含有此酶,它可直接使血液中的纤维蛋白原转变为纤维蛋白而使血液在体外凝固。

【诊断】

1. 临床表现

(1) 局部症状:被咬伤处一般都有较粗大而深的毒牙痕,若患部被污染或经处理,则牙痕难辨认。不同毒蛇咬伤的牙痕各有特点(图14-3)。

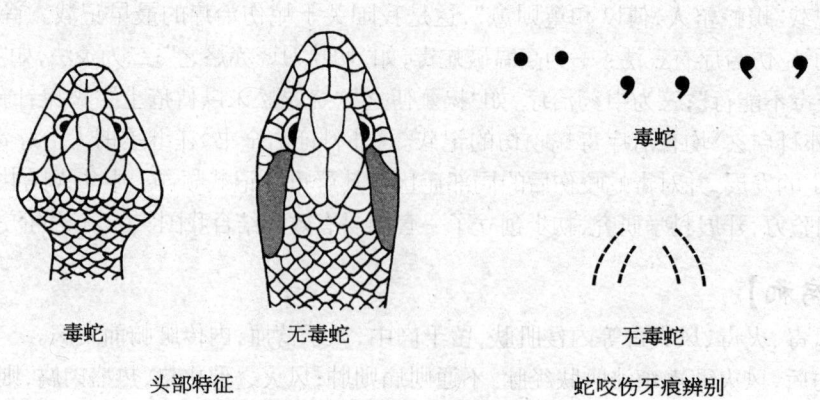

图14-3　毒蛇与无毒蛇的特征鉴别

1) 神经毒的毒蛇咬伤后局部不红不肿,无渗液,不痛或微痛,甚至麻木,所导向的淋巴结肿大和触痛,常易被忽视而不及时处理。

2) 血循毒的毒蛇咬伤后,数分钟即出现伤口剧痛,似刀割、火燎、针刺样;局部肿胀严重,可迅速向肢体近心端扩展,并引起局部淋巴结炎和淋巴管炎;伤口出血不止或皮下出血,形成瘀点瘀斑;局部发生水疱、血疱,甚至组织发黑坏死(彩图116)。

3) 混合毒的毒蛇咬伤后,即感疼痛,逐渐加重,有麻木感,伤口周围皮肤迅速红肿,可扩展到整个肢体,常有水疱,严重者,伤口迅速变黑坏死。

(2) 全身症状

1) 神经毒的毒蛇咬伤后主要表现为神经系统受损害,发病略缓,大多在1～6 h后出现头晕、头重、眼花、四肢无力、肌肉酸痛,继而出现眼睑下垂、吞咽困难、流涎、舌僵难语、肌张力下降、反射减弱、胸闷、呼吸急促由快变慢浅、呼吸无力、气管分泌物多、发绀等,最后呼吸肌麻痹,呼吸衰竭而死。

2) 血循毒的毒蛇咬伤后主要表现为血液及循环系统受损害,潜伏期短,发病急,来势凶猛,发展迅速,常见胸闷、心悸、气促、头昏、眼花、畏寒、发热、视力模糊,严重者出现烦躁不安、谵语、呼吸困难;全身广泛性的内外出血、皮肤和黏膜出现大片瘀斑;牙龈、鼻、眼结膜出血、吐血、咯血、便血、尿血等,甚至胸腔、腹腔和颅内出血。最后血压急剧下降,出现休克、循环衰竭。

3) 混合毒的毒蛇咬伤后主要表现为神经和血循环系统两者受损害。

2. 实验室及其他辅助检查

(1) 可进行天然乳胶凝集试验,判断蛇伤蛇种。

(2) 血常规可见白细胞升高、红细胞和血红蛋白减少,尿常规中可有红细胞、蛋白质或管型,血ALT、AST、LDH、CPK可增高,出血时间延长,血清电解质失衡。

(3) 肌电图有进行性肌电衰减(神经毒类毒蛇咬伤多见),心电图可有心律不齐、传导阻滞、ST-T改变等。

【鉴别诊断】

无毒蛇咬伤 伤处只有锯齿状、浅小、多个、间密牙痕,疼痛不明显;出血少或不出血,无瘀斑或血疱;无肿胀或稍肿胀,不会扩大;除伤口有时感染外,无坏死;除精神紧张,可出现虚脱外,无明显全身症状;实验室理化检查基本正常。

【治疗】

毒蛇咬伤是一种严重的疾患,能否及时有效地进行抢救和处理,对病情转归和预后差别很大。内外并治、排毒解毒、防毒内陷、免毒扩散为本病治疗首要宗旨,也是蛇伤治疗尤其是早期治疗成功的关键所在。及至蛇毒内入,除按辨证施治外,还必须通利二便,促毒外泄,防止蛇毒内攻。"二便不通,蛇毒内攻""治蛇不泄,蛇毒内结"是中医学对蛇伤治疗的经验总结。一旦明确毒蛇种类,则尽快使用相应的抗蛇毒血清。

1. 急救 被毒蛇咬伤后,可就地采取各种有效措施进行抢救,以减少蛇毒的吸收,减轻中毒症状,为以后治疗争取时间。

(1) 缚扎:目的在于阻止蛇毒的吸收和扩散,早期使用才有效。咬伤后应即时就地取材,于伤口的近心端缚扎,以阻止静脉血回流而不妨碍动脉血流为原则。不宜奔跑,以免加速血流和蛇毒吸收。缚扎时间可持续8～10 h,但应每隔15～30 min稍放松1次,每次1～2 min,一般在伤口排毒或服药后1~3 h可解除缚扎。咬伤已超过12 h,则不宜缚扎。

(2) 排毒

1) 扩创法：常规消毒后,沿牙痕做纵向切口1.5 cm,深达皮下,或做"十"字形切口,如有毒牙遗留应取出,以1∶5 000高锰酸钾溶液反复冲洗,破坏在伤口部位的蛇毒,减少播散,减轻中毒。必须注意凡五步蛇、蝰蛇、蝮蛇咬伤后,若伤口流血不止,且有全身出血现象,则不应扩创。

2) 冲洗法：1∶5 000高锰酸钾溶液反复多次冲洗伤口。

3) 吮吸法：用口吮、拔火罐或抽吸器等方法,将伤口毒血吸出,然后可加用扩创法。如吮吸者的口腔黏膜破损或有炎症者,不宜做吮吸法,以免引起中毒。

4) 烧灼法：用火柴头5~7个放在伤口上点燃烧灼1~2次,以破坏蛇毒,这是一种简便而有效的野外急救方法。

5) 针刺法：出现肿胀时,可于手指蹼间(八邪穴)或足蹼间(八风穴),皮肤消毒后用三棱针或粗针头,于皮肤平行刺入约1 cm,迅速拔出后将患肢下垂,并由近心端向远心端挤压以排除毒液。但被蝰蛇、五步蛇咬伤时应慎用,以防止出血不止。

(3) 解毒：可选用食醋100~200 ml,一次服；白菊花25 g、金银花25 g、甘草10 g,水煎服；选半边莲、半枝莲、鬼针草、九头狮子草等1~2种洗净后加少许食盐捣烂取汁湿敷。

2. 辨证论治

(1) 内治

1) 风毒证

证候：局部肿痛不明显,全身可见头晕眼花、眼睑下垂、恶心呕吐、吞咽困难、气急,甚者出现复视、呼吸困难、四肢抽搐等。

治法：清热解毒,活血祛风,镇惊开窍。

方药：半边莲、半枝莲、黄芩、蒲公英、金银花、一枝黄花、当归、红花、白芷、全蝎、蜈蚣、蝉衣、僵蚕、青木香等。必要时加服安宫牛黄丸、紫雪丹、六神丸、羚羊角。

2) 火毒证

证候：局部创口疼痛剧烈,肿胀明显,蔓延迅速,常见水疱、血疱、瘀点、瘀斑及溃烂坏死；全身可见恶寒发热、烦躁不安、心悸胸闷、视力模糊、咽干口渴、大便秘结、小便短赤,甚则口鼻出血、尿血、便血；舌红绛,苔黄腻,脉洪数。

治法：清热解毒,凉血止血。

方药：黄连解毒汤合犀角地黄汤加减,犀角可用水牛角代,必要时加用安宫牛黄丸或牛黄吞服。

3) 风火毒证

证候：兼有风毒、火毒之表现。

治法：清热解毒,祛风定惊,凉血止血。

方药：半边莲、金银花、七叶一枝花、茅草根、炒川柏、生大黄、虎杖根、龙胆草、车前子、丹皮、赤芍、全蝎、蜈蚣、蝉衣等随症加减。

4) 蛇毒内陷证

证候：毒蛇咬伤后失治、误治,出现高热、躁狂不安、痉厥抽搐或神昏谵语；局部伤口由红肿突然变为紫暗或紫黑,肿势反而消减；舌质红绛,脉细数。

治法：清营凉血解毒。

方药：清营汤合犀角地黄汤加减。
(2) 外治
1) 咬伤处及扩创处用 1∶5 000 高锰酸钾湿敷；肿胀部位用金黄散水调敷涂，并时时湿润。
2) 蛇伤性溃疡可用九一丹、红油膏外敷，腐脱新生时改为生肌散、白玉膏外敷。
3) 也可用新鲜草药捣烂外敷，或季德胜蛇药片若干研末水调外敷。

3. 综合治疗措施
(1) 封闭疗法：普鲁卡因注射液加地塞米松局部环封能抑制蛇毒的扩散、减少疼痛、对抗炎症、减轻过敏反应，是早期防治局部损害的有效措施。其方法是：在 0.25%～0.5% 普鲁卡因溶液中加入地塞米松 5 mg，在伤口周围或患肢上方 3～5 cm 处行深部皮下环封，封闭溶液的剂量可根据患肢的大小而酌定。
(2) 胰蛋白酶的局部应用：早期局部应用疗效较好，有消除伤口残毒及促进伤口愈合的功能。用法为结晶胰蛋白酶 2 000～4 000 U 加 0.5% 普鲁卡因 4～20 ml，溶解后在伤口上方及周围进行浸润注射后在肿胀上方环形封闭。一般只用 1 次，但可根据病情重复应用。注射后严密观察病情，防止过敏发生。
(3) 利尿排毒：呋塞米 20～40 mg，肌内注射；或 20% 甘露醇 250～300 ml，静脉滴注。促使血内蛇毒加速排泄，缓解中毒症状。
(4) 抗蛇毒血清的应用：可选用相应的单价抗蛇毒血清或多价抗蛇毒血清。效果确切，越早应用疗效越好。使用前需做过敏试验，若呈阳性反应，则应按脱敏法注射，同时可使用肾上腺皮质激素抗过敏。
(5) 肾上腺皮质激素应用：可减轻蛇毒毒性反应，有利于病情缓解和康复。选用氢化可的松，起效快，也可选用地塞米松。用药剂量视病情而定。
(6) 抗组胺药的应用：不仅减轻中毒症状，而且对患肢肿胀消退有明显效果，如马来酸氯苯那敏等。
(7) 抗生素的应用：主要是用于预防或治疗蛇伤伤口细菌感染、治疗过程中发生的呼吸道及泌尿道感染。一般采用广谱抗生素。
(8) 破伤风抗毒素的应用：须尽早应用。用法是破伤风抗毒素 1 500 U，肌内注射，一般只需 1 次。用前需做过敏试验。
(9) 全身支持和防治并发症：应补充足够营养物质，但需控制补液量，同时维持水、电解质平衡及酸碱平衡。
(10) 兴奋呼吸中枢药物的应用：当出现呼吸困难或呼吸麻痹经救治后有反射出现时，可使用呼吸中枢兴奋药。常用尼可刹米、洛贝林、二甲弗林、哌甲酯等。
(11) 输血：适用于五步蛇、蝰蛇等咬伤且内外出血严重者。但不宜过早使用，应采取少量多次输血的原则。
(12) 使用本地区有效蛇药。

【预防与调护】
(1) 搞好环境卫生，特别是清除杂草，填塞洞穴，注意宿舍、厨房和饲养禽畜等处的清洁卫生，使蛇类无藏身之处。
(2) 宣传、普及蛇伤、毒蛇咬伤防治知识，让群众了解和掌握毒蛇的活动规律，特别是毒蛇咬伤

(3) 伤后不宜奔跑急走,以免加速毒素随血运行全身。加强患肢护理,伤后头两天患肢要低,要保持创口清洁与引流通畅;病情好转时,患肢则应适当抬高,以利消肿。外敷药物不要遮盖伤口。

附:猫犬咬伤、毒虫螫伤

猫犬咬伤 与动物嬉戏是猫犬咬伤高发的原因,被猫犬咬伤后伤口易并发感染,常见的致病菌是金黄葡萄球菌、溶血性链球菌、大肠杆菌、拟杆菌、破伤风杆菌等;被患狂犬病的犬、猫等咬伤或抓伤后可感染狂犬病病毒。典型的伤口感染在8~24 h后出现,临床表现为伤口疼痛加剧,伤口周围软组织红肿发热,并可出现化脓,有时分泌物有异常气味,伴发热、淋巴管炎等。如果伤口很深,可能出现化脓性关节炎或骨髓炎;若感染扩散至全身,可并发菌血症、心内膜炎、脑脓肿等,并留下严重的后遗症。感染狂犬病毒可引起畏光怕光,恐惧不安,喉间梗塞,状有异物,伤口痛痒麻木;甚则急躁骚动,恐惧不安,发热口渴而不敢饮水,对光、色、声很敏感,可引起抽搐,或作犬吠声,常有吞咽和呼吸困难。被猫犬咬伤后要及时到当地卫生防疫部门就诊,彻底清创,正规注射狂犬疫苗和血清。

毒虫螫伤 常见有黑蜘蛛、蜈蚣、马蜂、蝎子、海水母螫伤。螫伤处痒痛肿胀不适,甚至出现全身皮肤潮红,汗出,烦躁不安,呼吸困难等表现。治疗:① 肿胀明显时可冰敷。② 用1:1 000的高锰酸钾溶液或2%碘酊清洗伤口。③ 螫咬处周围用2%普鲁卡因2~4 ml加地塞米松5 ml封闭。④ 利尿、排毒保肾,应用糖皮质激素。⑤ 口服季德胜蛇药片或穿心莲片等。病情严重者可行血液透析或按过敏性休克、中毒性休克处理。

应加强对犬、猫的防疫管理工作。野外工作时宜穿戴防护衣着,尽量减少皮肤的裸露。

第四节 破伤风

破伤风是指皮肉破伤,风毒之邪乘虚侵入而引起发痉的疾病。其临床特点是有外伤史,有一定的潜伏期,以发作时呈现全身或局部肌肉的强直性痉挛和阵发性抽搐为主要特征。外伤所致者,又称金创痉;产后发生者,称产后痉;新生儿断脐所致者,称小儿脐风或脐风撮口。临床上以外伤所致者最常见。历代医家对本病的诊治有较详细的记载,但是定名为破伤风则首见于唐代蔺道人《仙授理伤续断秘方》,曰:"凡破伤风病,以药(指至真散)敷贴疮口,即以温酒调一钱服之。"

【病因病机】

本病是因皮肉破伤,感受风毒之邪所引起。

1. **金刃创伤,风邪入侵** 由于开放性创伤,腠理不密,风邪乘虚而入,由表入里,邪入经络,甚至内侵脏腑,引动内风而发病。

2. **溃疡失治,病邪内侵** 特殊邪毒经疮面内侵,热郁于里,不得外透,内外合邪而发痉。

3. **肝血不调,筋失滋养** 风邪入里传肝,肝血不足,血不荣筋而发痉;疾病后期,气血亏虚,脾胃受损,出现正虚邪恋证。

西医学认为,本病的病因为破伤风杆菌通过皮肤或黏膜的伤口侵入体内,特别是在伤口窄而深、有异物、坏死组织多、引流不畅等缺氧的环境下,细菌在伤口局部迅速繁殖,并产生大量外毒素。外毒素有痉挛毒素和溶血毒素两种,前者吸收至脊髓、脑干等处,与中间联络神经细胞的突触相结合,抑制突触释放抑制性传递介质,运动神经元因失去中枢抑制而兴奋性增强,致使随意肌紧张与痉挛;后者能引起心肌损伤和组织局部坏死。

【诊断】

1. 临床表现

(1) 潜伏期:通常是6~12日,个别为1~2日。也有在伤后数个月或数年因清除病灶或异物而发病的。潜伏期的长短,与创伤性质、部位和伤口的早期处理方式以及是否接受过预防注射因素有关。潜伏期越短,病情越严重,预后也越差,病死率也越高。

(2) 前驱期:一般1~2日,患者常有头痛、头晕、乏力、多汗、烦躁不安、咀嚼无力、张口略感不便、反射亢进;伤口往往干陷无脓,周围皮肤暗红,创口疼痛并有紧张牵制感。

(3) 发作期典型的症状是全身或局部肌肉强直性痉挛和阵发性抽搐。

肌肉强直性痉挛:首先从头面部开始,进而延展至躯干、四肢。患者开始感到咀嚼不便,咀嚼肌紧张、疼痛,然后出现张口困难、牙关紧闭;面部肌群痉挛,形成苦笑面容;颈项肌痉挛时,颈项强直,头略向后仰,不能做点头动作;咽喉部肌肉痉挛,可引起吞咽和呼吸困难;背腹肌痉挛时,腰部前凸,头和足后屈,呈角弓反张状;膈肌和肋间肌痉挛,可出现呼吸困难,甚至窒息;膀胱括约肌痉挛,可引起排尿困难,甚至尿潴留。

阵发性抽搐:是在肌肉持续性痉挛基础上发生的,轻微的刺激,如声音、光亮、震动、饮水、注射等均可诱发强烈的阵发性抽搐。每次发作可持续数秒、数分钟或数十分钟不等,发作时患者面色苍白,口唇发绀,呼吸急促,口吐白沫,流涎,磨牙,头频频后仰,四肢抽搐不止,全身大汗淋漓,表情非常痛苦。强烈的肌肉痉挛和抽搐有时可使肌肉断裂、出血,甚至发生骨折、脱位和舌咬伤等。

发作间歇期长短不一,在间歇期,疼痛稍减,但肌肉仍不能完全松弛。可有发热,大便秘结,小便短赤或尿闭,舌红或红绛,苔黄或黄浊,脉弦数等。因喉头痉挛,呼吸道不畅,黏痰阻塞气管等,均可导致肺炎、肺不张,可出现高热,甚至可导致窒息,是患者死亡的主要原因。

(4) 后期:因长期肌肉痉挛和频繁抽搐,大量体力消耗,水、电解质紊乱或酸中毒,可致全身衰竭而死亡。或因呼吸肌麻痹引起窒息、心肌麻痹甚至休克、心搏骤停而危及生命。

2. 实验室及其他辅助检查　脓液培养可有破伤风杆菌生长。血液或脓液细菌培养及药敏试验有助于明确致病菌种类,指导选用抗生素。

【鉴别诊断】

1. 化脓性脑膜炎　与破伤风一样出现颈项强直、角弓反张等表现,但一般无咀嚼肌痉挛,无阵发性抽搐。患者常有高热、剧烈头痛、喷射性呕吐、嗜睡等。脑脊液检查有压力增高、白细胞计数增多等。

2. 狂犬病　有被犬、猫咬伤史,患者呈兴奋、恐惧状,听到水声或看到水便发生咽肌痉挛,被称为"恐水症"。可因膈肌收缩产生大声呃逆,如犬吠声。

3. 下颌关节炎、齿龈炎、咽喉炎、腮腺炎　早期可有张口困难,但无颈项强直,并有局部疼痛,早期有发热等全身症状。

【治疗】

预防为主,宜中西医结合综合治疗。强调及早处理伤口,清除毒素来源,中和游离毒素,控制和解除痉挛,保持呼吸道通畅,必要时行气管切开,不能进食者可鼻饲,防治并发症等。中医内治以息风镇痉、清热解毒为原则。

1. 辨证论治

(1) 内治

1) 风毒在表证

证候:轻度吞咽困难和牙关紧闭,周身拘急,抽搐较轻,痉挛期短,间歇期较长;苔薄白,脉数。

治法:祛风镇痉。

方药:玉真散合五虎追风散加减。

2) 风毒入里证

证候:角弓反张,频繁而间歇期短的全身肌肉痉挛,高热,面色青紫,呼吸急促,痰涎壅盛,胸腹满闷,腹壁板硬,时时汗出,大便秘结,小便不通;舌红绛,苔黄糙,脉弦数。

治法:祛风止痉,清热解毒。

方药:木萸散加减。

3) 正虚邪恋证

证候:抽搐停止,身有微热,时有汗出,面色苍白,神疲乏力,头晕,心悸,或有口渴,或肌表有蚁行之感,或自汗肢冷,甚则牙关不适,偶有痉挛;舌质淡红,少苔,脉虚无力。

治法:养血营筋、健脾扶正。

方药:当归补血汤合当归地黄汤加减。

(2) 外治:伤口处理,目的是改变局部环境,使破伤风杆菌不易生长繁殖,以杜绝毒素来源。凡已污染的伤口甚至已愈合的原发伤口,均应彻底清创,清创应在局麻下进行,仔细检查痂下有无窦道或死腔,将所有的坏死组织、异物等彻底清除。闭合的脓腔应通畅引流,伤口应暴露,不可缝合。并用氧化剂如高锰酸钾、过氧化氢等溶液冲洗和湿敷伤口。清创前可在伤口周围注射破伤风抗毒素 5 000～10 000 U,或在注射破伤风抗毒血清治疗后进行清创。外疡者必须行切开引流,至创口出脓后,改用九一丹、生肌玉红膏;脓尽新生,则用生肌散、生肌白玉膏。

2. 其他治疗

(1) 破伤风抗毒素治疗:一经确诊,应尽早使用破伤风抗毒素。一般用量是 10 000～60 000 U,分别由肌内注射与静脉滴入。抗毒素注射前应做过敏试验,以免发生过敏反应。皮试阳性者应做脱敏注射。新生儿破伤风,可用破伤风抗毒素、青霉素做脐周封闭。

(2) 镇痉治疗:使用镇痉药可使患者安定,减少对外界刺激的敏感性,而使痉挛不发或少发,使患者较长时间处于安静或睡眠状态,有利于治愈。常用水合氯醛灌肠,或巴比妥类药物,或冬眠合剂等。

(3) 支持疗法和抗生素治疗:补充营养和维持水与电解质平衡;抗生素常选用青霉素、甲硝唑等。

(4) 针刺治疗:一般采取泻法,留针 15～20 min。牙关紧闭取下关、颊车、合谷、内庭等,角弓反张取风府、大椎、长强、承山、昆仑等,四肢抽搐取曲池、外关、合谷、后溪、风市、阳陵泉、申脉、太冲等。

【预防与调护】
(1) 凡创口必须早期清创,特别是污染严重或较深的创口。
(2) 人工免疫:① 自动免疫法,注射破伤风类毒素。② 被动免疫法,尽早皮下注射破伤风抗毒素(TAT)1 500~3 000 U(需皮试),有效期为10日左右,对深部创伤、潜在厌氧菌感染可能的患者,可在1周后追加注射1次。
(3) 患者隔离,环境安静,避免光、声、振动,注意口腔及皮肤护理,为防止重症患者发生窒息,可在上下牙之间放置橡皮开口器,防止舌咬伤,随时吸出口腔分泌物。并注意营养的摄入。

第五节　痛　风

痛风是由于先天禀赋不足,四肢关节之气血被病邪阻闭而引起的疾病,相当于西医的痛风性关节炎,以中老年男子多见。其临床特点是关节红肿热痛反复发作,痛风石沉积可引起关节畸形,病久可造成肾脏损害。文献中"白虎风""中风历节病""痹证"等的描述与痛风的临床表现有相似之处。

【病因病机】
多由先天禀赋不足,过食膏粱厚味,湿热内蕴,外感风寒湿热之邪,痹阻经络,气血运行不畅,痰瘀交结关节、骨骼而发病。

1. **饮食不节**　因饮食不节,致脾胃运化功能紊乱,或素体脾虚、脾失健运,水谷不化,脾虚湿阻,酿生湿浊痰邪,痰浊阻滞或湿浊留注关节,气血不畅,发为痹痛;湿浊留滞脏腑经络,积湿生热、湿热内生,外注皮肉关节,内留脏腑而致湿热之证。

2. **外感风寒湿**　因风寒湿邪外侵,或素体脾阳不振而致寒湿内生,风寒湿邪合而为病。

3. **先天不足**　由于先天禀赋不足,加上该病缠绵难愈,久病伤阴,或肝肾积热,耗伤阴血,终致肝肾阴虚之证。

4. **瘀血阻滞**　脏腑积热,热郁为毒,热毒壅于血脉,瘀血痹阻于经络,或加外受风湿,抑气凝血,攻于骨节而发病。反复发作,遂使瘀血凝滞,络道阻塞,以致关节畸形。

西医学认为,本病为嘌呤代谢紊乱所致,可分为原发性和继发性两大类。原发者病因多属常染色体联遗传或酶缺陷性疾病,属遗传性疾病。继发性痛风主要由核酸代谢亢进和肾排泄尿酸盐降低两类疾病所引起。

【诊断】
1. **临床表现**　多见于中老年男性。常有家族遗传史。

常在午夜突然发病,以致痛醒。常侵犯第1跖趾关节或蹈指关节,猝然红肿热痛,逐渐加剧,昼轻夜重。伴发热、头痛。急性发作持续数日至数周可自然缓解,常因精神紧张、进高嘌呤食物、酗酒、劳累及外感风寒等诱发。多次发作后,可形成关节僵硬、畸形,活动受限。部分患者关节周围及耳郭耳轮部及趾、指骨间出现"块瘰"(痛风石)。

2. 实验室及其他辅助检查 血尿酸、尿尿酸增高,关节腔穿刺有尿酸盐结晶,X 线检查显示软骨缘邻近关节的骨质有不整齐的穿凿样圆形缺损。

【鉴别诊断】

1. **类风湿关节炎** 多见于青年女性,对称、游走性疼痛,晨起僵硬感,指趾小关节常呈对称性梭形肿胀,活动期类风湿因子阳性,血尿酸多正常,X 线检查显示关节面粗糙、关节间隙变窄、骨质普遍稀疏。

2. **蜂窝组织炎** 患处周围软组织红肿热痛,成脓时可及波动感,畏寒发热头痛等全身症状明显,血白细胞增高。

【治疗】

治以清热化湿、化痰活血通络,勿忘健脾固本。

1. 辨证论治

(1) 内治

1) 湿热壅盛证

证候：关节剧痛突然发作,且多在夜间发作；关节红肿热痛,得冷则舒,痛不可触；或发热,大便秘结,小便黄赤；舌红,苔黄腻,脉弦数或滑数。

治法：清热利湿,宣痹通络。

方药：四妙丸酌加防己、泽泻、丹皮、萆薢、忍冬藤。

2) 风寒湿盛证

证候：关节肿痛,屈伸不利,或见皮下结节或痛风石；风邪偏胜则关节游走疼痛或恶风发热等；寒邪偏盛则关节冷痛剧烈,痛有定处；湿邪偏盛则肢体关节重着疼痛,痛有定处,肌肤麻木不仁；苔薄白或白腻,脉弦紧或濡缓。

治法：祛风散寒,除湿通络。

方药：薏苡仁汤加减。

3) 痰浊阻滞证

证候：关节肿胀或关节周围漫肿,局部僵硬麻木疼痛；伴面浮足肿,胸脘痞满；舌胖暗,苔白腻,脉缓或弦滑。

治法：祛痰化浊通络。

方药：四妙丸合指迷茯苓丸加减。

4) 瘀血阻滞证

证候：关节肿胀变形屈伸不利,痛如锥刺,肌肤色紫暗,按之稍硬；舌暗或有瘀斑,苔薄白,脉细涩或沉弦。

治法：活血化瘀通络。

方药：身痛逐瘀汤加减。

5) 肝肾阴虚证

证候：关节酸痛,昼轻夜重,经脉拘急,局部畸形,头晕耳鸣,颧红口干；舌红少苔,脉弦细或细数。

治法：滋补肝肾,通痹活络。

方药：虎潜丸合大补阴丸加减。

(2) 外治

关节局部红肿疼痛者可应用金黄散外敷或玉露膏拌红灵丹外敷；或用中药熏洗,常选用宽筋藤、海桐皮、透骨草、十大功劳、虎杖、两面针、苏木、薤白等。

2. 其他治疗

(1) 刺络拔罐治疗：梅花针重叩患处至出血,加拔火罐。

(2) 针刺治疗：取足三里、三阴交、商丘、太白、大都、太冲、行间、隐白。

(3) 中成药治疗：痛风定胶囊。

(4) 西药治疗：秋水仙碱、别嘌醇、非甾体类消炎药、皮质激素等。

【预防与调护】

(1) 避免诱发因素,如过度疲劳、走路过多、外伤、受凉等,保持心情舒畅。

(2) 注意饮食调养,包括减肥、戒酒、低嘌呤饮食、多饮水及进食碱性食物等,其中戒酒(啤酒)尤为重要。

第六节 胆石症

胆石症包括发生在胆囊和胆管的结石及以其为致病因素的胆管系统感染性炎症,是临床常见多发病,胆石按其化学成分的不同分为胆固醇结石、色素性结石和混合性结石。其临床特点是急性发作时多出现胁脘疼痛、发冷发热和黄疸,慢性过程则多出现脘腹胀闷,嗳气恶心、厌食油腻及大便不调等症状。可发生在任何季节、年龄,临床以30~50岁多见,女性多于男性。

中医文献中无胆石症病名,但在"胆胀""结胸""黄疸"等病的记述中,其症状、体征与本病极为相似。大陷胸汤、大柴胡汤、茵陈蒿汤等,至今仍是治疗胆石症的首选方剂。

【病因病机】

肝失疏泄,郁久化热,湿热蕴蒸于肝胆,日久而成砂石,阻塞胆道而发病。久病耗伤,劳欲过度,或由于各种原因引起的精血亏损,水不养木,肝阴不足,疏泄失常,累及胆腑,精汁通降不畅,久积成石。若胆汁逆溢肌肤或湿热熏蒸肌肤而发黄；热积不散,热毒炽盛,扩入营血而致热扰营血,出现神昏谵语之症。由于胆石系胆汁久瘀,经久煎熬而成,砂石又可阻塞胆道,从而由病理产物转为致病因素,致使胆石为病,缠绵反复,难于治愈。

【诊断】

1. 临床表现　按结石发生部位分为胆囊结石、肝外胆管结石、肝内胆管结石,不同部位结石临床表现不尽相同。

胁脘疼痛：常为胁脘或脘腹疼痛,疼痛性质和程度因不同原因和病变而有所不同。病位以肝胆为主者,疼痛多在胁部。进而影响脾胃者,则可痛连脘腹,甚则可牵引至肩背或腰背。疼痛属气郁所致者,多为隐痛、闷痛、胀痛或窜痛,气聚而痛作,气散而痛止,时作时休；疼痛为血瘀所致者,则多绞痛、顶钻痛或掣痛,痛处不移,持续不解,并可阵发加剧,局部满硬,按之痛而手不可近或可触及包块。

恶寒发热:大多数患者在腹痛发作的同时,均有不同程度的恶寒发热,若出现化脓或梗阻时,则表现为寒战、高热、汗出等症状。

黄疸:急性期的患者约有30%在腹痛后出现黄疸,黄疸可随疼痛而发生变化。

胃肠道症状:急性发作时,在腹痛后不久即出现恶心呕吐,吐出物多为胃内容物,严重时可吐胆汁,呕吐后疼痛并不缓解。若病程迁延日久或呈慢性者,则多以嗳气恶心,或厌食油腻。

体征:多数患者右上腹部有触压痛和腹肌紧张,莫菲征阳性。若胆囊管梗阻可扪及触痛的肿大胆囊,若胆囊壁坏死穿孔可出现腹皮挛急、拒按,腹膜刺激征阳性。

2.实验室及其他辅助检查　①超声检查:B超检查是胆道结石、胆囊病变及阻塞性黄疸的诊断和鉴别诊断首选方法。胆石症诊断准确率达95%以上。② CT检查:可对胆道系统,特别是占位性病变能作出较准确判断。③ 血白细胞总数及分类均增高。炎症明显时,血清胆红素含量可轻度增高,尿中可有尿胆原增加。

【鉴别诊断】

1.胰腺炎　疼痛及压痛部位多在中上腹或稍偏左,胆囊区无明显触痛,血、尿淀粉酶显著增高,B超等检查可资鉴别。

2.胃穿孔　突发腹部剧痛,为持续性刀割样剧痛,板状腹,肝浊音界消失,X线透视见膈下有游离气体。

3.胆道蛔虫病　好发于青少年,钻顶样绞痛阵作,可吐出蛔虫,缓解时如常人,腹部体征不明显。

【治疗】

胆石症的治疗应注重标本兼治。胆为六腑之一,以通降下行为顺,故胆石为病首当治以疏肝利胆;又因胆附于肝,与肝相表里,肝为胆汁生成之源,胆病日久,必累及肝,肝胆同病,故胆石症治疗时还应注意滋肝养肝,正本清源,方能从根本上治愈胆石。

1.辨证论治

(1)内治

1)肝郁气滞证

证候:右上腹间歇性绞痛或闷痛,有时可向右肩背部放射,右上腹有局限性压痛;伴低热、口苦,食欲减退;舌质淡红,苔薄白或微黄,脉弦紧。

治法:疏肝利胆,理气开郁。

方药:金铃子散合大柴胡汤加减。右上腹胀痛甚者加木香、郁金、陈皮;口渴、小便黄者加金钱草、蒲公英。

2)肝胆湿热证

证候:右上腹有持续性胀痛,多向右肩背部放射,右上腹肌紧张,有压痛,有时可摸到肿大之胆囊;伴高热、恶寒,口苦咽干,恶心呕吐,不思饮食,身目发黄;舌质红,苔黄腻,脉弦滑或弦数。

治法:疏肝利胆,清热利湿。

方药:茵陈蒿汤合大柴胡汤加减。热毒症状较重者加金钱草、蒲公英、黄连。

3) 肝胆脓毒证

证候：右上腹硬满灼痛，痛而拒按，或可触及肿大的胆囊，黄疸日深，壮热不止；舌质红绛，苔黄燥，脉弦数。严重者四肢厥冷，脉细数。

治法：泄火解毒，养阴利胆。

方药：茵陈蒿汤合黄连解毒汤加味。热毒重者加板蓝根、鲜生地、金银花、蒲公英；口干舌绛者加玄参、麦冬、石斛；恶心呕吐明显者加姜半夏、竹茹、陈皮；四肢厥冷、脉微欲绝者加人参、附子、龙骨、牡蛎。

4) 肝阴不足证

证候：胁肋隐痛，绵绵不已，可向右肩背部放射，遇劳加重，口干咽燥，心中烦热，两目干涩，头晕目眩；舌红少苔，脉弦细。

治法：滋阴柔肝，养血通络。

方药：一贯煎。两目干涩、视物昏花加草决明、女贞子；头晕目眩甚者加黄精、钩藤、天麻、菊花；心中烦热、口苦甚者加栀子、丹皮、夜交藤、远志。

(2) 外治

敷贴法：芒硝30 g、生大黄60 g，均研细末，大蒜头1个，米醋适量，共捣成糊状，布包外敷于胆囊区。

2. 其他治疗

(1) 手术治疗：急性胆囊炎若发生严重并发症，如化脓性胆囊炎、化脓性胆管炎、胆囊穿孔、败血症、多发性肝脓肿等；急性梗阻性化脓性胆管炎；慢性胆囊炎反复发作，或胆囊结石较大；结石引起胆管梗阻者，均应行胆囊切除、胆总管探查造口术。

(2) 针灸治疗：① 体针取阳陵泉、胆囊穴、中脘、太冲、胆俞等穴，每次取2～3穴，用泻法，或平补平泻法，每次留针30 min，每日2次。② 耳针选交感、神门、肝、胆、十二指肠，针刺或耳穴敷贴。③ 耳穴压豆法选耳穴压痛点上敷贴王不留行籽，每日按压数次。

(3) 西医治疗

1) 静脉输液，纠正水电解质和酸碱平衡失调；抗感染，选用氨苄青霉素、庆大霉素、头孢类抗生素等；对症治疗，疼痛发作时应选用解痉止痛剂及吗啡类止痛药。

2) 胆石总攻疗法：每周总攻2～3次，6～7次为1个疗程。可起到加快排石、缩短疗程、提高疗效的作用。总攻方案如表14-2。

表14-2 胆石总攻疗法

时 间	措 施
8:30	胆道排石汤6号200 ml，芒硝6 g冲服
9:30	吗啡5 mg皮下注射
10:10	阿托品0.5 mg皮下注射
10:15	33%硫酸镁40 ml口服
10:20	5%稀盐酸30 ml口服
10:25	脂餐(油煎鸡蛋2～3个)
10:30	电针右胆俞(阴极)、日月、梁门或太冲(阳极)

3) 溶石治疗：可口服鹅去氧胆酸或熊去氧胆酸1日剂量为15 mg/kg，疗程6~24个月，但疗效不确切。

4) 体外震波碎石：仅用于胆囊结石。

【预防与调护】

(1) 提倡合理饮食，饮食不宜过饱，忌食生冷及不消化食物，一般以进低脂、半流质饮食为宜。

(2) 避免精神刺激，保持心情舒畅、乐观，树立战胜疾病的信心。

(3) 患病期间，应卧床休息，禁食或流质饮食。严密观察患者体温、血压、脉搏、尿量变化，高热时采用物理降温。

第七节 肠痈

肠痈是指发生于肠道的痈肿，属内痈范畴，相当于西医的急、慢性阑尾炎。其临床特点是转移性右下腹疼痛，右下腹局限性压痛或拒按，伴发热等全身症状。好发于男性青壮年，男性多于女性。占外科住院患者的10%~15%，发病率居外科急腹症的首位。肠痈病名最早见于《素问·厥论》，曰"少阳厥逆……发肠痈不可治，惊者死。"《金匮要略》总结了肠痈辨证论治的基本规律，推出了大黄牡丹皮汤等有效方剂，至今仍为临床医家所应用。

【病因病机】

总因饮食不节，寒温不适，或情志所伤，损伤肠胃，引起肠道传化失司，糟粕停滞，气滞血瘀、瘀久化热，热胜肉腐而成痈肿。

1. **饮食不节** 暴饮暴食，嗜食生冷、油腻损伤脾胃，肠道气机不利，糟粕积滞，化生湿热，湿热蕴结肠道而成肠痈。

2. **气滞血瘀** 饱食后急剧奔走或跌仆损伤，致气血瘀滞，肠道运化失司，败血浊气壅结肠道而成肠痈。

3. **寒温不适** 风寒燥邪外邪经肺侵入肠中，大肠气滞，经络受阻，郁久化热成肠痈。

4. **情志所伤** 郁怒伤肝，肝失疏泄，忧思伤脾，气机不畅，肠内痞塞，食积痰凝，郁结化热而成痈。

西医学认为，细菌感染和阑尾腔的阻塞是阑尾炎发病的两个主要因素。阑尾是一条细长的盲管，管腔狭小，易潴留来自肠腔的粪便及细菌。有50%~80%的阑尾炎病例伴有阑尾腔阻塞。阑尾腔可因粪石、寄生虫等造成机械性阻塞，也可因各种刺激引起阑尾挛缩，致使阑尾壁的血液循环障碍造成黏膜损害，有利于细菌感染而引起阑尾炎。其致病菌多为肠道内的革兰阴性杆菌和厌氧菌。

【诊断】

1. **临床表现**

初起：腹痛始于胃脘，或绕脐走窜，数小时后腹痛转移并固定在右下腹部（天枢穴附近），疼痛呈持续性加重。70%~80%的患者有转移性右少腹痛的特点，但也有一部分病例发病开始即出现右下腹痛。多伴有乏力、恶心、呕吐等。右下腹压痛是本病常见的重要体征,压痛点通常在麦氏点,可随阑尾位置变异而改变,但压痛点始终在一个固定的位置上。舌苔薄白,脉弦或弦紧。

成脓:腹痛加剧,右下腹皮挛急、拒按,壮热不退,恶心呕吐,纳呆,便结或腹泻、里急后重。舌红苔黄脉洪数。

溃后:腹痛向余腹扩展,痛处拒按,扩至全腹,全腹皮挛急、拒按,手不可近,恶心呕吐,大便秘结或泻痢不爽,小便频数似淋,壮热自汗,口干舌燥。舌质红绛苔黄燥,脉细数。

若初起大量使用抗生素或过用寒凉中药,腹痛较轻,病情发展缓慢,或反复发作。在发病4~5日后,身热不退,腹痛不减,右下腹可出现腹部包块。若邪热鸱张出现寒战高热、肝肿大和压痛、黄疸可发展为肝痈。腹腔脓肿形成后部分病例脓肿可向小肠或大肠内穿溃,亦可向膀胱、阴道或腹壁穿破,形成各种内瘘或外瘘,脓液从瘘管排出。

2. 实验室及其他辅助检查　多数患者白细胞计数及中性粒细胞比例增高,诊断性腹腔穿刺检查和B超检查对诊断有一定帮助。

【鉴别诊断】

1. 胃、十二指肠溃疡穿孔　患者既往有消化性溃疡病史,突发上腹剧痛,迅速蔓延至全腹,腹肌板状强直和肠鸣音消失等腹膜刺激征象明显。X线检查多有膈下游离气体。如诊断有困难,可行诊断性腹腔穿刺。

2. 右侧输尿管结石　腹痛多在右下腹,为阵发性绞痛,并向会阴部大腿内侧放射。尿液检查有较多红细胞。B超检查表现为特殊结石声影,X线检查在输尿管走行部位可显示结石影。

3. 宫外孕破裂　本病患者有月经过期或近期有不规则小量阴道出血史,常有急性失血症状和下腹疼痛症状,阴道内有血液,阴道后穹窿穿刺有血等。

【治疗】

六腑以通为用,通腑泻热是治疗肠痈的关键。内治清热解毒、活血化瘀为主,外治可用药物外敷、灌肠,必要时给予手术治疗。

1. 辨证论治

(1) 内治

1) 气血瘀滞证

证候:转移性右下腹痛,呈持续性、进行性加剧,右下腹皮挛急、拒按不明显,可有轻度发热;舌质正常,苔白腻,脉弦滑或弦紧。

治法:行气活血,通腑泻热。

方药:大黄牡丹汤合红藤煎加减。气滞重者加青皮、枳实、丹参、赤芍;恶心者加姜半夏、竹茹。

2) 湿热壅滞证

证候:腹痛加剧,右下腹皮挛急、拒按,或可扪及局限性包块;伴发热,恶心呕吐,便秘或腹泻;舌质红,苔黄腻,脉洪数或滑数。

治法:通腑泻热,利湿解毒。

方药:大柴胡汤加减,或薏苡附子败酱散。热甚者加黄芩、黄连、蒲公英、生石膏、皂角刺。

3) 热毒伤阴证

证候:腹痛剧烈,心下硬满,腹胀,全腹皮挛急、拒按;壮热不退或寒战,烦躁,恶心呕吐;腹胀,便秘或似痢不爽,小便频数似淋;舌红绛而干,苔黄厚干燥或黄糙,脉洪数或细数。

治法:通腑排脓,养阴清热。

方药:大黄牡丹汤合透脓散加减。持续高热,热在气分者加白虎汤;热在血分者加犀角地黄汤;腹胀者加厚朴、青皮;热盛伤阴、口渴者加生地、玄参、石斛、天花粉;大便似痢不爽者加广木香、黄连;若病情进展,应及时手术。

(2) 外治

1) 外敷:无论脓已成或未成,均可选用金黄散、玉露散或双柏散,用水或蜜调成糊状,外敷右下腹。如阑尾周围脓肿形成,可用金黄膏或玉露膏外敷。

2) 灌肠:采用通里攻下、清热解毒的大承气汤或大黄牡丹汤浓煎成 100 ml,直肠内保留药液 30 min 左右。

2. 其他治疗

(1) 手术治疗:早期行阑尾切除术。

(2) 西医治疗:① 补液:对禁食或脱水或有水、电解质紊乱者,静脉补液予以纠正。② 抗生素:选用广谱抗生素和抗厌氧菌药。

(3) 针刺治疗:保守治疗或术后应用均可促进胃肠功能恢复。取双侧足三里或阑尾穴,发热加曲池、合谷,恶心呕吐加内关、中脘,腹胀加大肠俞、次髎。或双侧足三里做维生素 B_1 注射液、维生素 B_{12} 注射液局部封闭。

【预防与调护】

(1) 避免饮食不节和食后剧烈运动,纠正便秘,驱除肠道内寄生虫,预防肠道感染。

(2) 忌食生冷不消化食物,一般宜从禁食,或流质饮食到半流质饮食,再到普食。

附　方

1号癣药水(经验方)：土槿皮　大枫子肉　地肤子　蛇床子　硫黄　白鲜皮　枯矾　苦参　樟脑　乙醇
功用：杀虫止痒。用于鹅掌风、脚湿气、圆癣等病。
用法：搽擦患处，每日3～4次。有糜烂者禁用。

2号癣药水(经验方)：米醋　百部　蛇床子　硫黄　土槿皮　白砒　斑蝥　白国樟　轻粉　(或加水杨酸　冰醋酸　醋酸铝)
功用：解毒杀虫。用于鹅掌风、脚湿气等证。
用法：外搽，每日1～2次。亦可浸用，约浸20 min，有糜烂者禁用。

一　画

一扫光(《外科正宗》)：苦参　黄柏　烟胶　枯矾　木鳖肉　大枫子肉　蛇床子　点红椒　樟脑　硫黄　明矾　水银　轻粉　白砒
功用：杀虫止痒。用于白秃疮、疥疮、白屑风等。
用法：搽擦疮上。

一贯煎(《柳州医话》)：北沙参　麦冬　当归身　生地黄　枸杞子　川楝子
功用：滋养肝肾，疏肝理气。用于肝肾阴虚，肝气不疏证。
用法：水煎服。

二　画

二仙汤(经验方)：仙茅　仙灵脾　当归　巴戟肉　黄柏　知母
功用：调摄冲任。
用法：水煎服。

二白散(《外科大成》)：生南星　贝母
功用：化痰散结。治肉瘤、痰核。
用法：鸡子清和米醋调敷。

二母散(经验方)：贝母　知母　生姜
功用：清肺化痰。用于肺热咳嗽。
用法：水煎服。

二地鳖甲煎(《实用中医泌尿生殖病学》)：生地　熟地　菟丝子　茯苓　枸杞子　五味子　金樱子　生鳖甲　牡蛎　丹皮　丹参　天花粉　川续断　桑寄生
功用：滋阴清热。用于阳痿、遗精、前列腺炎等属阴虚火旺者。
用法：水煎服。

二至丸(《证治准绳》)：女贞子　旱莲草
功用：调摄冲任。用于白疕、红斑狼疮、油风证属冲任不调者。
用法：水煎服。

二陈汤(《太平惠民和剂局方》)：陈皮　半夏　茯苓　甘草
功用：燥湿化痰，理气和中。用于疮疡痰浊凝结之证。
用法：加生姜7片，乌梅1个，水煎服。

二妙丸(《丹溪心法》)：苍术　黄柏
功用：清热化湿。用于湿疮、臁疮等属湿热内盛者。
用法：每服9 g，用淡盐汤送下。

二矾汤(《外科正宗》)：白矾　皂矾　孩儿茶　侧柏叶
功用：杀虫止痒。用于鹅掌风，皮肤枯厚，破裂作痛。
用法：水煎，熏洗浸泡。

二味拔毒散(《医宗金鉴》)：白矾　明雄黄
功用：化腐解毒，燥湿敛疮，止痒。用于风湿热毒引起的疮疡，湿疹，红肿痒痛及毒虫咬伤等。
用法：茶水调化，搽擦患处。

十全大补汤(《医学发明》)：当归　白术　茯苓　甘草　熟地　白芍　人参　川芎　黄芪　肉桂
功用：大补气血。用于疮疡气血虚弱，或溃疡脓汁清稀，自汗盗汗，食少体倦者。
用法：水煎服。

十全流气饮(《外科正宗》)：陈皮　赤苓　乌药　川芎　当归　白芍　香附　甘草　青皮　木香　生姜　大枣
功用：疏肝解郁，健脾理气。
用法：水煎服。

十香散(经验方)：沉香　丁香　木香　乳香　白胶香　降香　麝香　肉桂　白芷　迎春花　冰片
功用：行瘀通络，消肿止痛，用于疮疡阴证或肿块日久不消。
用法：用时将药粉撒于膏药或油膏上敷贴患处。

丁桂散(《外科传薪集》)：丁香　肉桂各等份
功用：温经活血，散寒止痛。用于一切阴证肿疡。
用法：掺膏药或油膏上，敷贴患处。

七三丹(经验方)：熟石膏7份　升丹3份
功用：提脓祛腐。用于流痰、附骨疽、瘰疬、有头疽等证。
用法：掺于疮口上，或用药线蘸药插入疮中，外用膏药或油膏盖贴。

七宝美髯丹(《本草纲目》)：何首乌　牛膝　破故纸　赤白

茯苓　菟丝子　当归身　枸杞子

功用：培补肝肾，益气养血。用于肝肾两亏，气血不足，体弱羸瘦，须发早白，腰酸肢软。

用法：每服9g，1日2次，空腹时细嚼，温开水或盐汤、米汤送下。忌食萝卜、藕、醋。

八二丹(经验方)：煅石膏　升丹

功用：排脓提毒。用于一切溃疡，脓流不畅，腐肉不化。

用法：将药粉掺入疮口中，或黏附于药线上，插入疮口中。

八正散(《太平惠民和剂局方》)：车前子　木通　瞿麦　萹蓄　滑石　甘草梢　栀子　大黄

功用：清热泻火，利尿通淋。用于湿热下注，小便黄赤，尿时涩痛，淋沥不畅或癃闭不通。

用法：水煎服。

八宝丹(《疡科大全》)：珍珠　牛黄　象皮　琥珀　龙骨　轻粉　冰片　炉甘石

功用：生肌收口。用于溃疡脓水将尽，阴证、阳证都可通用。

用法：掺于患处。

八珍汤(《正体类要》)：人参　白术　茯苓　甘草　当归　白芍　地黄　川芎

功用：补气养血。用于气血俱虚，营卫不和，疮疡脓水清稀、久不收敛者。

用法：水煎服。

人参养荣汤(《太平惠民和剂局方》)：党参　白术　炙黄芪　炙甘草　陈皮　肉桂心　当归　熟地　五味子　茯苓　远志　白芍　大枣　生姜

功用：补益气血，宁心安神。用于疮疡溃后气血虚弱，久不收敛者。

用法：水煎服。

九一丹(经验方)：熟石膏9份　升丹1份

功用：提脓祛腐。用于一切溃疡流脓未尽者。

用法：掺于疮口中，或用药线蘸药插入，外盖膏药或药膏，每日换药1~2次。

九华膏(经验方)：滑石　月石　龙骨　川贝　冰片　朱砂

功用：消肿止痛，生肌润肤。用于内、外痔发炎及内痔术后。

用法：共研细末，放凡士林油中调匀，冬季可适当加入香油，外用。

九黄丹(经验方)：制乳没　川贝　石膏　红升　腰黄　朱砂　炒月石　冰片

功用：提毒拔脓，祛瘀除腐，止痛平胬。用于一切痈疽已溃，脓流不畅，肿胀疼痛者。

用法：将药粉掺于患处，用膏药或油膏纱布盖敷。

三　画

三石散(经验方)：制炉甘　熟石膏　赤石脂

功用：收湿生肌。用于一切皮肤病，滋水浸淫，日久不止；烫伤腐肉已化，新肌不生者。

用法：干扑或麻油、凡士林调搽患处。

三妙丸(《医学正传》)：苍术　黄柏　牛膝

功用：利湿退肿，引达下焦。用于湿热下注，足趾湿烂，小溲赤浊。

用法：每服9g，用淡盐汤送下。

三金排石汤(经验方)：海金沙　金钱草　鸡内金　石韦　冬葵子　滑石　车前子

功用：利尿排石。用于石淋(泌尿系结石)。

用法：水煎服。

三品一条枪(《外科正宗》)：白砒　明矾　雄黄　乳香

功用：祛腐蚀疮。用于瘰疬、痔疮、肛漏等。

用法：将药条插入患处。

三黄洗剂(经验方)：大黄　黄柏　黄芩　苦参片

功用：清热、止痒、收涩。治一切急性皮肤病及疮病有红肿焮痒出水者。

用法：临用时摇匀，以棉花蘸药汁搽患处，每日4~5次。如用于皮肤病瘙痒剧烈者，可加入薄荷脑1g。

土槿皮酊(经验方)：土槿皮粗末　乙醇

功用：杀虫止痒。用于鹅掌风、脚湿气、紫白癜风等病。

用法：搽擦患处，每日3~4次；手足部糜烂或皲裂者禁用。

大分清饮(《类证治裁》)：茯苓　猪苓　泽泻　木通　栀子　车前子　枳壳

功用：清热利湿。治精癃、溺浊、水疝等。

用法：水煎服。

大补元煎(《景岳全书》)：人参　炒山药　杜仲　熟地　当归　枸杞子　山茱萸　炙甘草

功用：益气补肾。

用法：水煎服。

大补阴丸(《丹溪心法》)：熟地　龟版　黄柏　知母

功用：滋阴降火，补肾水。用于流痰、红斑狼疮、肾岩等阴虚火旺者。

用法：每次服6g，每日2次，空腹时淡盐汤送下。

大承气汤(《伤寒论》)：生大黄　枳实　厚朴　芒硝

功用：通大便，泻实热。适用于疮疡实热阳证，便结里实及肠梗阻等。

用法：水煎服。

大柴胡汤(《伤寒论》)：柴胡　黄芩　半夏　枳实　白芍　大黄　生姜　大枣

功用：和解少阳，内泻热结。用于急性胰腺炎、急性胆囊炎、胆石症属肝胆蕴热者。

用法：水煎服。

大黄䗪虫丸(《金匮要略》)：大黄　黄芩　甘草　桃仁　杏仁　芍药　干地黄　干漆　虻虫　水蛭　蛴螬　䗪虫

功用：活血祛瘀。

用法：温酒送下5丸，日3服。

大黄牡丹汤(《金匮要略》)：大黄　丹皮　桃仁　冬瓜仁　芒硝

功用：清热祛瘀，通下。用于肠痈(急性阑尾炎)、急性腹膜炎。

用法：水煎服。

大黄附子汤(《伤寒论》)：大黄　炮附子　细辛

功用：温里散寒，通便止痛。用于便秘。

用法：水煎服。

万灵丹(《医宗金鉴》)：茅术　何首乌　羌活　荆芥　川乌　乌药　川芎　甘草　川石斛　全蝎(炙)　细辛　当归　麻黄　天麻　雄黄

功用：解表发汗，祛风理湿，温通经络。用于附骨疽风寒湿邪型初起，恶寒发热，筋骨疼痛，以及麻风初起，麻木不仁等证。

用法：每服1丸，葱头、豆豉煎汤或温酒送下。

千金散(经验方)：制乳香　制没药　轻粉　飞朱砂　煅白砒　赤石脂　炒五倍子　煅雄黄　醋制蛇含石

功用：蚀恶肉，化疮腐。用于一切恶疮顽肉死腐不脱者，以及寻常疣、肉刺、痔瘘等证。

用法：将药粉掺入患处，或粘附在纸线上，插入疮中。

千捶膏(经验方)：蓖麻子肉　嫩松香粉　轻粉　铅丹　银朱　茶油

功用：消肿止痛，提脓祛腐。用于一切阳证，如痈、有头疽、疖、疔等。

用法：隔水炖烊，摊于纸上，盖贴患处。

小儿化湿汤(经验方)：苍术　陈皮　茯苓　泽泻　炒麦芽　六一散

功用：健脾化湿。用于婴儿湿疮渗液多者。

用法：水煎服。

小金丹(《外科证治全生集》)：白胶香　草乌头　五灵脂　地龙　马钱子　乳香　没药　当归身　麝香　墨炭

功用：消痰化坚，活血止血。用于流注初起，及一切痰核、瘰疬、乳岩等。

用法：每服1丸，每日2次，陈酒送下。孕妇禁用。

小升丹(又名三仙丹)(《疡医大全》)：水银　白矾　火硝

功用：具有提脓祛腐的作用，能使疮疡内蓄之脓毒得以早日排出和腐肉迅速脱落，凡溃疡脓栓未落，腐肉未脱，或脓水不净，新肌未生的情况，均可使用。

用法：疮口大者，可掺于疮口上；疮口小者，可粘附于药线上插入；亦可掺于膏药、油药上盖贴。

马齿苋合剂(经验方)：马齿苋　紫草　败酱草　大青叶

功用：清化湿热，祛瘀解毒。用于疮湿热血瘀证。

用法：水煎服。

四　画

开郁散(《洞天奥旨》)：柴胡　当归　白芍　白芥子　白术　全蝎　郁金　茯苓　香附　天葵子　炙甘草

功用：疏肝解郁，化痰散结。用于乳癖、乳疬等。

用法：水煎服。

天王补心丹(《摄生秘剖》)：生地　五味子　当归身　天门冬　麦门冬　柏子仁　酸枣仁　人参　玄参　白茯苓　远志　桔梗

功用：养血固精，宁心保神。用于心肾不足，阴亏血少所致之虚烦心悸，健忘失眠等症。

用法：每服二三十丸，临卧竹叶煎汤送下。

天台乌药散(《医学发明》)：台乌药　木香　小茴香　青皮　良姜　槟榔　川楝子　巴豆

功用：疏肝行气，散寒止痛。用于寒疝、前列腺炎、精索静脉曲张、阴冷等属气滞寒凝者。

用法：水煎服。

天麻钩藤饮(《杂病证治新义》)：天麻　钩藤　生石决明　桑寄生　杜仲　牛膝　栀子　黄芩　益母草　夜交藤　茯神

功用：平肝息风。用于肝阳上亢引起肝风内动的眩晕、头痛、震颤、失眠等症。

用法：水煎服。

云南白药：保密方

功用：化瘀止血、活血止痛、解毒消肿。用于跌打损伤、瘀血肿痛、吐血、咳血、便血、痔血、崩漏下血、疮疡肿毒及软组织挫伤、闭合性骨折、支气管扩张及肺结核咳血、溃疡病出血，以及皮肤感染性疾病。

用法：内服，用酒或温开水送服。或取药粉用酒调匀外敷。

木萸散(经验方)：木瓜　吴茱萸　防风　全蝎　蝉衣　天麻　僵蚕　胆南星　藁本　桂枝　蒺藜　朱砂　雄黄　猪胆汁

功用：祛风化痰，清热解毒。用于破伤风。

用法：水煎服。

五子衍宗丸(《摄生众妙方》)：枸杞子　菟丝子　五味子　覆盆子　车前子

功用：填精补髓，益肾种子。用于肾虚腰痛，尿后余沥，遗精早泄，阳痿不育。

用法：晨服90丸，上床时50丸，白沸汤或盐汤送下，冬月用温酒送下。

五五丹(经验方)：熟石膏5份　升丹5份

功用：提脓祛腐。用于流痰、附骨疽、瘰疬等证，溃后腐肉难脱，脓水不净者。

用法：掺于疮口中，或用药线蘸药插入，外盖膏药或油膏，每日换药1～2次。

五仁丸(《世医得效方》)：郁李仁　瓜蒌仁　柏子仁　火麻仁　杏仁

功用：润肠通便。用于肠胃热结，燥闭不通。

用法：每服3～5丸，每日2次。

五妙水仙膏(经验方)：五倍子　石碱　生石灰

功用：消炎解毒，祛腐生新，收敛杀菌。

用法：外用。有特发性瘢痕疙瘩史者慎用或忌用。

五虎汤(《霉疮秘录》)：全虫　僵蚕　穿山甲　蜈蚣　斑蝥　生大黄

功用：活血解毒，通络止痛。用于梅毒毒结筋骨。

用法：水煎服。

五虎追风散(《晋南史全恩家传方》)：蝉衣　南星　天麻　全蝎　僵蚕

功用：散风热，开郁结，化痰滞。用于破伤风。

用法：水煎服。

五味消毒饮(《医宗金鉴》)：金银花　野菊花　紫花地丁　天葵子　蒲公英

功用：清热解毒。用于疔疮初起，壮热憎寒。

用法：水煎服。

五神汤(《外科真诠》)：茯苓　金银花　牛膝　车前子　紫花地丁

功用：清热利湿。用于委中毒、附骨疽等证属湿热凝结者。
用法：水煎服。

五倍子汤（《疡科选粹》）：五倍子　朴硝　桑寄生　莲房　荆芥
功用：消肿止痛，收敛止血。用于痔疮、脱肛等肛门病。
用法：煎汤熏洗患处。

五倍子散（《医宗金鉴》）：五倍子　荔枝草　轻粉　冰片
功用：收敛收涩。用于内痔、脱肛等证。
用法：干撑痔上。

太乙膏（《外科正宗》）：玄参　白芷　归身　肉桂　赤芍　大黄　生地　土木鳖　阿魏　轻粉　柳槐枝　血余炭　铅丹　乳香　没药　麻油
功用：消肿清火，解毒生肌。适用于一切疮疡已溃或未溃者。
用法：隔火炖烊，摊于纸上，随疮口大小敷贴患处。

止痒扑粉（经验方）：绿豆　氧化锌　樟脑　滑石粉
功用：清热，收涩，止痒。用于痱子等。
用法：干扑患处，每日3～5次。

止痛如神汤（《外科启玄》）：秦艽　桃仁　皂角刺　苍术　防风　黄柏　当归尾　泽泻　槟榔　熟大黄
功用：清热，祛风，除湿。用于诸痔发作时肿胀痒痛者。
用法：水煎服。

少腹逐瘀汤（《医林改错》）：小茴香　干姜　延胡索　没药　川芎　官桂　赤芍　炒五灵脂　生蒲黄　当归
功用：活血逐瘀，温经止痛。用于少腹瘀血肿块，疼痛或小腹胀痛等症。
用法：水煎服。

内消瘰疬丸（《疡医大全》）：夏枯草　玄参　青盐　海藻　贝母　薄荷　花粉　海粉　白蔹　连翘　熟大黄　生甘草　生地　桔梗　枳壳　当归　硝石
功用：化痰，消坚，止痛。治瘰疬。
用法：每服9g，温开水送下。

内疏黄连汤（《医宗金鉴》）：黄连　栀子　黄芩　桔梗　木香　槟榔　连翘　芍药　薄荷　甘草　归身　大黄
功用：通二便，除里热。用于痈疽热毒在里，壮热烦渴，腹胀便秘，苔黄腻或黄糙，脉沉数有力者。
用法：水煎，食前服。

牛黄清心丸（《太平惠民和剂局方》）：牛黄　当归　川芎　甘草　山药　黄芩　苦杏仁　大豆黄卷　大枣　白术　茯苓　桔梗　防风　柴胡　阿胶　干姜　白芍　人参　六神曲　肉桂　麦冬　白薇　蒲黄　麝香　冰片　水牛角浓缩粉　羚羊角　朱砂　雄黄
功用：益气养血，镇惊安神，化痰息风。用于气血不足，痰火上扰，胸中郁热，惊悸虚烦，头目眩晕，中风不语，口歪眼斜，半身不遂，言语不清，痰涎壅盛。
用法：每服1丸，病重者每服2丸，日2次。

牛黄解毒片：牛黄　雄黄　石膏　大黄　黄芩　桔梗　冰片　甘草
功用：清热解毒。用于火热内盛，咽喉肿痛，牙龈肿痛，口鼻生疮，目赤肿痛等。
用法：每服3片，日2～3次。

牛蒡解肌汤（《疡科心得集》）：牛蒡子　薄荷　荆芥　连翘　栀子　丹皮　石斛　玄参　夏枯草
功用：祛风清热，化痰消肿。用于头面颈项痈毒，因风火痰所致者。
用法：水煎服。

化坚二陈丸（《医宗金鉴》）：陈皮　半夏　白茯苓　生甘草　川黄连　炒白僵蚕
功用：清热化痰散结。用于体表各部痰核。
用法：每次6g，开水送服，1日3次。

化斑解毒汤（《医宗金鉴》）：升麻　石膏　连翘　牛蒡子　人中黄　黄连　知母　玄参
功用：清热解毒。用于内发丹毒。
用法：加用竹叶20片，水煎服。

月白珍珠散（《中药成方配本》）：蚌壳　珠粉　青黛　飞中白　制甘石　冰片
功用：生肌解毒。用于下疳腐烂，水火烫伤。
用法：猪油或麻油调敷。

丹栀逍遥散（《薛氏医案》）：柴胡　当归　白芍　白术　茯苓　炙甘草　生姜　薄荷　丹皮　栀子
功用：清肝解郁。用于瘾疹、红斑狼疮属于肝郁化火者。
用法：水煎服。

六一散（《伤寒标本》）：滑石　甘草
功用：清暑利湿。
用法：每服9g，或入汤剂包煎。

六应丸（经验方）：丁香　蟾酥　腰黄　牛黄　珍珠　冰片
功用：解毒、消炎、退肿、止痛。用于乳蛾、风热喉痹、牙痛、口疮、疔、疖、痈疽、毒蛇咬伤、脓疱疮等。
用法：每次10粒，1日3次。小儿减半，婴儿每次3粒，1日3次。外用冷开水调敷患处。孕妇忌服。

六味地黄丸（《小儿药证直诀》）：熟地　山萸肉　干山药　丹皮　白茯苓　泽泻
功用：补肾水，降虚火。
用法：每日服9g，淡盐汤送下，或水煎服。

六味地黄汤（《小儿药证直诀》）：熟地　山萸肉　干山药　丹皮　白茯苓　泽泻
功用：补肾水，降虚火。
用法：水煎服。

六神丸（《中药成分配本》）：西牛黄　朱砂　麝香　蟾酥　飞腰黄　珠粉　高粱酒　百草霜
功用：消肿解毒。治咽喉肿痛，痈疽疮疖。
用法：每服7～10丸，食后开水吞服，每日2次，小儿酌减，孕妇忌服。

六磨汤（《世医得效方》）：大槟榔　沉香　木香　乌药　枳壳　大黄
功用：理气止痛，通腑泄热。用于气滞腹急、大便秘涩而有热者。
用法：水煎服。

双柏散（经验方）：侧柏叶　大黄　黄柏　薄荷　泽兰
功用：活血祛瘀，消肿止痛。用于疮疡初起红肿热痛、腹腔炎症包块、静脉炎等。
用法：水、蜜调制外敷。

水杨酸软膏：水杨酸　凡士林
功用：杀真菌，止痒，软化角质。
用法：每天3～4次，外涂。

升丹(《医宗金鉴》)：水银　火硝　白矾　雄黄　朱砂　皂矾
功用：提脓祛腐。
用法：掺疮口中，也可用药线蘸药插入，一般用熟石膏稀释成九一丹、八二丹、七三丹、五五丹应用。

五　画

玉容散(《种福堂方》)：白僵蚕　白附子　白芷　山柰　硼砂　石膏　滑石　白丁香　冰片
功用：消斑润肤。
用法：临睡用少许水和，搽面，人乳调搽更妙。

玉真散(《外科正宗》)：生白附　防风　白芷　生南星　天麻　羌活
功用：祛风镇痉，止血止痛。用于跌打损伤、金疮出血、破伤风、疯犬咬伤等证。
用法：外用冷开水调敷患处。内服0.9～1.5g，每日2次，热酒1盏调服，或遵医嘱。孕妇忌内服。

玉露散(经验方)：芙蓉叶
功用：凉血、清热、退肿。用于一切阳证。
用法：可用麻油、菊花露或凡士林调敷患处。

玉露膏：玉露散　凡士林
功用：清热解毒。用于丹毒、疮痈等。
用法：外敷。

左归丸(《景岳全书》)：熟地　山药　山茱萸　菟丝子　枸杞子　怀牛膝　鹿角胶　龟版
功用：补肝肾，益精血。用于肝肾精血虚损，形体消瘦，腰膝酸软，眩晕，遗精等症。
用法：每次3～6g，日1～2次，淡盐汤送服。

石韦散(《外台秘要》引《集验方》)：石韦　瞿麦　滑石　车前子　冬葵子
功用：利尿通淋。用于热淋、沙淋，小便不利，赤涩疼痛。
用法：每日3～6g，1日3次。

右归丸(《景岳全书》)：熟地　山药　山茱萸　枸杞子　杜仲　菟丝子　制附子　肉桂　当归　鹿角胶
功用：温肾阳，补精血。用于肾阳不足，命门火衰，畏寒肢冷，阳痿，滑精，腰膝酸软等症。
用法：每服3～6g。

右归饮(《景岳全书》)：熟地　山药　山茱萸　枸杞子　甘草　杜仲　肉桂　制附子
功用：温肾填精。用于肾阳不足，腰膝酸痛，气怯神疲，大便溏薄，小便频多，手足不温，阳痿遗精等症。
用法：水煎服。

龙胆泻肝汤(《兰室秘藏》)：龙胆草　黄芩　栀子　泽泻　木通　车前子　当归　生地　柴胡　甘草
功用：清肝火，利湿热。用于肝胆经实火湿热所致乳头破碎、乳发、蛇丹、阴肿、囊痈、耳脓等症。
用法：共研粗末，水煎服。

平胃散(《医方类聚》引《简要济众方》)：苍术　厚朴　陈皮　甘草
功用：燥湿运脾，行气和胃。用于脾胃不和，湿浊中阻证。
用法：每服6g，水一中盏，加生姜2片，大枣2枚，同煎，去滓，食前温服。

平消胶囊：郁金　仙鹤草　五灵脂　白矾　硝石　干漆　枳壳　马钱子粉
功用：活血化瘀，止痛散结，清热解毒，扶正祛邪。
用法：口服。4～8粒/次，每日3次。

平胬丹(《外科诊疗学》)：乌梅肉　月石　轻粉　冰片
功用：有轻度腐蚀平胬之功。用于疮疡有胬肉突出，影响排脓，用之可使胬肉平复。
用法：掺疮口上，外盖膏药。

归脾汤(《济生方》)：人参　白术　黄芪　当归身　炙甘草　茯神　远志　枣仁　青木香　龙眼肉　生姜　大枣
功用：养心健脾，益气补血。用于岩、乳痨等病，久溃不敛，气血两亏，心脾衰弱，心烦不寐者。
用法：水煎服。

四君子汤(《太平惠民和剂局方》)：人参　茯苓　白术　甘草
功用：补元气，益脾胃。用于疮疡中气虚弱，脾失运化者。
用法：生姜3片，大枣2枚，水煎服。

四妙丸(《成方便读》)：苍术　黄柏　牛膝　苡仁
功用：清热利湿　舒筋壮骨。用于湿热下注的痉证、湿热带下、下部湿疮、脚气病等。
用法：水丸：每15粒重1g，内服，每次6g，每日3次。小儿用量酌减。

四妙勇安汤(《验方新编》)：玄参　当归　金银花　甘草
功用：清热解毒，活血滋阴。用于脱疽溃烂，局部红肿热痛。
用法：日服1剂。水煎取汁，分3～4次服。

四妙散(《外科说约》)：黄芪　当归　金银花　甘草
功用：消毒托里，益气和血。用于正虚而毒不透达的疮疡，不问老幼、阴阳、肿溃均可。
用法：水煎服或酒水各半煎服。亦可为末，用酒或水调服，1次6～9g，每日服3～4次，其效亦佳。

四苓散(即《伤寒论》五苓散去桂枝)：茯苓　泽泻　猪苓　白术
功用：利水渗湿。用于疮疡湿邪内蕴，小便不利者。
用法：水煎服。

四物汤(《太平惠民和剂局方》)：熟地　归身　白芍　川芎
功用：养血补血。用于疮疡血虚之证。
用法：水煎服。

四物消风饮(《医宗金鉴》)：生地　当归　荆芥　防风　赤芍　川芎　白鲜皮　蝉蜕　薄荷　独活　柴胡　红枣
功用：养血祛风。用于瘾疹、牛皮癣等血虚风燥者。
用法：水煎服。

四逆加人参汤(《伤寒论》)：甘草　附子　干姜　人参
功用：回阳救脱。用于阳虚血脱。
用法：水煎服。

四逆散(《伤寒论》)：柴胡　白芍　枳实　甘草

功用：疏肝理气，和营解郁。热厥，阳气内郁，而致手足厥冷，或胸胁脘腹疼痛，或兼见泄泻。
用法：用开水调服。

四逆汤(《伤寒论》)：附子 干姜 炙甘草
功用：回阳救逆。
用法：附子先煎1h，水煎温服。

四神丸(《内科摘要》)：肉豆蔻 补骨脂 五味子 吴茱萸
功用：温肾暖脾，涩肠止泻。用于命门火衰，脾肾虚寒，纳差便溏，五更泄泻，肚腹作痛。
用法：每服50～70丸，食前服。

四海舒郁丸(《疡医大全》)：青木香 陈皮 海蛤粉 海带 海藻 昆布 海螵蛸
功用：理气解郁，软坚消肿。用于气瘿。
用法：每用9g，日服1～2次，水、酒送下均可。

四黄散(经验方)：黄连 黄柏 黄芩 大黄 乳香 没药
功用：清热解毒，活血消肿。用于阳证疮疡。
用法：水或金银花露调成厚糊状敷疮上。或做围药敷。

四黄膏(经验方)：黄连 黄柏 黄芩 大黄 乳香 没药
功用：清热解毒，活血消肿。用于阳证疮疡。
用法：药末20%加80%凡士林调成油膏摊敷。

生肌玉红膏(《外科正宗》)：当归 白芷 白蜡 轻粉 甘草 紫草 血竭 麻油
功用：活血祛腐，解毒镇痛，润肤生肌。用于一切疮疡溃烂脓腐不脱，疼痛不止，新肌难生者。
用法：将膏匀涂纱布上，敷贴患处，并依溃疡局部情况，可掺提脓祛腐药于膏上同用，效果更佳。

生肌散(经验方)：制炉甘石 滴乳石 滑石 血珀 朱砂 冰片
功用：生肌收口。用于痈疽溃后脓水将尽者。
用法：掺疮口中，外盖膏药或药膏。

生脉散(《内外伤辨惑论》)：人参 麦冬 五味子
功用：益气养阴，敛汗，生脉。
用法：日服1剂，水煎取汁，顿服。

生姜辣椒酊：生姜 干辣椒 乙醇
功用：温经散寒，活血解毒。用于冻疮红肿疼痒未溃者及斑秃的治疗。
用法：将辣椒酊敷于患处外擦，轻揉按摩患处每日2～3次。

失笑散(《太平惠民和剂局方》)：五灵脂 蒲黄
功用：活血，行瘀，止痛。
用法：散剂。每次6～12g，包煎。

代抵当丸(《证治准绳》)：大黄 归尾 炮山甲 芒硝 桃仁 肉桂
功用：攻逐瘀血。用于膀胱蓄血所致的癃闭。
用法：水煎服。

仙方活命饮(《医宗金鉴》)：穿山甲 皂角刺 当归尾 甘草 金银花 赤芍 乳香 没药 天花粉 陈皮 防风 贝母 白芷
功用：清热散风，行瘀活血。用于一切痈疽肿疡、溃疡等。
用法：水煎服。

白玉膏(亦名生肌白玉膏，经验方)：尿浸石膏 制炉甘石

功用：润肤，生肌，收敛。用于溃疡腐肉已尽，疮口不敛者。
用法：将膏少许匀涂纱布上，敷贴患处，并可掺其他生肌药粉于药膏上同用，效果更佳。

白降丹(《医宗金鉴》)：朱砂 雄黄 水银 硼砂 火硝 食盐 白矾 皂矾
功用：腐蚀、平胬。治溃疡脓瘀难去，或已成漏管，肿疡成脓不能自溃，及赘疣、瘰疬等证。
用法：疮大者用0.15～0.18g，小者用0.03～0.06g，以清水调涂疮头上；亦可和米糊为条，插入疮口中，外盖膏药。

白屑风酊(经验方)：蛇床子 苦参片 土槿皮 薄荷脑 乙醇 1 000 ml
功用：祛风止痒。治白屑风。
用法：搽擦患处，每日3～5次；有糜烂者禁用。

白虎汤(《伤寒论》)：石膏 知母 甘草 粳米
功用：清热生津。
用法：水煎服。

瓜蒌贝母散(《增订胎产心法》)：瓜蒌实 土贝母 甘草节
功用：化痰软坚。用于乳房结核、瘀肿等。
用法：水煎服。

瓜蒌牛蒡汤(《医宗金鉴》)：瓜蒌仁 牛蒡子 花粉 黄芩 陈皮 生栀子 连翘 皂角刺 金银花 生甘草 青皮 柴胡
功用：疏肝解郁，清解邪热。用于乳痈初起。
用法：水煎服。

半硫丸(《和剂局方》)：半夏 硫黄各等份
功用：温运散寒，通利虚秘。
用法：研细末，以生姜汁泛为丸，每日2次，每服9g。

加味金铃子散(经验方)：金铃子 延胡索 小茴香 橘核 荔枝核 沉香 肉桂
功用：温阳散寒，除湿消肿。用于子痈、血疝等阴囊附睾胀痛属寒湿瘀滞者。
用法：水煎服。

加味桃红四物汤(经验方)：桃仁 红花 白芍 川芎 当归 生地 橘核 小茴香 淮牛膝 海藻 昆布
功用：活血化瘀，通络软坚。用于精血、阳强、子痈、血疝、阴茎痰核、痛性结节等属气滞血瘀之男科病。
用法：水煎服。

皮脂膏(经验方)：青黛 黄柏 煅石膏 烟膏
共研细末，和匀，以药末60g加凡士林240g调匀成膏。
功用：清热杀虫止痒，用于湿疹、肛门瘙痒病等。
用法：外搽患处。

圣愈汤(《医宗金鉴》)：黄芪 熟地 人参 当归 白芍 川芎
功用：补气，养血，摄血。用于失血过多、气血俱虚、面色无华、心悸怔忡、夜寐不宁。
用法：水煎服。

六 画

地黄饮子(《黄帝素问宣明论方》)：熟地 巴戟天 山茱萸 石斛 肉苁蓉 附子 五味子 官桂 白茯苓 麦门

冬　菖蒲　远志

功用：滋肾阴，补肾阳，开窍化痰。

用法：水煎服。

地榆油(经验方)：生地榆粉　大黄粉　麻油

功用：收湿止痒，清热解毒。

用法：上药调成稀糊状。涂敷患处，每日1～2次。

百合固金汤(《慎斋遗书》)：熟地　生地　归身　白芍　甘草　桔梗　玄参　贝母　麦冬　百合

功用：滋肾保肺，止咳化痰。用于肾水不足，虚火上炎，肺阴受伤，喘嗽痰血等症。

用法：水煎服。

百部酊(《赵炳南临床经验集》)：百部　75%乙醇

功用：杀虫止痒。用于荨麻疹、神经性皮炎、疥癣、虱病等瘙痒性皮肤病。

用法：以棉签蘸涂。

灰皂散(经验方)：新出窑石灰　楠皂自然水　黄丹

功用：有腐蚀性作用，能使痔核发生干性坏死。

用法：石灰粉加黄丹少许，调匀后，加入楠皂自然水，调成糊状，将药涂于痔核面上。须随调随用。如果调好后超过10 min，便会失去效力。

托里透脓汤(《医宗金鉴》)：人参　白术　山甲　白芷　升麻　当归　甘草　黄芪　皂角刺　青皮

功用：滋补气血，托里透脓，用于肿疡脓成不溃者。

用法：水煎服。

托里消毒散(《医宗金鉴》)：人参　川芎　当归　白芍　白术　金银花　茯苓　白芷　皂角刺　甘草　桔梗　黄芪

功用：补益气血，托毒消肿。用于疮疡体虚邪盛，脓毒不易外达者。

用法：水煎服。

至宝丹(《太平惠民和剂局方》)：人参　朱砂　麝香　制南星　天竺黄　水牛角　冰片　牛黄　琥珀　雄黄　玳瑁

功用：开窍，镇痉。用于卒中后昏迷，内闭外脱；外感热病，痰热阻塞清窍，神昏；小儿急惊，神昏痉厥。

用法：日服1～2丸，用凉开水化服，分2次服。

当归四逆汤(《伤寒论》)：当归　桂枝　白芍　细辛　甘草　通草　大枣

功用：温经散寒，养血通脉。

用法：水煎服。

当归地黄汤(王肯堂《证治准绳》)：当归　熟地　白芍　川芎　防风　白芷　藁本　细辛

功用：补血祛风。用于破伤风之正虚邪恋证。

用法：水煎服，每日1剂。

当归龙荟丸(《丹溪心法》)：全当归　龙胆草　栀子仁　川黄连　黄柏　淡黄芩　大黄　芦荟　青黛　木香　麝香

功用：泻肝胆实火。用于肝火所致的大便秘结，小便涩滞，阴囊肿胀，急性湿疹，药物性皮炎等。

用法：每服20～30丸，生姜汤送下，日3次。

当归饮子(《济生方》)：当归　白芍　川芎　生地　白蒺藜　防风　荆芥穗　何首乌　黄芪　甘草

功用：养血润燥，祛风止痒。用于各种皮肤病血虚致痒者。

用法：水煎服。

当归补血汤(《内外伤辨惑论》)：黄芪　当归

功用：补气生血。用于疮疡溃后，血虚发热、头痛、口渴等。

用法：水煎，空腹温服。

回阳玉龙散(《外科正宗》)：草乌　干姜　赤芍　白芷　南星　肉桂

功用：温经活血，散寒化痰。用于一切阴证疮疡。

用法：热酒调敷，亦可掺于膏药内贴之。

回阳玉龙膏：回阳玉龙散　凡士林

功用：同回阳玉龙散。

回阳生肌散(《赵炳南临床经验集》)：人参　鹿茸　雄黄　乳香　琥珀　京红粉

功用：回阳生肌，止痛敛疮。用于慢性顽固性溃疡及属于阴疮久不收口者。

用法：薄撒于疮面上或制药捻用。

竹叶黄芪汤(《医宗金鉴》)：人参　黄芪　石膏　半夏　麦冬　白芍　川芎　当归　黄芩　生地　甘草　竹叶　生姜　灯心草

功用：滋阴生津清热。用于有头疽，阴液不足，热甚口渴者。

用法：水煎服。

血府逐瘀汤(《医林改错》)：当归　生地　桃仁　红花　枳壳　赤芍　柴胡　甘草　桔梗　川芎　牛膝

功用：活血祛瘀，理气止痛。

用法：水煎服。

羊睾丸汤(经验方)：阳起石　仙茅　仙灵脾　肉苁蓉　生地　熟地　菟丝子　枸杞子　五味子　山萸肉　巴戟天　附子　羊睾丸

功用：温补肾阳，益肾填精。用于男子不育肾阳虚衰证。

用法：水煎服。

冲和膏(《外科正宗》)：紫荆皮　独活　赤芍　白芷　石菖蒲

功用：疏风，活血，定痛，消肿，祛寒，软坚。用于疮疡半阴半阳证。

用法：葱汁、陈酒调敷。

安宫牛黄丸(《温病条辨》)：牛黄　郁金　水牛角　黄芩　黄连　栀子　雄黄　朱砂　冰片　麝香　珠粉

功用：清热解毒，化秽开窍，安神宁心。用于疔疮走黄及疮疡毒邪内陷，神昏谵语、狂躁，痉厥抽搐者。

用法：每服1丸。脉虚者，人参汤送下；脉实者，银花薄荷汤送下。病重体实者，每日3服。

异功散(《太平惠民和剂局方》)：人参　白术　茯苓　炙甘草　陈皮

功用：健脾、和胃、理气。

用法：水煎服。

导赤散(《小儿药证直诀》)：木通　生地　生甘草　竹叶

功用：清热利水。用于心经火毒所致之疮疡。

用法：水煎服。

阳和汤(《外科证治全生集》)：麻黄　熟地　白芥子　炮姜

炭　甘草　肉桂　鹿角胶

功用：温经散寒，化痰补虚。用于流痰及一切阴疽，漫肿平塌，不红不热者。

用法：水煎服。

阳和解凝膏(《外科全生集》)：鲜牛蒡子根叶梗　鲜白凤仙梗　川芎　川附　桂枝　大黄　当归　川乌　肉桂　草乌　地龙　僵蚕　赤芍　白芷　白蔹　白及　乳香　没药　续断　防风　荆芥　五灵脂　木香　香橼　陈皮　苏合油　麝香　菜油

功用：温经和阳，祛风散寒，调气活血，化痰通络。用于一切疮疡阴证（如贴于背脊上第三脊骨处，可治疟疾）。

用法：摊贴患处。

阳毒内消散(《药奁启秘》)：麝香　冰片　白及　南星　姜黄　炒甲片　樟冰　轻粉　胆矾　铜绿　青黛

功用：活血，止痛，消肿，化痰解毒。用于一切阳证肿疡。

用法：掺膏药内敷贴。

阴毒内消散(《药奁启秘》)：麝香　轻粉　丁香　牙皂　樟冰　腰黄　良姜　肉桂　川乌　炒甲片　胡椒　制乳没　阿魏

功用：温经散寒，消坚化痰。用于一切阴证肿疡。

用法：掺膏药内贴之。

防风通圣散(《宣明论方》)：防风　荆芥　连翘　麻黄　薄荷　川芎　当归　白芍　白术　栀子　大黄　芒硝　石膏　黄芩　桔梗　甘草　滑石

功用：解表通里，散风清热，化湿解毒。用于内郁湿热，外感风邪，表里同病，属于气血实者。

用法：每服6g，开水送下。或用饮片，水煎服（剂量可用近代常用量）。

如圣金刀散(《外科正宗》)：松香　生白矾　枯矾

功用：收敛，止血。用于金疮出血不止。

用法：掺于患处，纱布紧扎。

红升丹（又名大升丹）(《医宗金鉴》)：水银　朱砂　雄黄　皂矾　白矾　火硝

功用：拔毒，祛腐，生新。用于一切疮疡溃后，疮口坚硬，肉暗紫黑。

用法：蘸丹少许，外扫疮口。

红灵丹(经验方)：雄黄　乳香　煅月石　青礞石　没药　冰片　火硝　朱砂　麝香

功用：活血止痛，消坚化痰。用于一切痈疽未溃者。

用法：掺膏药或油膏上，敷贴患处。

红灵酒(经验方)：生当归　红花　花椒　肉桂　樟脑　细辛　干姜　95%乙醇1 000 ml

功用：活血，消肿，止痛。用于脱疽、冻疮等证。

用法：每日用棉花蘸药酒在患处（溃后在患处上部）揉擦2次，每次擦药10 min。

红油膏(经验方)：凡士林　九一丹　东丹

功用：防腐生肌。用于溃疡不敛。

用法：将药膏匀涂纱布上，敷贴患处。

红藤煎(经验方)：红藤　地丁草　乳香　没药　连翘　大黄　玄胡　丹皮　甘草　金银花

功用：通腑清热，行瘀止痛。用于肠痈初起未化脓者。

用法：水煎服。

红花酊(《赵炳南临床经验集》)：藏红花　乙醇

功用：活血祛瘀，消肿止痛。用于扭伤血肿，大面积灼伤，瘢痕。

用法：外涂。

竹叶石膏汤(《伤寒论》)：竹叶　石膏　麦冬　人参　半夏　粳米　甘草

功用：清热养胃，生津止渴。

用法：水煎服。

七　画

芩连二母丸(《外科正宗》)：黄芩　黄连　知母　贝母　当归　白芍　羚羊角　生地　熟地　蒲黄　地骨皮　川芎　生甘草

功用：抑火滋阴，养血凉血，安敛心神，调和血脉。治血瘤。

用法：每日服6～9 g，灯心草煎汤送下。

芩部丹(经验方)：百部　丹参沉淀粉　黄芩沉淀粉　百部浸膏

功用：清热杀虫。用于皮肤结核、流痰、瘰疬等病。

用法：成人每日2～3次，每次5片，温开水送服。

苍附导痰汤(《叶氏女科》)：苍术　香附　枳壳　陈皮　茯苓　胆星　甘草

功用：利气化痰。用于形盛多痰。

用法：水煎服。

苏合香丸(《太平惠民和剂局方》)：白术　青木香　乌犀屑　香附子　朱砂　诃黎勒　白檀香　安息香　沉香　麝香　丁香　荜茇　龙脑　苏合香油　薰陆香

功用：芳香开窍，行气止痛。用于中风、中气或感受时行瘴疠之气，突然昏倒，牙关紧闭，不省人事；或中寒气闭，心腹猝痛，甚则昏厥；或痰壅气阻，突然昏倒。

用法：每服1丸，日1～2次。

身痛逐瘀汤(《医林改错》)：川芎　当归　桃仁　红花　牛膝　五灵脂　地龙　秦艽　羌活　香附　甘草　没药

功用：活血祛瘀，祛风除湿，通痹止痛。用于瘀血夹风湿，经络痹阻，肩痛、臂痛、腰腿痛，或周身疼痛，经久不愈者。

用法：水煎服。

辛夷清肺饮(《外科正宗》)：辛夷　生甘草　石膏　知母　栀子　黄芩　枇杷叶　升麻　百合　麦冬

功用：清肺胃，解热毒。用于鼻内息肉及热疮等证。

用法：水煎服。

冻伤膏(经验方)：二甲基亚砜　微分子右旋糖酐　呋喃西林　凡士林　白及粉

功用：养肤，抗冻。用于手足脸耳冻肿、冻痒、冻裂。

用法：涂抹患处，每日2次。

冻疮膏(经验方)：猪油　蜂蜜　樟脑

功用：清热，润肌，杀虫，止痛。用于治疗冻疮肿硬。

用法：局部外用，用温水洗净疮面后，轻轻揩干。取本品适量涂于患处，并加轻揉，每日数次。

沉香散(《三因极一病证方论》)：沉香　石韦　滑石　王不

留行 当归 冬葵子 白芍 甘草 橘皮
功用：理气通尿，用于下焦郁结，气不得舒，致气淋癃闭，小腹胀满。
用法：每服6g，食前煎大麦汤调下。

沉香散(《金匮翼》)：沉香 石韦 滑石 当归 橘皮 白芍 冬葵子 甘草 王不留行
功用：行气活血，通窍利尿。用于前列腺增生、前列腺炎等属气滞血瘀者。
用法：水煎服。

启阳娱心丹(《辨证录》)：人参 远志 茯神 甘草 橘红 砂仁 柴胡 菟丝子 白术 枣仁 当归 白芍 山药 石菖蒲 神曲
功用：益肾补肝，壮胆宁神。用于阳痿等属胆虚惊恐伤肾者。
用法：水煎服。

补中益气汤(《脾胃论》)：黄芪 人参 炙甘草 归身 橘皮 升麻 柴胡 白术
功用：补中益气。治疮疡元气亏损，肢体倦怠，饮食少思，内痔脱垂和脱肛等。
用法：共研粗末，水煎服。

补阳还五汤(《医林改错》)：黄芪 归尾 赤芍 地龙 川芎 桃仁 红花
功用：补气，活血，通络。用于下肢痿废、静脉炎等。
用法：水煎服。

阿魏膏(亦名阿魏化痞膏，《景岳全书》)：羌活 独活 玄参 官桂 赤芍 穿山甲 生地 两头尖 大黄 白芷 天麻 红花 番木鳖 乱发 槐枝 柳枝 桃枝 麻油
功用：祛风活血，消肿止痛，化痞软坚。用于各种岩肿未溃者。
用法：将膏摊成布膏。临用以朴硝铺肿块上5mm，盖纸、热熨、硝化、贴膏，7日1换。

附子理中汤(《三因极一病证方论》)：附子 人参 干姜 白术 炙甘草
功用：温补脾肾。治疮疡脾肾阳衰，神疲纳呆，便泄肢冷者。
用法：水煎服。

补骨脂酊(《赵炳南临床经验集》)：补骨脂 75%乙醇
功用：调和气血，活血通络。用于白癜风、扁平疣、斑秃、神经性皮炎、瘙痒症。
用法：用棉球蘸药涂于患处，并摩擦5～15 min。

八 画

青吹口散(经验方)：煅石膏 煅人中白 青黛 薄荷 黄柏 川连 煅月石 冰片
功用：清热，解毒，止痛。用于口、舌、咽喉疼痛之疳疮。
用法：漱净口腔，用药管吹敷患处。

青蒿鳖甲汤(《温病条辨》)：青蒿 鳖甲 生地 知母 丹皮
功用：养阴清热。用于疮疡、肛漏、肛周脓肿等见夜热早凉，热退无汗，热自阴来者。
用法：水煎服。

青黛散(经验方)：青黛 石膏 滑石 黄柏
功用：收湿止痒，清热解毒。用于一般皮肤病，焮肿痒痛出水。
用法：干掺，或麻油调敷患处。

青黛膏：青黛散 凡士林
功用：同青黛散，兼有润肤作用。
用法：将药膏涂于纱布上贴之，或蘸药搽擦患处，或再加热烘疗法，疗效更好。

青麟丸(《邵氏经验良方》)：大黄 鲜侧柏叶 绿豆芽 黄豆芽 槐枝 桑叶 桃叶 柳叶 车前 鲜茴香 陈皮 荷叶 金银花 苏叶 冬术 艾叶 半夏 厚朴 黄芩 香附 砂仁 甘草 泽泻 猪苓 牛乳 梨汁 姜汁 童便 陈酒
功用：通腑缓下。
用法：水研细末，蜜为丸，每日早晚各服15～30 g。

苦参汤(《疡科心得集》)：苦参 蛇床子 白芷 金银花 菊花 黄柏 地肤子 大菖蒲
功用：祛风除湿，杀虫止痒。用于阴痒、阴蚀、白疕、麻风等病。
用法：水煎去渣，临用亦可加猪胆汁4～5滴，一般洗2～3次即可。

苓桂术甘汤(《伤寒论》)：茯苓 桂枝 白术 炙甘草
功用：健脾渗湿，温化痰饮，用于幽门梗阻属于脾虚痰饮型者。
用法：水煎服。

枇杷清肺饮(《医宗金鉴》)：人参 枇杷叶(去毛蜜炙) 生甘草 黄连 桑白皮 黄柏
功用：清宣肺热。用于粉刺。
用法：水1盏半，煎7分，饭后服。

拔毒生肌散(经验方)：冰片 龙骨 石膏 红粉 炉甘石 血竭 轻粉 黄升
功用：拔毒生肌。用于痈疽已溃，久不生肌，疮口下陷，常流毒水。
用法：外用适量，撒布患处，或以膏药护之。

拔毒膏(《丹溪心法附余》)：南皂角 五倍子 乳香 没药 雄黄
功用：拔毒消肿止痛。用于肿毒，诸恶疮。
用法：醋调外敷。

虎潜丸(《丹溪心法》)：黄柏 龟版 知母 熟地 陈皮 白芍 锁阳 虎骨 干姜
功用：滋阴降火，强壮筋骨。用于治疗损伤及脱疽后期，肝肾不足，筋骨酸软，步履乏力。
用法：共研细末，酒糊为丸，每服三钱，食前淡盐汤送服。

肾气丸(又名金匮肾气丸)(《金匮要略》)：熟地 山药 山萸肉 茯苓 丹皮 泽泻 附子 桂枝
功用：温补肾阳。用于肾阳不足证。
用法：每服6g，日2次。

知柏地黄丸(又名知柏八味丸)(《医宗金鉴》)：熟地 山萸肉 山药 泽泻 茯苓 丹皮 知母 黄柏

功用：滋阴降火。用于复发性口疮、红斑狼疮证属阴虚内热者。

用法：每日9g，分2次吞服。

金铃子散（《袖珍方》引《圣惠方》）：金铃子 玄胡

功用：行气疏肝，活血止痛。用于肝气郁热之胃脘、胸胁痛，疝气疼痛。

用法：每服6~9g，酒调下，温汤亦可。

金黄散（《医宗金鉴》）：大黄 黄柏 姜黄 白芷 南星 陈皮 苍术 厚朴 甘草 天花粉

功用：清热除湿，散瘀化痰，止痛消肿。用于一切疮疡阳证。

用法：可用葱汁、酒、醋、麻油、蜜、菊花露、银花露、丝瓜叶揭汁调敷。

金黄膏：凡士林 金黄散

功用：同金黄散。

用法：将药膏摊敷料上，贴患处，或涂患处。

乳增宁：艾叶 淫羊藿 天冬 柴胡 川楝子 川贝母

功用：疏肝解郁，调理冲任。用于肝郁气滞、冲任失调引起的乳癖。

用法：口服，一次2~3片，每日3次。

炉甘石洗剂：炉甘石粉 氧化锌 石炭酸 甘油 水

功用：燥湿止痒。用于瘙痒性皮肤病。

用法：用前必须摇匀，每日至少搽5~6次。

治瘰方（经验方）：熟地 何首乌 杜仲 赤芍 白芍 牛膝 桃仁 红花 赤小豆 白术 穿山甲

功用：养血活血。

用法：水煎服。

参附汤（《世医得效方》）：人参 附子

功用：回阳，益气，救脱。用于阳气暴脱，上气喘急，汗出肢冷，头晕气短，面色苍白，脉微欲绝。

用法：水煎取汁，顿服。病情严重者，用量可酌加。

参苓白术散（《太平惠民和剂局方》）：白扁豆 人参 白术 白茯苓 炙甘草 山药 莲子肉 桔梗 薏苡仁 缩砂仁

功用：健脾补气，和胃渗湿。用于脾胃虚弱，饮食不消，或吐或泻，形体虚羸等症。

用法：用枣汤调服。

季德胜蛇药片（经验方）：蟾蜍皮 地锦草 七叶一枝花 蜈蚣

功用：清热，解毒，消肿止痛。用于毒蛇、毒虫咬伤。

用法：口服，第1次20片，以后每隔6h续服10片；危急重症者将剂量增加10~20片并适当缩短服药间隔时间。不能服药者，可行鼻饲法给药。外用，被毒虫咬伤后，以本品和水外搽，即可消肿止痛。

九　画

珍珠散（《疡科心得集》）：珍珠 炉甘石 石膏

功用：燥湿生肌。用于各种溃疡腐肉已净时。

用法：撒疮口上。

荆防败毒散（《医宗金鉴》）：荆芥 防风 柴胡 前胡 羌活 独活 枳壳 炒桔梗 茯苓 川芎 甘草 人参 生姜或薄荷

功用：解表达邪。用于风寒相搏，邪气在表，发生疮疡，头痛，无汗，恶寒重发热轻者。

用法：水煎，食后缓缓温服。

茵陈蒿汤（《伤寒论》）：茵陈 栀子 大黄

功用：清热利湿。用于风疹块因胃肠湿热所致者。

用法：水煎服。

茴香橘核丸（《笔花医镜》）：小茴香 橘核 槟榔 香附 青皮 延胡索 昆布 海藻 大茴香 川楝子 荔枝核 补骨脂 莪术 肉桂 桃仁

功用：散寒除湿，消肿止痛。用于子痈、疝病等肾子肿大，坠胀疼痛，外肾潮湿发凉属寒湿凝滞者。

用法：每服9g，日2次，温开水或淡盐汤下，或做汤剂煎服。

枯痔钉（经验方）：红砒 明矾 朱砂 雄黄 没药 米饭

功用：腐蚀痔核。

用法：插于痔核部。

枯痔液（经验方）：明矾 石炭酸 黄连 普鲁卡因 枸橼酸钠 甘油 蒸馏水

功用：使内痔硬化或坏死脱落。

用法：注射于痔核内。

枯痔散（经验方）：白砒 白矾 月石 硫黄 雄黄

功用：腐蚀。一般用于内痔。

用法：将药粉掺涂患处。

枸橘汤（《外科证治全生集》）：枸橘 川楝子 秦艽 陈皮 防风 泽泻 赤芍 甘草

功用：疏肝理气，化湿清热。用于子痈睾丸肿痛。

用法：水煎服。

指迷茯苓丸（《百一选方》引《指迷方》）：半夏 茯苓 枳壳 风化硝

功用：燥湿和中，化痰通络。用于痰湿阻络所致的筋络挛急，臂痛难举。

用法：共研细末，自然汁煮米糊为丸，如梧桐子大，每服2钱，生姜汤送下，一日三次。

鸦胆子油（经验方）：鸦胆子 乙醚

功用：腐蚀疣赘。用于各种皮肤疣赘。

用法：外涂患处。

咬头膏（经验方）：铜绿 松香 乳香 没药 生木鳖 蓖麻子 杏仁 巴豆 白砒

功用：有腐蚀之功。用于疮疡已成脓而不能自破者。

用法：每用1粒，放于膏药上，贴于疮疡中心。

香贝养荣汤（《医宗金鉴》）：香附 贝母 人参 茯苓 陈皮 熟地 川芎 当归 白芍 白术 桔梗 甘草 生姜 大枣

功用：养营化痰。用于瘰疬、乳岩、石疽等。

用法：水煎服。

复方土槿皮酊（经验方）：土槿皮酊 苯甲酸 水杨酸 75%乙醇

功用：杀虫止痒。用于鹅掌风、脚湿气等病。

用法：搽擦患处，每日3~4次。手足部糜烂或皲裂者禁用。

顺气归脾丸(《外科正宗》)：陈皮 贝母 香附 乌药 当归 白术 茯神 黄芪 酸枣仁 远志 人参 木香 炙甘草 合欢树根皮

功用：理气健脾。用于思虑伤脾，脾气郁结所致痰核、肉瘤等。

用法：每服60丸，食后用滚汤送下。

保元汤(《外科正宗》)：人参 黄芪 白术 甘草 生姜 红枣

功用：益气培元。

用法：水煎服。

保和丸《圣济总录》：山楂 六神曲 半夏 茯苓 陈皮 连翘 莱菔子 麦芽

功用：消食导滞。用于食积停滞之脘腹胀满、嗳气吞酸、不欲饮食。

用法：口服。6～9 g/次，每日2次。小儿酌减。

胆道排石汤6号(经验方)：虎杖 金钱草 栀子 大黄 枳壳 木香 延胡索

功用：清热利湿，行气止痛，利胆排石。用于"总攻"排石疗法、胆总管结石<1 cm直径者，以及肝管结石、术后残留结石和复发结石等。

用法：水煎服。

独活寄生汤(《备急千金要方》)：独活 桑寄生 人参 茯苓 川芎 防风 桂心 杜仲 牛膝 秦艽 细辛 当归 白芍 地黄 甘草

功用：温经散寒，祛风化湿，益肝肾，补气血。用于风寒湿三气侵袭筋骨而体质较虚者。

用法：水煎服。

疯油膏(经验方)：轻粉 东丹 朱砂 麻油 黄蜡

功用：润燥，杀虫，止痒。用于鹅掌风、牛皮癣等皮肤皲裂、干燥作痒者。

用法：涂擦患处。或加热烘疗法疗效更好。

养阴清肺汤(《重楼玉钥》)：生地 玄参 麦冬 川贝母 丹皮 白芍 甘草 薄荷

功用：养阴清肺，清咽解毒。用于白喉、慢性咽喉炎以及阴虚燥咳证。

用法：水煎服。

美宝湿润烧伤膏：黄芩 黄连 黄柏 赤芍等

功用：清热解毒，止痛，生肌。用于各种烧、烫、灼伤。

用法：外用。涂于烧、烫、灼伤等创面(厚度薄于1 mm)，每4～6 h更换新药。换药前，须将残留在创面上的药物及液化物拭去。暴露创面用药。

前列腺汤(经验方)：丹参 泽兰 桃仁 红花 赤芍 乳香 没药 王不留行 青皮 川楝子 小茴香 白芷 败酱草 蒲公英

功用：活血化瘀，行气导滞。用于慢性前列腺炎瘀滞证。

用法：水煎服。

活血止痛散(《赵炳南临床经验集》)：土鳖虫 当归 乳香 自然铜 三七

功用：活血化瘀，消肿止痛。用于跌打损伤，瘀血肿痛。

用法：每服1.5 g，日2次，温黄酒或温开水冲服；或煎汤熏洗。

活血通脉汤(经验方)：丹参 鸡血藤 生黄芪 蒲公英 赤芍 天葵子 花粉 地丁 乳香 没药

功用：清热解毒，祛瘀止痛。用于下肢深静脉血栓形成之血脉瘀阻证。

用法：水煎服。

活血散瘀汤(《外科正宗》)：当归尾 赤芍 桃仁 大黄 川芎 苏木 丹皮 枳壳 瓜蒌仁 槟榔

功用：活血逐瘀。用于瘀血流注及委中毒等。

用法：水煎服。

济川煎(《景岳全书》)：当归 牛膝 肉苁蓉 泽泻 枳壳 升麻

功用：补肾，润肠，通便。

用法：水煎服。

济生肾气丸(《济生方》)：干地黄 山药 山茱萸 泽泻 茯苓 丹皮 桂枝 炮附子 牛膝 车前子

功用：温肾利水。用于泌尿系结石、前列腺肥大肾阳虚者。

用法：水煎服。

神功内托散(《外科正宗》)：当归 白术 黄芪 人参 白芍 茯苓 陈皮 附子 木香 甘草 川芎 山甲

功用：益气养血，托毒排脓。用于痈疽等气虚不能托毒外出者。

用法：加煨姜3片，大枣2个，水煎服。

神效瓜蒌散(《外科大成》)：瓜蒌 当归 甘草 没药 乳香

功用：和营化痰，散结消肿。用于乳痈、乳疽、乳痨、乳岩等。

用法：加入2碗黄酒，煎至大半碗，温服。

除湿胃苓汤(《医宗金鉴》)：苍术 厚朴 陈皮 猪苓 泽泻 赤茯苓 白术 滑石 防风 栀子 木通 肉桂 甘草 灯心草

功用：清热燥湿，理气和中。用于缠腰火丹、湿疮，见湿阻中焦者。

用法：水煎服。

神应养真丹(《外科正宗》)：羌活 木瓜 天麻 当归 白芍 菟丝子 熟地 川芎

功用：养血生发，祛风活络。用于风邪外袭以致风盛血燥，不能荣养毛发者。

用法：每次9 g，日2次，饭后温酒或盐汤送下。

十　画

真武汤(《伤寒论》)：茯苓 芍药 生姜 白术 附子

功用：温补脾肾。用于脾肾阳虚的红斑狼疮。

用法：水煎服。

桂枝白虎汤(《医宗金鉴》)：桂枝 芍药 石膏 知母 甘草 粳米 生姜 大枣

功用：解肌发表，清热生津。用于风温，壮热多汗。

用法：水煎服。

桂枝加当归汤(经验方)：桂枝 芍药 甘草 生姜 大枣 当归

功用：养血和营，温通经络。用于脱疽、冻疮等。
用法：水煎服。

桂枝汤(《伤寒论》)：桂枝　芍药　甘草　生姜　大枣
功用：解肌发表，调和营卫。用于风疹块等因风寒外袭、营卫不和所致者。
用法：水煎服。

桂麝散(《药奁启秘》)：麻黄　细辛　肉桂　牙皂　生半夏　丁香　生南星　麝香　冰片
功用：温化痰湿，消肿止痛。用于一切阴证疮疡未溃者。
用法：掺膏药内贴之。

桃红四物汤(《医宗金鉴》)：当归　赤芍　生地　川芎　桃仁　红花
功用：活血调经。用于妇女月经不调，痛经，或由于瘀血所致的各种肿块。
用法：水煎服。

桃花散(《先醒斋医学广笔记》)：白石灰　大黄片
功用：止血。用于疮口出血。
用法：掺于患处，纱布紧扎。

顾步汤(《外科真诠》)：黄芪　石斛　当归　牛膝　紫花地丁　人参　甘草　银花　蒲公英　菊花
功用：益气养阴，和营清热。用于脱疽火毒型初起。
用法：水煎服。

柴胡清肝汤(《医宗金鉴》)：生地　当归　白芍　川芎　柴胡　黄芩　栀子　天花粉　防风　牛蒡子　连翘　甘草
功用：清肝解郁。用于痈疽疮疡，由肝火而成者。
用法：水煎服。

柴胡疏肝散(《证治准绳》引《统旨》)：柴胡　陈皮　川芎　芍药　枳壳　甘草　香附
功用：疏肝理气。用于肝气郁结证。
用法：水煎服。

逍遥散(《局方》)：柴胡　白芍　当归　白术　茯苓　炙草　生姜　薄荷
功用：疏肝解郁，调和气血。用于肝郁不疏所致乳癖、失荣、瘰疬等证。
用法：水煎服。丸剂每次4.5g，每日2次，温开水送下。

逍遥蒌贝散(经验方)：柴胡　当归　白芍　茯苓　白术　瓜蒌　贝母　半夏　南星　生牡蛎　山慈菇
功用：疏肝理气，化痰散结。用于乳癖、瘰疬、乳癌初起。
用法：水煎服。

秘精汤(经验方)：生龙骨　生牡蛎　生芡实　生莲米　知母　麦冬　五味子
功用：滋阴清热，涩关固精。用于遗精、早泄、阳痿等属精关不固兼有虚热之男科病。
用法：水煎服。

透脓散(《外科正宗》)：当归　生黄芪　炒山甲　川芎　皂角刺
功用：透脓托毒。用于痈疽诸毒，内脓已成，不易外溃者。
用法：水煎服。
按：本方一般适用于实证，因此，使用时亦可去黄芪，以免益气助火。

脏连丸(《证治准绳》)：黄连　公猪大肠
功用：清化大肠湿热。用于痔疮无论新久，便血作痛，肛门重坠。
用法：每服3～9g，空心温开水送下。

益胃汤(《温病条辨》)：沙参　麦冬　细生地　玉竹　冰糖
功用：养胃益阴。用于疮疡胃阴不足者。
用法：水煎服。

凉血四物汤(《医宗金鉴》)：当归　生地　川芎　赤芍　黄芩　赤茯苓　陈皮　红花　甘草
功用：凉血活血。用于酒齇鼻。
用法：水煎服。

凉血地黄汤(《外科大成》)：细生地　当归尾　地榆　槐角　黄连　天花粉　生甘草　升麻　赤芍　枳壳　黄芩　荆芥
功用：清热凉血。用于血栓外痔、肛门周围痈疽等。
用法：水煎服。

凉血消风散(《朱仁康临床经验集》)：生地　当归　荆芥　蝉衣　苦参　白蒺藜　知母　生石膏　生甘草
功用：祛风清热。用于血热生风生燥所致白屑风、瘾疹、风热疮。
用法：水煎服。

凉膈散(《局方》)：连翘　大黄　芒硝　甘草　栀子　黄芩　薄荷　竹叶　蜂蜜
功用：凉膈，清热，通腑，解毒。用于心火上盛，中焦燥实，烦躁口渴，二便秘结等症。
用法：每服9g，竹叶20片，蜂蜜3匙，煎服。

消风导赤汤(经验方)：生地　赤芍　牛蒡子　白鲜皮　金银花　薄荷　木通　黄连　甘草
功用：清热利湿，解毒祛风。用于急性湿疹。
用法：水煎服。

消风散(《医宗金鉴》)：荆芥　防风　当归　生地　苦参　苍术　蝉蜕　胡麻仁　牛蒡子　知母　石膏　甘草　木通
功用：散风，清热，凉血，理湿。用于风疹块、疮疡因风湿血热所致者。
用法：水煎服。

消疬丸(《外科真诠》)：玄参　牡蛎　川贝
功用：软坚化痰。用于阴虚火旺所致之瘰疬。
用法：每服9g，温开水送下。

消核丸(《类证治裁》)：盐水炒橘红　赤茯苓　熟大黄　连翘　黄芩　栀子　半夏　元参　牡蛎　花粉　桔梗　瓜蒌　僵蚕
功用：清热化痰，软坚消肿。用于皮肤痰核、瘰疬。
用法：每服10g，日2次。

消痔灵(中国中医研究院经验方)：鞣酸　硫酸钾铝　枸橼酸钠　低分子右旋糖酐　甘油　三氯叔丁醇　蒸馏水
功用：本品有收敛、抑菌、止血等作用。适用于各期内痔，特别适用于三期内痔以及由三期内痔发展而成的轻度静脉曲张性混合痔、血管瘤。
用法：痔核局部注射。

消痔散(经验方):煅田螺 煅咸橄榄核 冰片
功用:消痔退肿止痛。
用法:用油调敷痔上。

消痔膏:凡士林 消痔散
功用:同消痔散。

消瘰丸(《许履和外科医案医话集》):生牡蛎 玄参 川贝 夏枯草
功用:滋阴降火,化痰软坚。
用法:水煎服。

海浮散(《外科十法》):制乳香 制没药
功用:生肌,止痛,止血。用于痈疽溃后,脓毒将尽者。
用法:将药粉掺于患处,外盖膏药或药膏。

海藻玉壶汤(《医宗金鉴》):海藻 陈皮 贝母 连翘 昆布 半夏 青皮 独活 川芎 当归 甘草 海带
功用:化痰,消坚,开郁。用于肉瘿、石瘿。
用法:水煎,食前后服之。

润肠丸(《沈氏尊生方》):当归 麻仁 桃仁 羌活 煨大黄
功用:润肠通便。
用法:水研细末,蜜为丸,每日早晚各服9g。

润肠汤(《证治准绳》):当归 甘草 生地 麻仁 桃仁泥
功用:养血清热润肠。用于疮疡阴虚内热,肠燥便结者。
用法:水煎服。

通络活血方(《朱仁康临床经验集》):归尾 赤芍 桃仁 红花 香附 青皮 王不留行 茜草 泽兰 牛膝
功用:活血祛瘀,通经活络。用于结节性红斑、硬红斑、下肢结节病。
用法:水煎服。

通窍活血汤(《医林改错》):赤芍 川芎 桃仁 老葱 生姜 红枣 麝香
功用:活血化瘀,通窍活络。用于斑秃、酒齄鼻、荨麻疹(血瘀型)。
用法:水煎服。

桑菊饮(《温病条辨》):桑叶 菊花 杏仁 连翘 薄荷 甘草 桔梗 芦根
功用:疏风清热,宣肺止咳。
用法:水煎服。

十一画

理中汤(《伤寒论》):党参 干姜 白术 炙甘草
功用:温中健脾。
用法:水煎服。

黄芪六一散(《太平惠民和剂局方》):黄芪 甘草
功用:补气和营生肌。用于疮面溃后,脓液清稀,久不收口。
用法:外掺患处。

黄芪汤(《金匮翼》):黄芪 陈皮 火麻仁 白蜜
功用:益气润肠。用于气血两虚便秘,直肠脱垂等。
用法:水煎服。

黄芪桂枝五物汤(《伤寒论》):黄芪 芍药 桂枝 通草 炙甘草 细辛 大枣
功用:温经,活血利痹。
用法:水煎服。

黄芪鳖甲汤(《医学入门》):人参 肉桂 苦梗 生干地黄 半夏 紫菀 知母 赤芍 黄芪 炙甘草 桑白皮 天门冬 鳖甲 秦艽 白茯苓 地骨皮 柴胡
功用:益气养阴,宣肺退热。用于气阴两虚所致五心烦热等症。
用法:水煎服。

黄连解毒汤(《外台秘要》引崔氏方):黄连 黄芩 黄柏 栀子
功用:泄火解毒。用于疔疮及一切火毒热毒、发热、汗出、口渴等实证。
用法:水煎服。

黄连膏(《医宗金鉴》):黄连 当归 黄柏 生地 姜黄 麻油 黄蜡
功用:润燥,清热,解毒,止痛。用于痔疮、烫伤等,疮疡焮红作痛者。
用法:将膏匀涂于纱布上,敷贴患处。

黄连油(经验方):黄连 香油
功用:清热解毒,除湿止痒。用于湿疹、小面积烫伤等。
用法:外搽患处,每日3~4次。

黄柏溶液(经验方):黄柏流浸膏 蒸馏水 尼泊金
功用:清热解毒,祛腐止痛。用于烫伤糜烂及痈、疽等疮疡溃后,脓腐不脱,疼痛不止,疮口难敛者。
用法:用消毒纱布或棉球蘸溶液洗创面,或湿敷疮上。

黄柏霜(经验方):硬脂酸 单硬脂酸甘油酯 石蜡油 凡士林 尼泊金 苯甲酸钠 吐温 三乙醇胺 二甲基亚砜 黄柏液
功用:清热止痒。
用法:搽擦患处,每日3~4次。

萆薢化毒汤(《疡科心得集》):萆薢 归尾 丹皮 牛膝 防己 木瓜 苡仁 秦艽
功用:清热利湿。用于湿热所致疮疡。
用法:水煎服。

萆薢分清饮(《医学心悟》):川萆薢 石菖蒲 黄柏 茯苓 车前子 莲子心 白术
功用:清心利湿。用于膏淋、白浊。
用法:水煎服。

萆薢渗湿汤(《疡科心得集》):萆薢 苡仁 黄柏 赤苓 丹皮 泽泻 滑石 通草
功用:清利湿热。用于脚湿气、下肢丹毒及湿疮等证。
用法:水煎服。

银花甘草汤(《外科十法》):鲜金银花 甘草
功用:清火解毒。用于疮疡有热毒者。
用法:水煎服。煎汤外用,可洗涤疮面。

银翘散(《温病条辨》):金银花 连翘 牛蒡子 桔梗 薄荷 鲜竹叶 荆芥 淡豆豉 生甘草 鲜芦根
功用:疏风清热。用于疮疡焮红肿痛,邪气在表,头昏少汗,发热重、恶寒轻者。
用法:水煎服。

麻子仁丸(又名脾约麻仁丸)(《伤寒论》):麻子仁 芍药 枳实 大黄 厚朴 杏仁
功用:润肠通便。用于胃强脾弱,津亏便秘。
用法:每服30丸,每日3次。

麻黄汤(《伤寒论》):麻黄 桂枝 杏仁 炙甘草
功用:发表宣肺,平喘止咳。用于感冒风寒,怕冷发热,无汗,咳嗽气喘,肢体疼痛。
用法:水煎服。

痔疮宁栓(成都制药厂生产):消炎痛粉 颠茄 痢特灵 冰片 红古豆醇酯
功用:消炎止痛。用于内痔肿痛、直肠炎、痔疮术后。
用法:直肠给药。

痔疮栓:柿叶 冰片 大黄 芒硝 田螺壳 橄榄核
功用:清热通便,消肿止痛,收敛止血。用于各种内痔。
用法:直肠给药,每次1粒,每日1~2次。

鹿角散(《沈氏尊生书》):鹿角屑 鹿茸 茯苓 茯神 人参 川芎 当归 桑螵蛸 补骨脂 龙骨 韭菜子 柏子仁 甘草 生姜 大枣 粳米
功用:补肾壮阳,清心固涩。用于遗精、早泄等属肾气亏虚者。
用法:水煎服。

清肝芦荟丸(《外科正宗》):当归 生地 白芍 川芎 黄连 海粉 牙皂 甘草节 昆布 芦荟
功用:清肝解郁,养血舒筋。用于筋瘤。
用法:每次80丸,食前后服之。

清肝解郁汤(《外科正宗》):当归 白芍 茯苓 白术 贝母 熟地 栀子 半夏 人参 柴胡 丹皮 陈皮 香附 川芎 甘草
功用:清肝解郁。用于暴怒伤肝,忧思郁结,肝火妄动所致痈疽。
用法:水煎服。

清咽利膈汤(《证治准绳·幼科》):玄参 升麻 桔梗 甘草 茯苓 黄连 黄芩 牛蒡子 防风 芍药
功用:清咽利膈。用于心脾蕴热,咽喉腮舌肿瘤。
用法:水煎服。

清骨散(《证治准绳》):银柴胡 鳖甲 炙甘草 秦艽 青蒿 地骨皮 胡黄连 知母
功用:养阴清热。用于流痰溃久,骨蒸潮热者。
用法:水煎服。

清凉油乳剂(即清凉膏,《医宗金鉴》):风化石灰 清水
功用:清热润肤。用于烫伤初期,皮肤潮红,或有燎疱出水者。
用法:将石灰(陈者佳)与水搅浑,待澄清后,吹去水面浮衣,取中间清水。每水1份加麻油1份,搅调百遍,即以鸡翎蘸涂伤处。

清营汤(《温病条辨》):水牛角 生地 玄参 竹叶心 金银花 连翘 黄连 丹参 麦冬
功用:清营解毒,泄热养阴。用于有头疽、发颐、丹毒等有热邪内陷之象者。
用法:水煎服。

清暑汤(《外科全生集》):连翘 花粉 赤芍 甘草 滑石 车前子 金银花 泽泻 淡竹叶
功用:清暑利湿,利尿解毒。用于脓疱疮、痱子等。
用法:水煎服。

清瘟败毒饮(《疫疹一得》):生石膏 生地 犀角 川连 生栀子 桔梗 黄芩 知母 赤芍 玄参 连翘 竹叶 甘草 丹皮
功用:泻火解毒,凉血救阴。用于一切火热之证,表里俱盛者。
用法:水煎服。

密陀僧散(《医宗金鉴》):雄黄 硫黄 蛇床子 密陀僧 石黄 轻粉
功用:祛风杀虫。用于白驳风、紫白癜风及狐臭等。
用法:醋调搽,或干扑患处。

蛋黄油(经验方):熟鸡蛋黄
功用:润肤生肌。用于乳头破碎、奶癣等病。
用法:外搽患处。

痛风定胶囊(中成药):黄柏 秦艽 赤芍 车前子
功用:清热祛风除湿,活血通络定痛。用于痹证中的湿热证,见关节红肿热痛,伴发热,汗出不解,口渴心烦,小便黄,舌红苔黄腻,脉滑数。
用法:口服。一次4粒,每日3次。

十二画

斑蝥酊(经验方):斑蝥 乙醇
功用:攻毒活血。用于油风、脱发。
用法:外搽局部。

散肿溃坚汤(《薛氏医案》):柴胡 升麻 龙胆草 黄芩 甘草 桔梗 昆布 当归尾 白芍 黄柏 葛根 黄连 三棱 木香 瓜蒌根 连翘 知母
功用:清泄肝火,活血软坚。用于肾岩、瘰疬。
用法:水煎服。

葱归溻肿汤(《医宗金鉴》):独活 白芷 当归 甘草 葱头
功用:疏导腠理,通调血脉。用于痈疽初肿之时。
用法:以上药加水至3大碗,煎至汤液浓厚时,滤去渣,以棉帛蘸汤热洗,如凉再易之。

硫黄膏(经验方):硫黄 凡士林
功用:杀虫止痒。用于疥疮、玫瑰糠疹、白秃疮、肥疮等。
用法:搽擦患处。

雄黄膏(经验方):雄黄 氧化锌 凡士林
功用:解毒杀虫。用于白秃疮、肥疮、鹅掌风、脚湿气等。
用法:涂擦患处。敷药后宜包扎或戴帽子。

紫金锭:即玉枢丹。

紫草油:紫草 香油
功用:活血化瘀,润肤生肌。用于轻度烫伤、烧伤、慢性溃疡。
用法:外敷患处。

紫雪丹(《太平惠民和剂局方》):黄金 寒水石 石膏 滑石 磁石 升麻 玄参 甘草 水牛角 羚羊角 沉香 丁香 朴硝 硝石 辰砂 青木香 麝香

功用：清心开窍,镇惊安神。用于内外烦热不解,发斑,发黄,瘴毒、疫毒,以及小儿惊痫,疮疡内陷,疔毒走黄,神识昏迷等。

用法：每用0.9～1.5 g,每日3服。病重者每服可增至3 g。

紫雪散(上海中药一厂)：羚羊角 水牛角 麝香 朱砂 公丁香 甘草 青木香 灵磁石 沉香 玄参

功用：清热镇惊。用于瘟热不解,重感伤寒,咽痛口渴,小儿急热惊风,疮疡内陷,疔疮走黄,神识昏迷等。

用法：每服1.5～3 g,每日2～3次,温开水送服。孕妇忌服,小儿遵医嘱服用。

黑豆馏油：黑豆

功用：润肤,收敛,止痒。用于湿疹、神经性皮炎及各种慢性皮炎。

用法：外用。

黑虎丹(《外科诊疗学》)：磁石 母丁香 公丁香 全蝎 炒僵蚕 炙甲片 炙蜈蚣 蜘蛛 麝香 西黄 冰片

功用：消肿提脓。用于痈、疽、瘰疬、流痰等,溃后脓腐不净,亦可用于对升丹过敏者。

用法：掺少许在疮头上,外盖太乙膏,隔日换药1次。

黑退消(经验方)：生川乌 生草乌 生南星 生半夏 生磁石 公丁香 肉桂 制乳没 制甘松 硇砂 冰片 麝香

功用：行气活血,驱风逐寒,消肿破坚,舒筋活络。用于一切阴证疮疡未溃者。

用法：将药粉撒于膏药或油膏上敷贴患处。

鹅黄散(《外科正宗》)：石膏 黄柏 轻粉

功用：清热解毒,驱梅敛疮。治梅毒疳疮等。

用法：干掺患处。

鹅掌风浸泡方(经验方)：大枫子肉 烟膏 花椒 五加皮 皂荚 地骨皮 龙衣 明矾 鲜凤仙花 米醋

功用：疏通气血,杀虫止痒。用于鹅掌风、灰指甲。

用法：上药与醋放在砂锅内先浸1夜,次日煮沸待温,用塑料袋1只,将药汁倾入,患手伸入袋中,扎住,浸6～12 h或每天浸1～2 h,每日1～2次,连续7日。

疏肝溃坚汤(《医宗金鉴》)：夏枯草 僵蚕 香附子 石决明 当归 白芍 陈皮 柴胡 川芎 穿山甲 红花 片姜黄 生甘草 灯心草

功用：疏肝解郁,行瘀散坚。治石疽等症。

用法：水煎,空腹热服。

痤疮洗剂(经验方)：沉降硫黄 樟脑酯 西黄芪胶 石灰水

功用：减少皮脂溢出,消炎。用于痤疮。

用法：外擦,每日3～4次。擦药前先用热水洗涤患部。

普济消毒饮(《东垣试效方》)：黄芩 黄连 陈皮 甘草 玄参 连翘 板蓝根 马勃 鼠粘子 薄荷 僵蚕 升麻 柴胡 桔梗

功用：散风温,清三焦,解热毒。用于锁喉痈、发颐、抱头火丹等。

用法：水煎服。如热毒重者可加大黄。

滋阴除湿汤(《外科正宗》)：川芎 当归 白芍 熟地 柴胡 黄芩 陈皮 知母 贝母 泽泻 地骨皮 甘草 生姜

功用：滋阴除湿。用于肝肾阴亏、湿热未解之疮疡。

用法：水煎,饭前服。

犀角地黄汤(《备急千金要方》)：水牛角屑 生地 丹皮 芍药

功用：凉血清热解毒。用于一切疮疡热毒内攻,热在血分者。

用法：水煎服。

犀黄丸(《外科证治全生集》)：牛黄 麝香 乳香 没药 黄米饭

功用：清热解毒,和营消肿。用于石疽、失荣、乳岩、瘰疬、痰核等。

用法：每日3～9 g,陈酒送下。

十三画

槐角丸(《疡医大全》)：槐角子 槐花 槟榔 黄芩 刺猬皮

功用：清化湿热。用于痔漏。

用法：每服100丸,空腹时米汤送下。

槐角地榆丸(《外科大成》)：槐角 白芍 枳壳 荆芥 地榆炭 椿皮 栀子 黄芩 生地

功用：清热止血,消肿止痛。用于大便下血、大肠积热、痔疮肿痛。

用法：每服1丸,每日2次。

暖肝煎(《景岳全书》)：当归 枸杞子 沉香 肉桂 乌药 小茴香 茯苓

功用：温补肝肾,行气逐寒。用于肝肾阴寒,小腹疼痛,疝气等。

用法：加生姜3～5片,水煎服。

新六号枯痔注射液：氯化钙 氯化铵 注射用水

功用：使内痔坏死脱落。

用法：注射于痔核内。

新加香薷饮(《温病条辨》)：香薷 金银花 鲜扁豆花 厚朴 连翘

功用：祛暑清热,化湿解毒。

用法：水1升,煮取400 ml,先服200 ml,得汗止后服,不汗再服；服尽不汗,再作服。

新癀片(经验方)：牛黄 九节荣

功用：消炎止痛,清热解毒,散瘀消肿。用于风湿性关节炎、胆囊炎、外伤、痛风、无名肿毒等。

用法：每服4片,日2次。

十四画

豨莶丸(经验方)：豨莶草

功用：祛风胜湿。用于白驳风等证。

用法：每服9 g,空腹陈酒或开水送下。

蜜煎导法(《伤寒论》)：食蜜,微火煎浓,手捻作指头大柱条。纳入肛中。

十五画

增液汤(《温病条辨》):玄参 莲心 麦冬 细生地
功用:增液生津。用于痈疽津液耗损者。
用法:水煎服。

熨风散《外科精义》:羌活 防风 白芷 当归 芍药 细辛 芫花 吴茱萸 官桂 赤皮葱 醋
功用:温经祛寒,散风止痛。用于附骨疽、流痰及风湿痹证所致的筋骨疼痛。
用法:药末和匀,醋拌炒热,布包熨患处,稍冷即换,痛止停熨。

十六画

薏苡仁汤(《证治准绳·疡医》):薏苡仁 瓜蒌仁 牡丹皮 桃仁
功用:利湿润肠,活血止痛。用于肠痈初起,湿滞血瘀,腹中疼痛,或胀满不食,小便不利;或妇人产后,月经前后,凡由湿滞血瘀而致腹痛者,皆可服用。
用法:水煎服。

薏苡附子败酱散(《金匮要略》):薏苡 附子 败酱草
功用:温化利湿,排脓消肿。用于急性阑尾炎脓已成。
用法:水煎服。

薄荷三黄洗剂(经验方):三黄洗剂1 薄荷脑
功用:清热、止痒、收涩。用于一切急性皮肤病,凡红、肿、热、剧痒、出水者。
用法:临用摇匀。涂患处,每日4~5次。

颠倒散洗剂(经验方):硫黄 生大黄 石灰水
功用:清热散瘀。用于酒齄鼻、粉刺等病。
用法:在应用时,先将药水充分振荡,再搽擦患处,每日3~4次。

橘叶散《外科正宗》:柴胡 陈皮 川芎 栀子 青皮 石膏 黄芩 连翘 甘草 橘叶
功用:疏肝清热,理气散结。用于妇人乳房结块肿痛。
用法:水煎服。

橘核丸(《济生方》):橘核(炒) 海藻(洗) 昆布(洗) 海带(洗) 川楝子(打炒) 桃仁各30g 厚朴(去皮,姜汁炒) 木通 枳实(麸炒) 延胡索(炒) 桂心 木香各15g
功用:疏肝行气,散瘀消肿,软坚利水。用于睾丸肿块,阴囊积液。
用法:每服10g,日2~3次,空腹温酒或淡盐汤送下。

十八画

藤黄膏(经验方):生藤黄粉 白蜡 麻油
功用:解毒生肌。用于各种溃疡。
用法:薄摊纱布上,贴溃疡处,1日1换。

十九画

藿黄浸剂(经验方):藿香 黄精 大黄 皂矾 醋
功用:清热解毒,杀虫止痒。用于手足癣、甲癣。
用法:夏日浸泡手足,每日1~2h。

蟾酥丸(《外科正宗》):蟾酥 轻粉 麝香 枯矾 寒水石 制乳香 制没药 铜绿 胆矾 雄黄 蜗牛 朱砂
功用:驱毒发汗。外敷化腐消坚。内服治疗疮初起。
用法:每服3丸,用葱白嚼烂,包药在内,取热酒1杯送下,被盖卧,出汗为效。重证可再进一服。孕妇忌服。外用:条,可插入疮中;饼,可盖贴疮口上。

蟾酥合剂(经验方):酒化蟾酥 腰黄 铜绿 炒绿矾 轻粉 乳香 没药 枯矾 干蜗牛 麝香 血竭 朱砂 煅炉甘石 煅寒水石 硼砂 灯草灰
功用:驱毒,消肿,化腐。用于疔疮、白喉、走马牙疳等。
用法:红肿初起时,用上药以烧酒调涂患处,外面敷贴太乙膏。至红肿消失,腐肉与健康组织起一裂缝时,改用10%蟾酥合剂。至腐肉脱落阶段,再改用5%蟾酥合剂。亦可用吹药器将药喷入口腔、咽喉患处。

彩 图

彩 图

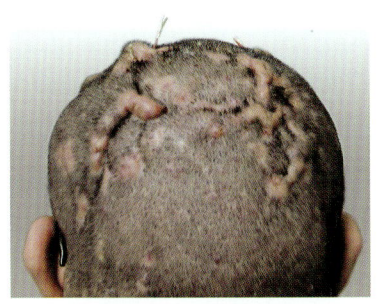

彩图 1　蝼蛄疖
头顶部见多个疮肿,中有溃口,部分相连

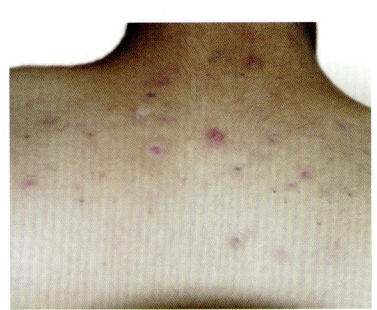

彩图 2　疖病
项后、背部见多个红色肿块

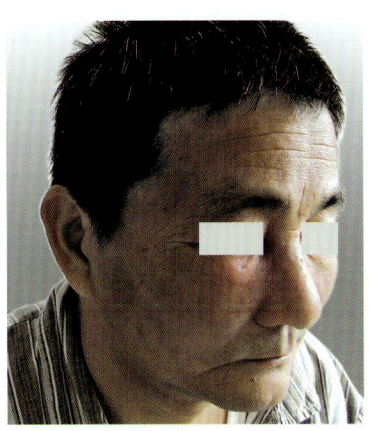

彩图 3　颜面部疔疮
颧、颊部及下眼睑皮肤红肿

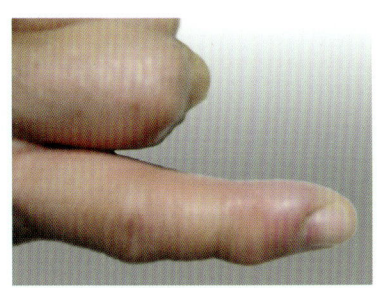

彩图 4　蛇眼疔
甲旁红肿

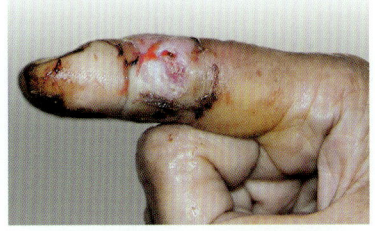

彩图 5　蛇肚疔
指腹部红肿,中见溃口,溢脓血

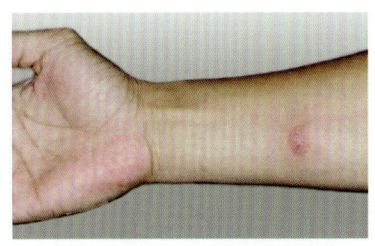

彩图 6　红丝疔
前臂局部皮肤红肿,见红丝一条,上行至上臂内侧

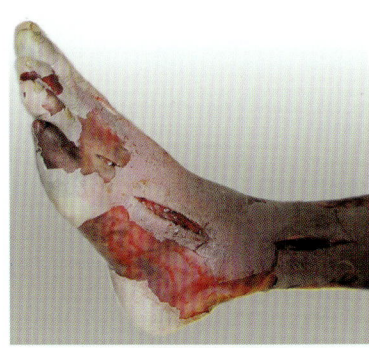

彩图 7　烂疔
局部明显肿胀,皮肤苍白,切开不出血,疮内肌肉色暗红

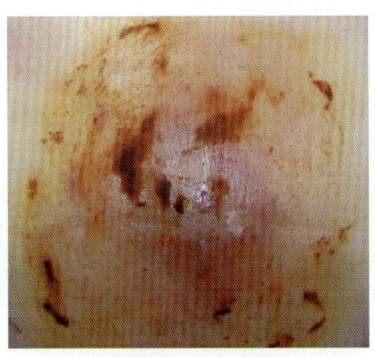

彩图 8　腹皮痈
局部肿胀,表皮焮红,上有溃口,脓液色黄白

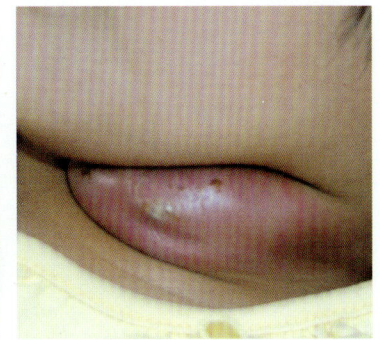

彩图 9　颈痈
结块红肿,向对侧蔓延,中央皮薄光亮,见黄白色脓点

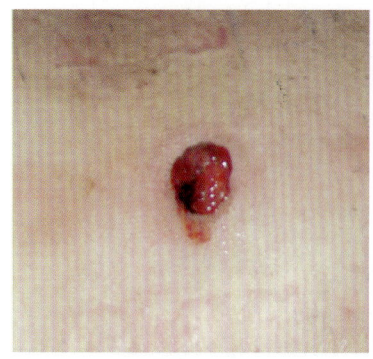

彩图 10　脐痈

脐孔处胬肉高突

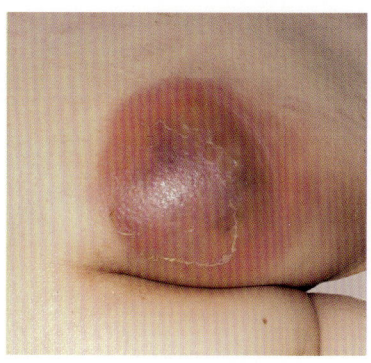

彩图 11　臀痈

皮肤红肿,边界不清

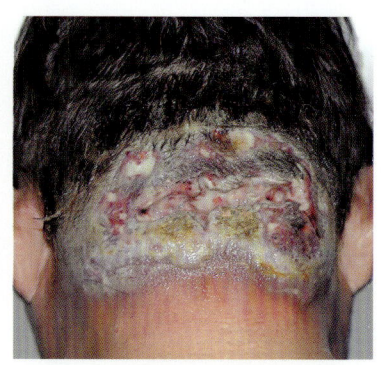

彩图 12　脑疽

项后红肿溃破,状如蜂窝,脓液色黄白质稠

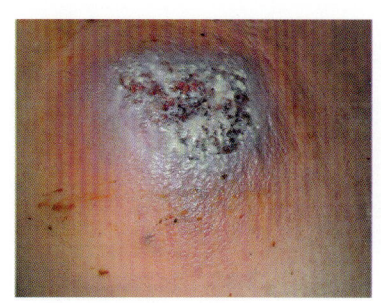

彩图 13　有头疽

结块焮红肿胀,范围较大,见多个脓头及稠厚脓液

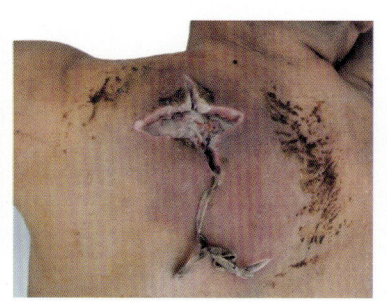

彩图 14　有头疽

切开后拖线疗法

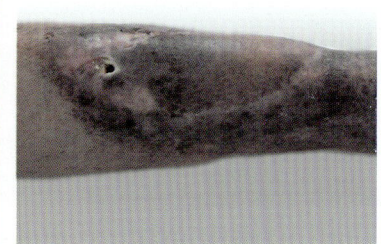

彩图 15　附骨疽

小腿部见一窦道,窦口周围皮色黯黑

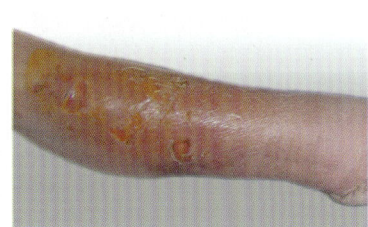

彩图 16　下肢丹毒

皮肤肿胀,色鲜红,表面紧张光亮

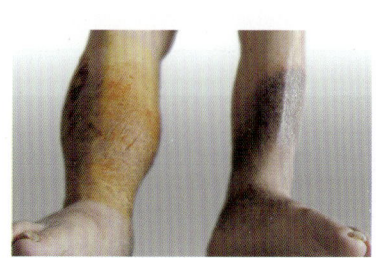

彩图 17　象皮腿

小腿部明显较对侧肿胀

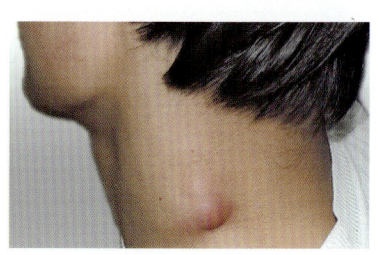

彩图 18　瘰疬

结块部分互相融合,皮肤暗红

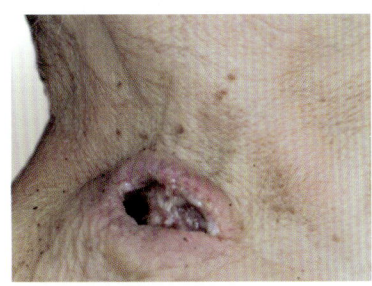
彩图 19 瘰疬
疮口呈潜行性空腔，肉色灰白，脓腐未尽

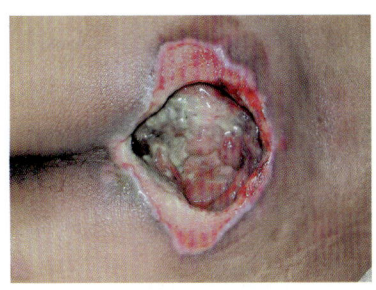
彩图 20 褥疮
尾骶部溃疡，肉芽色暗红，中见腐肉组织

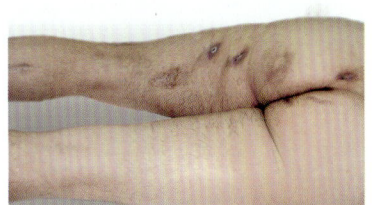
彩图 21 臀腿部窦道
见多个溃口，疮周皮肤色素沉着

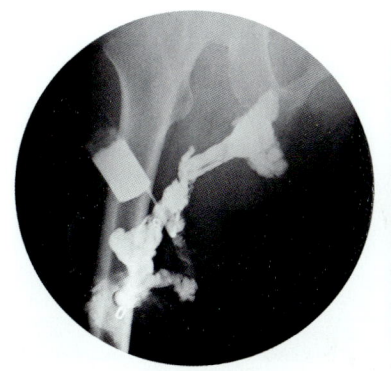
彩图 22 臀腿部窦道
CT 窦道造影

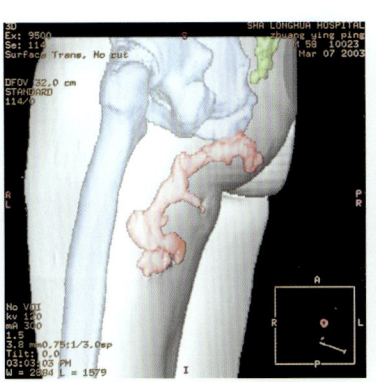
彩图 23 臀腿部窦道
CT 三维重建 1

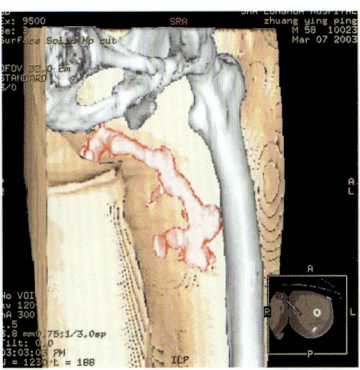
彩图 24 臀腿部窦道
CT 三维重建 2

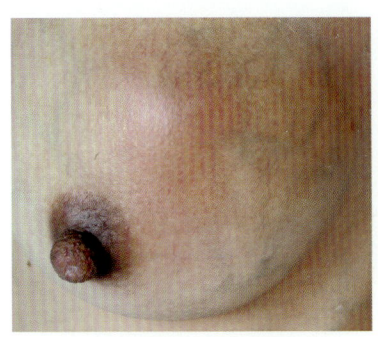
彩图 25 乳痈
红肿区域超过 2 个象限，以内侧为主

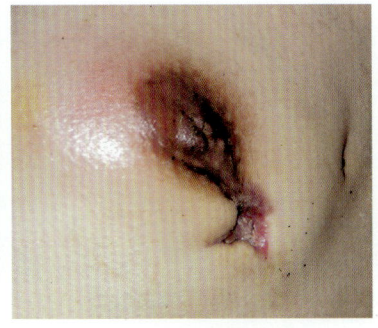
彩图 26 粉刺性乳痈
乳头凹陷，乳晕部红肿结块并有溃破

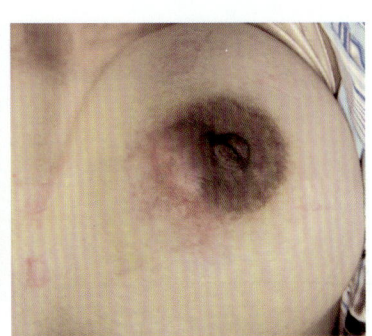
彩图 27 粉刺性乳痈
乳晕内侧红肿，外侧瘘管形成

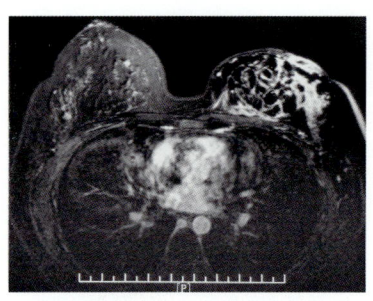

彩图 28　粉刺性乳痈
MRI 片示左乳全乳全层多个脓腔

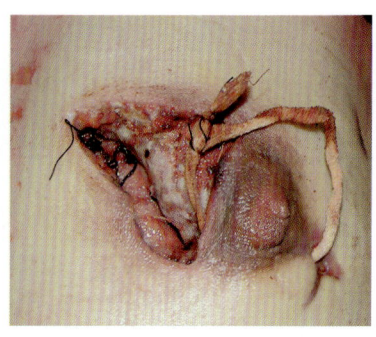

彩图 29　粉刺性乳痈
切开扩创加拖线术

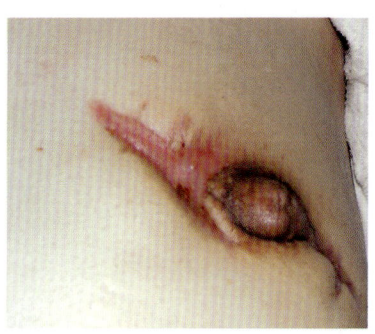

彩图 30　粉刺性乳痈
疮面愈合

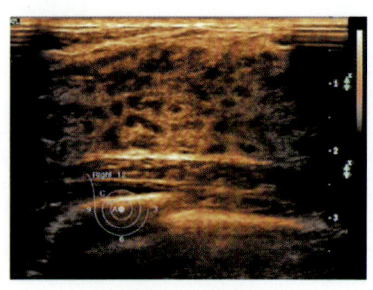

彩图 31　乳癖
B 超示乳腺增生

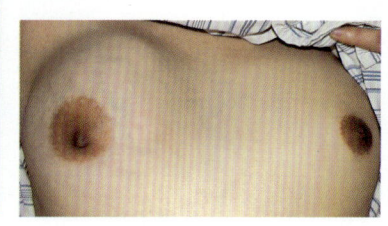

彩图 32　乳核
右乳上方巨大纤维腺瘤

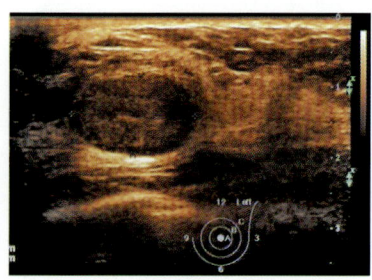

彩图 33　乳核
B 超示乳腺实质性占位，边界清楚，有包膜

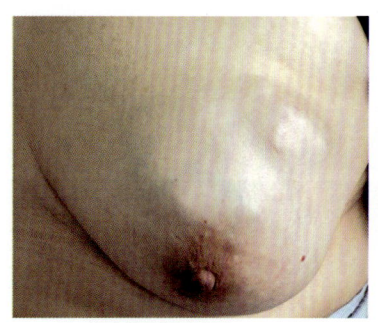

彩图 34　乳岩
肿块不规则，高低不平

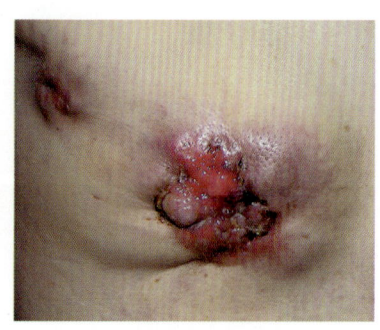

彩图 35　乳岩
肿块溃破，侵蚀部分乳头，出现转移性结节

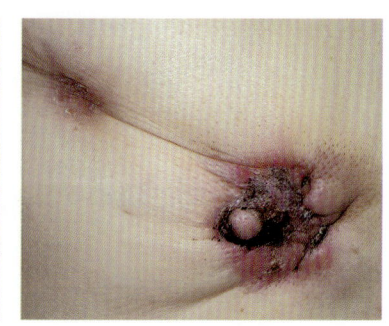

彩图 36　乳岩
治疗后溃破处结痂，肿块缩小

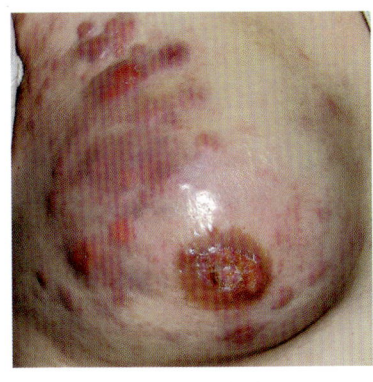

彩图 37 乳岩
全乳肿胀色红,满布红色结节,乳头脱落

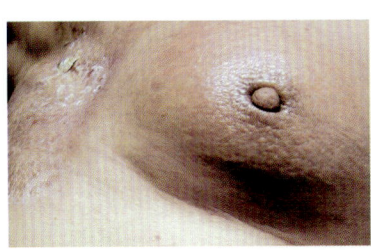

彩图 38 乳岩
右乳乳腺癌术后,左乳肿胀,皮色暗红呈橘皮样改变,乳头内缩

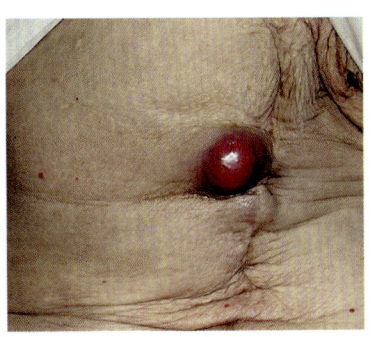

彩图 39 乳岩
左乳乳腺癌术后,局部复发结节质硬色红,表皮光亮欲溃

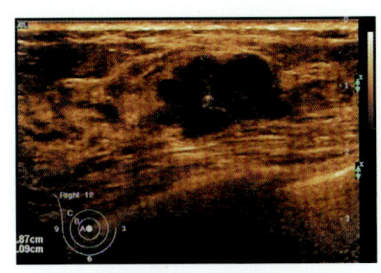

彩图 40 乳岩
B超示实质性占位,边缘呈毛刺状,内见成簇钙化点

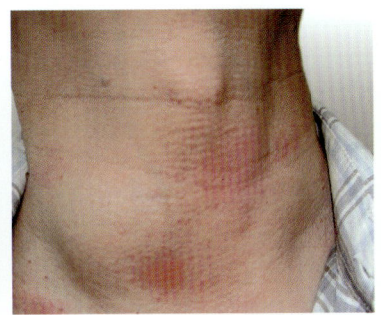

彩图 41 肉瘿
右侧甲状腺球样肿块,皮色如常

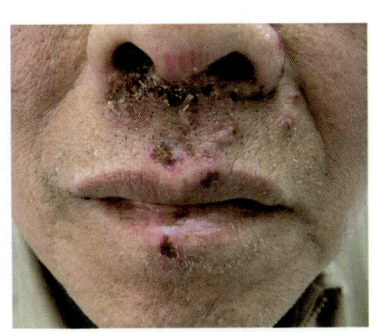

彩图 42 热疮
水疱成簇,内含透明浆液

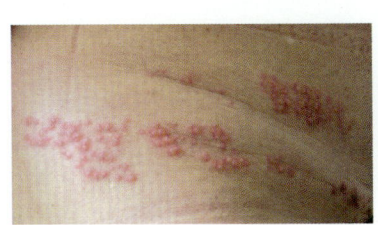

彩图 43 蛇串疮
腰胁部成簇水疱,沿皮神经分布,呈带状排列

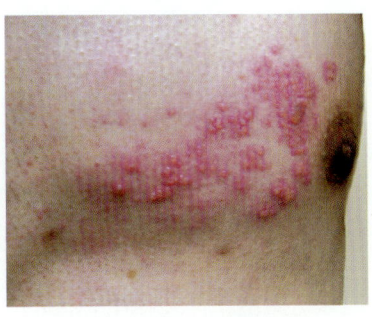

彩图 44 蛇串疮
胸部成簇水疱,沿皮神经分布,呈带状排列

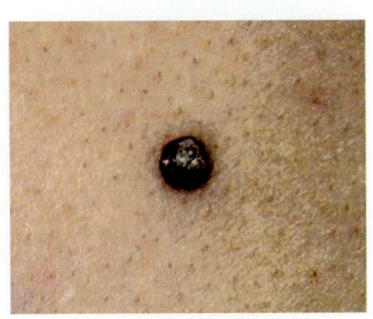

彩图 45 疣(疣目)
赘生物呈半球形,表面蓬松枯槁,状如花蕊

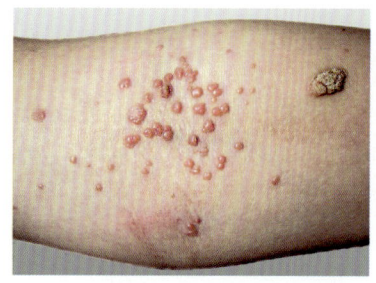

彩图46　疣（疣目）
自身接种，呈群集状

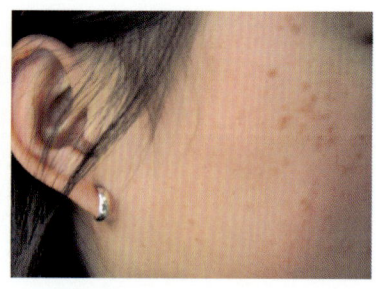

彩图47　疣（扁瘊）
颜面部扁平丘疹，米粒大小，褐色

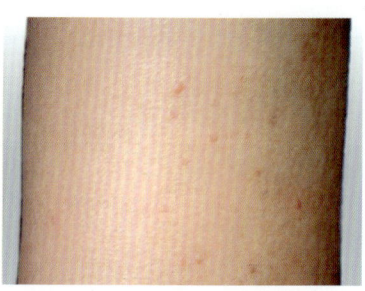

彩图48　疣（扁瘊）
手臂部扁平丘疹，针头大小

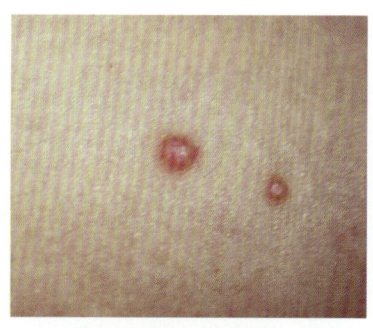

彩图49　疣（鼠乳）
半球形丘疹，中央有脐凹，表面有蜡样光泽

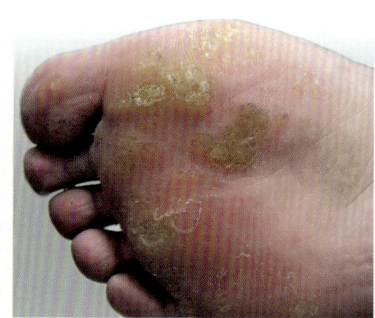

彩图50　疣（跖疣）
角化性丘疹，中央稍凹，外周见黄色高起的角质环

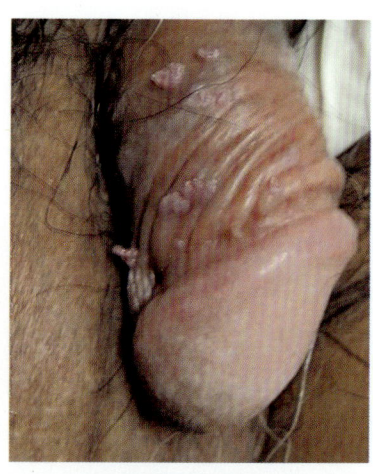

彩图51　尖锐湿疣
阴茎部乳头瘤状表皮赘生物（附篇）

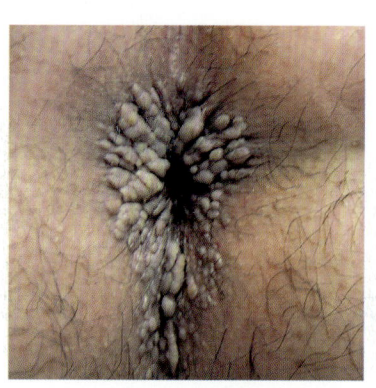

彩图52　尖锐湿疣
肛门部菜花状表皮赘生物（附篇）

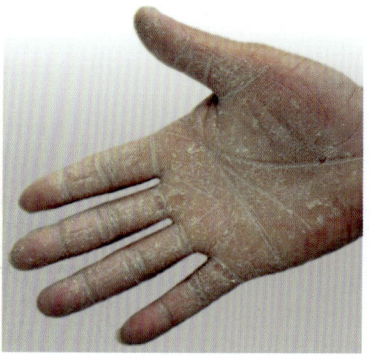

彩图53　癣（鹅掌风）
手掌皮肤肥厚，枯槁干裂，状如鹅掌

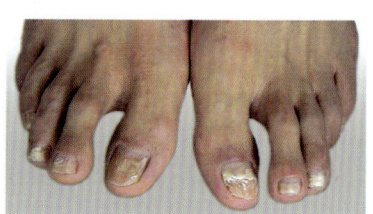

彩图54　癣（甲癣）
甲板蛀蚀变形，色灰白

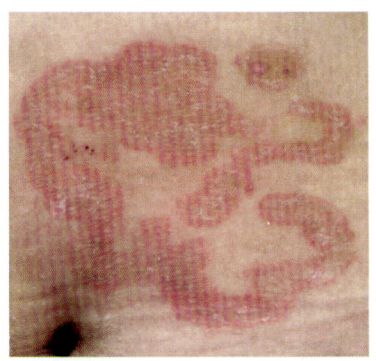
彩图 55 癣（圆癣）
钱币型红斑，中央皮疹消退

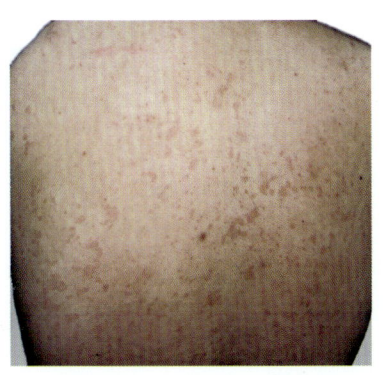
彩图 56 癣（紫白癜风）
褐色斑块，大小不一，边界清楚

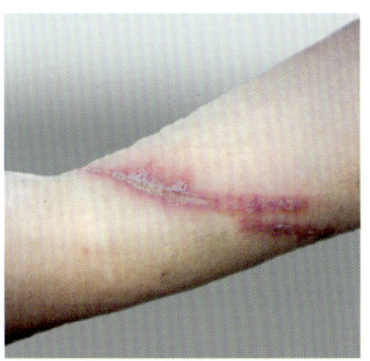
彩图 57 虫咬性皮炎
（隐翅虫线状皮炎）
条索状红肿，上见密集脓疱

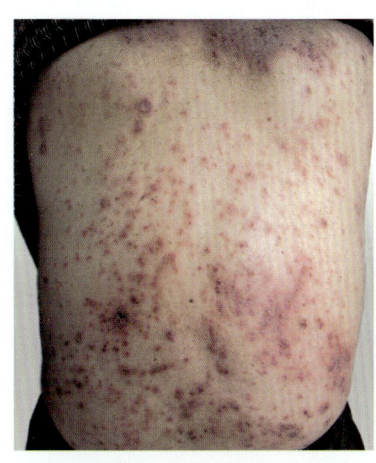
彩图 58 湿疮（泛发性湿疹）
皮疹以丘疹、结痂、
脱屑为主，见少量水疱

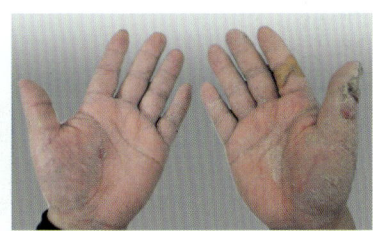
彩图 59 湿疮（手部湿疹）
手部皮肤潮红、糜烂、
流滋、结痂

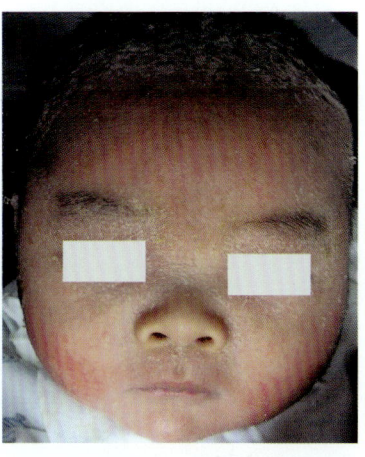
彩图 60 婴儿湿疮
头面部满布暗红色斑片，覆有鳞屑

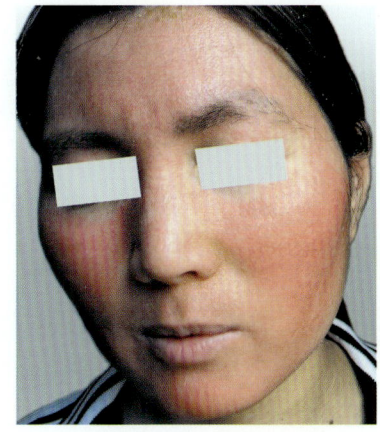
彩图 61 接触性皮炎
皮疹色红，边界清楚

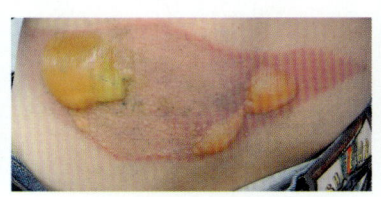
彩图 62 接触性皮炎
皮损色红，边界清楚，中有大疱，
内含黄色透明疱液

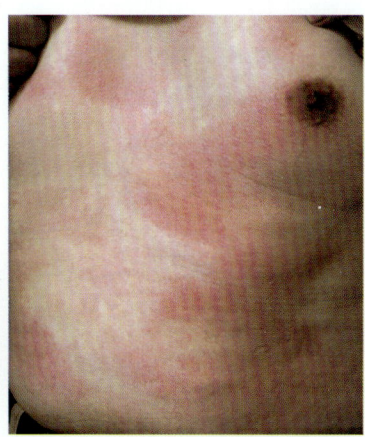
彩图 63 药毒（荨麻疹样型）
胸腹部见大小不一，
形态不规则的风团

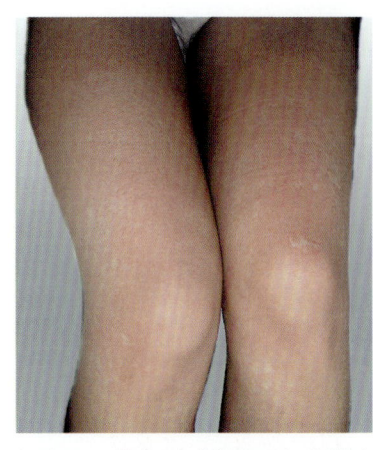
彩图 64　药毒（麻疹样或猩红热样型）
针头大小的斑丘疹，密集成片，
皮损焮红灼热

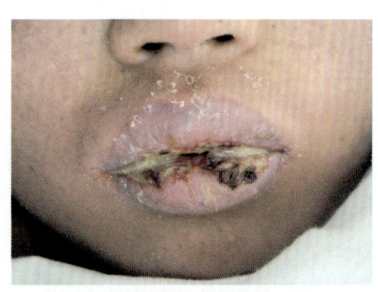
彩图 65　药毒（多形红斑样型）
皮损累及口唇部黏膜，
发生水疱、糜烂

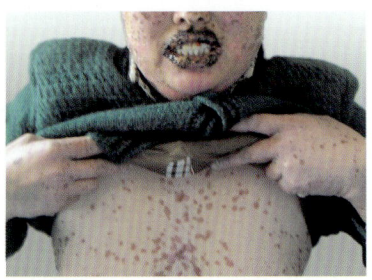
彩图 66　药毒（多形红斑样型）
黄豆大小水肿性红斑，口、
眼等处见水疱、糜烂

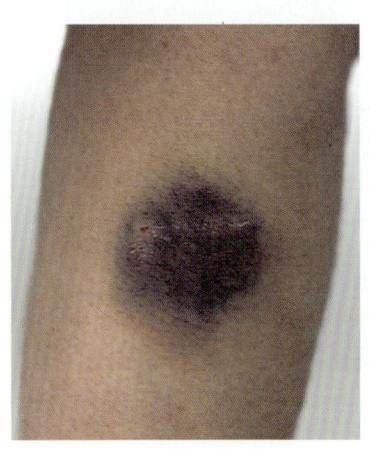
彩图 67　药毒（固定红斑型）
局限性圆形水肿性红斑

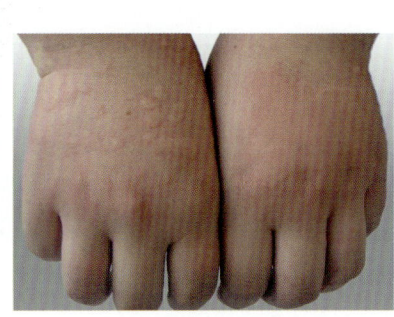
彩图 68、彩图 69　瘾疹
大小不等的红色或白色的风团，形态不一，境界清楚

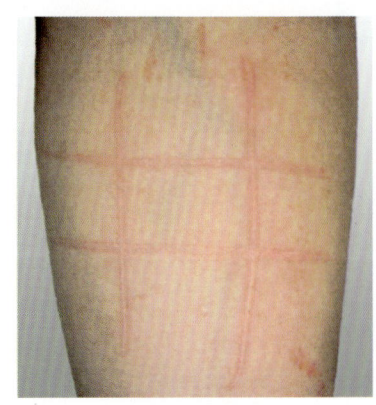
彩图 70　瘾疹
划痕试验阳性

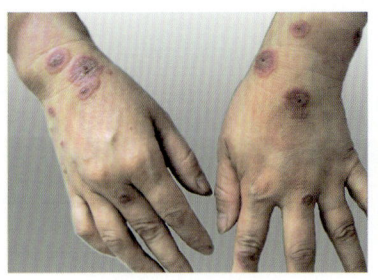
彩图 71　猫眼疮
靶形或虹膜状红斑

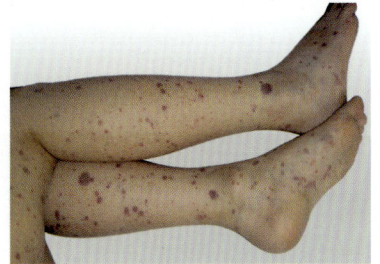
彩图 72　葡萄疫
针尖到黄豆大小的鲜红色瘀点
或瘀斑，压之不退色，成批出现

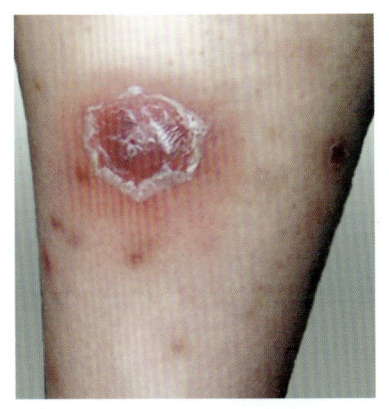

彩图73 瓜藤缠
小腿部结节色鲜红,高出皮面

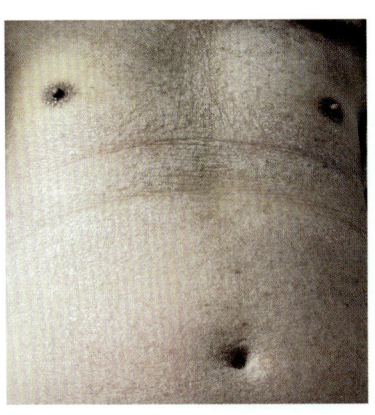

彩图74 风瘙痒
因搔抓剧烈,日久可出现苔藓样变、色素沉着等继发性皮肤损害

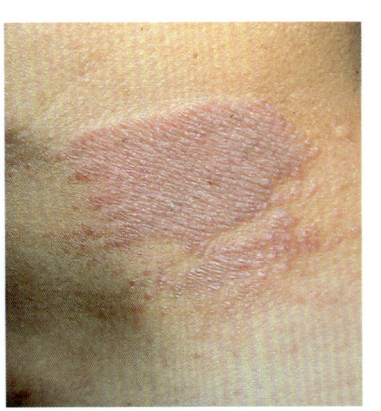

彩图75 牛皮癣
颈项部扁平丘疹,融合成片

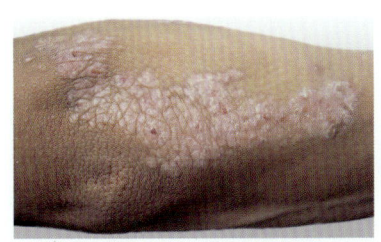

彩图76 牛皮癣
肘部扁平丘疹,融合成片,皮肤浸润肥厚,呈苔藓化

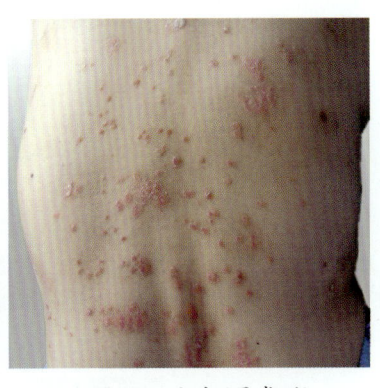

彩图77 白疕(寻常型)
丘疹色红,边界清楚,周围有红晕,表面覆有鳞屑

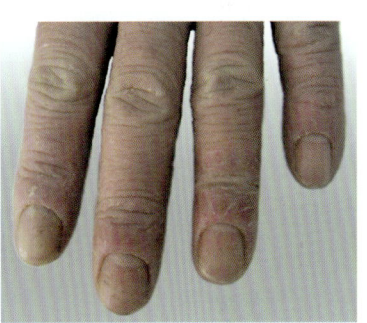

彩图78 白疕(指甲损害)
甲板见点状凹陷,状似顶针箍

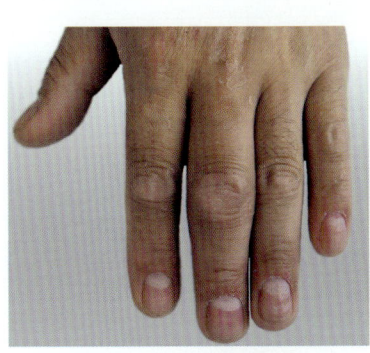

彩图79 白疕(关节型)
指关节红肿,伴指甲点状凹陷改变

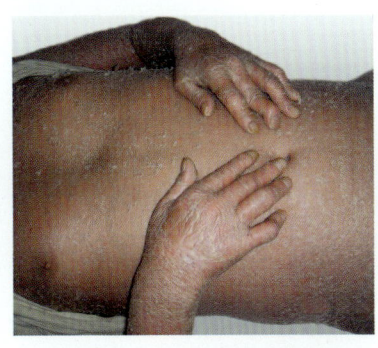

彩图80 白疕(红皮病型)
皮肤弥漫性潮红、肿胀浸润、脱屑,关节变形

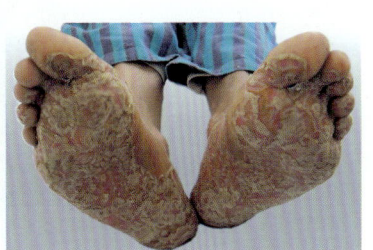

彩图81 白疕(脓疱型)
对称性红斑,其上密集脓疱,破溃后干涸结痂、层层脱皮

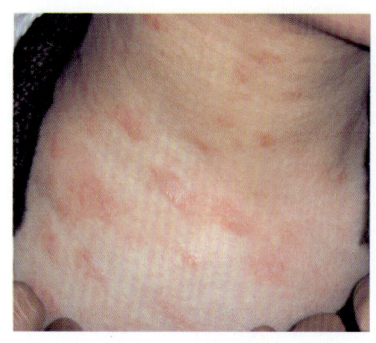 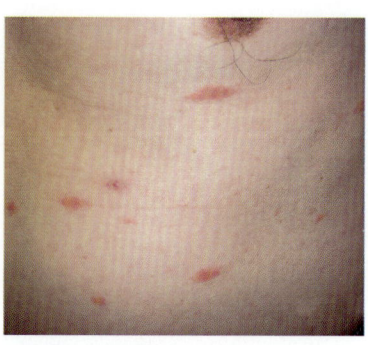 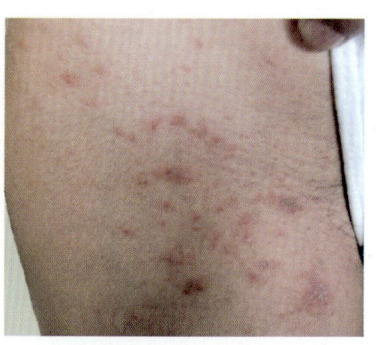

彩图 82　风热疮　发于颈部，斑疹色红脱屑，或横或斜，长轴与皮纹走行一致

彩图 83　风热疮　发于胸部两侧，皮损椭圆形，孤立不相融合

彩图 84　风热疮　皮损边界清楚，边缘不整，表面附有糠秕状细小鳞屑

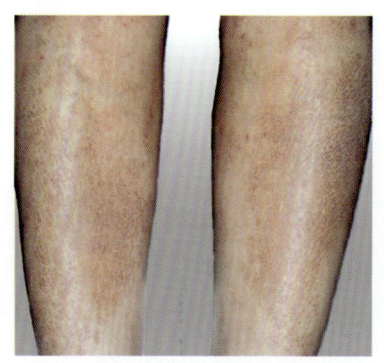 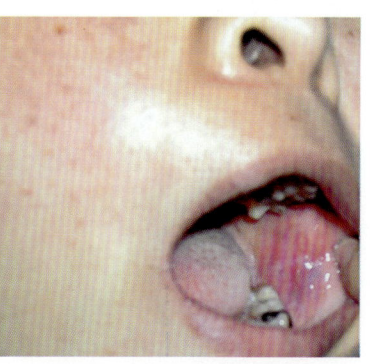

彩图 85　紫癜风（皮肤损害）　紫红色多角形扁平丘疹，表面有蜡样光泽

彩图 86　紫癜风（黏膜损害）　颊黏膜网状白色细纹

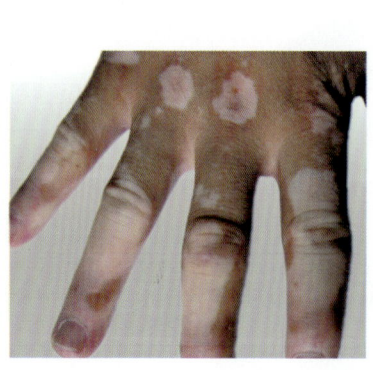 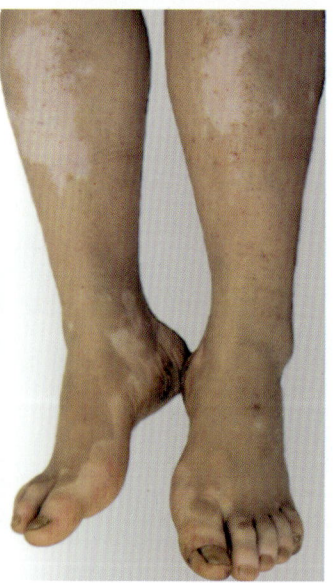

彩图 87、彩图 88　白驳风　白色或乳白色斑片，边界清楚，大小不等，形态各异

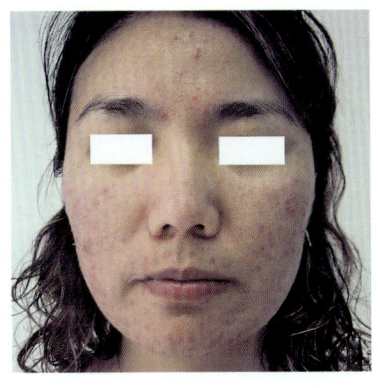

彩图 89　粉刺

红色小丘疹，顶端见小脓疱

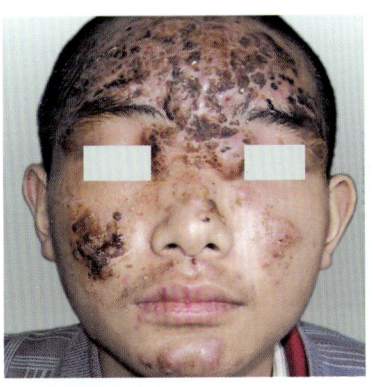

彩图 90　粉刺（聚合性痤疮）

颜面部满布紫红色丘疹、
结节、脓肿和囊肿

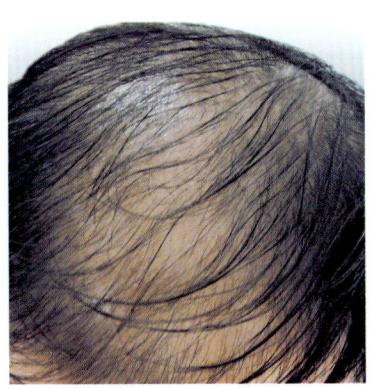

彩图 91　脂溢性皮炎

头部油脂分泌旺盛，
头发细软、脱落

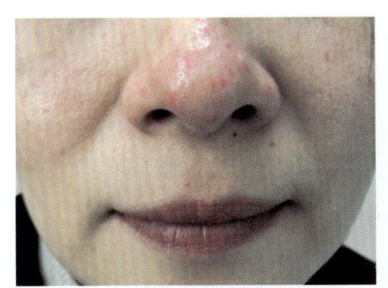

彩图 92　酒齄鼻

鼻部见痤疮样丘疹，
伴毛细血管扩张

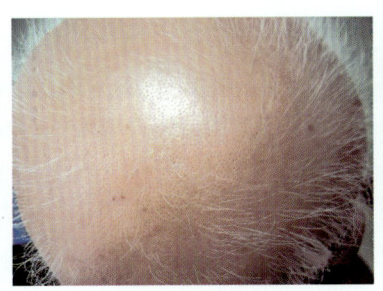

彩图 93　油风（全秃）

头发迅速脱落，脱发处皮肤光滑，
脱发区呈圆形

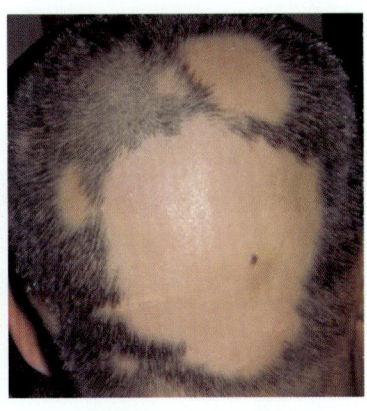

彩图 94　油风（斑秃）

头发呈斑片状脱落，
可相互连接成片

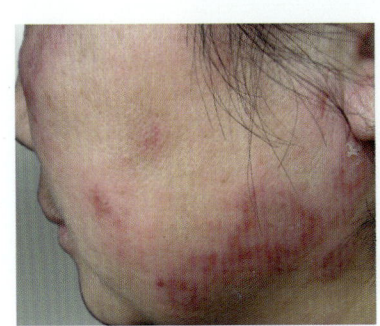

彩图 95　红蝴蝶疮（局限型）

皮损为盘状鳞屑红斑，
以两颊、鼻部为著

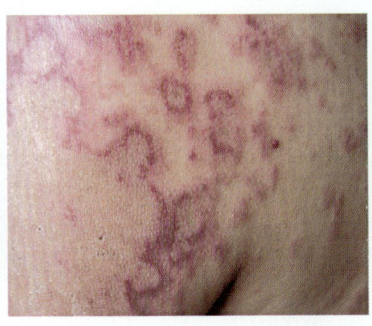

彩图 96　红蝴蝶疮（播散型）

盘状鳞屑红斑在全身多处出现

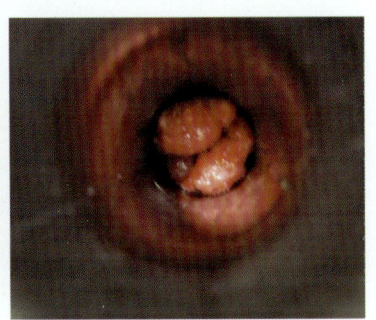

彩图 97　内痔

（肛镜下）直肠黏膜隆起明显，
表面充血，有黏液分泌

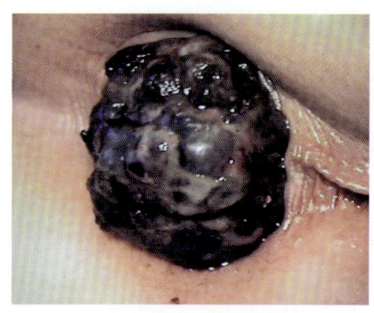

彩图98　嵌顿性内痔

痔核脱出,嵌顿于肛门外,糜烂、坏死,血栓形成

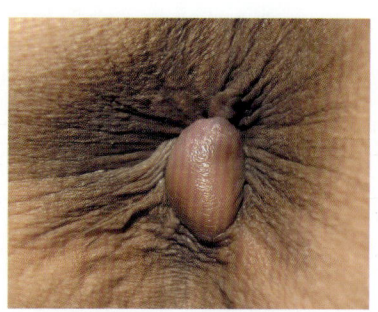

彩图99　炎性外痔

肛缘皮肤肿胀、光亮、色淡白、界限清楚

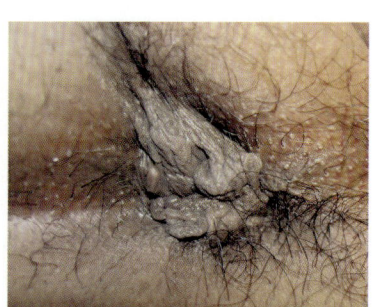

彩图100　结缔组织性外痔

肛缘呈环形松皮样赘生物,色泽同肛缘皮肤

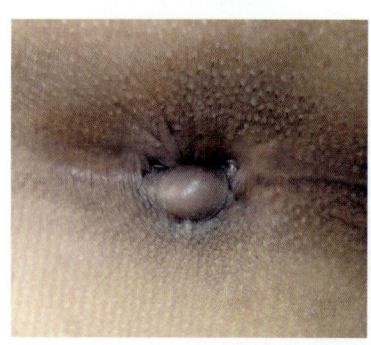

彩图101　血栓性外痔

肛缘皮肤隆起一暗红色圆形结节,界限清楚

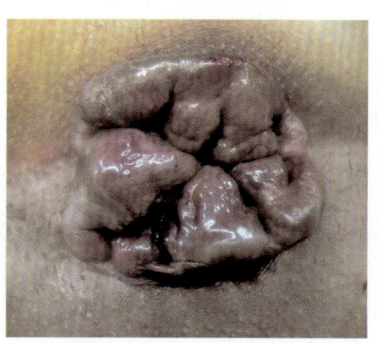

彩图102　环状混合痔

肛缘内外痔相连成环状,痔黏膜表面光滑、充血、糜烂

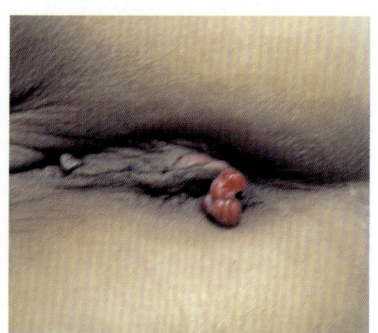

彩图103　息肉痔

息肉脱出肛外,色鲜红,表面充血,有少量黏液

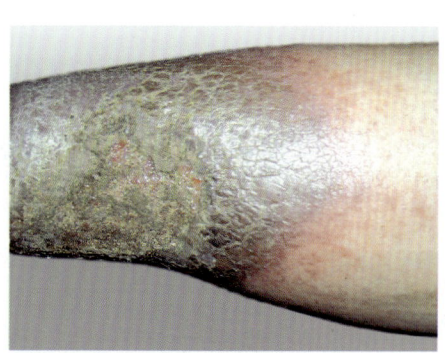

彩图104　臁疮

溃疡面干燥,周围皮肤呈苔藓样变,伴患肢肿胀

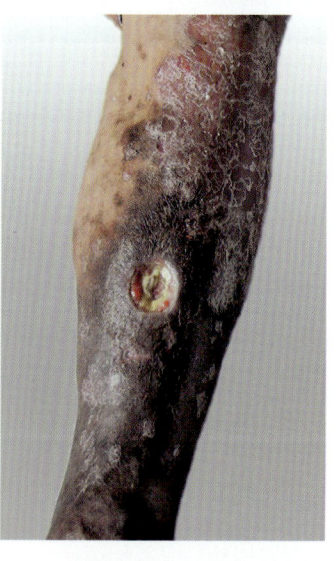

彩图105　臁疮

溃疡凹陷,脓腐附着,周围皮肤瘀黑,上方皮肤见湿疹样改变

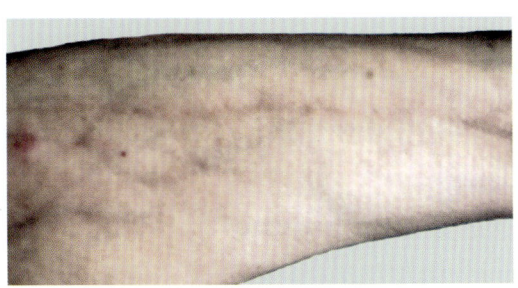

彩图 106　青蛇毒

沿浅静脉走行出现条状凹陷性浅沟,色红

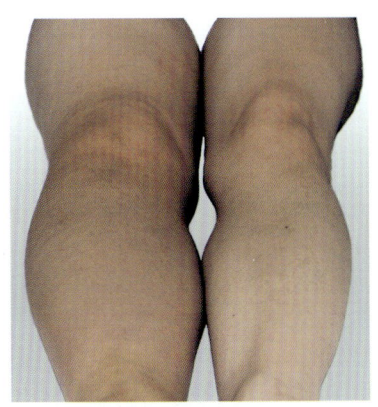

彩图 107　股肿

右下肢肿胀、色暗

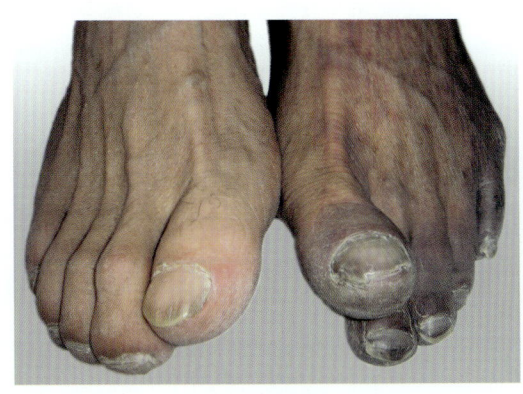

彩图 108　脱疽

左足趾皮色瘀紫

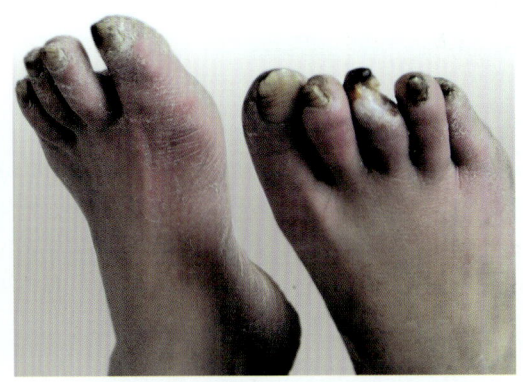

彩图 109　脱疽

双足趾紫红肿胀,右足第三趾坏疽

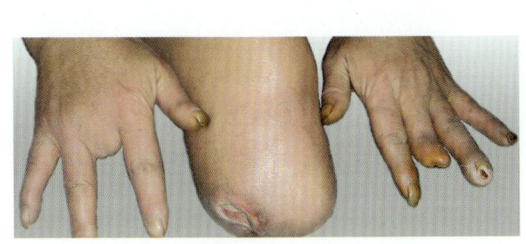

彩图 110　脱疽

肢体坏疽截肢后,伴疮面未愈

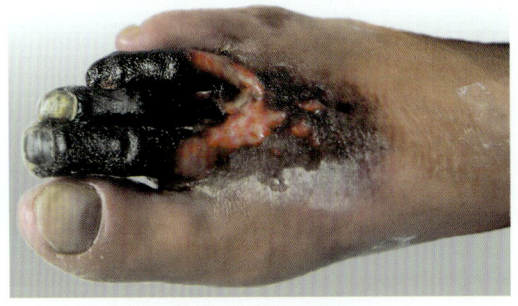

彩图 111　脱疽

右足第3趾干枯发黑坏死

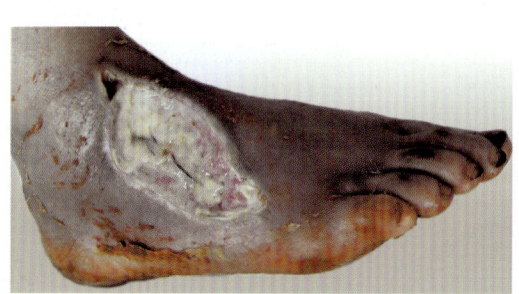

彩图112 脱疽
足部肿胀暗红,溃疡面见大量脓腐

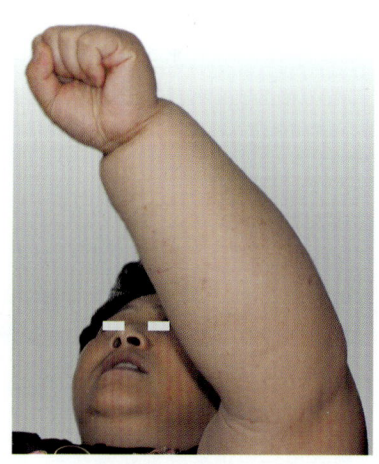

彩图113 淋巴水肿
左乳乳腺癌术后伴左上肢肿胀

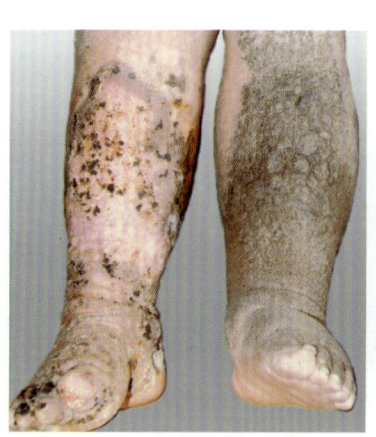

彩图114 淋巴水肿(象皮腿)
双下肢肿胀,状如象皮

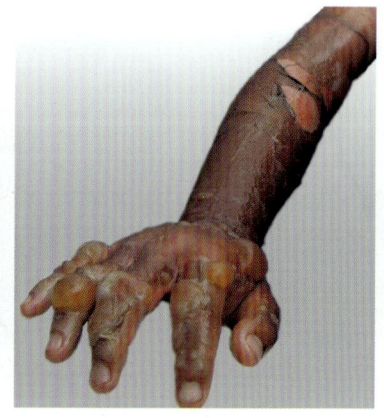

彩图115 烧伤
局部肿胀,水疱大小不等,基底部呈均匀红色

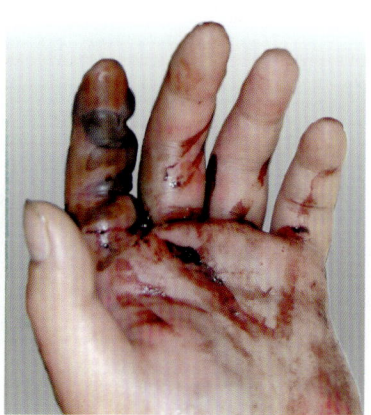

彩图116 毒蛇咬伤
患肢肿胀,食指咬伤处起血疱